全国高等中医药院校"十三五"规划教材

# 针 灸 推 拿 学

## （供中西医结合临床医学、康复治疗学等专业使用）

主　　编　吕　明（长春中医药大学）

副 主 编　马惠升（宁夏医科大学中医学院）　　　窦思东（福建中医药大学）

　　　　　黄锦军（广西中医药大学）　　　　　　纪　清（上海中医药大学）

　　　　　陈红亮（河南中医药大学）　　　　　　王卫刚（陕西中医药大学）

　　　　　魏玉龙（北京中医药大学）　　　　　　张　玮（江西中医药大学）

　　　　　甘水咏（湖北中医药大学）　　　　　　翟　伟（天津中医药大学）

编　　委　（以姓氏笔画为序）

　　　　　马惠升（宁夏医科大学）　　　　　　　于　隽（湖南中医药大学）

　　　　　王　进（山东中医药大学）　　　　　　王卫刚（陕西中医药大学）

　　　　　纪　清（上海中医药大学）　　　　　　甘水咏（湖北中医药大学）

　　　　　田　辉（辽宁中医药大学）　　　　　　吕　明（长春中医药大学）

　　　　　李　静（山东中医药大学）　　　　　　李守栋（南京中医药大学）

　　　　　李中正（吉首大学医学院）　　　　　　李　洁（河北中医学院）

　　　　　李　武（湖南中医药大学）　　　　　　李　丹（天津中医药大学）

　　　　　许　红（上海中医药大学）　　　　　　刘　波（黑龙江中医药大学）

　　　　　刘晓艳（长春中医药大学）　　　　　　张　玮（广西中医药大学）

　　　　　张玲玲（广西中医药大学）　　　　　　陈红亮（河南中医药大学）

　　　　　汪　莹（重庆医科大学）　　　　　　　郑娟娟（上海中医药大学）

　　　　　郭新荣（陕西中医药大学）　　　　　　黄锦军（广西中医药大学）

　　　　　高玉杰（宁夏医科大学）　　　　　　　董有康（云南中医药大学）

　　　　　窦思东（福建中医药大学）　　　　　　翟　伟（天津中医药大学）

　　　　　熊　英（南京中医药大学）　　　　　　樊　云（湖北中医药大学）

　　　　　魏玉龙（北京中医药大学）

中国健康传媒集团

中国医药科技出版社

# 内 容 提 要

　　本教材为"全国高等中医药院校'十三五'规划教材"之一。本书全面反映针灸推拿学的基本知识、基础理论和临床应用。绪言主要介绍了针灸推拿学发展简史、针灸推拿学基本内容和学习方法；上篇为经络腧穴篇，主要介绍了经络腧穴总论和经络腧穴各论。中篇为针灸推拿技能篇，主要介绍了刺灸方法、推拿手法、推拿功法。下篇为治疗篇，主要介绍了治疗总论、治疗各论。附篇主要介绍了推拿介质与热敷、保健推拿、古代针灸推拿歌赋辑要等内容。

　　本教材可供高等中医药院校中医学、中西医结合临床医学、康复治疗学等相关专业教学使用，也可供中医针灸推拿爱好者参考使用。

## 图书在版编目（CIP）数据

针灸推拿学/吕明主编 . —北京：中国医药科技出版社，2019.9
全国高等中医药院校"十三五"规划教材
ISBN 978 – 7 – 5214 – 1181 – 2

Ⅰ. ①针… Ⅱ. ①吕… Ⅲ. ①针灸学 – 中医学院 – 教材 ②推拿 – 中医学院 – 教材
Ⅳ. ①R24

中国版本图书馆 CIP 数据核字（2019）第 194948 号

**美术编辑**　陈君杞
**版式设计**　友全图文

出版　**中国健康传媒集团**｜中国医药科技出版社
地址　北京市海淀区文慧园北路甲 22 号
邮编　100082
电话　发行：010 – 62227427　邮购：010 – 62236938
网址　www. cmstp. com
规格　787 × 1092mm $\frac{1}{16}$
印张　27 $\frac{1}{2}$
字数　524 千字
版次　2019 年 9 月第 1 版
印次　2019 年 9 月第 1 次印刷
印刷　北京市密东印刷有限公司
经销　全国各地新华书店
书号　ISBN 978 – 7 – 5214 – 1181 – 2
定价　**69.00 元**

获取新书信息、投稿、为图书纠错，请扫码联系我们。

# 前　言

　　针灸推拿学是中西医临床医学、康复治疗学等专业的主干课程，本教材为"全国高等中医药院校'十三五'规划教材"，是由长春中医药大学等20所中医药院校的30位针灸推拿专家，遵循"科学、先进、实用、系统、高质量"的原则集体编写而成的，主要供全国高等中医药院校中西医结合临床医学、康复治疗学等专业的本科生使用，也可供其他专业选修本门课程的本科生，从事针灸推拿教学、临床、科研的专业人员以及社会上广大针灸推拿爱好者使用。

　　本教材立足于继承与创新相结合，与时俱进，突出中医特色，保持针灸推拿学的系统性和完整性，全面反映针灸推拿学的基本知识、基础理论和临床应用，有利于老师教学和学生系统掌握针灸推拿学的内容，能够满足21世纪对高素质中医药专业人才培养的需要，能够充分体现科学性、先进性、实用性、系统性。

　　本教材由绪言、上篇、中篇、下篇和附篇组成。绪言主要介绍了针灸推拿学发展简史、针灸推拿学基本内容和学习方法。上篇为经络腧穴篇，包括第一章至第二章，主要介绍了经络腧穴总论和经络腧穴各论。中篇为针灸推拿技能篇，包括第三章至第五章，主要介绍了刺灸方法、推拿手法、推拿功法。下篇为治疗篇，包括第六章至第七章，主要介绍了治疗总论、治疗各论。附篇包括第八章至第十章，主要介绍了推拿介质与热敷、保健推拿、古代针灸推拿歌赋辑要。

　　本教材各章节编写分工如下：绪言由纪清编写；第一章由汪莹、郭新荣编写；第二章由翟伟、张玲玲、田辉、王进编写；第三章由郭新荣、田辉、李丹编写；第四章由马惠升、吕明、甘水咏编写；第五章由吕明、魏玉龙、甘水咏、刘晓艳编写；第六章由纪清、李守栋、窦思东、高玉杰编写；第七章由窦思东、纪清、翟伟、黄锦军、张玮、陈红亮、王卫刚、于隽、董有康、李静、熊英、郑娟娟、刘波、田辉、高玉杰、许红、李武、王进、李洁编写；第八章由樊云编写；第九章由李中正、李武编写；第十章由李静、吕明、魏玉龙、刘晓艳编写。

　　在编写的过程中，我们注重强化"精品意识""质量意识"，精心编写，反复修改，层层把关，但由于水平和时间有限，教材中的内容难免有疏漏和不足之处，希望广大师生和针灸推拿爱好者在使用的过程中提出宝贵意见，以便我们再版时修订提高。

编　者

2019 年 6 月

# 目 录

## 上篇　经络腧穴篇

## 中篇　针灸推拿技能篇

## 下篇 治疗篇

# 附 篇

# 绪　言

　　针灸推拿学是祖国传统中医药学的重要组成部分，属于临床治疗性学科，其诊治疾病特点，是以中医藏象、经络理论为指导，研究经络、腧穴、针灸治疗、推拿方法，探讨运用针灸、推拿等手段来防治疾病的一门学科。其内容主要包括经络、腧穴、针灸技术、推拿手法、推拿功法及临床治疗手段等。能起到疏通经络、调和气血、恢复脏腑功能、养生祛病的目的。

　　针灸推拿疗法源远流长，作为中医学针灸、推拿、中药三大干预手段中的针灸与推拿，在治疗上具有适应证广、效验、安全、方便等特点，为中华民族几千年来的发展与昌盛作出了独特的贡献。

## 一、针灸推拿学发展简史

### （一）针灸推拿学起源

　　**1. 针刺的起源**　针刺疗法起源于砭石。人类最早的针刺治疗工具是砭石，而砭石的出现大约在旧石器时代。从一些春秋战国时期的传说记载中，也可以从侧面清晰地印证，在史前中国人就已经开始运用砭石来进行治疗，甚至是使用如骨针之类的更为细致的工具来进行治疗。《山海经》曾记载有"高氏之山"和"凫丽之山"，都是出产砭石的地方。《管子》中记载："痤疽之砭石。"《素问·异法方宜论》曰："东方之域……其病皆为痈疡，其治宜砭石。故砭石者，亦从东方来"。砭石作为一种能够刺入人体组织的医疗器械最初是用在治疗痈疡切开排脓的。汉代《说文解字》曰："砭，以石刺病也。"东汉服虔："石，砭石也，季世无佳石，故以铁代之耳。"南北朝时期的王僧孺提出："古人当以石为针，必不用铁。"同时期的全元起认为："砭石者，是古外治之法，有三名，一针石，二砭石，三镵石，其实一也，古来未能铸铁，故以石为针。"故而，历代医家均从不同方面阐述了针刺所用针的由来实际上是最初治疗痈疡的砭石。在泗滨出土了一些砭石的文物，对其进行研究发现，其主要成分为碳酸钙；1956年江西上高县出土了磨光穿孔的砭石，可以进行熨烫治疗；而1963年内蒙古多伦旗出土过一根长4.5cm的砭石，其形状可以用来进行切开排脓治疗；1964年长沙下麻（县）战国墓出土的砭石也是主要用于熨烫治疗的。出土的文物印证了古代文献中的记载，可以认为，旧石器时代的砭石主要用作切开排脓治疗痈疽，而随着新石器时代工具的细致及分化，砭石逐渐从切开排脓的用途转变为可以包括针刺、熨烫、切割在内的多种功用的工具。

　　真正的针刺治疗的出现要远远晚于砭石的出现。最晚在周朝的金文中已经有了针灸的象形文字。《尔雅·释草》郭璞注："荓，刺针也。"《尔雅·释诂》："梗、刿、棘、伤、棘、刺、壮、箴也。"陕西临潼姜寨遗址，甘肃东乡林家遗址均有医用骨针的出土。这些文物印证了针刺治疗在夏商两代之前便有应用，由于植物、骨头更容易获取，且打磨制造相较于砭石更为方便，所以可以认为这些材料是作为打磨过的砭石的替代品的针刺工具。《帝王世纪》记载："伏羲氏尝味百草而制九针。"12 世纪罗泌编写的《路史》也将伏羲作为针灸的创始者："尝草制砭，以制民疾。"南北朝皇甫谧的《针灸甲乙经·序》将黄帝作为针灸疗法的创始者："黄帝咨访岐伯、伯高、少俞之徒……而针道生焉。"唐代的孙思邈同样认为针灸乃是黄帝所创，《备急千金要方·序》："黄帝受命，创制九针。"而《路史》又记载了太昊（又太皞）创制了针灸，而太昊是确有其人的，是居住在现今山东一带的著名的夷族的酋长首领。无论是出土文物，还是传说史料记载，都印证了最晚在周朝时期，便有了较为成熟的针刺治疗手段。

### 2. 推拿的起源

在河南安阳出土的甲骨文中可以见到卜辞中多次出现象形文字"拊"，字形为一个人用手在另一个人腹部或身上按摩。《说文解字》："拊，揗也。""揗，摩也。"甲骨文中还有文字语段记载了王室成员按摩前进行可行性占卜的过程，并记载了 3 个按摩师的名字。所以，最晚在商代便出现了以按摩作为治疗手段的疗法。《史记·扁仓列传》中曰："上古之时，医有俞跗，治病不以汤液、醴酒；镵石，挢引，案杌，毒熨"。汉朝韩婴《韩诗外传》记载的"俞跗"为"踰跗"，两个字均可代表足。东汉的《说文解字》中提到"踰"可写成"愈"，表示疾病的痊愈，而在远古时代，人类进行日常狩猎活动时，极易使得自己的下肢，尤其足跗部位受伤，需要治疗，由此得知，在古代，并非确有俞跗其人，而是古代人民象征性将治疗足部外伤，运用外治法治疗的人取名叫俞跗。可见在史前时代，已经有较为成熟的包括手法在内的外治手法，而这些外治方法的形成则需要经历若干年的经验积累才能够逐渐形成，故可认为，远在史前时代，便有了现在的针灸推拿的雏形。1984 年在湖北江陵县张家山出土了《引书》，其年代不晚于西汉，可能早于《导引图》，是一部导引术专著，主要反映了春秋战国时期导引养生的情况。其中有记载："以足摩胻""摩足跗""摇指（趾）"等记载，包括了主动关节运动、自我按摩、被动导引按摩等，并记载了骨伤、内、妇、儿科疾病。马王堆出土的《五十二病方》记载的按摩手法有：按、摩、搴、靡、蚤挈、中指蚤、括、捏、抚、揗等 10 多种手法，还记载了药摩和膏摩治疗皮肤疾病。同为马王堆出土的《养生方》记载了对腿脚、涌泉、肾俞穴等部位进行按摩的方法。《说苑》《战国策》《韩非子》等秦汉时期的文献均记载扁鹊通过按摩针刺治疗虢太子使其起死回生。《黄帝内经》："中央者，其地平以湿，天地所生万物也众，其民杂而不劳，故其病多痿厥寒热，其治宜导引按跷。故导引按跷者，亦从中央出也。"《汉书·艺文志·方技略》记载了《黄帝岐伯按摩》一书，可惜已失传。

### 3. 灸法的起源

灸法大致起源于火在人类中的应用，而人类最初对火的应用大致在旧石器时代，从 100 万年前的元谋人遗址到 50 万年前的北京猿人遗址，均有出土应用火的痕迹。《素问·异法方宜论》："北方者，天地所闭藏之域也，其地高陵居，风寒冰冽，其民乐野而乳食，藏寒生满病，其治宜灸。故灸者，亦从北方来。"这段记载可以认为灸法的产生与发展是与寒冷的环境有关，并且源于人类对于火的运用。《孟子》："七年之病求三年之艾。"这是最早的有关灸法的记载，可以认为最晚在战国时期便出现了用艾灸治疗疾病的方法。《五十二病方》："诸病此物者皆灸泰阳。"此外，《五十二病方》中还记载了包括"灸、砭、熨、熏"在内的诸多外治法。

**（二）针灸推拿学理论体系的形成**

春秋战国时期，古代劳动人民逐渐学会了铁的冶炼，由于铁的产量高，铸造简便，极大地提高了社会生产力。秦统一六国，书同文，车同轨，进一步提高了生产力。汉朝经过文景之治，更是在汉武帝时期达到了盛世。而社会的进步发展也促进了医学理论的形成和发展。这一时期在马王堆出土的《帛书·经脉》包括《足臂十一脉灸经》《阴阳十一脉灸经》阴阳两个子本，成书早于《内经》，记载了十一经脉，但经脉关系并不连贯，尚为孤立的一些穴位。

而在汉代初期《黄帝内经》的出现，标志着中医理论体系的形成以及临床各科的成行。《内经》分为《灵枢》和《素问》，而《灵枢》的原名为《黄帝针经》，可见在《内经》时代针灸理论已经达到了非常高的境界。《内经》中涵盖了经脉、腧穴、刺法、针灸治疗等内容。在经脉方面，比《帛书·脉经》更为全面，已经有了十二经脉、络脉、经别、经筋、皮部、四海、气街、根结、标本、奇经八脉等内容，并且明确记载了经脉的循行走向、络属脏腑、所主病症。在腧穴上，书中包括了"本输""气穴论""背俞"等特定穴位，记载的穴位与现今穴位一致的有 160 个。刺法灸法具体叙述了"徐而疾则实，疾而徐则虚""逆而夺之，追而济之""以开其门，利其户，针与气俱出""气入针出，热不得还，针孔四塞""伸而迎之""微旋而继推之"等有关刺法的记载。《灵枢·官针》则记载了"九刺""十二刺""五刺"等针法，包括了取穴、进针、出针、补泻等内容。《内经》中记载了 180 余种疾病，大多数为应用针灸疗法治疗的。

相传为秦越人所写的《难经》的实际成书年代要比《内经》稍晚，充实补充了针灸内容，相较于《内经》，完善了奇经八脉的系统论述，开创了命门的阐述，论述了原气的生成、运行、功用和其与原穴的关系，《难经》中根据五腧穴的五行相应属性，应用五行理论的相生相克，对俞募穴、八会穴的应用给出了指导原则，如刺井泻荥等方法，至今还在应用。与《难经》同期的《黄帝虾蟆经》记载了针灸的禁忌，用虾蟆、蟾蜍、玉兔代表月的阴阳，来象征人体气血阴阳随月的盈亏变化而变化，为后世子午流注提供了思路。而同时期的《明堂孔穴针灸治要》已经失传。东汉时期在医圣张仲景的《伤寒杂病论》中提到了刺灸、烧针、温针等针灸治疗方法，并且注重针药结合，辨证论治。东汉时期另一医学名家华佗也擅长针灸治疗，且取穴一般仅为 1~2 穴，并且注重针感传导，所著的《枕中灸刺经》已经失传，但书中创立的"华佗夹脊穴"仍然流传了下来。

同时期的推拿理论体系也有了长足的进步。《黄帝内经》中提到了推拿的适应证，应用膏摩法治疗面瘫，提出了推拿治疗者的选材标准。日本的《古今导引集》《按摩导引》等为我国古代传过去的导引按摩方法。《金匮要略》："若人能养慎，不令邪风干忤经络……即导引、吐纳、针灸、膏摩。"《三国志·华佗传》记载了华佗手术之后通过膏摩来帮助患者进行康复。这些文献均表明，到了汉代，推拿理论体系已基本形成。

### （三）针灸推拿理论体系发展

**1. 魏晋隋唐**　两晋时期著名的医家皇甫谧编写了我国现存最早的针灸专著《黄帝三部针灸甲乙经》，简称《针灸甲乙经》，序中记载："其学皆出于素问，论病精微，九卷是原本经脉……又有明堂……三部同归，文多重复，错互非一。"可以看出，虽然《明堂经》已经失传，但在《针灸甲乙经》中得到了继承，并且《甲乙经》可以说是前世有关针灸医籍的一次大的总结，一共载有 349 个穴位，完善了《内经》的基础理论，首次提出"交会穴"理论，并提出交会穴也为经络上的腧穴。晋代葛洪的《肘后救卒方》记载了针刺处方 15 个，灸法处方 84 个。葛洪妻子鲍姑是专注灸法的医家，后世认为其治疗方法记载于《肘后救卒方》中。这一时期还出现了针灸的图谱，如《偃侧图》《明堂图》等著作。在南北朝时期，南朝的陶弘景、范汪，北朝的徐之才、王显、马嗣明等一大批针灸专家相继出现。徐文伯记录了泻足太阴补手阳明堕胎的详情，徐叔响撰有《针灸要钞》一书。

在推拿方面两晋的《肘后救卒方》记载了用手指相对用力，双手协同操作的捏脊法和作用力向上的腹部抄举法，还记载了有关膏摩治病的内容。《古今录验方》《张文仲方》中有用按摩方法治疗真心痛的记载。《刘涓子鬼遗方》记载了 5 个膏摩外治方。《龙门要方》记载了推拿牵引法治疗脚转筋入腹。《养性延命录》和《真诰》两书记载了自我保健按摩的方法。

隋唐时期为我国继秦汉之后的第二个大一统时期，更是在唐朝达到了贞观之治和开元盛世，因此在隋唐时期中医学，包括针灸推拿在内的发展达到了一个新的高度。唐代太医署正式设立了推拿的独立学科，专门培养针灸推拿医学人才。唐代初年针灸大家甄权传说其获 103 岁高龄，撰有《针方》《针经钞》《明堂人形图》等书，但均已失传。隋唐时期著名医家孙思邈撰有《备急千金要方》和《千金翼方》，广泛收录了前代各医家的针灸治疗经验，并绘制了仰人、伏人、侧人《明堂三人图》，"其中十二经脉五色作之，奇经八脉以绿色为之，三人孔穴共六百五十穴。"此为历史上最早记载的彩色经络腧穴图，孙思邈认为："旧明堂图，年代久远，传写错误，不足南北，今依甄权新撰为定。"《要方·卷第二十九针灸·灸例》："取手大拇指第一节横度为一寸，以意消息，巧拙在人……言一夫者，以四指为一夫。"故而孙思邈为针灸腧穴定位增添了新的内容。除了一夫法，还论述了阿是穴，收录了许多现已失传的古代医籍内容，如郭玉、范汪等的著作。唐代王焘编纂的《外台秘要》，指导思想为"针能杀生人，不能起死人。"故而非常重视对于灸的运用。杨上善编纂的《黄帝内经太素》，对《内经》原文有较多的发挥，在针灸上对放腹水的方法进行了改良，更符合临床，此外还撰有《黄帝内经明堂》，提出腧穴归经，书中将胸部的中府、云门归在了手太阴肺经上。唐宝应年间的王冰编了《重广补注黄帝内经·素问》，对经脉、腧穴进行了注释。崔知悌的《骨蒸病灸方》专门介绍对瘵病的灸法，我国最早的雕版印刷医书《新备急灸经》，专门论著急症的灸法。

隋唐时期太医署中设有按摩博士一职，"并从九品下，掌教导引之法以除疾，损伤折跌者正之"，《千金要方》记载了"失欠"这一病症，是我国伤科推拿现存较早的文献，此外书中还介绍了"爪刺法""药摩法"等。唐朝沈汾撰写的《续神仙传》中介绍了用竹枝在病人肌肤上叩打治疗疾病的方法。蔺道人著的《仙授理伤续断秘方》首次将推拿手法系统应用于骨伤治疗之中。《诸病源候论》记载了用按摩导引的方法治疗手腕皮肉筋骨损伤。

**2. 宋金元** 宋金元时期印刷术广泛应用，四大发明皆已出现，进一步推动社会的发展，包括医学的发展。我国最早的官修针灸专书出现于北宋，为 1026 年王惟一的《铜仁腧穴针灸图经》，并在该书出版后制成了两具著名的针灸铜人，命名为"宋天圣铜人"，内分脏腑，外刻经络、穴位，明确地按十二经脉和任脉、督脉排列穴位。并且当时还将《铜人腧穴针灸图经》刻在石碑上广为流传。宋太医局设九个科，其中包括了针灸专业。此时还出现了有关小儿的针灸专著《小儿明堂针灸经》，出现了专门的灸法专著，如《备急灸法》和《痈疽神秘灸经》等。成书于 1232 年的《针经指南》增添了多种针刺手法，包括综合手法，以及指压辅助方法。成书于 1146 年的《扁鹊心书》记载了用山茄花进行全身麻醉，然后进行烧灼灸法。北宋苏轼对针刺补泻也有一定的研究，"针头如麦芒，气出如车轴。"北宋由政府编纂的《太平圣惠方》最后有两卷《针灸》《明堂》。南宋王执中搜集民间经验写成了《针灸资生经》，书名寓意"人资生胃气以生"。同时期的席弘著有《席弘赋》，特别重视刺法。杨介、张济通过尸体解剖来指导针灸取穴。金元时期的何若愚撰写《流注指微赋》，从此以后不断有医家将针灸内容编纂为歌诀，后世的《针灸聚英》记载了歌赋 65 首。金代出现了现存最早的子午流注专著《子午流注针经》，此为金代医家阎明广整理同时代的医家何若愚的《流注指微论》与《流注指微针赋》而成的。元代医学家滑寿在忽必烈《金兰循经取穴图》的基础上编纂了《十四经发挥》，考订了经络循行及其与腧穴的联系。元代窦汉卿著有《针灸指南》，对子午流注针法有了更为深入的发展。《针灸大全》中的金针赋的刺灸穴已经达到非常高深的地步。金元四大家中张子和推崇泻血疗法，朱丹溪提出了阴虚用灸法、盛阳以滋阴，李东垣的针法注重引阴入阳，从阴引阴，疏导经气，调节阴阳。

宋代官方已经没有了"按摩"一科，但推拿疗法仍然流传。宋代洪迈著有《夷坚志》，记录了当时的一些推拿疗法的资料，如应用按摩的方法催产。宋代杨康候编纂《十产论》介绍了手法助产，手法矫正异常胎位。陈自明的《妇人大全良方》记载了手法处理难产。《儒门事亲》介绍了针灸和推拿相结合治疗小儿腹中痞块，以及用其他方法治疗小儿疾病。《圣济总录》："导引之法，所以行血气，利关节，辟除外邪，使不能如"。苏东坡："扬州有武官侍真者，官于两广十余年，终不染瘴，面色红腻，腰足轻快……热摩涌泉无数，以汗出为度"。赵希鹄的《调燮类编》、蒲虔贯编纂的《保生要录》，程大昌编纂的《演繁露》都介绍了自我按摩方法。《医说》和张锐的《鸡峰普济方》也有自我按摩的方法。《宋史艺文志》列有《按摩法》《按摩要法》的书目，但已失传。李仲南编纂的《永类钤方》介绍了"悬吊牵引"复位治疗颈椎骨折脱位。《回回药方》记载了腰椎骨折的治疗方法。危亦林所著的《世医得效方》介绍了倒悬复位法运用于背脊骨折。

**3. 明清** 明清时期文献主要是对前人经验的总结和整理。陈会、凌云、杨继洲均是明代著名针灸医家。杨继洲的《针灸大成》流传最广，被国内外奉为经典，总结了明代以前针灸的成就，汇集了徐凤的《针灸大全》《卫生针灸玄机秘要》等20余种文献资料。《普济方》针灸门、高武的《针灸聚英发挥》、吴崑的《针方六集》、张介宾的《类经图翼》都是对历代针灸文献著作的汇总整理。当时的南丰李氏补泻法、四明高氏补泻法、三衢杨氏补泻法、陈会的补泻法均为系统完整的补泻手法。汪机的《针灸问对》、李梴的《医学入门·针灸》均是当时重要的记载针刺手法的著作，并且围绕手法开展了学术争鸣。同时对于历代中不属于经穴的针灸部位进行整理，形成了"奇穴"一类。明清时期艾灸从艾炷的烧灼灸法向用艾卷的温热灸法发展，14世纪出现的艾卷灸法发展成为后世的"太乙神针"。清代的《医宗金鉴·刺灸心法要诀》以歌诀、插图和注文配合，是一本针灸的入门书籍。李学川的《针灸逢源》记载的361个穴位沿用至今。1822年清朝太医院取消针灸科。但在民间针灸仍然不断流传。吴亦鼎的《神灸经纶》专门论述灸法。廖润鸿的《针灸集成》、汪昂的《经络歌诀》、李守先的《针灸易学》以及《凌门传授铜人指穴》均收集了大量民间针灸治疗经验。叶广祚的《采艾编》论述了各种病症应用灸法的取穴处方和治疗原则。韩贻丰的《太乙神针心法》、孙广培的《太乙神针集解》、周雍和的《太乙神针附方》都介绍了不用艾叶而用药物进行灸法治疗。

明代初期，太医院重新恢复了按摩为医学十三科之一。朱权的《仙活人心法》收录了仙术修养术、导引术、摩肾、按夹脊、叩背、按腹等。《遵生八笺》《古今养生录》《新刻养生导引法》亦刊载了不少手法。1571年发生了隆庆之变，太医院十三科被削减为十一科，按摩科撤销，《大明会典》："凡本院习业，分为十三科，自御医以下，与医士、医生，各专一科。隆庆五年奏定，御医、吏目共二十员；大方脉五员，伤寒科四员，小方脉、妇人科各二员，口齿、咽喉、外科、正骨、痘疹、眼科、针灸等各名数不等。"此时已无按摩科。当时的手法意外、封建礼教导致了明代按摩科的取消。《奇效良方》《韩氏医通》《本草纲目》《寿世保元》蕴含了大量的推拿、自我按摩与膏摩的内容。自我按摩比较流行。徐春甫的《古今医统》，周恭的《医说续编》，沈润卿的《欣赏编》，郑暄的《昨非庵日纂》，冷谦的《修龄要旨》都有自我按摩的记载。直到明代，小儿推拿的专书才出现，当时刊印了一批小儿推拿专著，如《小儿推拿仙术秘诀》《幼科百效全书》《小儿推拿活婴全书》《小儿按摩经》等。在明朝，"推拿"一词正式出现在文献著作中。《医门秘旨》成书于1576年，同时期万全的《幼科发挥》亦有"推拿"一词的出现。清代《医宗金鉴》使得以"正骨八法"为代表的骨伤类手法在正骨科中确立了地位，清代小儿推拿手法逐渐增多，日趋完善。《伤科大成》对按摩、推拿的定义及适应证进行了阐述。成书于康熙年间的《按摩经》首创了动脉按压法。在明清时期，推拿的发展受到了一定的打击，而小儿推拿逐渐得到了发展。

**4. 近代与现代** 1840年鸦片战争到1949年中华人民共和国成立期间，中国沦为了半殖民半封建社会，西方医学传入我国。自 1914 年起，多次提出废止中医，并采取了一系列限制中医的措施，使得中医事业包括针灸在内均停滞不前。针灸疗法在民间继续流传，针灸医生为了保存和发展针灸学术，成立了针灸学社，编印了针灸书刊，展开了函授教育。近代针灸学家承淡安为振兴针灸学术作出了贡献。与此同时，在中国共产党领导的革命根据地，也使针灸获得了新生。1944 年 10 月，毛主席在陕甘宁边区文教工作者会议上发表了《文化工作的统一战线》讲话之后，许多西医开始学习和研究针灸。1945 年 4 月，延安白求恩国际和平医院开设针灸门诊，这是我国第一次使针灸进入综合医院。1947 年济南军区卫生部印编了《实用针灸学》。1947 年，华北人民政府卫生部所属卫生学校开设针灸班。这些工作为解放区医务工作者播下了种子，促进了西医对针灸的了解。

1949 年中华人民共和国成立，党和政府把"团结中西医"作为一项重要政策，并采取了一系列措施发展中医药事业，使得针灸学术得到了前所未有的普及和提高。1951 年，卫生部直属的针灸疗法实验所成立，该所 1955 年成为中医研究院针灸研究所。以后各省、自治区、直辖市陆续建立了中医药科学教育机构，在许多城市的医院中均设立了针灸科，一部分中医学院开设了针灸系，不少西医学院校和科研机构也把针灸列入教学课程和科研项目。五十年代前期，我国对针灸学的基础知识、适应症有了较为系统的研究，并用现代的论著方法阐述针灸学术体系。五十年代后期到六十年代，又不断收集、深入研究古代针灸文献，较为广泛地将各个疾病进行针灸临床总结，推广针刺麻醉的临床应用，并开展了试验研究，观察针灸对各系统、各器官功能的影响。七十年代以来，从外科手术、麻醉、神经解剖、组织化学、痛觉生理、生物化学、生理学、医用电子学等多方面开展针刺麻醉临床和针刺机理的研究，并以研究循经感传为契机，从不同角度研究经络现象及其实质，此外还对腧穴、针感、脏腑等相关理论问题进行了比较深入的研究。

辛亥革命之后，亦有不少推拿专著出版，如 1935 年的《按摩学举隅》内容极为简略。徐珂著有《大受堂札记》，1947 年上海广协书局再版《推拿法引言》，但此时由于社会动乱，推拿疗法并未得到很好的发展。中华人民共和国成立后，推拿疗法与其他中医药疗法一样，获得了新生。1956 年上海开办了一期推拿训练班，1958 年在这个基础上成立了我国历史上从未有过的正规的推拿学校。1960 年江苏省创办了全国第一所针灸推拿学校。推拿疗法在党和政府的关心支持之下获得了长足的进步和发展。

## 二、针灸推拿学基本内容和学习方法

针灸推拿学是以针灸推拿刺激为基本手段防治疾病的一门学科，防病治病是针灸推拿学的任务之一。针灸推拿学的基本内容包括经络腧穴、针灸推拿技能、针灸推拿治疗三个部分。经络腧穴是针灸推拿临床必需的基本知识，而针灸推拿技能是针灸推拿临床必备的操作技术，针灸推拿治疗是针灸推拿知识和技术联系临床实践的桥梁。如何将三者有机融合、相互渗透，避免理论与实践脱节、教学与临床脱节，以能力培养为主线，是教学实践中应该考虑的首要问题。在针灸推拿学的学习中，我们必须要掌握基本理论知识和基本操作技能，并且要具备一定的思想性、创新性，将理论知识和技能实践以及临床治疗能够有机地结合起来。

经络腧穴是针灸推拿理论最主要的基本理论，学习中需要掌握每条经络的经脉、络脉、经别、经筋的循行及相关病候，同时掌握经络上的一些所属腧穴的定位、解剖、主治、操作、临床应用等内容，并且掌握一些经外奇穴的内容。学习经络腧穴除了被动接受知识，还需要进行自主学习。

针灸推拿学是一门以医疗手段为主的学科，在学习针灸推拿学时，需要对基本的针灸推拿医疗手段进行操作练习。通过观摩、实践、操作，不断熟练掌握腧穴的取穴定位、刺法、灸法、罐法以及推拿手法、功法，掌握针刺推拿得气、针灸推拿异常情况的预防和处理，以及针灸推拿临证处方等。

在进行针灸推拿治疗时，需熟练掌握临床优势病种及诊疗方案，对其从诊断到穴位处方、操作及预后能作准确判断，并且具备对理、法、方、术、穴等基本内容的灵活运用，以及对辨证、辨病、辨经络这三者之间灵活运用，做到触类旁通、融会贯通。

# 上篇

## 经络腧穴篇

# 第一章　经络腧穴总论

## 第一节　经络总论

### 一、经络概述

#### （一）经络和经络学说的概念

经络（meridians and collaterals）是人体内运行气血的通道，是经脉和络脉的总称。"经"，有路径之义，是直行之主干；"络"，有网络之义，是侧行之分支。经脉以上下纵行为主，是经络的主体部分；络脉从经脉中分出侧行，是经络的细小部分。《灵枢·脉度》指出："经脉为里，支而横者为络，络之别者为孙"。经络纵横交错，遍布全身，是人体重要的组成部分。

经气（meridian-qi），即经络之气，指经络运行之气及其功能活动。经气活动的主要特点是循环流注、如环无端、昼夜不休。人体通过经气的运行，以调节全身各部的机能活动，从而使整个机体保持了协调和相对平衡。

经络学说，即阐述人体经络系统的循行分布、生理功能、病理变化及其与脏腑相互关系的一门理论体系，对针灸推拿临床实践具有非常重要的指导作用。

#### （二）经络系统的组成

经络系统由经脉和络脉组成，其中经脉包括十二经脉，奇经八脉，以及附属于十二经脉的十二经别、十二经筋、十二皮部；络脉包括十五络脉及难以数计的浮络、孙络等（图1-1）。

#### （三）十二经脉

十二经脉（the twelve meridians），指十二脏腑所属的经脉，是经络系统的主体，又称为"十二正经"。

**1. 十二经脉的名称**　十二经脉的名称由手足、脏腑、阴阳三部分组成。首先，根据手、足将十二经脉分成手六经和足六经。凡是属于六脏及循行于肢体内侧的经脉为阴经，凡是属于六腑及循行于肢体外侧的经脉为阳经。根据阴阳消长变化的规律，阴阳又分为三阴三阳，三阴即太阴、少阴、厥阴，三阳即阳明、太阳、少阳。根据上述命名规律，十二经脉的名称分别为手太阴肺经、手阳明大肠经、足阳明胃经、足太阴脾经、手少阴心经、手太阳小肠经、足太阳膀胱经、足少阴肾经、手厥阴心包经、手少阳三焦经、足少阳胆经和足厥阴肝经。

**2. 十二经脉的分布规律**　十二经脉左右对称地分布在人体体表的头面、躯干和四肢。与六脏相配属的六条阴经（六阴经），分布在四肢的内侧和胸腹部，上肢内侧为手三阴经，下肢内侧为足三阴经。与六腑相配属的六条阳经（六阳经），分布在四肢的外侧和头面、躯干部，上肢外侧为手三阳经，下肢外侧为足三阳经。十二经脉在四肢的分布呈现一定规律，即：按正立姿势，两臂下垂、掌心向内、拇指向前的体位，分别将上下肢的内外侧分成前、中、后三个区线。手足阳经的分布规律为阳明在前、少阳在中、太阳在后；手足阴经的分布规律为太阴在前、厥阴在中、少阴在后。在足内踝上8寸以下，足三阴经的分布规律为厥阴在前、太阴在中、少阴在后，在足内踝上8寸以上，足太阴交出于足厥阴之前。

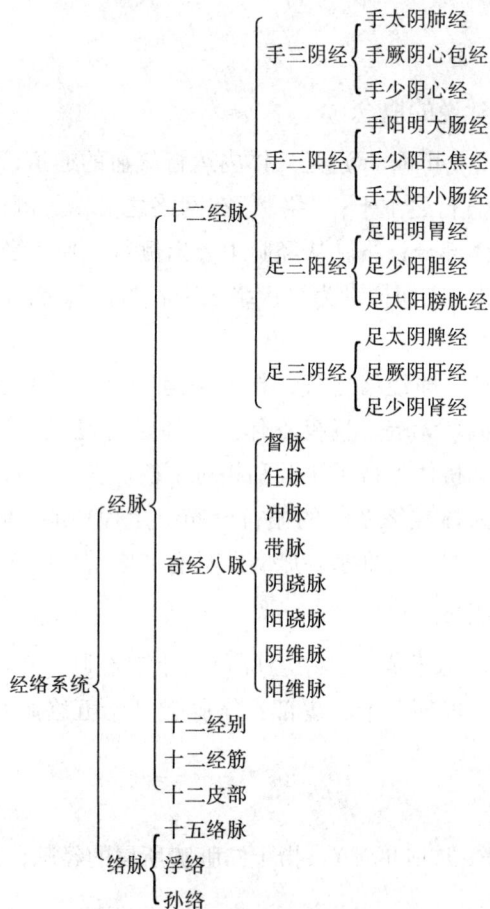

图1-1　经络系统的组成

**3. 十二经脉属络表里关系**　十二经脉在体内与脏腑相连属，具有明确的表里属络关系。阴经属脏络腑，阳经属腑络脏。脏为阴主里，腑为阳主表，脏腑互为表里。一经配一脏（腑），一脏配一腑，一阴配一阳，构成了脏腑阴阳经脉的表里属络关系。例如，手太阴肺经属肺络大肠，和手阳明大肠经相表里；手阳明大肠经属大肠络肺，和手太阴肺经相表里。具有属络关系的脏腑与经脉及互为表里的经脉在生理上相互联促进，病理上相互影响，治疗上则相互为用。

**4. 十二经脉与脏腑器官的联络**　除了与六脏六腑有特定配属关系外，十二经脉在体内与相关脏腑有联系，在头身还与其循行分布部位的组织器官具有密切的联络（表

1-1)。临床上，辨证分经、循经取穴，都以此为依据。

表1-1　十二经脉与脏腑器官联络表

| 经脉名称 | 联络的脏腑 | 联络的器官 |
| --- | --- | --- |
| 手太阴肺经 | 属肺，络大肠，还循胃口 | 喉咙 |
| 手阳明大肠经 | 属大肠，络肺 | 入下齿中，挟口、鼻 |
| 足阳明胃经 | 属胃，络脾 | 起于鼻，入上齿，环口挟唇，循喉咙 |
| 足太阴脾经 | 属脾，络胃，流注心中 | 挟咽，连舌本，散舌下 |
| 手少阴心经 | 属心，络小肠，上肺 | 挟咽，系目 |
| 手太阳小肠经 | 属小肠，络心，抵胃 | 循咽，至目内外眦，入耳中，抵鼻 |
| 足太阳膀胱经 | 属膀胱，络肾 | 起于目内眦，至耳上角，入络脑 |
| 足少阴肾经 | 属肾，络膀胱，上贯肝，<br>入肺中，络心 | 循喉咙，挟舌本 |
| 手厥阴心包经 | 属心包，络三焦 | |
| 手少阳三焦经 | 属三焦，络心包 | 系耳后，出耳上角，入耳中，至目锐眦 |
| 足少阳胆经 | 属胆，络肝 | 起于目锐眦，下耳后，入耳中，出耳前 |
| 足厥阴肝经 | 属肝，络胆，挟胃，注肺 | 过阴器，连目系，环唇内 |

**5. 十二经脉的循行走向与衔接规律**　十二经脉的循行走向总的规律为手三阴经从胸走手，手三阳经从手走头，足三阳经从头走足，足三阴经从足走腹胸。

十二经脉循行衔接规律为：①互为表里的阴经与阳经在手足末端处交接，例如，手太阴肺经和手阳明大肠经交接于食指；②同名的阳经与阳经在头面部交接，例如，手阳明大肠经和足阳明胃经交接于鼻旁；③互相衔接的阴经与阴经在胸中交接，例如，足太阴脾经和手少阴心经交接于心中（图1-2）。

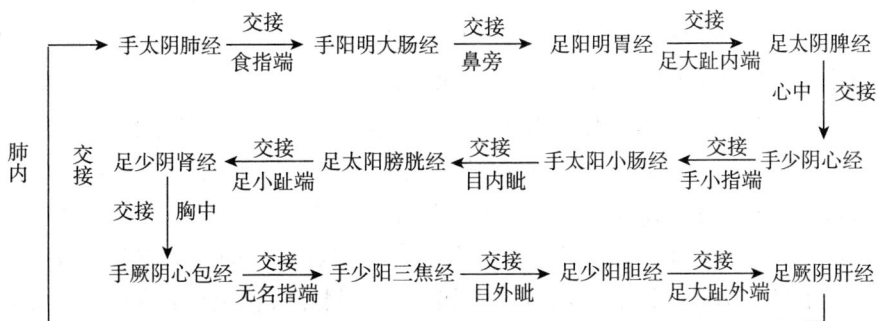

图1-2　十二经脉循环走向与衔接规律图

**6. 十二经脉的循环流注**　十二经脉的气血流注自肺经始，逐经相传，至肝经终，再复由肝经传于肺经，流注不已，从而构成周而复始，如环无端的循环传注系统（图1-3）。十二经脉流注气血至全身，使人体不断地得到营养物质，从而维持各脏腑组织器官的功能活动。

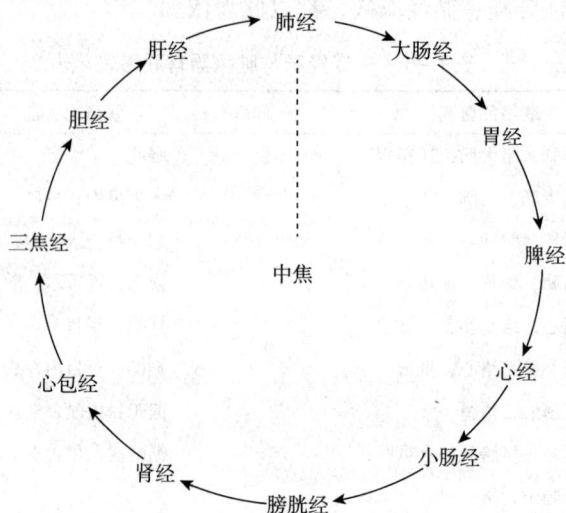

图1-3　十二经脉循环流注图

### （四）十二经别

十二经别（the twelve divergent meridians），是十二正经别行深入体腔的支脉，是十二正经离、入、出、合的别行部分。离，十二经别多从四肢肘膝关节以上的正经别出；入，经过躯干深入体腔与相关的脏腑联系；出，再浅出于体表上行头项部；合，在头项部，阳经经别合于本经的经脉，阴经经别合于其相表里的阳经经脉。十二经别按阴阳表里关系汇合组成六组，在头项部合于六阳经脉，故称"六合"。足太阳、足少阴经别自腘部分出，入走肾与膀胱，上出于项，合于足太阳膀胱经；足少阳、足厥阴经别自下肢分出，行至毛际，入走肝胆，上系于目，合于足少阳胆经；足阳明、足太阴经别自髀部分出，入走脾胃，上出鼻𫡏，合于足阳明胃经；手太阳、手少阴经别自腋部分出，入走心与小肠，上出目内眦，合于手太阳小肠经；手少阳、手厥阴经别分别自所属正经分出，进入胸中，入走三焦，上出耳后，合于手少阳三焦经；手阳明、手太阴经别自所属正经分出，入走肺与大肠，上出缺盆，合于手阳明大肠经。

十二经别有离、入、出、合于表里之间的特点，不仅加强十二经脉的内外联系，而且也加强经脉所属络的脏腑在体腔深部的联系，补充十二经脉在体内外循行的不足。因为十二经别通过表里相合的"六合"作用，使十二经脉中的阴经与头部发生了联系，从而扩大了手足三阴经穴位的主治范围。如手足三阴经穴位之所以能主治头面和五官疾病，与阴经经别合于阳经而上头面的循行是分不开的。此外，由于十二经别加强了十二经脉与头面部的联系，故而突出了头面部经脉和穴位的重要性及其主治作用。

### （五）十二经筋

十二经筋（the twelve muscle regions），是十二经脉之气输布于筋肉骨节的体系，也是附属于十二经脉的筋肉系统。十二经筋的循行分布皆于四肢末端起始，于关节骨骼部结聚，走向躯干头面部。十二经筋行于体表，不属络脏腑，分为刚筋和柔筋。刚（阳）筋分布在项背和四肢外侧，以手足阳经经筋为主；柔（阴）经分布在胸腹和四肢内侧，以手足阴经经筋为主。足三阳经筋起于足趾，循股外上行结于顷（面）；足三阴经筋起于足趾，循股内上行结于阴器（腹）；手三阳经筋起于手指，循臑外上行结于角（头）；手三阴经筋起于手指，循臑内上行结于贲（胸）。

经筋的作用主要在于约束骨骼，屈伸关节，维持人体正常运动功能。经筋为病，多为筋痛、转筋、痹证等，针灸推拿治疗以局部取穴为主，多用泻法，如《灵枢·经筋》载："治在燔针劫刺，以知为数，以痛为输"。

## （六）十二皮部

十二皮部（the twelve cutaneous regions），是十二经脉功能活动反映于体表的部位，亦是络脉之气散布之所在。十二皮部的分布区域是根据十二经脉在体表的分布范围，即十二经脉在皮肤上的分属部分为依据进行划分的，故《素问·皮部论》中言："欲知皮部，以经脉为纪者，诸经皆然。"

因十二皮部居于人体最外层，且与经络气血相通，故是机体的卫外屏障，发挥着保卫机体、抗御外邪及反映病证的作用。在临床上常用的穴位敷贴法、皮肤针等，皆是以皮部理论为指导。

## （七）奇经八脉

奇经八脉（the eight extra meridians），即别道奇行的八条经脉，包括督脉、任脉、冲脉、带脉、阴维脉、阳维脉、阴跷脉、阳跷脉，故称奇经八脉。

"奇"，即奇特、奇异。奇经八脉与十二正经不同，不直接隶属于十二脏腑，也没有表里属络关系，但与奇恒之腑（脑、髓、骨、脉、胆、女子胞）联系密切，故称"奇经"，即"别道奇行"的经脉。奇经八脉中的督脉、任脉、冲脉都起于胞中，同出于会阴，而后分道别行，故称为"一源三歧"。督脉调节全身阳经脉气，故称"阳脉之海"。任脉调节全身阴经脉气，故称"阴脉之海"。冲脉蓄积调节十二经气血，故称"十二经之海"，也称"血海"。

除带脉横向循行外，奇经八脉的其他经脉均为纵向循行。奇经八脉纵横交错地循行分布于十二经脉之间，主要作用体现在两方面：其一，沟通十二经脉之间的联系，将部位邻近、功能相似的经脉联系起来，起协调阴阳、统摄有关经脉气血的作用；其二，对十二经脉气血具有蓄积和渗灌的调节作用。若把十二经脉比作江河，奇经八脉则好比湖泊。奇经八脉具体的循行分布和功能见表1-2。

表1-2 奇经八脉循行分布和功能

| 脉名 | 循行分布概况 | 功能 |
| --- | --- | --- |
| 任脉 | 腹、胸、颏下正中，总任六阴经 | 调节全身阴经经气，故称"阴脉之海" |
| 督脉 | 腰、背、头面正中，总督六阳经 | 调节全身阳经经气，故称"阳脉之海" |
| 带脉 | 起于胁下，环腰一周，状如束带 | 约束纵行躯干的诸条经脉 |
| 冲脉 | 与足少阴经相并上行，环绕口唇，且与任、督、足阳明等有联系 | 涵蓄十二经气血，故称"十二经之海"或"血海" |

| 脉名 | 循行分布概况 | 功能 |
|------|-------------|------|
| 阴维脉 | 小腿内侧，并足太阴、厥阴上行至咽喉合于任脉 | 调节六阴经经气 |
| 阳维脉 | 足跗外侧，并足少阳经上行，至项后会合于督脉 | 调节六阳经经气 |
| 阴跷脉 | 足跟内侧，伴足少阴等经上行，至目内眦与阳跷脉会合 | 调节肢体运动，司眼睑开合 |
| 阳跷脉 | 足跟外侧，伴足太阳等经上行，至目内眦与阴跷脉会合 | |

奇经八脉中的任脉和督脉，有所属的腧穴，与十二经相提并论合称"十四经"。十四经脉是经络系统中的主要部分，具有一定的循行路线、病候和所属腧穴。

### （八）十五络脉

十二经脉与任、督二脉各自别出一络，加上脾之大络，总共 15 条，称为十五络脉（the fifteen collaterals）。十二经脉的别络皆从本经四肢肘膝关节以下的络穴分出，走向与其相表里的经脉，阴经别络于阳经，阳经别络于阴经。手太阴络脉从列缺分出，别走手阳明；手少阴络脉从通里分出，别走手太阳；手厥阴络脉从内关分出，别走手少阳；手阳明络脉从偏历分出，别走手太阴；手太阳络脉从支正分出，别走手少阴；手少阳络脉从外关分出，别走手厥阴；足阳明络脉从丰隆分出，别走足太阴；足太阳络脉从飞扬分出，别走足少阴；足少阳络脉从光明分出，别走足厥阴；足太阴络脉从公孙分出，别走足阳明；足少阴络脉从大钟分出，别走足太阳；足厥阴络脉从蠡沟分出，别走足少阳。任督二脉的络脉以及脾之大络主要分布在头身部。任脉别络从鸠尾分出后散布于腹部；督脉别络从长强分出后散布于头，左右别走足太阳经；脾之大络从大包分出后散布于胸胁。《灵枢·经脉》曰："凡此十五络者，实则必见，虚则必下，视之不见，求之上下，人经不同，络脉异所别也。"除此之外，还有从络脉分出的浮行于浅表部位的浮络与细小的孙络，分布于全身各处。

四肢部的十二经脉的络脉，作用在于加强十二经脉中表里两经的联系，沟通表里两经的经气，补充十二经脉循行的不足。躯干部的任、督二脉的络脉与脾之大络，分别沟通腹、背与全身的经气，输布气血，濡养全身。

## 二、根结、标本与气街、四海理论

经络理论还包括经络的标本、根结、气街、四海理论。这些理论在论述经络的分布及气血运行的基础上，进一步阐述了经络腧穴上下内外的对应关系，强调了人体四肢与头身、内脏与体表的特定联系，说明了四肢下端的特定穴与头、胸、腹、背腧穴的对应关系。掌握这些理论，可以加深对经络分布的特殊规律及气血运行的特殊状况的认识，有效地指导临床实践。

## （一）根结

根结（position of starting and gathering of meridian – qi），是指十二经脉之气所起与所归的部位。"根"，是根本、起始，为四肢末端的井穴；"结"，是结聚、归结，为头、胸、腹部。元代窦汉卿在《标幽赋》中言"更穷四根三结，依标本而刺无不痊"，意指十二经脉以四肢为"根"，以头、胸、腹三部为"结"。《灵枢·根结》记载了三阴三阳的根与结（表1-3）。

**表1-3　三阴三阳根结**

| 经脉 | 根（井穴） | 结 |
| --- | --- | --- |
| 太阳 | 至阴 | 命门（目）⎫ |
| 阳明 | 厉兑 | 颡大（钳耳）⎬头 |
| 少阳 | 窍阴 | 窗笼（耳）⎭ |
| 太阴 | 隐白 | 太仓（胃）………腹 |
| 少阴 | 涌泉 | 廉泉…………头颈 |
| 厥阴 | 大敦 | 玉英、膻中………胸 |

十二经脉的"根"与"本"，"结"与"标"位置相近或者相同，意义也相似。"根"有"本"之意，"结"有"标"之意。"根"与"本"部位在下，均为经气始生始发之地，是经气之所出；"结"与"标"部位在上，均为经气所结所聚之处，是经气之所归。但是它们在具体内容上又有区别，即是"根之上有本""结之外有标"，说明"标本"的范围与"根结"相较为广。"标本"理论强调经脉分布上下部位的相应关系，即经气的集中与扩散；"根结"理论强调经气两极间的联系，反映了"根"与"结"之间经气流注较为集中。

标本根结的理论补充说明了经气的流注运行状况，即经气循行的多样性与弥散作用，说明人体四肢与头身具有密切联系，而四肢肘膝关节以下的特定穴治疗远离腧穴部位的脏腑以及头面五官疾病，头身部腧穴治疗四肢疾病有其生理基础，为临床"上病下取""下病上取"等提供了理论依据。

## （二）标本

"标本"（root and branch of meridian）主要指经脉腧穴分布部位的上下对应关系。"标"原意是树梢，意为上部，与人体头面胸背的位置相应；"本"是树根，意为下部，与人体四肢下端相应。

十二经脉皆有"标"部与"本"部。如足太阳之本，在跟以上五寸中，穴位为跗阳，其标在两络命门（目），穴位为睛明。根据《灵枢·卫气》所载标本的位置，结合相应腧穴列表1-4如下。

表1-4 十二经脉标本

| 十二经脉 | 本 | | 标 | |
| --- | --- | --- | --- | --- |
| | 部位 | 相关腧穴 | 部位 | 相应腧穴 |
| 足太阳膀胱经 | 跟以上5寸中 | 跗阳 | 两络命门（目） | 睛明 |
| 足少阳胆经 | 窍阴之间 | 足窍阴 | 窗笼（耳）之前 | 听会 |
| 足少阴肾经 | 内踝下上3寸中 | 交信、复溜 | 背俞与舌下两脉 | 肾俞、廉泉 |
| 足阳明胃经 | 厉兑 | 厉兑 | 颊下、挟颃颡 | 人迎 |
| 足厥阴肝经 | 行间上5寸所 | 中封 | 背俞 | 肝俞 |
| 足太阴脾经 | 中封前上4寸中 | 三阴交 | 背俞与舌本 | 脾俞、廉泉 |
| 手太阳小肠经 | 外踝之后 | 养老 | 命门（目）之上1寸 | 攒竹 |
| 手少阳三焦经 | 小指次指之间上2寸 | 中渚 | 目后上角、目外眦 | 丝竹空 |
| 手阳明大肠经 | 肘骨中上至别阳 | 曲池 | 颜下合钳上 | 迎香 |
| 手太阴肺经 | 寸口之中 | 太渊 | 腋内动脉 | 中府 |
| 手少阴心经 | 锐骨之端 | 神门 | 背俞 | 心俞 |
| 手厥阴心包经 | 掌后两筋之间2寸 | 内关 | 腋下3寸 | 天池 |

## （三）气街

气街（qi-streets），是经气聚集通行的共同通路。《灵枢·卫气》记载："请言气街：胸气有街，腹气有街，头气有街，胫气有街。"《灵枢·动输》又指出："四街者，气之径路也。"说明了头、胸、腹、胫部有经脉之气聚集循行的通路。

《灵枢·卫气》对气街有较为详细的记载："故气在头者，止之于脑。气在胸者，止之膺与背腧。气在腹者，止之背腧，与冲脉于脐左右之动脉者。气在胫者，止之于气街，与承山踝上以下。"由此可见，气街的特点是横向为主、上下分部、紧邻脏腑、前后相连，横贯脏腑经络，其核心内容是纵分头、胸、腹、胫。气街理论主要阐述了人体头、胸、腹部前后联系的径路问题。临床常用的俞募配穴、前后配穴及偶刺法等，都是以气街理论为立法依据。

## （四）四海

四海，是髓海、气海、血海、水谷之海的总称，是人体气血精髓等精微物质聚汇之所。"海"，江河之水归聚之处。经络学说认为，十二经脉内流行的气血如同大地上的水流一样，如百川归海，故《灵枢·海论》中言："人有髓海、有血海、有气海、有水谷之海，凡此四者，以应四海也。"

四海的部位同气街的部位类似，髓海位于头部，气海位于胸部，水谷之海位于上腹部，血海位于下腹部，各部之间互相联系。

四海主持全身的气血、津液，其中脑部髓海是元神之府，是神气的本源，脏腑经络活动的主宰；胸部是气海，宗气所聚之处，贯心脉，行呼吸；胃是水谷之海，是营气、卫气的化源之地，即气血化生之处；冲脉是血海，又称十二经之海，起于胞宫，与足少阴经并道上行，是十二经之根本，三焦原气之所出，是人体生命活动的原动力。

四海理论进一步说明了经气的组成和来源。四海病变，主要分为有余和不足两大类，临床上可以此为依据进行辨证施治。

## 三、经络的作用和经络学说的临床应用

### （一）经络的作用

**1. 联系脏腑、沟通内外**　《灵枢·海论》中言："夫十二经脉者，内属于府藏，外络于肢节。"人体的五脏六腑、五官九窍、四肢百骸、皮肉筋骨等组织器官，能保持相对的协调与统一，完成正常的生理活动，正是依靠经络系统的沟通联络而实现的。经络中的经脉、经别和奇经八脉、十五络脉，纵横交错、贯穿上下、沟通表里，联系人体的各个脏腑组织。经筋和皮部联系肢体筋肉皮肤。浮络和孙络联系人体各个细微部分。经络将人体构成了一个统一的有机整体。

经络的联络沟通作用，反映了经络具有传导功能。体表感受病邪与各种刺激，可传导至脏腑；脏腑的生理功能失常，也可传导至体表。这些都是经络作用的体现。

**2. 运行气血、营养全身**　《灵枢·本藏》中言："经脉者，所以行血气而营阴阳，濡筋骨，利关节者也。"气血，是人体生命活动的物质基础。只有得到气血的营养，全身各组织器官才能完成正常的生理功能。经络是人体气血运行的通道，可将营养物质输布到各组织脏器，营养全身，濡润筋骨，通利关节。

**3. 抗御病邪、保卫机体**　营气行于脉中，而卫气行于脉外。经络"行血气"，使营卫之气密布周身，在内和调五脏，洒陈六腑，在外抗御病邪，防止入侵。外邪侵犯人体由表及里，首先伤及皮毛，若人体正气亏虚，通过经络系统传注，渐行渐深，最后内传于腑脏。卫气充实于络脉，络脉散布于全身，密布于皮部，当外邪侵犯机体时，卫气首当其冲发挥抗御外邪、保卫机体的屏障作用。正如《素问·缪刺论》中言："夫邪客于形也，必先舍于皮毛，留而不去，入舍于孙脉，留而不去，入舍于络脉，留而不去，入舍于经脉，内连五脏，散于肠胃。"

### （二）经络学说的临床应用

**1. 说明病理变化**　由于经络是人体通内达外的一个联络系统，在生理功能失调时，经络又是病邪传注的途径，具有反映病候的特点。临床发现，在某些疾病的病理过程中，常可在经络循行路线上出现明显的压痛，或结节、条索状等阳性反应，还可出现相应部位皮肤色泽、形态、温度等改变。通过望色、循经触摸反应物与按压等，即可推断疾病的病理状况。

**2. 指导辨证归经**　辨证归经，是指通过辨析患者的症状、体征及相关部位发生的病理变化，以推断疾病所在的经脉。辨证归经在经络学说指导下进行。如头痛的分经辨证，痛在前额者多属阳明经，痛在两侧者多属少阳经，痛在后项者多属太阳经，痛在巅顶者多属督脉、足厥阴经。这是根据头部经脉的分布特点辨证归经。临床上还可根据所出现的证候，结合所联系的脏腑，进行辨证归经。如咳嗽、鼻流清涕、胸闷或胸外上方、上肢内侧前缘疼痛者，与手太阴肺经有关。

**3. 指导针灸推拿治疗**　针灸推拿治病，是通过针刺、艾灸、推拿等方式刺激体

表经络腧穴，疏通经气，调节人体脏腑气血功能，从而达到治疗疾病的目的。腧穴的选取与针灸推拿方法的选用是针灸推拿治疗的两大关键，皆要依靠经络学说的指导。在针灸推拿临床上，常常根据经脉循行和主治特点进行循经取穴。《四总穴歌》所载的"肚腹三里留，腰背委中求，头项寻列缺，面口合谷收"就是循经取穴的具体体现。因为经络、脏腑与皮部有密切联系，所以经络、脏腑的疾患可通过皮肤针叩刺皮部或皮内埋针进行治疗，如胃脘痛可用皮肤针叩刺中脘、胃俞穴，亦可在此穴皮内埋针；经络痹阻、气血瘀滞，可通过刺其络脉出血进行治疗，如目赤肿痛刺太阳穴出血，软组织扭挫伤可在其损伤局部刺络拔罐等；经筋的病候，多表现为拘挛、强直、弛缓，因其病在筋膜肌肉，可取其局部痛点或穴位进行针灸推拿治疗，所谓"以痛为输"。

**4. 药物归经**　药物归经，是指药物按照主治功能归入于某经和某几经。它是在分经辨证基础上发展起来的。因为病症可以分经，所以主治某些病症的药物也就成为某经和某几经之药。清代徐大椿在《医学源流论》中言："如柴胡能治寒热往来，能愈少阳之病；桂枝治畏寒、发热，能愈太阳之病；葛根治肢体大热，能愈阳明之病……因其能治何经之病，后人即指为何经之药。"

另外，中医各科也可根据经络理论进行施治，例如，目病可以不治目而补肝，因肝经联系了目；心火上炎引起的口舌生疮，可以清泻小肠，引火下行，因心与小肠相表里，通过经络在体内相联系。

# 第二节　腧穴总论

## 一、腧穴的概念和发展

### （一）腧穴的概念

腧穴是人体脏腑经络之气输注于体表的特殊部位。腧，本写作"输"，或简作"俞"，有转输、输注之含义；穴，即孔隙的意思。

《内经》中将腧穴称作"节""会""气府""气穴""骨空"等；后世医家还将其称之为"穴位""穴道""孔穴"；《铜人腧穴针灸图经》通称为"腧穴"。腧穴既是疾病的反应点，又是针灸推拿的施术部位。

### （二）腧穴的发展

《内经》中记载的腧穴约为 160 个，《针灸甲乙经》记载腧穴 349 穴，明代杨继洲的《针灸大成》记载腧穴 359 穴。中华人民共和国国家标准《腧穴名称与定位（GB/T 12346－2006）》中腧穴总数为 362 穴。

## 二、腧穴的分类

腧穴可归纳为十四经穴、奇穴、阿是穴三类。

### （一）十四经穴

十四经穴指归属于十二经脉和任脉、督脉的腧穴。特点为：具有固定的名称，固定的位置，固定的归经。简称"经穴"，是腧穴的主要组成部分。

### （二）奇穴

奇穴指有一定的名称、有明确的位置，但尚未归入十四经系统的腧穴。又称"经外奇穴"。

### （三）阿是穴

阿是穴指既无固定名称、位置，又无归经，是以压痛点或病变部位或其他反应点等作为针灸推拿施术部位的一类腧穴。又称"压痛点""不定穴""天应穴"等。

## 三、腧穴的命名

腧穴的名称均有一定的含义，取义很广，上察天文、下观地理、中通人事，远取诸物、近取人身。《千金翼方·针灸下》曰："凡诸孔穴，名不徒设，皆有深意。"历代医家以腧穴所居部位和作用为基础，结合自然界现象和医学理论等，采用取类比象的方法对腧穴进行了科学的命名。腧穴的常见命名规律归纳如下。

### （一）据腧穴所在部位命名

本类腧穴根据腧穴所在的人体解剖部位而命名。如鼻下的人中，腕旁的腕骨，第7颈椎棘突下的大椎，乳下的乳根等。

### （二）据腧穴治疗作用命名

本类腧穴根据腧穴对某种病症的特殊治疗作用命名。如治疗目疾的睛明、光明，治疗口眼歪斜的牵正，治疗水肿的水分、水道等。

### （三）据天体地貌命名

本类腧穴根据自然界的日、月、星、辰等天体的名称和山、丘、陵、墟、溪、谷、沟、泽、池、渎、泉、海等地貌的名称，同时结合腧穴所在部位的形态或气血流注的状况而命名。如上星、日月、太乙、承山、大陵、商丘、丘墟、太溪、合谷、水沟、曲泽、小海、涌泉、四渎等。

### （四）参照动植物命名

本类腧穴根据动植物的名称，以形容腧穴所在的形象而命名。如攒竹、口禾髎、鱼际、伏兔、鹤顶、犊鼻等。

### （五）借助建筑物命名

本类腧穴根据建筑物名称来形容某些腧穴所在部位的形态或作用特点而命名。如脑户、印堂、地仓、天井、巨阙、库房、屋翳、气户、梁门等。

### （六）结合中医学理论命名

本类腧穴根据腧穴部位或治疗作用，结合阴阳、气血、脏腑、经络等中医理论命名。如神堂、魄户、阴陵泉、阳陵泉、心俞、三阴交、三阳络、百会、气海、血海等。

## 四、腧穴的主治作用和规律

### （一）腧穴的主治作用

腧穴作用主要表现在三方面：近治作用、远治作用和特殊作用。

**1. 近治作用**　近治作用指腧穴均具有治疗其所在部位局部及邻近组织、器官病症的作用。这是一切腧穴主治作用所具有的共同特点，即"腧穴所在，主治所在"规律的体现。如眼区周围的睛明、承泣、攒竹、瞳子髎等经穴均能治疗眼疾；胃院部周围的上脘、中脘、建里、梁门等经穴均能治疗胃痛；膝周围关节的鹤顶、膝眼等奇穴均能治疗膝关节疼痛；阿是穴均可治疗所在部位局部的病痛等。

**2. 远治作用**　腧穴不仅能治疗局部病症，而且还有远治作用。远治作用是指腧穴具有治疗其远隔部位的脏腑、组织器官病症的作用。十四经穴，尤其是十二经脉中位于四肢肘膝关节以下的腧穴，远治作用尤为突出，即"经脉所过，主治所及"规律的反映。如合谷穴不仅能治疗手部的局部病症，还能治疗本经所过处的颈部和头面部病症；足三里能够治疗小腿局部病症，同时能够治疗胃腹部的病症。

**3. 特殊作用**　特殊作用是指某些腧穴具有双向的良性调整作用和相对的特异治疗作用。所谓双向良性调整作用，是指同一腧穴对机体不同的病理状态，可以起到两种相反而有效的治疗作用。如腹泻时针天枢穴可止泻，便秘时针天枢穴可以通便；内关可治心动过缓，又可治疗心动过速。

此外，腧穴的治疗作用还具有相对的特异性，如大椎穴退热，至阴穴矫正胎位，阑尾穴治疗阑尾炎等。

### （二）腧穴的主治规律

**1. 分经主治规律**　分经主治是指某一经脉所属的经穴可治疗该经循行部位及其相应脏腑的病症。古代医家在论述针灸治疗时，往往只选取有关经脉而不列举具体穴名，即所谓"定经不定穴。"如《灵枢·杂病》记载："齿痛，不恶清饮，取足阳明；思清饮，取手阳明。"实践证明同一经脉的不同经穴，可以治疗本经相同病症。如手太阴肺经的尺泽、孔最、列缺、鱼际，均可治疗咳嗽、气喘等肺系疾患。也说明腧穴有分经主治规律。根据腧穴的分经主治规律，后世医家在针灸治疗疾病时有"宁失其穴，勿失其经"之说。

另外，手三阳、手三阴、足三阳、足三阴、任脉和督脉经穴既具有各自的分经主治规律，同时又在某些主治上有共同点。如任脉穴有回阳、固脱及强壮作用；督脉穴可治疗中风、昏迷、热病、头面病；而二经穴均可治疗神志病、脏腑病、妇科病。总之，十四经腧穴的分经主治既各具特点，又具有某些共性，详见表1-5。

表1-5　十四经分经主治规律

**手三阴经**

| 经名 | 本经主治特点 | 二经相同主治 | 三经相同主治 |
|---|---|---|---|
| 手太阴经 | 肺、喉病 | | |
| 手厥阴经 | 心、胃病 | 神志病 | 胸部病 |
| 手少阴经 | 心病 | | |

**手三阳经**

| 经名 | 本经主治特点 | 二经相同主治 | 三经相同主治 |
|---|---|---|---|
| 手阳明经 | 前头、鼻、口、齿病 | | |
| 手少阳经 | 侧头、胁肋病 | 目病、耳病 | 咽喉病 热病 |
| 手太阳经 | 后头、肩胛病，神志病 | | |

**足三阳经**

| 经名 | 本经主治特点 | 三经相同主治 |
|---|---|---|
| 足阳明经 | 前头、口齿、咽喉病，胃肠病 | |
| 足少阳经 | 侧头、耳病、胁肋病 | 眼病 神志病 热病 |
| 足太阳经 | 后头、背腰病（背俞并治脏腑病） | |

**足三阴经**

| 经名 | 本经主治特点 | 三经相同主治 |
|---|---|---|
| 足太阴经 | 脾胃病 | |
| 足厥阴经 | 肝病 | 腹部病 妇科病 |
| 足少阴经 | 肾病、肺病、咽喉病 | |

**任督二脉**

| 经名 | 本经主治特点 | 三经相同主治 |
|---|---|---|
| 任脉 | 回阳、固脱、强壮作用 | 神志病、脏腑病、妇科病 |
| 督脉 | 中风、昏迷、热病、头面病 | |

**2. 分部主治规律**　分部主治是指处于身体某一部位的腧穴可治疗该部位及某类病症，即腧穴的分部主治与腧穴的位置特点相关。如位于头面、颈项部的腧穴可以治疗头面五官及颈项部病症为主，后头区及项区穴又可治疗神志病等。

## 五、特定穴

在十四经穴中，有一部分腧穴被称之为"特定穴"。这类腧穴除具有经穴的共同主治特点外，还具有其特殊的性能和治疗作用。

### （一）特定穴的意义

特定性是指十四经中具有特殊的治疗作用、特定位置、按照特定名称归类的腧穴。根据其不同的分布特点、含义和治疗作用，将特定穴分为"五输穴""原穴""络穴""郄穴""下合穴""背俞穴""募穴""八会穴""八脉交会穴"和"交会穴"等10类。

### （二）特定穴的分类和特点

**1. 五输穴**　十二经脉分布在肘、膝关节以下的5个特定腧穴，即"井、荥、输、经、合"穴，称为"五输穴"，简称"五输"。《灵枢·九针十二原》指出："所出为井，所溜为荥，所注为输，所行为经，所入为合。"古人把经气在经脉中的运行比作自然界的水流，五输穴从四肢末端向肘膝方向依次排列，就如同自然界的水流一样，具有由小到大、由浅入深的特点。"井"，意为谷井，喻山谷之泉，是水之源头，井穴分布在指或趾末端，为经气初出；"荥"，意为小水，喻刚出的泉水微流，荥穴分布于掌指或跖趾关节之前，为经气开始流动；"输"，有输注之意，喻水流由小到大，由浅渐深，输穴分布于掌指或跖趾关节之后，为经气渐盛；"经"，意为水流宽大通畅，经穴多位于腕、踝关节以上之前臂、胫部，其经气盛大流行；"合"，有汇合之意，喻江河之水汇合入海，合穴位于肘膝关节附近，其经气充盛且入合于脏腑。

**2. 原穴、络穴**　脏腑原气输注、经过和留止于十二经脉四肢部的腧穴，称为原穴。"原"为本原、原气之意，是人体生命活动的原动力，为十二经脉维持正常生理功能之根本。十二原穴多分布于腕踝关节附近。阴经之原穴与五输穴中的输穴同穴名，同部位，实为一穴，即"阴经以输为原"。阳经之原穴位于五输穴中输穴之后，即另置一原。原穴共有十二个，故又称"十二原"。

络穴指十五络脉从经脉分出处各有 1 个腧穴，共有 15 穴，故又称"十五络穴"。"络"，有联络、散布之意。十二经脉各有一络脉分出，故各有一络穴。十二经脉的络穴位于四肢肘膝关节以下；任脉络穴鸠尾位于上腹部；督脉络穴长强位于尾骶部；脾之大络大包位于胸胁部。

**3. 郄穴**　指十二经脉和奇经八脉中的阴跷、阳跷、阴维、阳维脉之经气深聚的部位，共有 16 个，除胃经的梁丘之外，都分布于四肢肘膝关节以下。

**4. 背俞穴、募穴**　背俞穴指脏腑之气输注于背腰部的腧穴，又称为"俞穴"。六脏六腑各有一背俞穴，共 12 个。背俞穴均位于背腰部足太阳膀胱经第 1 侧线上，大体依脏腑位置的高低而上下排列，并分别冠以脏腑之名。

募穴指脏腑之气汇聚于胸腹部的腧穴，又称为"腹募穴"。"募"，有聚集、汇合之意。六脏六腑各有 1 个募穴，共 12 个，募穴均位于胸腹部有关经脉上，其位置与其相关脏腑所处部位相近。

**5. 下合穴**　指六腑之气下合于下肢足三阳经的腧穴，又称"六腑下合穴"。下合穴共有 6 个，其中胃、胆、膀胱的下合穴位于本经，大肠、小肠的下合穴位于胃经，三焦的下合穴位于膀胱经。

**6. 八会穴**　指脏、腑、气、血、筋、脉、骨、髓等经气聚会的 8 个腧穴。八会穴分散在躯干部和四肢部，其中脏、腑、气、血、骨之会穴位于躯干部；筋、脉、髓之会穴位于四肢部。

**7. 八脉交会穴**　指十二经脉与奇经八脉相通的 8 个腧穴，又称"交经八穴"。八脉交会穴均位于腕踝部的上下。

**8. 交会穴**　指两经或数经相交会的腧穴。交会穴多分布在头面、躯干部。

## 六、腧穴的定位方法

取穴的准确与否，将会直接影响针灸的疗效。故针灸治疗，特别强调准确取穴。为了准确取穴，必须掌握好腧穴的定位方法。常用腧穴定位方法有以下 4 种。

### （一）体表解剖标志定位法

体表解剖标志定位法又称自然标志定位法，是根据人体解剖学的各种体表标志为依据来确定腧穴位置的方法，可分为固定的体表标志和活动的体表标志两种。

**1. 固定的体表标志**　固定的体表标志指各部位由骨节、肌肉所形成的突起、凹陷及五官轮廓、发际、指（趾）甲、乳头、肚脐等，是在自然姿势下可以观察到的标志。腧穴的定位可以借助这些标志来确定。例如：以腓骨小头为标志，在其前下方凹陷中定阳陵泉；以眉头定攒竹。

**2. 活动的体表标志**　活动的体表标志指人体各部的关节、肌肉、肌腱、皮肤随着活动而出现的空隙、凹陷、皱纹、尖端等标志。腧穴的位置也可以据此来确定。例如：在耳屏与下颌关节之间，微张口呈凹陷处取听官；下颌角前上方约1横指当咀嚼时咬肌隆起、按之凹陷处取颊车等。

### （二）骨度分寸定位法

骨度分寸定位法，是指主要以骨节为标志，将两骨节之间的长度折量为一定的分寸，用以确定腧穴位置的方法。不论男女、老少、高矮、胖瘦，均可按一定的骨度分寸在其自身测量。目前采用的骨度分寸是以《灵枢·骨度》所规定的人体各部的分寸为基础，结合历代医家创用的折量分寸而确定的。常用的骨度寸见表1-6和图1-4。

表1-6　常用骨度分寸表

| 部位 | 起止点 | 折量寸 | 度量法 | 说明 |
|---|---|---|---|---|
| 头面部 | 前发际正中至后发际正中 | 12 | 直寸 | 用于确定前或后发迹及其头部腧穴的纵向距离 |
| | 眉间（印堂）至前发际正中 | 3 | 直寸 | |
| | 第7颈椎棘突下（大椎）至后发迹正中 | 3 | 直寸 | |
| | 眉间（印堂）至第7颈椎棘突下（大椎） | 18 | 直寸 | |
| | 前两额发角（头维）之间 | 9 | 横寸 | 用于确定头部腧穴的横向距离 |
| | 耳后两乳突（完骨）之间 | 9 | 横寸 | |
| 胸腹胁部 | 胸骨上窝（天突）至胸剑联合中点（岐骨） | 9 | 直寸 | 用于确定胸腹部腧穴的纵向距离 |
| | 胸剑联合中点（岐骨）至脐中 | 8 | 直寸 | |
| | 脐中至耻骨联合上缘（曲骨） | 5 | 直寸 | |
| | 两乳头之间 | 8 | 横寸 | 用于确定胸腹部腧穴的横向距离 |
| | 腋窝顶点至第11肋游离端（章门） | 12 | 直寸 | 用于确定胁部腧穴的纵向距离 |
| 背腰部 | 肩胛骨内缘（近脊柱侧点）至后正中线 | 3 | 横寸 | 用于确定背腰部腧穴的横向距离 |
| | 肩峰缘至后正中线 | 8 | 横寸 | 用于确定背部腧穴的横向距离 |
| 上肢部 | 腋前、后纹头至肘横纹（平肘尖） | 9 | 直寸 | 用于确定上臂部腧穴的纵向距离 |
| | 肘横纹（平肘尖）至腕掌（背）侧横纹 | 12 | 直寸 | 用于确定前臂部腧穴的纵向距离 |
| 下肢部 | 耻骨联合上缘至股骨内上髁上缘 | 18 | 直寸 | 用于确定下肢内侧足三阴经的纵向距离 |
| | 胫骨内侧髁下方至内踝尖 | 13 | 直寸 | |
| | 股骨大转子至腘横纹 | 19 | 直寸 | 用于确定下肢后外侧足三阳经的纵向距离 |
| | 腘横纹至外踝尖 | 16 | 直寸 | |

### （三）手指同身寸定位法

手指同身寸定位法，是指依据患者本人手指为尺寸折量标准来量取腧穴的定位方法，又称为"指寸法"。常用的手指同身寸为以下 3 种。

**1. 中指同身寸** 以患者中指中节桡侧两端纹头（拇、中指屈曲成环形）之间的距离作为 1 寸 ［图 1-5（1）］。

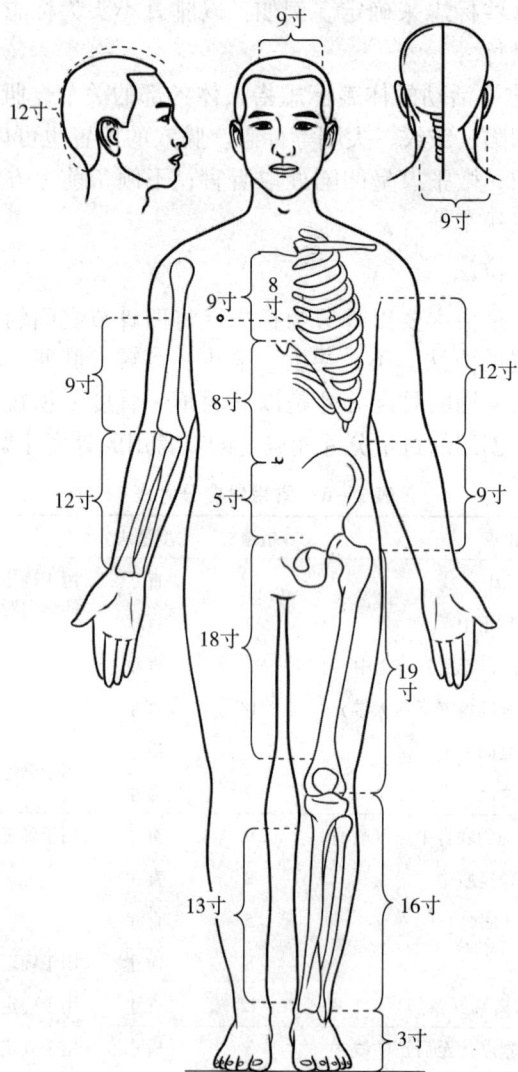

图 1-4 常用骨度分寸示意图

**2. 拇指同身寸** 以患者拇指的指间关节的宽度作为 1 寸 ［图 1-5（2）］。

**3. 横指同身寸** 令患者将食指、中指、无名指和小指并拢，以小指中节横纹为标准，其四指的宽度作为 3 寸 ［图 1-5（3）］。四指相并又称为"一夫"，故用横指同身寸量取腧穴，又称"一夫法"。

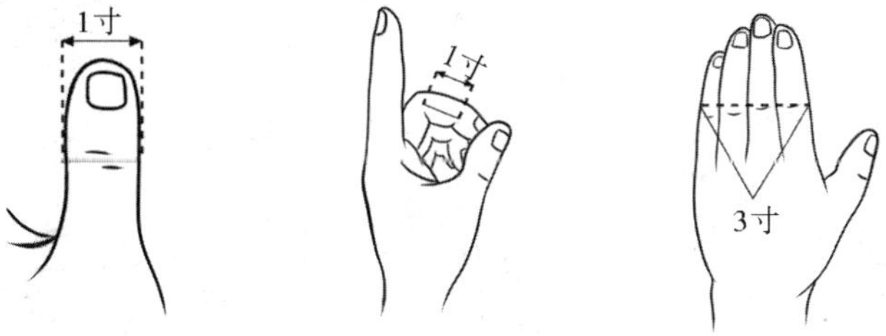

（1）拇指同身寸　　（2）中指同身寸　　（3）横指同身寸

图 1-5　手指同身寸

### （四）简便取穴法

简便定位法是临床中一种简便易行的腧穴定位方法。例如：立正姿势，手臂自然下垂，其中指端在下肢所触及处为风市；两手虎口自然平直交叉，一手食指压在另一手腕后高骨的上方，其食指尽端到达处取列缺等。此法是一种辅助取穴方法。

附：常用经络腧穴图（图 1-6，图 1-7，图 1-8，图 1-9，图 1-10，图 1-11）

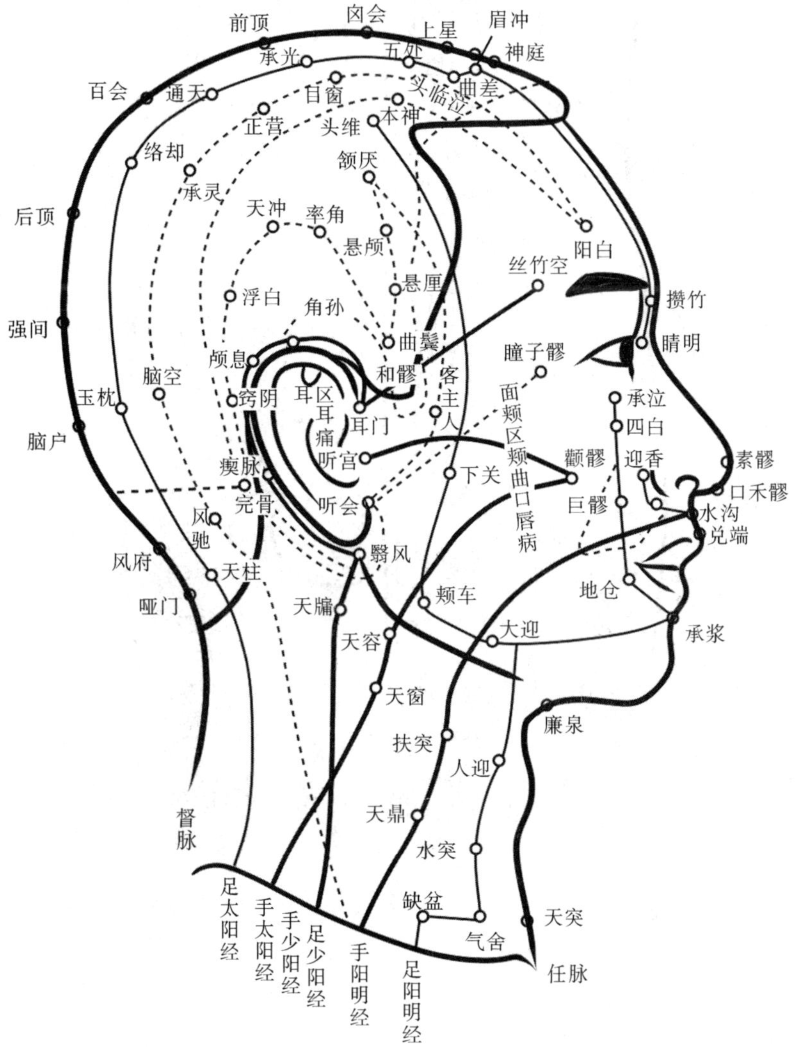

图 1-6　常用经络腧穴图 1

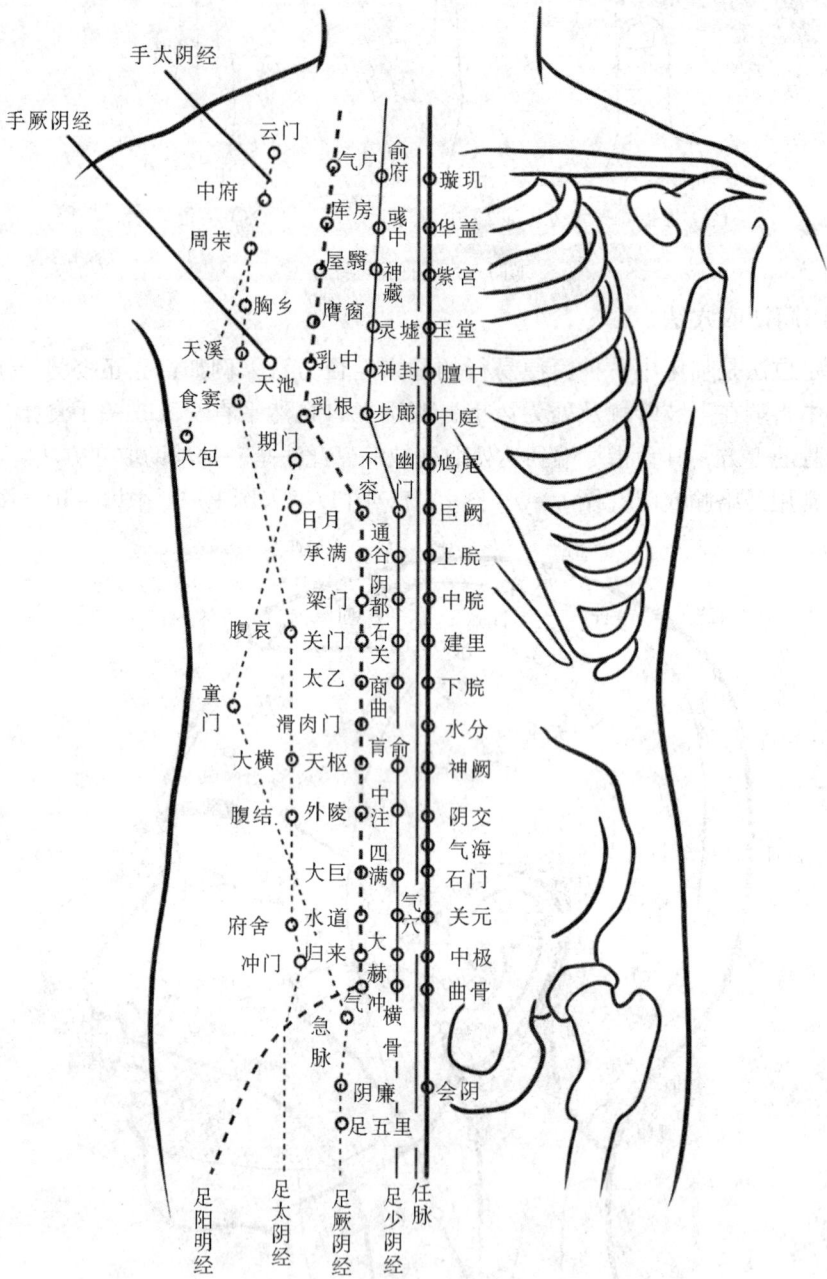

图 1-7　常用经络腧穴图 2

督脉
手太阳经

肩中俞
肩外俞 肩井
天髎
附分魄户 秉风 巨骨
大椎 大杼 曲垣 臑俞
陶道 风门 膏肓 天宗
身柱 肺俞 神堂
厥阴俞 譩譆
神道 心俞 膈关
灵台 督俞
至阳 膈俞 魂门
肝俞 阳纲
筋缩 胆俞 意舍
中枢 胃俞 胃仓
脊中
三焦俞 肓门
悬枢 肾俞 志室
命门
气海俞
腰阳关 大肠俞
关元俞 膀胱俞
小肠俞
上髎 胞肓
次髎 中膂俞
中髎 秩边
下髎
腰俞 白环俞
长强 会阳

足太阳经
足太阳经

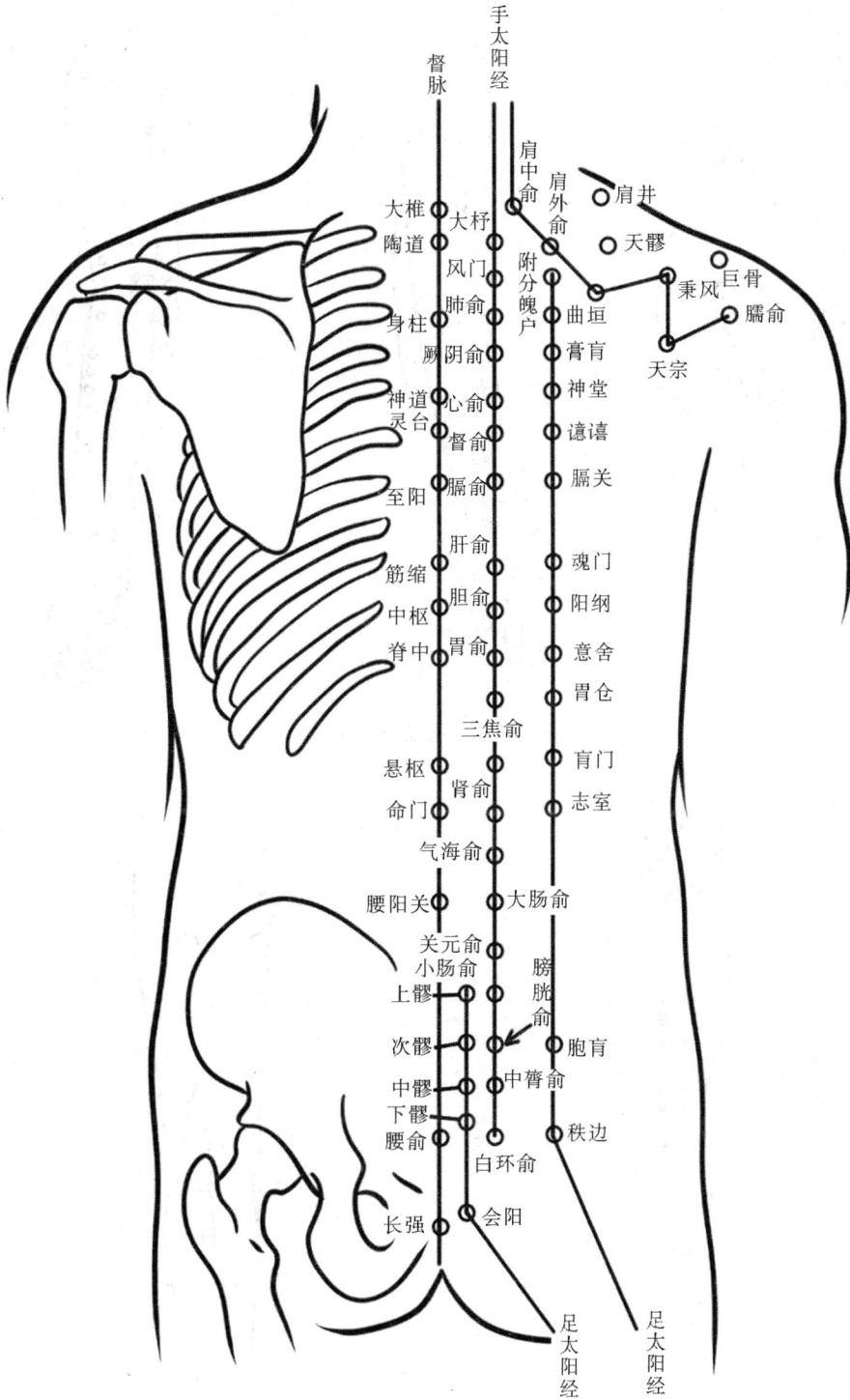

图 1-8 常用经络腧穴图 3

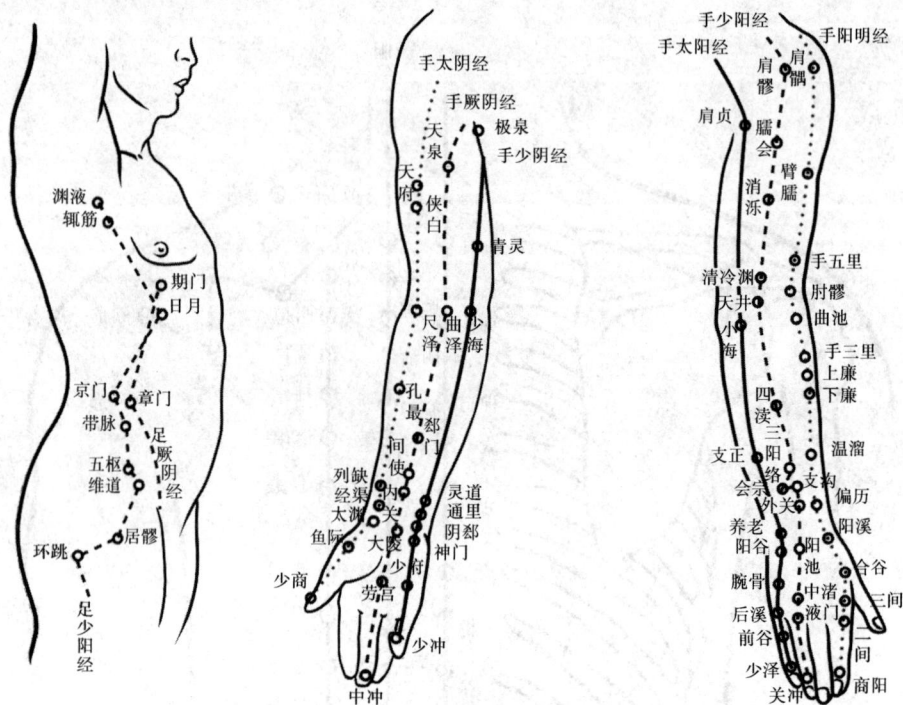

图 1-9　常用经络腧穴图 4

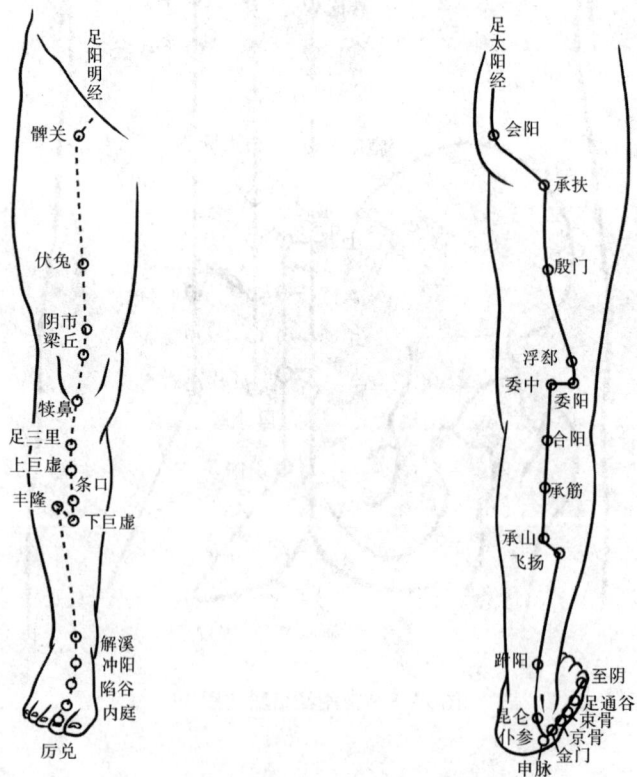

图 1-10　常用经络腧穴图 5

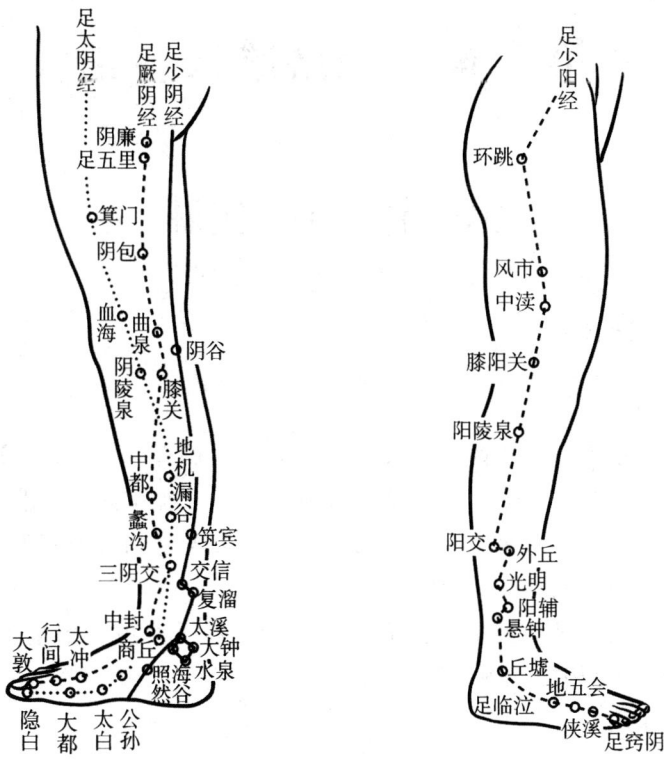

图 1－11　常用经络腧穴图 6

# 第二章　经络腧穴各论

## 第一节　十二经脉

### 一、手太阴肺经

#### （一）经脉循行

手太阴肺经，起于中焦（胃脘部），下络大肠，还循胃口，上膈属肺。从肺系（气管、喉咙）横行出于胸壁外上方（中府），走向腋下，下循臑内，行手少阴心经、手厥阴心包经之前，至肘中（尺泽）后再沿前臂桡侧下行至寸口（桡动脉搏动处），又沿手掌大鱼际外缘出拇指桡侧端（少商）。

其支脉：从腕后桡骨茎突上方（列缺）分出，经手背虎口部至食指桡侧端（商阳），与手阳明大肠经相接。

#### （二）主治概要

主治外感、头痛、项强、咳、喘、咳血、咽喉痛，及经脉循行部位的其他病症。

#### （三）本经常用腧穴

**1. 中府（Zhōngfǔ　LU1）　肺募穴，手、足太阴交会穴**

【定位】在胸前壁的外上方，云门下1寸，平第1肋间隙，距前正中线6寸。

【主治】①咳嗽，气喘；②胸痛，肩背痛。

【操作】向外斜刺或平刺0.5～0.8寸，不可向内侧深刺，以免伤及脏器；一指禅推法、点法、按法、按揉法。

**2. 云门（Yúnmén　LU2）**

【定位】在胸前壁的外上方，肩胛骨喙突上方，锁骨下窝凹陷处，距前正中线6寸。

【主治】①咳嗽，气喘；②胸痛，肩痛。

【操作】向外斜刺0.5～0.8寸，不可向内侧深刺，以免伤及肺脏；一指禅推法、点法、按法、按揉法。

**3. 尺泽（Chǐzé　LU5）　合穴**

【定位】在肘横纹中，肱二头肌腱桡侧凹陷处。

【主治】①咳嗽，气喘，咳血，潮热，胸部胀满，咽喉肿痛；②急性腹痛吐泻；③肘臂挛痛。

【操作】直刺0.8～1.2寸，或点刺出血；点法、按法、按揉法。

**4. 孔最（Kǒngzuì　LU6）　郄穴**

【定位】在前臂掌面桡侧，当尺泽与太渊连线上，腕横纹上7寸处。

【主治】①咳血，鼻衄，咳嗽，气喘，咽喉肿痛，热病无汗；②痔血；③肘臂挛痛。

【操作】直刺0.5~1.0寸；点法、按法、按揉法。

**5. 列缺（Lièquē　LU7）　络穴；八脉交会穴**

【定位】在前臂桡侧缘，桡骨茎突上方，腕横纹上1.5寸，当肱桡肌与拇长展肌腱之间。

【主治】①外感头痛，项强，咳嗽，气喘，咽喉肿痛；②口㖞，齿痛。

【操作】向肘部斜刺0.3~0.5寸；点法、按法、按揉法。

**6. 经渠（Jīngqú　LU8）　经穴**

【定位】在前臂掌面桡侧，桡骨茎突与桡动脉之间凹陷处，腕横纹上1寸。

【主治】①咳嗽，气喘，胸痛，咽喉肿痛；②手腕痛。

【操作】避开桡动脉，直刺0.3~0.5寸；点法、按法、按揉法。

**7. 太渊（Tàiyuān　LU9）　输穴；原穴；八会穴（脉会）**

【定位】在腕掌侧横纹桡侧，桡动脉搏动处。

【主治】①外感，咳嗽，气喘，咽喉肿痛，胸痛；②无脉症；③腕臂痛。

【操作】避开桡动脉，直刺0.3~0.5寸；点法、按法、按揉法。

**8. 鱼际（Yújì　LU10）　荥穴**

【定位】在手拇指本节（第1掌指关节）后凹陷处，约当第1掌骨中点桡侧，赤白肉际处。

【主治】①咳嗽，哮喘，咳血；②咽喉肿痛，失音，发热。

【操作】直刺0.5~0.8寸；点法、按法、按揉法。

**9. 少商（Shàoshāng　LU11）　井穴**

【定位】在手拇指末节桡侧，距指甲角0.1寸。

【主治】①咽喉肿痛，发热，咳嗽，失音，鼻衄；②昏迷，癫狂；③指肿，麻木。

【操作】浅刺0.1~0.2寸，或点刺出血；点法、掐法。

## 二、手阳明大肠经

### （一）经脉循行

手阳明大肠经，起于食指桡侧端（商阳），沿着食指桡侧上行，出走于两骨（第一、二掌骨）之间（合谷），进入两筋（拇长伸肌健与拇短伸肌健）之间的凹陷处（阳溪），沿前臂桡侧前缘，至肘部外侧（曲池），再沿上臂外侧前缘，上走肩端（肩髃），向后与督脉在大椎穴处相会，再向前进入锁骨上窝（缺盆），联络肺脏，向下贯穿膈肌，入属大肠。

缺盆部支脉：从锁骨上窝走向颈部，经面颊，进入下齿龈，围绕至上唇，在人中（水沟）处左右交叉，左脉向右，右脉向左，上挟鼻翼旁（迎香），与足阳明胃经相接。

### （二）主治概要

本经腧穴治腹痛、肠鸣、泄泻、便秘、咽喉肿痛、齿痛，本经循行部位疼痛、热肿或寒冷麻木等。虚症：腹痛、腹泻、大肠功能减弱、肩部僵硬、皮肤无光泽、喉干、喘息、宿便等。实症：腹胀、易便秘、易患痔疮、肩背部不适或疼痛、牙疼、皮肤异常、上脘异常等。

### （三）本经常用腧穴

**1. 商阳（Shāngyáng　LI1）　井穴**

【定位】在手食指末节桡侧，距指甲角0.1寸。

【主治】①咽喉肿痛，齿痛，耳聋；②热病，昏迷；③手指麻木。

【操作】浅刺0.1～0.2寸，或点刺出血；点法、掐法。

**2. 二间（Erjiān　LI2）　荥穴**

【定位】微握拳，在食指本节（第2掌指关节）前，桡侧凹陷处。

【主治】①咽喉肿痛，齿痛，目痛，鼻衄；②热病。

【操作】直刺0.2～0.3寸；点法、按法、按揉法。

**3. 三间（Sānjiān　LI3）　输穴**

【定位】微握拳，在手食指本节（第2掌指关节）后，桡侧凹陷处。

【主治】①目痛，齿痛，咽喉肿痛；②身热；③手背肿痛。

【操作】直刺0.5～0.8寸；点法、按法、按揉法。

**4. 合谷（Hégǔ　LI4）　原穴**

【定位】在手背，第1、2掌骨间，当第2掌骨桡侧的中点处。

【主治】①头痛，齿痛，目赤肿痛，咽喉肿痛，鼻衄，耳聋，痄腮，牙关紧闭，口喝；②热病，无汗，多汗；③滞产，经闭，腹痛，便秘；④上肢疼痛、不遂。

【操作】直刺0.5～1.0寸；掐法、点法、按法、按揉法。孕妇不宜用。

**5. 阳溪（Yángxī　LI5）　经穴**

【定位】在腕背横纹桡侧，手拇指向上翘起时，当拇长伸肌腱与拇短伸肌腱的凹陷中。

【主治】①头痛，目赤肿痛，齿痛，咽喉肿痛；②手腕痛。

【操作】直刺0.5～0.8寸；点法、按法、按揉法。

**6. 偏历（Piānlì　LI6）　络穴**

【定位】屈肘，在前臂背面桡侧，当阳溪与曲池的连线上，腕横纹上3寸。

【主治】①目赤，耳聋，鼻衄，喉痛；②水肿；③手臂酸痛。

【操作】直刺或斜刺0.5～0.8寸；点法、按法、按揉法。

**7. 温溜（Wēnliū　LI7）　郄穴**

【定位】屈肘，在前臂背面桡侧，当阳溪与曲池的连线上，腕横纹上5寸。

【主治】①头痛，面肿，咽喉肿痛；②肠鸣，腹痛；③肩背酸痛。

【操作】直刺0.5～1.0寸；点法、按法、按揉法。

**8. 下廉（Xiàlián　LI8）**

【定位】在前臂背面桡侧，当阳溪与曲池的连线上，肘横纹下4寸。

【主治】①头痛，眩晕，目痛；②腹胀，腹痛；③肘臂痛。

【操作】直刺 0.5 ~ 1.0 寸；点法、按法、按揉法。

**9. 上廉**（Shànglián **LI9**）

【定位】在前臂背面桡侧，当阳溪与曲池的连线上，肘横纹下 3 寸。

【主治】①手臂麻木，肩膊酸痛，半身不遂；②腹痛，肠鸣。

【操作】直刺 0.5 ~ 1.0 寸；点法、按法、按揉法。

**10. 手三里**（Shǒusānlǐ **LI10**）

【定位】在前臂背面桡侧，当阳溪与曲池的连线上，肘横纹下 2 寸。

【主治】①肩臂麻痛，上肢不遂；②腹痛，腹泻；③齿痛颊肿。

【操作】直刺 0.8 ~ 1.2 寸；点法、按法、按揉法。

**11. 曲池**（Qūchí **LI11**） 合穴

【定位】在肘横纹外侧端，屈肘，当尺泽与肱骨外上髁连线中点。

【主治】①热病，咽喉肿痛，齿痛，目赤痛，头痛，眩晕，癫狂；②上肢不遂，手臂肿痛，瘰疬；③瘾疹；④腹痛，吐泻，月经不调。

【操作】直刺 1.0 ~ 1.5 寸；点法、按法、按揉法。

**12. 手五里**（Shǒuwǔlǐ **LI13**）

【定位】在臂外侧，当曲池与肩髃连线上，曲池上 3 寸。

【主治】肘臂挛痛，瘰疬。

【操作】避开动脉，直刺 0.5 ~ 1.0 寸；点法、按法、按揉法。

**13. 臂臑**（Bìnào **LI14**）

【定位】当曲池与肩髃的连线上，曲池上 7 寸。自然垂臂时在臂外侧，三角肌止点处。

【主治】①肩臂痛，瘰疬；②目疾。

【操作】直刺或斜刺 0.8 ~ 1.5 寸；点法、按法、按揉法。

**14. 肩髃**（Jiānyú **LI15**）手阳明、阳跷交会穴

【定位】在肩部，三角肌上，臂外展，向前平伸时，当肩峰前下方凹陷处。

【主治】①上肢不遂，肩痛不举，瘰疬；②瘾疹。

【操作】直刺或向下斜刺 0.8 ~ 1.5 寸；点法、按法、按揉法。

**15. 巨骨**（Jùgǔ **LI16**） 手阳明、阳跷交会穴

【定位】在肩上部，当锁骨肩峰端与肩胛冈之间凹陷。

【主治】①肩臂挛痛不遂；②瘰疬，瘿气。

【操作】直刺，微斜向外下方，进针 0.5 ~ 1.0 寸。点法、按法、按揉法、一指禅推法。

**16. 扶突**（Fútū **LI18**）

【定位】在颈外侧部，结喉旁，当胸锁乳突肌的前、后缘之间。

【主治】①瘿气，暴瘖，咽喉肿痛；②咳嗽，气喘。

【操作】直刺 0.5 ~ 0.8 寸；点法、按法、按揉法、一指禅推法。

**17. 口禾髎**（Kǒuhéliáo **LI19**）

【定位】在上唇部，鼻孔外缘直下，平水沟穴。

【主治】①鼻塞，鼽衄；②口蜗，口噤。

【操作】平刺或斜刺 0.3～1.0 寸；点法、按法、按揉法。

**18. 迎香**（Yíngxiāng　**LI20**）　手、足阳明交会穴

【定位】在鼻翼外缘中点旁，当鼻唇沟中。

【主治】鼻塞，鼽衄，鼻渊，口蜗，面痒；②胆道蛔虫症。

【操作】斜刺或平刺 0.3～0.5 寸；点法、按法、按揉法。

## 三、足阳明胃经

### （一）经脉循行

足阳明胃经，起于鼻翼两侧（会迎香），上行至鼻根部，与足太阳经交会（会睛明），向下沿鼻外侧（承泣），进入上齿龈内，回出环唇，向下交会于颏唇沟处（承浆），再向后沿腮后下方，出于下颌（大迎），沿着下颌角（颊车），上行耳前，经颧弓上（会上关），沿发际到达前额（会神庭）。

面部支脉：以大迎穴前下走人迎穴，沿着喉咙，进入缺盆部，向下通过横膈，属于胃，联络脾脏。

缺盆部直行的脉：缺盆出体表，经乳头，向下挟脐旁（旁开 2 寸），下行至腹股沟外的气冲穴。

胃下口部支脉：胃下口幽门处分出，沿腹腔内下行到气街（气冲），与直行之脉会合，再下行至髀关穴，抵伏兔穴，下至膝盖，沿着胫骨外侧前缘，下经足跗，进入第 2 足趾外侧端（厉兑）。

胫部支脉：从膝下 3 寸（足三里）处分出，进入足中趾外侧。

足跗部支脉：从跗上（冲阳）分出，进入足大趾内侧端（隐白），与足太阴脾经相接。

### （二）主治概要

本经腧穴主治胃肠病、头面、目鼻、口齿痛、神志病及经脉循行部位的其他病症。

### （三）本经常用腧穴

**1. 承泣**（Chéngqì　**ST1**）　足阳明、阳跷、任脉交会穴

【定位】在面部，瞳孔直下，当眼球与眶下缘之间。

【主治】①目赤肿痛，流泪，夜盲，近视，眼睑𝜃动；②口蜗，面肌痉挛。

【操作】以左手拇指向上轻推固定眼球，右手持针紧靠眶缘缓慢直刺 0.5～1.0 寸，不宜提插和大幅度捻转，以防刺破血管引起血肿。出针时稍加按压，以防出血；禁灸。点法、指揉法。

**2. 四白**（Sìbái　**ST2**）

【定位】在面部，目正视，瞳孔直下，当眶下孔凹陷处。

【主治】①目赤肿痛，目翳，眼睑𝜃动，近视；②面痛，口蜗，胆道蛔虫症；③头痛、眩晕。

【操作】直刺或向上斜刺 0.3 ~ 0.5 寸；点法、指揉法。

**3. 巨髎（Jùliáo　ST3）　足阳明、阳跷之会**

【定位】在面部，瞳孔直下，平鼻翼下缘处，当鼻唇沟外侧。

【主治】①口㖞，面痛，齿痛，鼻衄，唇颊肿；②眼睑瞤动。

【操作】直刺 0.5 ~ 0.8 寸；点法、指揉法。

**4. 地仓（Dìcāng　ST4）**

【定位】在面部，口角外侧 0.4 寸，瞳孔直下。

【主治】①口㖞，流涎；②眼睑瞤动。

【操作】斜刺或平刺 0.3 ~ 0.8 寸，可向颊车穴透刺；点法、指揉法。

**5. 大迎（Dàyíng　ST5）**

【定位】在下颌角前方，咬肌附着部的前缘，当面动脉搏动处。

【主治】①颊肿，齿痛；②口㖞，口噤。

【操作】避开动脉直刺 0.3 ~ 0.5 寸，或斜向地仓方向刺；点法、指揉法。

**6. 颊车（Jiáchē　ST6）**

【定位】在面颊部，下颌角前上方约一横指（中指），当咀嚼时咬肌隆起，按之凹陷处。

【主治】①口㖞，颊肿；②齿痛，口噤不语。

【操作】直刺 0.3 ~ 0.5 寸，可向地仓穴透刺 1.5 ~ 2 寸；点法、指揉法。

**7. 下关（Xiàguān　ST7）足阳明、少阳交会穴**

【定位】在面部耳前方，当颧弓与下颌切迹形成的凹陷中。

【主治】①耳聋，耳鸣，聤耳；②齿痛，口㖞，面痛。

【操作】直刺或斜刺 0.5 ~ 1.0 寸；点法、指揉法。

**8. 头维（Tóuwéi　ST8）　足阳明、少阳、阳维交会穴**

【定位】在头侧部，当额角发际上 0.5 寸，头正中线旁 4.5 寸。

【主治】①头痛，眩晕；②目痛，迎风流泪，眼睑瞤动。

【操作】向后平刺 0.5 ~ 0.8 寸或横刺透率谷；点法、指揉法、击法。

**9. 人迎（Rényíng　ST9）　足阳明、少阳交会穴**

【定位】在颈部，结喉旁，当胸锁乳突肌的前缘，颈总动脉搏动处。

【主治】①咽喉肿痛，胸满喘息，瘰疬，瘿气；②头痛，眩晕。

【操作】避开动脉直刺 0.3 ~ 0.8 寸，慎灸；点法、指揉法。

**10. 水突（Shuǐtū　ST10）**

【定位】在颈部，胸锁乳突肌的前缘，当人迎与气舍连线的中点。

【主治】①咳嗽，哮喘；②咽喉肿痛，瘿瘤，瘰疬。

【操作】直刺 0.3 ~ 0.5 寸；点法、指揉法。

**11. 气舍（Qìshè　ST11）**

【定位】在颈部，当锁骨内侧端的上缘，胸锁乳突肌的胸骨头与锁骨头之间。

【主治】①咳嗽，哮喘，呃逆；②咽喉肿痛，瘿瘤，瘰疬，颈项强痛。

【操作】直刺0.3~0.5寸；点法、指揉法。

**12. 缺盆**（Quēpén **ST12**）

【定位】在锁骨上窝中央，距前正中线4寸。

【主治】①咳嗽，哮喘；②缺盆中痛，咽喉肿痛，瘰疬，颈肿。

【操作】直刺或向后背横刺0.3~0.5寸，不可深刺以防刺伤胸膜引起气胸；点法、指揉法。

**13. 屋翳**（Wūyì **ST15**）

【定位】在胸部，当第2肋间隙，距前正中线4寸。

【主治】①咳嗽，哮喘；②胸胁胀满，乳痈。

【操作】斜刺或平刺0.5~0.8寸；按揉法。

**14. 膺窗**（Yīngchuāng **ST16**）

【定位】在胸部，当第3肋间隙，距前正中线4寸。

【主治】①咳嗽，哮喘；②胸胁胀满，乳痈。

【操作】斜刺或平刺0.5~0.8寸；按揉法。

**15. 乳中**（Rǔzhōng **ST17**）

【定位】在胸部，当第4肋间隙，乳头中央，距前正中线4寸。

【操作】不针不灸不推，只做胸腹部穴位的定位标志。

**16. 乳根**（Rǔgēn **ST18**）

【定位】在胸部，当乳头直下，乳房根部，第五肋间隙，距前正中线4寸。

【主治】①咳嗽，哮喘，胸闷，胸痛；②乳痈，乳汁少。

【操作】斜刺或平刺0.5~0.8寸；点法、按揉法、一指禅推法。

**17. 承满**（Chéngmǎn **ST20**）

【定位】在上腹部，当脐中上5寸，距前正中线2寸。

【主治】①胃痛，胃胀，食欲不振；②吐血。

【操作】直刺0.5~1.0寸；一指禅推法、点法、按法、按揉法。

**18. 梁门**（Liángmén **ST21**）

【定位】在上腹部，当脐中上4寸，距前正中线2寸。

【主治】①胃痛，呕吐，腹胀，食欲不振，泄泻。

【操作】直刺0.8~1.2寸；一指禅推法、点法、按法、按揉法。

**19. 滑肉门**（Huáròumén **ST24**）

【定位】在上腹部，当脐中上1寸，距前正中线2寸。

【主治】①胃痛，呕吐；②癫狂，吐舌。

【操作】直刺0.8~1.2寸；一指禅推法、点法、按法、按揉法。

**20. 天枢**（Tiānshū **ST25**） **大肠募穴**

【定位】在腹中部，脐中旁开2寸。

【主治】①腹胀肠鸣，绕脐腹痛，便秘，泄泻，痢疾；②癥瘕，月经不调，痛经。

【操作】直刺1.0~1.5寸；一指禅推法、点法、按法、按揉法。

**21. 外陵**（Wàilíng **ST26**）

【定位】在下腹部，当脐中下 1 寸，距前正中线 2 寸。

【主治】腹痛，痛经，疝气。

【操作】直刺 1.0～1.5 寸；一指禅推法、点法、按法、按揉法。

**22. 大巨**（Dàjù **ST27**）

【定位】在下腹部，当脐中下 2 寸，距前正中线 2 寸。

【主治】①小腹胀，小便不利，疝气；②遗精，早泄。

【操作】直刺 1.0～1.5 寸；一指禅推法、点法、按法、按揉法。

**23. 水道**（Shuǐdào **ST28**）

【定位】在下腹部，当脐中下 3 寸，距前正中线 2 寸。

【主治】①水肿，小便不利，小腹胀满；②痛经，不孕、疝气。

【操作】直刺 1.0～1.5 寸；一指禅推法、点法、按法、按揉法。

**24. 归来**（Guīlái **ST29**）

【定位】在下腹部，当脐中下 4 寸，距前正中线 2 寸。

【主治】①腹痛，疝气；②闭经，月经不调，阴挺，带下。

【操作】直刺 1.0～1.5 寸；一指禅推法、点法、按法、按揉法。

**25. 气冲**（Qìchōng **ST30**）

【定位】在腹股沟稍上方，当脐中下 5 寸，距前正中线 2 寸。

【主治】①腹痛；②阳痿，阴肿，疝气；③月经不调，不孕。

【操作】直刺 0.5～1.0 寸；一指禅推法、点法、按法、按揉法。

**26. 髀关**（Bìguān **ST31**）

【定位】在大腿前面，当髂前上棘与髌底外侧端的连线上，平臀沟处。

【主治】①下肢痿痹，腰膝冷痛；②腹痛。

【操作】直刺 1.0～2.0 寸；一指禅推法、点法、按法、按揉法。

**27. 伏兔**（Fútù **ST32**）

【定位】在大腿前面，当髂前上棘与髌底外侧端的连线上，髌底上 6 寸。

【主治】①腰痛膝冷，下肢痿痹，脚气；②疝气。

【操作】直刺 1.0～2.0 寸；点法、按法、按揉法。

**28. 阴市**（Yīnshì **ST33**）

【定位】大腿前面，当髂前上棘与髌底外侧端的连线上，髌底上 3 寸。

【主治】①腹胀，腹痛；②腿膝痿痹，屈伸不利。

【操作】直刺 1.0～1.5 寸；点法、按法、按揉法、拿揉法。

**29. 梁丘**（Liángqiū **ST34**） **郄穴**

【定位】屈膝，大腿前面，当髂前上棘与髌底外侧端的连线上，髌底上 2 寸。

【主治】①急性胃痛，乳痈；②膝关节肿痛，下肢不遂。

【操作】直刺 1.0～1.2 寸；点法、按法、按揉法。

**30. 犊鼻**（Dúbí　**ST35**）

【定位】屈膝，在膝部，髌骨与髌韧带外侧凹陷中。

【主治】膝肿痛。

【操作】向后内斜刺 0.5～1.0 寸；按法、按揉法。

**31. 足三里**（Zúsānlǐ　**ST36**）　合穴

【定位】在小腿前外侧，当犊鼻下 3 寸，距胫骨前缘一横指（中指）。

【主治】①胃痛，呕吐，噎膈，腹胀，肠鸣，消化不良，泄泻，便秘，痢疾，乳痈；②虚劳羸瘦，咳嗽气喘，心悸气短，头晕；③失眠，癫狂；④膝痛，下肢痿痹，脚气，水肿。

【操作】直刺 1.0～2.0 寸；一指禅推法、拍法、点法、按法、按揉法、拨法。

**32. 上巨虚**（Shàngjùxū　**ST37**）　大肠下合穴

【定位】在小腿前外侧，当犊鼻下 6 寸，距胫骨前缘一横指（中指）。

【主治】①肠中切痛，肠痈，泄泻，便秘；②下肢痿痹，脚气。

【操作】直刺 1.0～2.0 寸；一指禅推法、点法、按法、按揉法、拨法。

**33. 条口**（Tiáokǒu　**ST38**）

【定位】在小腿前外侧，当犊鼻下 8 寸，距胫骨前缘一横指（中指）。

【主治】①下肢痿痹，跗肿，转筋；②肩臂痛。

【操作】直刺 1.0～2.0 寸；可透承山；一指禅推法、点法、按法、按揉法。

**34. 下巨虚**（Xiàjùxū　**ST39**）　小肠下合穴

【定位】在小腿前外侧，当犊鼻下 9 寸，距胫骨前缘一横指（中指）。

【主治】①小腹痛，腰脊痛引睾丸；②泄泻，痢疾，乳痈；③下肢痿痹。

【操作】直刺 1.0～1.5 寸；一指禅推法、点法、按法、按揉法。

**35. 丰隆**（Fēnglóng　**ST40**）　络穴

【定位】在小腿前外侧，当外踝尖上 8 寸，条口外，距胫骨前缘二横指（中指）。

【主治】①咳嗽，痰多，哮喘；②头痛，眩晕，癫狂痫；③下肢痿痹。

【操作】直刺 1.0～1.5 寸；一指禅推法、点法、按法、按揉法。

**36. 解溪**（Jiěxī　**ST41**）　经穴

【定位】在足背与小腿交界处的横纹中央凹陷处，当拇长伸肌腱与趾长伸肌腱之间。

【主治】①头痛，眩晕，癫狂；②腹胀，便秘；③下肢痿痹，足踝肿痛。

【操作】直刺 0.5～1.0 寸；点法、按法、按揉法。

**37. 冲阳**（Chōngyáng　**ST42**）　原穴

【定位】在足背最高处，当拇长伸肌腱与趾长伸肌腱之间，足背动脉搏动处。

【主治】①胃痛，腹胀；②口㖞，面肿，齿痛；③足背肿痛，足痿无力。

【操作】避开动脉，直刺 0.3～0.5 寸；点法、按法、按揉法。

**38. 陷谷**（Xiàngǔ　**ST43**）　输穴

【定位】在足背，当第 2、3 跖骨结合部前方凹陷处。

【主治】①目赤肿痛，面浮水肿；②足背肿痛，足痿无力。

【操作】直刺0.3~0.5寸；点法、按法、按揉法。

**39. 内庭**（Nèitíng **ST44**） 荥穴

【定位】在足背当第2、第3趾间，趾蹼缘后方赤白肉际处。

【主治】①齿痛，咽喉肿病，口歪，鼻衄，热病；②腹痛，腹胀，便秘，痢疾；③足背肿痛。

【操作】直刺或斜刺0.5~0.8寸，可灸；点法、按法、按揉法。

**40. 厉兑**（Lìduì **ST45**） 井穴

【定位】在足第2趾末节外侧，距趾甲角0.1寸。

【主治】①齿痛，口喝，咽喉肿痛，鼻衄，癫狂，热病；②足背肿痛。

【操作】浅刺0.1寸；点法、按法、按揉法。

## 四、足太阴脾经

### （一）经脉循行

足太阴脾经，起于足大趾内侧端（隐白），沿大趾内侧赤白肉际（大都），经大趾本节后的第1跖趾关节后面（太白），上行至内踝前（商丘），再上小腿内侧，沿胫骨后（三阴交），交出足厥阴肝经前，经膝、股部内侧前缘（血海），进入腹部，属于脾，联络胃，通过横膈上行，挟食管两旁，连系舌根，分散于舌下。

胃部支脉：向上通过横膈，流注于心中，与手少阴心经相接。

脾之大络，名曰大包，出渊腋下三寸，布胸胁。

### （二）主治概要

本经腧穴主治脾胃病，妇科病，前阴病及经脉循行部位的其他病证。

### （三）本经常用腧穴

**1. 隐白**（Yǐnbái **SP1**） 井穴

【定位】在足大趾末节内侧，距趾甲角0.1寸。

【主治】①月经过多，崩漏，尿血，便血；②腹胀；③癫狂，梦魇，多梦，惊风。

【操作】浅刺0.1~0.2寸，或用三棱针点刺挤压出血；点法、按法、按揉法、掐法。

**2. 大都**（Dàdū **SP2**） 荥穴

【定位】在足内侧缘，当足大趾本节（第一跖趾关节）前下方赤白肉际凹陷处。

【主治】①腹胀，胃痛，泄泻，便秘；②热病无汗。

【操作】直刺0.3~0.5寸；点法、按法、按揉法。

**3. 太白**（Tàibái **SP3**） 输穴、原穴

【定位】在足内侧缘，当足大趾本节（第1跖趾关节）后下方赤白肉际凹陷处。

【主治】①胃痛，腹胀，腹痛，泄泻，痢疾，便秘，纳呆；②体重节痛，脚气。

【操作】直刺0.5~0.8寸；点法、按法、按揉法。

**4. 公孙**（Gōngsūn **SP4**） 络穴；八脉交会穴；通冲脉。

【定位】在足内侧缘，当第1趾骨基底的前下方。

【主治】①胃痛，呕吐，腹胀，腹痛，泄泻，痢疾；②心痛，胸闷。

【操作】直刺0.6～1.2寸；点法、按法、按揉法。

**5. 商丘**（Shāngqiū **SP5**） 经穴

【定位】在足内踝前下方凹陷处，当舟骨结节与内踝尖连线的中点处。

【主治】①腹胀，泄泻，便秘，痔疾；②足踝肿痛，舌本强痛。

【操作】直刺0.3～0.5寸；点法、按法、按揉法。

**6. 三阴交**（Sānyīnjiāo **SP6**） 足太阴、少阴、厥阴经交会穴

【定位】在小腿内侧，当足内踝尖上3寸，胫骨内侧缘后方。

【主治】①月经不调，崩漏，带下，阴挺，经闭，难产，产后血晕，恶露不尽，不孕，遗精，阳痿，阴茎痛，疝气，小便不利，遗尿，水肿；②肠鸣腹胀，泄泻，便秘；③失眠，眩晕；④下肢痿痹，脚气。

【操作】直刺1.0～1.5寸；点法、按法、按揉法。孕妇禁用。

**7. 漏谷**（Lòugǔ **SP7**）

【定位】在小腿内侧，当内踝尖与阴陵泉的连线上，距内踝尖6寸，胫骨内侧缘后方。

【主治】①腹胀，肠鸣，小便不利，遗精；②下肢痿痹。

【操作】直刺1.0～1.5寸；点法、按法、按揉法。

**8. 地机**（Dìjī **SP8**） 郄穴

【定位】在小腿内侧，当内踝尖与阴陵泉的连线上，阴陵泉下3寸。

【主治】①腹胀，腹痛，泄泻，水肿，小便不利；②月经不调，痛经，遗精；③腰痛，下肢痿痹。

【操作】直刺1.0～2.0寸；点法、按法、按揉法。

**9. 阴陵泉**（Yīnlíngquán **SP9**） 合穴

【定位】在小腿内侧，当胫骨内侧髁后下方凹陷处。

【主治】①腹胀，水肿，黄疸，泄泻，小便不利或失禁；②阴茎痛，遗精，妇人腹痛，带下；③膝痛。

【操作】直刺1.0～2.0寸；点法、按法、按揉法、拨法。

**10. 血海**（Xuèhǎi **SP10**）

【定位】屈膝，在大腿内侧，髌底内侧端上2寸，当股四头肌内侧头的隆起处。

【主治】①月经不调，经闭，崩漏；②湿疹，瘾疹，丹毒。

【操作】直刺1.0～1.5寸；点法、按法、按揉法。

**11. 箕门**（Jīmén **SP11**）

【定位】在大腿内侧，当血海与冲门连线上，血海上6寸。

【主治】①小便不通，遗尿；②腹股沟肿痛。

【操作】避开动脉，直刺0.5～1.0寸；点法、按法、按揉法。

**12. 冲门（Chōngmén　SP12）足太阴、厥阴经交会穴**

【定位】在腹股沟外侧，距耻骨联合上缘中点3.5寸，当髂外动脉搏动处的外侧。

【主治】①腹痛；②崩漏，带下，疝气。

【操作】直刺0.5~1.0寸；点法、按揉法。

**13. 府舍（Fǔshè　SP13）足太阴、厥阴、阴维脉交会穴**

【定位】在下腹部，当脐中下4寸，冲门上方0.7寸，距前正中线4寸。

【主治】腹痛，积聚，疝气。

【操作】直刺1.0~1.5寸；点法、按揉法。

**14. 腹结（Fùjié　SP14）**

【定位】在下腹部，大横下1.3寸，距前正中线4寸。

【主治】①腹痛，便秘，泄泻；②疝气。

【操作】直刺1.0~1.5寸；一指禅推法、点法、按揉法。

**15. 大横（Dàhéng　SP15）足太阴、阴维脉交会穴**

【定位】仰卧，在腹中部，距脐中4寸。

【主治】泄泻，便秘，腹痛。

【操作】直刺1.0~1.5寸；一指禅推法、点法、按揉法。

**16. 腹哀（Fùāi　SP16）　足太阴、阴维脉交会穴**

【定位】在上腹部，当脐中上3寸，距前正中线4寸。

【主治】腹痛，便秘，泄泻，消化不良。

【操作】直刺1.0~1.5寸；按揉法。

**17. 天溪（Tiānxī　SP18）**

【定位】在胸外侧部，当第四肋间隙，距前正中线6寸。

【主治】①胸胁胀痛，咳嗽；②乳痈，乳汁少。

【操作】斜刺或平刺0.5~0.8寸；按揉法。

**18. 大包（Dàbāo　SP21）　脾之大络**

【定位】在侧胸部，腋中线上，当第6肋间隙处。

【主治】①咳喘，胸胁胀痛。②全身疼痛，四肢无力。

【操作】斜刺或向外平刺0.5~0.8寸；按揉法。

## 五、手少阴心经

### （一）经脉循行

手少阴心经，起于心中，出属"心系"（心与其他脏器相连系的部位），通过横膈，联络小肠。

向上支脉：夹着咽喉上行，连系于"目系"（眼球连系于脑的部位）。

直行支脉：上行于肺部，再向下出于腋窝部（极泉），沿着上臂内侧后缘，行于手太阴经和手厥阴经的后面，到达肘窝，沿前臂内侧后缘，至掌后豌豆骨部，进入掌内，沿小指内侧至末端（少冲），与手太阳小肠经相接。

### （二）主治概要

本经腧穴主治心、胸、神志病和经脉循行部位的其他病证。

### （三）本经常用腧穴

**1. 极泉**（Jíquán，**HT1**）

【定位】腋窝正中，腋动脉搏动处。

【主治】①心痛，心悸；②肩臂疼痛，胁肋疼痛，臂丛神经损伤；③瘰疬，腋臭；④上肢针麻用穴。

【操作】避开腋动脉，直刺或斜刺0.3～0.5寸；点法、按法、按揉法。

**2. 青灵**（Qīnglíng，**HT2**）

【定位】臂内侧，在极泉穴与少海穴的连线上，肘横纹上3寸，肱二头肌的尺侧缘。

【主治】①头痛，振寒，目黄；②胁痛，肩臂疼痛。

【操作】直刺0.5～1寸；点法、拨法、按法、按揉法。

**3. 少海**（Shàohǎi，**HT3**）　合穴

【定位】屈肘，当肘横纹内侧端与肱骨内上髁连线的中点处。

【主治】①心痛，癔病；②肘臂挛痛，臂麻手颤，头项痛，腋胁痛；③瘰疬。

【操作】直刺0.5～1寸；点法、拨法、按法、按揉法。

**4. 灵道**（Língdào，**HT4**）　经穴

【定位】腕横纹上1.5寸，尺侧腕屈肌腱的桡侧缘。

【主治】①心痛，悲恐善笑；②暴喑；③肘臂挛痛。

【操作】直刺0.3～0.5寸，不宜深刺，以免伤及血管和神经，留针时，不可作屈腕动作；点法、按法、按揉法。

**5. 通里**（Tōnglǐ，**HT5**）　络穴

【定位】腕横纹上1寸，尺侧腕屈肌腱的桡侧缘。

【主治】①惊悸，怔忡；②舌强不语，暴喑；③腕臂痛。

【操作】直刺0.3～0.5寸，不宜深刺，以免伤及血管和神经，留针时，不可作屈腕动作；点法、按法、按揉法。

**6. 阴郄**（Yīnxì，**HT6**）　郄穴

【定位】腕横纹上0.5寸，尺侧腕屈肌腱的桡侧缘。

【主治】①心痛，惊悸；②骨蒸盗汗；③吐血，衄血。

【操作】直刺0.3～0.5寸，不宜深刺，以免伤及血管和神经，留针时，不可作屈腕动作；点法、按法、按揉法。

**7. 神门**（Shénmén，**HT7**）　输穴；原穴

【定位】腕横纹尺侧端，尺侧腕屈肌腱的桡侧凹陷处。

【主治】①心痛，心烦，惊悸，怔忡，健忘，失眠，痴呆，癫狂痫等心与神志病变；②高血压；③胸胁痛。

【操作】直刺0.3～0.5寸；点法、按法、按揉法。

**8. 少府（Shàofǔ，HT8） 荥穴**

【定位】在手掌面，第4、5掌骨之间，握拳时当小指与无名指指端之间。

【主治】①心悸，胸痛；②阴痒，阴痛；③痈疡；④小指挛痛。

【操作】直刺0.3~0.5寸；点法、按法、按揉法。

**9. 少冲（Shàochōng，HT9） 井穴**

【定位】小指桡侧指甲角旁0.1寸。

【主治】①心悸，心痛，癫狂；②热病，昏迷；③胸胁痛。

【操作】浅刺0.1寸，或点刺出血；掐法、按法、按揉法。

# 六、手太阳小肠经

## （一）经脉循行

手太阳小肠经，起于手小指外侧端（少泽），沿着手背外侧至腕部，出于尺骨茎突，直上沿着前臂外侧后缘，经尺骨鹰嘴与肱骨内上髁之间，沿上臂外侧后缘，出于肩关节，绕行肩胛部，交会于大椎（督脉），向下进入缺盆部，联络心脏，沿着食管，通过横膈，到达胃部，属于小肠。

缺盆部支脉：沿着颈部，上达面颊，至目外眦，转入耳中（听宫）。

颊部支脉：上行目眶下，抵于鼻旁，至目内眦（睛明），与足太阳膀胱经相接，而又斜行络于颧骨部。

## （二）主治概要

本经腧穴主治头、项、耳、目、咽喉病，热病，神志病，以及经脉循行部位的其他病证。

## （三）本经常用腧穴

**1. 少泽（Shàozé，SI1） 井穴**

【定位】小指尺侧指甲角旁0.1寸。

【主治】①乳痈，乳汁少；②昏迷，热病；③头痛，目翳，咽喉肿痛。

【操作】浅刺0.1寸或点刺出血；掐法、按法、按揉法。孕妇慎用。

**2. 前谷（Qiángǔ，SI2） 荥穴**

【定位】微握拳，第5指掌关节前尺侧，掌指横纹头赤白肉际。

【主治】①热病；②乳痈，乳汁少；③头痛，目痛，耳鸣，咽喉肿痛。

【操作】直刺0.3~0.5寸；按法、按揉法。

**3. 后溪（Hòuxī，SI3） 输穴；八脉交会穴（通于督脉）**

【定位】微握拳，第5指掌关节后尺侧的远侧掌横纹头赤白肉际。

【主治】①头项强痛，腰背痛，手指及肘臂挛痛；②耳聋，目赤；③癫狂痫；④疟疾。

【操作】直刺0.5~1寸，治手指挛痛可透刺合谷穴；按法、按揉法。

**4. 腕骨（Wàngǔ，SI4） 原穴**

【定位】第5掌骨基底与三角骨之间的凹陷处，赤白肉际。

【主治】①指挛腕痛，头项强痛；②目翳，黄疸；③热病，疟疾。

【操作】直刺0.3～0.5寸；按法、按揉法。

**5. 阳谷（Yánggǔ，SI5）　经穴**

【定位】腕背横纹尺侧端，当尺骨茎突与三角骨之间的凹陷处。

【主治】①颈颔肿，臂外侧痛，腕痛；②头痛，目眩，耳鸣，耳聋；③热病，癫狂病。

【操作】直刺0.3～0.5寸；按法、按揉法。

**6. 养老（Yǎnglǎo，SI6）　郄穴**

【定位】以手掌面向胸，当尺骨茎突桡侧骨缝凹缘中。

【主治】①目视不明；②肩、背、肘、臂酸痛。

【操作】直刺或斜刺0.5～0.8寸；强身保健可用温和灸；按法、按揉法。

**7. 支正（Zhīzhèng，SI7）　络穴**

【定位】阳谷穴与小海穴的连线上，腕背横纹上5寸。

【主治】①头痛，项强，肘臂酸痛；②热病，癫狂；③疣症。

【操作】直刺或斜刺0.5～0.8寸；拨法、按法、按揉法。

**8. 小海（Xiǎohǎi，SI8）　合穴**

【定位】屈肘，当尺骨鹰嘴与肱骨内上髁之间凹陷处。

【主治】①肘臂疼痛，麻木；②癫痫。

【操作】直刺0.3～0.5寸；按法、按揉法。

**9. 肩贞（Jiānzhēn，SI9）**

【定位】臂内收，腋后纹头上1寸。

【主治】①肩臂疼痛，上肢不遂；②瘰疬。

【操作】直刺1～1.5寸，不宜向胸侧深刺；拨法、按法、按揉法。

**10. 臑俞（Nàoshū，SI10）**

【定位】臂内收，腋后纹头直上，肩胛冈下缘凹陷中。

【主治】①肩臂疼痛，肩不举；②瘰疬。

【操作】直刺或斜刺0.5～1.5寸，不宜向胸侧深刺；拨法、按法、按揉法。

**11. 天宗（Tiānzōng，SI11）**

【定位】肩胛骨冈下窝中央凹陷处，约肩胛冈下缘与肩胛下角之间的上1/3折点处取穴。

【主治】①肩胛疼痛，肩背部损伤；②气喘。

【操作】直刺或斜刺0.5～1寸，遇到阻力不可强行进针；拨法、按法、按揉法。

**12. 秉风（Bǐngfēng，SI12）**

【定位】肩胛骨冈上窝中央，天宗穴直上，举臂有凹陷处。

【主治】肩胛疼痛，上肢酸麻。

【操作】直刺或斜刺0.5～1寸，宜向锁骨上窝上方刺，不宜向胸部深刺；按法、按揉法。

**13. 曲垣**（Qūyuán，**SI13**）

【定位】肩胛骨冈上窝内侧端，在臑俞穴与第2胸椎棘突连线的中点处。

【主治】肩胛疼痛。

【操作】直刺或斜刺0.5～1寸，宜向锁骨上窝上方刺，不宜向胸部深刺；按法、按揉法。

**14. 肩外俞**（Jiānwàishū，**SI14**）

【定位】第1胸椎棘突下旁开3寸。

【主治】肩背疼痛，颈项强急。

【操作】斜刺0.5～0.8寸，不宜深刺；按法、按揉法。

**15. 肩中俞**（Jiānzhōngshū，**SI15**）

【定位】第7颈椎棘突下旁开2寸。

【主治】①咳嗽，气喘；②肩背疼痛。

【操作】斜刺0.5～0.8寸，不宜深刺；按法、按揉法。

**16. 天窗**（Tiānchuāng，**SI16**）

【定位】扶突穴后，在胸锁乳突肌的后缘，约喉结旁开3.5寸。

【主治】①耳鸣，耳聋，咽喉肿痛，暴喑；②颈项强痛。

【操作】直刺0.5～1寸；按法、按揉法。

**17. 天容**（Tiānróng，**SI17**）

【定位】在下颌角的后方，胸锁乳突肌的前缘凹陷中。

【主治】①耳鸣，耳聋，咽喉肿痛；②头痛，颈项强痛。

【操作】直刺0.5～1寸，注意避开血管；按法、按揉法。

**18. 颧髎**（Quánliáo，**SI18**）

【定位】目外眦直下，颧骨下缘凹陷处。

【主治】口眼歪斜，眼睑瞤动，齿痛，三叉神经痛。

【操作】直刺0.3～0.5寸，斜刺或平刺0.5～1寸；一指禅推法、按法、按揉法。

**19. 听宫**（Tīnggōng，**SI19**）

【定位】耳屏前，下颌骨髁状突的后方，张口时呈凹陷处。

【主治】①耳鸣，耳聋，聤耳等诸耳疾；②齿痛。

【操作】张口，直刺1～1.5寸，留针时应保持一定的张口姿势；一指禅推法、按法、按揉法。

## 七、足太阳膀胱经

### （一）经脉循行

足太阳膀胱经，起于目内眦（睛明），上额，交会于巅顶（百会，属督脉）。

巅顶部支脉：从头顶到颞颥部。

巅顶部直行的脉：从头顶联络于脑，回出分开下行项后，沿着肩胛部内侧，夹着脊柱，到达腰部，从脊旁肌肉进入体腔，联络肾脏，属于膀胱。

腰部的支脉：向下通过臀部，进入腘窝中。

后项的支脉：通过肩胛骨内缘直下，经过臀部（环跳，属足少阳胆经）下行，沿着大腿后外侧，与腰部下来的支脉会合于腘窝中，从此向下，通过腓肠肌，出于外踝的后面，沿着第 5 跖骨粗隆，至小趾外侧端（至阴），与足少阴经相接。

**（二）主治概要**

本经腧穴主治头、目、项、背、腰、下肢部病证，神志病，以及背部各背俞穴和第二侧线腧穴相关的脏腑、组织和器官的病证。

**（三）本经常用腧穴**

**1. 睛明**（Jīngmíng，**BL1**）

【定位】目内眦角稍上方凹陷处。

【主治】①目赤肿痛，流泪，视物不明，目眩，近视，夜盲，色盲等目疾；②急性腰扭伤，坐骨神经痛；③心动过速。

【操作】嘱患者闭目，医者左手轻推眼球向外侧固定，左手缓慢进针，紧靠眶缘直刺 0.5 ~ 1 寸，遇到阻力时，不宜强行进针，应改变进针方向或退针，不捻转，不提插（或只轻微地捻转和提插），出针后按压针孔片刻，以防出血，针具宜细，消毒宜严；禁灸；按法、按揉法。

**2. 攒竹**（Cuánzhú、Zánzhú，**BL2**）

【定位】眉头凹陷中，约在目内眦直上。

【主治】①头痛，眉棱骨痛；②眼睑瞤动，眼睑下垂，口眼歪斜，目视不明，流泪，目赤肿痛；③呃逆。

【操作】可向眉中或向眼眶内缘平刺或斜刺 0.5 ~ 0.8 寸；禁灸；一指禅推法、按法、按揉法。

**3. 眉冲**（Méichōng，**BL3**）

【定位】攒竹穴直上，入发际 0.5 寸。

【主治】①头痛，目眩；②鼻塞，鼻衄。

【操作】平刺 0.3 ~ 0.5 寸；按法、按揉法。

**4. 曲差**（Qǔchā，**BL4**）

【定位】前发际正中直上 0.5 寸（神庭穴），旁开 1.5 寸，即神庭与头维连线的内 1/3 与中 1/3 交点。

【主治】①头痛，目眩；②鼻塞，鼻衄。

【操作】平刺 0.5 ~ 0.8 寸；按法、按揉法。

**5. 五处**（Wǔchù，**BL5**）

【定位】发际正中直上 1 寸，旁开 1.5 寸，即曲差穴上 0.5 寸。

【主治】①头痛，目眩；②癫痫。

【操作】平刺 0.5 ~ 0.8 寸；按法、按揉法。

**6. 承光**（Chéngguāng，**BL6**）

【定位】前发际正中直上 2.5 寸，旁开 1.5 寸，即五处穴后 1.5 寸。

【主治】①头痛，目眩；②鼻塞；③热病。

【操作】平刺 0.3～0.5 寸；按法、按揉法。

**7. 通天**（Tōngtiān，**BL7**）

【定位】前发际正中直上 4 寸，旁开 1.5 寸，即承光穴后 1.5 寸。

【主治】①头痛，眩晕；②鼻塞，鼻衄，鼻渊。

【操作】平刺 0.3～0.5 寸；按法、按揉法。

**8. 络却**（Luòquè，**BL8**）

【定位】前发际正中直上 5.5 寸，旁开 1.5 寸，即通天穴后 1.5 寸。

【主治】头晕，目视不明，耳鸣。

【操作】平刺 0.3～0.5 寸；按法、按揉法。

**9. 玉枕**（Yùzhěn，**BL9**）

【定位】后发际正中直上 2.5 寸，旁开 1.3 寸，约平枕外粗隆上缘的凹陷处。

【主治】①头项痛，目痛；②鼻塞。

【操作】平刺 0.3～0.5 寸；按法、按揉法。

**10. 天柱**（Tiānzhù，**BL 10**）

【定位】后发际正中直上 0.5 寸（哑门穴），旁开 1.3 寸，当斜方肌外缘凹陷中。

【主治】①后头痛，项强，肩背腰痛；②鼻塞；③癫狂痫，热病。

【操作】直刺或斜刺 0.5～0.8 寸，不可向内上方深刺，以免伤及延髓；按法、按揉法。

**11. 大杼**（Dàzhù，**BL11**） *八会穴之骨会*

【定位】第 1 胸椎棘突下，旁开 1.5 寸。

【主治】①咳嗽；②项强，肩背痛。

【操作】斜刺 0.5～0.8 寸，本经背部诸穴，不宜深刺，以免伤及内部重要脏器；一指禅推法、拨法、按法、按揉法。

**12. 风门**（Fēngmén，**BL12**）

【定位】第 2 胸椎棘突下，旁开 1.5 寸。

【主治】①感冒，咳嗽，发热，头痛；②项强，胸背痛。

【操作】斜刺 0.5～0.8 寸；一指禅推法、拨法、按法、按揉法。

**13. 肺俞**（Fèishū，**BL13**） *肺之背俞穴*

【定位】第 3 胸椎棘突下，旁开 1.5 寸。

【主治】①咳嗽，气喘，咯血等肺疾；②骨蒸潮热，盗汗。

【操作】斜刺 0.5～0.8 寸；一指禅推法、拨法、按法、按揉法。

**14. 厥阴俞**（Juéyīnshū，**BL14**） *心包背俞穴*

【定位】第 4 胸椎棘突下，旁开 1.5 寸。

【主治】①心痛，心悸；②咳嗽，胸闷；③呕吐。

【操作】斜刺 0.5～0.8 寸；一指禅推法、拨法、按法、按揉法。

**15. 心俞**（Xīnshū，**BL15**）　心之背俞穴

【定位】第5胸椎棘突下，旁开1.5寸。

【主治】①心痛，惊悸，失眠，健忘，癫痫，盗汗等心与神志病变；②咳嗽，吐血。

【操作】斜刺0.5～0.8寸；一指禅推法、拨法、按法、按揉法。

**16. 督俞**（Dūshū，**BL16**）

【定位】第6胸椎棘突下，旁开1.5寸。

【主治】①心痛，胸闷；②寒热、气喘。

【操作】斜刺0.5～0.8寸；一指禅推法、拨法、按法、按揉法。

**17. 膈俞**（Géshū，**BL17**）　八会穴之血会

【定位】第7胸椎棘突下，旁开1.5寸。

【主治】①呕吐，呃逆，气喘，吐血等上逆之症；②贫血；③瘾疹，皮肤瘙痒；④潮热，盗汗。

【操作】斜刺0.5～0.8寸；一指禅推法、拨法、按法、按揉法。

**18. 肝俞**（Gānshū，**BL18**）　肝之背俞穴

【定位】第9胸椎棘突下，旁开1.5寸。

【主治】①肝疾，胁痛，目疾；②癫狂痫；③脊背痛。

【操作】斜刺0.5～0.8寸；一指禅推法、拨法、按法、按揉法。

**19. 胆俞**（Dǎnshū，**BL19**）　胆之背俞穴

【定位】第10胸椎棘突下，旁开1.5寸。

【主治】①黄疸，口苦，胁痛等肝胆疾患；②肺痨，潮热。

【操作】斜刺0.5～0.8寸；一指禅推法、拨法、按法、按揉法。

**20. 脾俞**（Píshū，**BL20**）　脾之背俞穴

【定位】第11胸椎棘突下，旁开1.5寸。

【主治】①腹胀，纳呆，呕吐，腹泻，痢疾，便血，水肿等脾胃疾患；②背痛。

【操作】斜刺0.5～0.8寸；一指禅推法、拨法、按法、按揉法。

**21. 胃俞**（Wèishū，**BL21**）　胃之背俞穴

【定位】第12胸椎棘突下，旁开1.5寸。

【主治】胃脘痛，呕吐，腹胀，肠鸣等胃疾。

【操作】斜刺0.5～0.8寸；一指禅推法、拨法、按法、按揉法。

**22. 三焦俞**（Sānjiāoshū，**BL22**）　三焦背俞穴

【定位】第1腰椎棘突下，旁开1.5寸。

【主治】①肠鸣，腹胀，呕吐，腹泻，痢疾，水肿等脾胃疾患；②腰背强痛。

【操作】直刺0.5～1寸；一指禅推法、拨法、按法、按揉法。

**23. 肾俞**（Shènshū，**BL23**）　肾之背俞穴

【定位】第2腰椎棘突下，旁开1.5寸。

【主治】①腰痛；②遗尿，遗精，阳痿，月经不调，带下等生殖泌尿系疾患。③耳鸣，耳聋。

【操作】直刺 0.5 ~ 1 寸；一指禅推法、拨法、按法、按揉法。

**24. 气海俞**（Qìhǎishū，**BL24**）

【定位】第 3 腰椎棘突下，旁开 1.5 寸。

【主治】①肠鸣，腹胀；②痛经，腰痛。

【操作】直刺 0.5 ~ 1 寸；一指禅推法、拨法、按法、按揉法。

**25. 大肠俞**（Dàchángshū，**BL25**）　大肠背俞穴

【定位】第 4 腰椎棘突下，旁开 1.5 寸。

【主治】①腰腿痛；②腹胀，腹泻，便秘。

【操作】直刺 0.8 ~ 1.2 寸；一指禅推法、拨法、按法、按揉法。

**26. 关元俞**（Guānyuánshū，**BL26**）

【定位】第 5 腰椎棘突下，旁开 1.5 寸。

【主治】①腹胀，腹泻；②腰骶痛；③小便频数或不利，遗尿。

【操作】直刺 0.8 ~ l.2 寸；一指禅推法、拨法、擦法、按法、按揉法。

**27. 小肠俞**（Xiǎochángshū，**BL27**）　小肠背俞穴

【定位】第 1 骶椎棘突下，旁开 1.5 寸，约平第 1 骶后孔。

【主治】①遗精，遗尿，尿血，尿痛，带下；②腹泻，痢疾，疝气；③腰骶痛。

【操作】直刺或斜刺 0.8 ~ 1 寸；一指禅推法、拨法、按法、按揉法。

**28. 膀胱俞**（Pángguāngshū，**BL28**）　膀胱背俞穴

【定位】第 2 骶椎棘突下，旁开 1.5 寸，约平第 2 骶后孔。

【主治】①小便不利，遗尿；②腰骶痛；③腹泻，便秘。

【操作】直刺或斜刺 0.8 ~ l.2 寸；一指禅推法、拨法、按法、按揉法。

**29. 中膂俞**（Zhōnglǚshū，**BL29**）

【定位】第 3 骶椎棘突下，旁开 1.5 寸，约平第 3 骶后孔。

【主治】①腹泻，疝气；②腰骶痛。

【操作】直刺 1 ~ 1.5 寸；一指禅推法、拨法、按法、按揉法。

**30. 白环俞**（Báihuánshū，**BL30**）

【定位】第 4 骶椎棘突下，旁开 1.5 寸，约平第 4 骶后孔。

【主治】①遗尿，遗精，月经不调，带下，疝气；②腰骶痛。

【操作】直刺 1 ~ 1.5 寸；一指禅推法、拨法、按法、按揉法。

**31. 上髎**（Shàngliáo，**BL31**）

【定位】第 1 骶后孔中，约当髂后上棘与后正中线之间。

【主治】①大小便不利，月经不调，带下，阴挺，遗精，阳痿；②腰骶痛。

【操作】直刺 1 ~ 1.5 寸；擦法、按法、按揉法。

**32. 次髎**（Cìliáo，**BL32**）

【定位】第 2 骶后孔中，约当髂后上棘下与后正中线之间。

【主治】①月经不调，痛经，带下等妇科疾患；②小便不利，遗精，疝气；③腰骶痛，下肢痿痹。

【操作】直刺 1 ~ 1.5 寸；擦法、按法、按揉法。

**33. 中髎**（Zhōngliáo，**BL33**）

【定位】第 3 骶后孔中，次髎穴下内方，约当中膂俞与后正中线之间。

【主治】①便秘，腹泻；②小便不利，月经不调，带下；③腰骶痛。

【操作】直刺 1 ~ 1.5 寸；擦法、按法、按揉法。

**34. 下髎**（Xiàliáo，**BL34**）

【定位】第 4 骶后孔中，中髎穴下内方，约当白环俞与后正中线之间。

【主治】①腹痛，便秘；②小便不利，带下；③腰骶痛。

【操作】直刺 1 ~ 1.5 寸；擦法、按法、按揉法。

**35. 承扶**（Chéngfú，**BL36**）

【定位】臀横纹的中点。

【主治】①腰骶臀股部疼痛；②痔疾。

【操作】直刺 1 ~ 2 寸；拨法、按法、按揉法。

**36. 殷门**（Yīnmén，**BL37**）

【定位】承扶穴与委中穴的连线上，承扶穴下 6 寸。

【主治】腰痛，下肢痿痹。

【操作】直刺 1 ~ 2 寸；拨法、按法、按揉法。

**37. 浮郄**（Fúxì，**BL38**）

【定位】在腘横纹外侧端，委阳穴上 1 寸，股二头肌腱的内侧。

【主治】①股腘部疼痛、麻木；②便秘。

【操作】直刺 1 ~ 2 寸；拨法、按法、按揉法。

**38. 委阳**（Wěiyáng，**BL39**）　三焦下合穴

【定位】腘横纹外侧端，当股二头肌腱的内侧。

【主治】①腹满，小便不利；②腰脊强痛，腿足挛痛。

【操作】直刺 1 ~ 1.5 寸；拨法、按法、按揉法。

**39. 委中**（Wěizhōng，**BL40**）　合穴；膀胱下合穴

【定位】腘横纹中点，当股二头肌腱与半腱肌肌腱的中间。

【主治】①腰背痛，下肢痿痹；②腹痛，急性吐泻；③小便不利，遗尿；④丹毒。

【操作】直刺 1 ~ 1.5 寸，或用三棱针点刺腘静脉出血，针刺不宜过快、过强、过深，以免损伤血管和神经；拨法、按法、按揉法。

**40. 附分**（Fùfēn，**BL41**）

【定位】第 2 胸椎棘突下，旁开 3 寸。

【主治】颈项强痛，肩背拘急，肘臂麻木。

【操作】斜刺 0.5 ~ 0.8 寸；一指禅推法、拨法、按法、按揉法。

**41. 魄户**（Pòhù，**BL42**）

【定位】第 3 胸椎棘突下，旁开 3 寸。

【主治】①咳嗽，气喘，肺痨；②项强，肩背痛。

【操作】斜刺 0.5～0.8 寸；一指禅推法、拨法、按法、按揉法。

**42. 膏肓（Gāohuāng，BL43）**

【定位】第 4 胸椎棘突下，旁开 3 寸。

【主治】①咳嗽，气喘，肺痨，②肩胛痛；③虚劳诸疾。

【操作】斜刺 0.5～0.8 寸；一指禅推法、拨法、按法、按揉法。

**43. 神堂（Shéntáng，BL44）**

【定位】第 5 胸椎棘突下，旁开 3 寸。

【主治】①咳嗽，气喘，胸闷；②脊背强痛。

【操作】斜刺 0.5～0.8 寸；一指禅推法、拨法、按法、按揉法。

**44. 谚语（Yìxǐ，BL45）**

【定位】第 6 胸椎棘突下，旁开 3 寸。

【主治】①咳嗽，气喘；②肩背痛；③疟疾，热病。

【操作】斜刺 0.5～0.8 寸；一指禅推法、拨法、按法、按揉法。

**45. 膈关（Géguān，BL46）**

【定位】第 7 胸椎棘突下，旁开 3 寸。

【主治】①胸闷，嗳气，呕吐；②脊背强痛。

【操作】斜刺 0.5～0.8 寸；一指禅推法、拨法、按法、按揉法。

**46. 魂门（Húnmén，BL47）**

【定位】第 9 胸椎棘突下，旁开 3 寸。

【主治】①胸胁痛，背痛；②呕吐，腹泻。

【操作】斜刺 0.5～0.8 寸；一指禅推法、拨法、按法、按揉法。

**47. 意舍（Yìshě，BL49）**

【定位】第 11 胸椎棘突下，旁开 3 寸。

【主治】腹胀、肠鸣、呕吐、腹泻。

【操作】斜刺 0.5～0.8 寸；一指禅推法、拨法、按法、按揉法。

**48. 胃仓（Wèicāng，BL50）**

【定位】第 12 胸椎棘突下，旁开 3 寸。

【主治】①胃脘痛，腹胀，小儿食积，水肿；②背脊痛。

【操作】斜刺 0.5～0.8 寸；一指禅推法、拨法、按法、按揉法。

**49. 肓门（Huāngmén，BL51）**

【定位】第 1 腰椎棘突下，旁开 3 寸。

【主治】①腹痛，痞块，便秘；②乳疾。

【操作】斜刺 0.5～0.8 寸；一指禅推法、拨法、按法、按揉法。

**50. 志室（Zhìshì，BL52）**

【定位】第 2 腰椎棘突下，旁开 3 寸。又名精宫。

【主治】①遗精，阳痿，小便不利；②腰脊强痛。

【操作】斜刺 0.5～0.8 寸；一指禅推法、拨法、按法、按揉法。

**51. 胞肓**（Bāohuāng，**BL53**）

【定位】第2骶椎棘突下，旁开3寸。

【主治】①肠鸣，腹胀，便秘；②癃闭；③腰脊强痛。

【操作】直刺1~1.5寸；按法、按揉法。

**52. 秩边**（Zhìbiān，**BL54**）

【定位】第4骶椎棘突下，旁开3寸。

【主治】①腰骶痛，下肢痿痹；②小便不利，便秘，痔疾。

【操作】直刺1.5~2寸；拨法、按法、按揉法。

**53. 承筋**（Chéngjīn，**BL56**）

【定位】合阳穴与承山穴连线的中点，腓肠肌肌腹中央。

【主治】①腰腿拘急、疼痛；②痔疾。

【操作】直刺1~1.5寸；一指禅推法、拨法、按法、按揉法。

**54. 承山**（Chéngshān，**BL57**）

【定位】腓肠肌两肌腹之间凹陷的顶端处，约在委中穴与昆仑穴之间中点。

【主治】①腰腿拘急、疼痛；②痔疾，便秘。

【操作】直刺1~2寸，不宜作过强的刺激，以免引起腓肠肌痉挛；一指禅推法、拨法、按法、按揉法。

**55. 飞扬**（Fēiyáng，**BL58**）　络穴

【定位】昆仑穴直上7寸，承山穴外下方1寸处。

【主治】①头痛，目眩；②腰腿疼痛；③痔疾。

【操作】直刺1~1.5寸；一指禅推法、拨法、按法、按揉法。

**56. 跗阳**（Fùyáng，**BL59**）　阳跷脉郄穴

【定位】昆仑穴直上3寸。

【主治】①腰骶痛，下肢痿痹，外踝肿痛；②头痛。

【操作】直刺0.8~1.2寸；拨法、按法、按揉法。

**57. 昆仑**（Kūnlún，**BL60**）　经穴

【定位】外踝尖与跟腱之间的凹陷处。

【主治】①后头痛，项强，腰骶疼痛，足踝肿痛；②癫痫；③滞产。

【操作】直刺0.5~0.8寸，孕妇禁用，经期慎用；按法、按揉法。

**58. 仆参**（Púcān，**BL61**）

【定位】昆仑穴直下，跟骨外侧，赤白肉际处（见图3-51）。

【主治】①下肢痿痹，足跟痛；②癫痫。

【操作】直刺0.3~0.5寸；按法、按揉法。

**59. 申脉**（Shēnmài，**BL62**）　八脉交会穴（通于阳跷脉）

【定位】外踝直下方凹陷中。

【主治】①头痛，眩晕；②癫狂痫，失眠；③腰腿酸痛。

【操作】直刺0.3~0.5寸；按法、按揉法。

**60. 金门（Jīnmén，BL63） 郄穴**

【定位】申脉穴前下方，骰骨外侧凹陷中。

【主治】①头痛，腰痛，下肢痿痹，外踝痛；②癫痫，小儿惊风。

【操作】直刺0.3～0.5寸；按法、按揉法。

**61. 京骨（Jīnggǔ，BL64） 原穴**

【定位】第5跖骨粗隆下方，赤白肉际处。

【主治】①头痛，项强，腰痛；②癫痫。

【操作】直刺0.3～0.5寸；按法、按揉法。

**62. 束骨（Shùgǔ，BL65） 输穴**

【定位】第5跖骨小头的后缘，赤白肉际处。

【主治】①头痛，项强，目眩，腰腿痛；②癫狂。

【操作】直刺0.3～0.5寸；按法、按揉法。

**63. 足通谷（Zútōnggǔ，BL66） 荥穴**

【定位】第5跖趾关节的前方，赤白肉际处。

【主治】①头痛，项强，鼻衄；②癫狂。

【操作】直刺0.2～0.3寸；按法、按揉法。

**64. 至阴（Zhìyīn，BL67） 井穴**

【定位】足小趾外侧趾甲角旁0.1寸。

【主治】①胎位不正，滞产；②头痛，目痛，鼻塞，鼻衄。

【操作】浅刺0.1寸，胎位不正用灸法；掐法、按法、按揉法。

## 八、足少阴肾经

### （一）经脉循行

足少阴肾经，起于足小趾之下，斜向足心（涌泉），出于舟骨粗隆下，沿内踝后，进入足跟，再向上行于腿肚内侧，出腘窝的内侧，向上行股内后缘，通向脊柱（长强，属督脉），属于肾脏（腧穴通路：还出于前，向上行腹部前正中线旁开0.5寸，胸部前正中线旁开2寸，终止于锁骨下缘俞府穴），联络膀胱；

肾脏部直行的脉：从肾，向上通过肝和横膈，进入肺中，沿着喉咙，夹于舌根部；

肺部支脉：从肺部出来，联络心脏，流注于胸中，与手厥阴心包经相接。

### （二）主治概要

本经腧穴主治妇科病、前阴病、肾脏病，以及与肾有关的肺、心、肝、脑病，咽喉、舌等经脉循行经过部位的其他病证。

### （三）本经常用腧穴

**1. 涌泉（Yǒngquán，KI1） 井穴**

【定位】足趾跖屈时，约当足底（去趾）前1/3凹陷处。

【主治】①昏厥，中暑，癫狂痫，小儿惊风；②头痛，头晕，目眩，失眠；③咳血，咽喉肿痛，喉痹；④大便难，小便不利；⑤奔豚气；⑥足心热。急救要穴之一。

【操作】直刺 0.5 ~ 0.8 寸；降邪宜用灸法或药物贴敷；按法、按揉法。

**2. 然谷（Rángǔ，KI2）　荥穴**

【定位】内踝前下方，足舟骨粗隆下缘凹陷中。

【主治】①月经不调，阴挺，阴痒，白浊；②遗精，阳痿；③消渴，腹泻，小便不利；④咳血，咽喉肿痛；⑤小儿脐风，口噤。

【操作】直刺 0.5 ~ 0.8 寸；按法、按揉法。

**3. 太溪（Tàixī，KI3）　输穴；原穴**

【定位】内踝高点与跟腱后缘连线的中点凹陷处。

【主治】①头痛，目眩，失眠，健忘，咽喉肿痛，齿痛，耳鸣，耳聋；②咳嗽，气喘，咳血，胸痛：③消渴，小便频数，便秘；④月经不调，遗精，阳痿；⑤腰脊痛，下肢厥冷。

【操作】直刺 0.5 ~ 0.8 寸；按法、按揉法。

**4. 大钟（Dàzhōng，KI4）　络穴**

【定位】太溪穴下 0.5 寸，当跟骨内侧前缘。

【主治】①痴呆；②癃闭，遗尿，便秘；③月经不调；④咳血，气喘；⑤腰脊强痛，足跟痛。

【操作】直刺 0.3 ~ 0.5 寸；按法、按揉法。

**5. 水泉（Shuǐquán，KI5）　郄穴**

【定位】太溪穴直下 1 寸，当跟骨结节内侧上缘。

【主治】①月经不调，痛经，经闭，阴挺；②小便不利。

【操作】直刺 0.3 ~ 0.5 寸；按法、按揉法。

**6. 照海（Zhàohǎi，KI6）　八脉交会穴（通于阴跷脉）**

【定位】内踝高点正下缘凹陷处。

【主治】①失眠，癫痫；②咽喉干痛，目赤肿痛；③月经不调，带下，阴挺，小便频数，癃闭。

【操作】直刺 0.5 ~ 0.8 寸；按法、按揉法。

**7. 复溜（Fùliū，KI7）　经穴**

【定位】太溪穴上 2 寸，当跟腱的前缘。

【主治】①水肿，汗证；②腹胀，腹泻；③腰脊强痛，下肢痿痹。

【操作】直刺 0.5 ~ 1 寸；按法、按揉法。

**8. 交信（Jiāoxìn，KI8）　阴跷脉之郄穴**

【定位】太溪穴上 2 寸，胫骨内侧面后缘，约当复溜穴前 0.5 寸。

【主治】①月经不调，崩漏，阴挺，阴痒，疝气，五淋；②腹泻，便秘，痢疾。

【操作】直刺 0.8 ~ 1.2 寸；按法、按揉法。

**9. 筑宾（Zhùbīn，KI9）　阴维脉之郄穴**

【定位】太溪穴与阴谷穴的连线上，太溪穴直上 5 寸，约当腓肠肌内侧肌腹下缘处。

【主治】①癫狂；②疝气；③呕吐涎沫，吐舌；④小腿内侧痛。

【操作】直刺 1 ~ 1.5 寸；拨法、按法、按揉法。

**10. 阴谷**（Yīngǔ，**KI10**）　合穴

【定位】屈膝，腘窝内侧，当半腱肌腱与半膜肌腱之间。

【主治】①癫狂；②阳痿，月经不调，崩漏，小便不利；③膝股内侧痛。

【操作】直刺 1 ~ 1.5 寸；按法、按揉法。

**11. 横骨**（Hénggǔ，**KI11**）

【定位】脐下 5 寸，耻骨联合上际，前正中线旁开 0.5 寸。

【主治】①少腹胀痛；②小便不利，遗尿，遗精，阳痿；③疝气。

【操作】直刺 1 ~ 1.5 寸；一指禅推法、按法、按揉法。

**12. 大赫**（Dàhè，**KI12**）

【定位】脐下 4 寸，前正中线旁开 0.5 寸。

【主治】遗精，阳痿，阴挺，带下。

【操作】直刺 1 ~ 1.5 寸；一指禅推法、按法、按揉法。

**13. 气穴**（Qìxué，**KI13**）

【定位】脐下 3 寸，前正中线旁开 0.5 寸。

【主治】①奔豚气；②月经不调，带下；③小便不利；④腹泻。

【操作】直刺 1 ~ 1.5 寸；一指禅推法、按法、按揉法。

**14. 四满**（Sìmǎn，**KI14**）

【定位】脐下 2 寸，前正中线旁开 0.5 寸。

【主治】①月经不调，崩漏，带下，产后恶露不净；②遗精，小腹痛；③脐下积、聚、疝、瘕，水肿。

【操作】直刺 1 ~ 1.5 寸；利水多用灸法；一指禅推法、按法、按揉法。

**15. 肓俞**（Huāngshū，**KI16**）

【定位】脐旁 0.5 寸。

【主治】①腹痛，腹胀，腹泻，便秘；②月经不调；③疝气。

【操作】直刺 1 ~ 1.5 寸；一指禅推法、按法、按揉法。

**16. 商曲**（Shāngqū，**KI17**）

【定位】脐上 2 寸，前正中线旁开 0.5 寸。

【主治】胃痛，腹痛，腹胀，腹泻，便秘，腹中积聚。

【操作】直刺 1 ~ 1.5 寸；一指禅推法、按法、按揉法。

**17. 阴都**（Yīndū，**KI19**）

【定位】脐上 4 寸，前正中线旁开 0.5 寸。

【主治】胃痛，腹胀，便秘。

【操作】直刺 1 ~ 1.5 寸；一指禅推法、按法、按揉法。

**18. 腹通谷**（Fùtōnggǔ，**KI20**）

【定位】脐上 5 寸，前正中线旁开 0.5 寸。

【主治】①腹痛，腹胀，胃痛，呕吐；②心痛，心悸，胸痛。

【操作】直刺0.5～1寸；一指禅推法、按法、按揉法。

### 19. 幽门（Yōumén，KI21）

【定位】脐上6寸，前正中线旁开0.5寸。

【主治】善哕，呕吐，腹痛，腹胀，腹泻。

【操作】直刺0.5～1寸，不可向上深刺，以免伤及内脏；一指禅推法、按法、按揉法。

### 20. 步廊（Bùláng，KI22）

【定位】第五肋间隙，前正中线旁开2寸。

【主治】胸痛，咳嗽，气喘，乳痈。

【操作】斜刺或平刺0.5～0.8寸，不可深刺，以免伤及心、肺；按法、按揉法。

### 21. 神封（Shénfēng，KI23）

【定位】第四肋间隙，前正中线旁开2寸。

【主治】胸胁支满，咳嗽，气喘，乳痈。

【操作】斜刺或平刺0.5～0.8寸，不可深刺，以免伤及心、肺；按法、按揉法。

### 22. 灵墟（Língxū，KI24）

【定位】第三肋间隙，前正中线旁开2寸。

【主治】胸胁支满，咳嗽，气喘，乳痈。

【操作】斜刺或平刺0.5～0.8寸，不可深刺，以免伤及心、肺；按法、按揉法。

### 23. 神藏（Shéncáng，KI25）

【定位】第二肋间隙，前正中线旁开2寸。

【主治】胸胁支满，咳嗽，气喘，乳痈。

【操作】斜刺或平刺0.5～0.8寸，不可深刺，以免伤及心、肺；按法、按揉法。

### 24. 彧中（Yùzhōng，KI26）

【定位】第一肋间隙，前正中线旁开2寸。

【主治】胸胁支满，咳嗽，气喘，痰涌。

【操作】斜刺或平刺0.5～0.8寸，不可深刺，以免伤及心、肺；按法、按揉法。

### 25. 俞府（Shūfǔ，KI27）

【定位】锁骨下缘，前正中线旁开2寸。

【主治】咳嗽，气喘，胸痛。

【操作】斜刺或平刺0.5～0.8寸，不可深刺，以免伤及心、肺；按法、按揉法。

## 九、手厥阴心包经

### （一）经脉循行

手厥阴心包经，起始于胸中，出属心包络，向下穿过横膈，自胸至腹依次联络上、中、下三焦。

胸中支脉：自胸中分出，浅出于胁部，至腋下3寸处（天池穴），向上循行至腋窝中，后沿着上臂内侧正中（手太阴与手少阴之间）进入肘窝中，又循前臂正中进入掌中（劳宫穴），沿着中指桡侧至中指端（中冲穴）。

掌中支脉：自掌中（劳宫穴）分出，沿无名指行至其指端（关冲穴），对接与手少阳三焦经。

**（二）主治概要**

本经腧穴主治心痛、胸闷、心悸、癫狂等脏腑病证，及经脉循行所过部位的经脉病证，如肘臂挛急疼痛、腋肿、手掌心热等。

**（三）本经常用腧穴**

**1. 天池（Tiānchí　PC1）**

【定位】前胸部，平第4肋间隙，前正中线旁开5寸，即乳头外侧旁开1寸。

【主治】①咳嗽、痰喘、胸痛、胸闷；②乳痈、乳汁少；③瘰疬。

【操作】斜刺或平刺0.5～0.8寸，不可深刺，以免伤及心、肺；可灸；一指禅推法、按法、按揉法。

**2. 曲泽（Qūzé　PC3）　合穴**

【定位】肘横纹中，肱二头肌腱的尺侧缘。

【主治】①心痛，心悸；②胃痛，呕血，呕吐，泄泻；③暑热病；④肘臂挛痛。

【操作】直刺1～1.5寸，或用三棱针点刺出血；可灸；一指禅推法、点法、按法、按揉法。

**3. 郄门（Xìmén　PC4）　郄穴**

【定位】前臂掌侧面，曲泽与大陵的连线上，腕横纹上5寸，掌长肌腱与桡侧腕屈肌腱之间。

【主治】①心痛，心悸，烦闷，胸痛；②咯血，呕血，衄血；③疔疮；④癫痫。

【操作】直刺0.5～1寸；可灸；一指禅推法、点法、按法、按揉法、弹拨法。

**4. 间使（Jiānshǐ　PE5）　经穴**

【定位】前臂掌侧面，曲泽与大陵的连线上，腕横纹上3寸，掌长肌腱与桡侧腕屈肌腱之间。

【主治】①心痛，心悸；②胃痛，呕吐；③热病，疟疾；④癫狂痫。

【操作】直刺0.5～1寸；一指禅推法、按法、按揉法、弹拨法。

**5. 内关（Nèiguān　PC6）　络穴，八脉交会穴（通阴维脉）**

【定位】前臂掌侧面，曲泽与大陵的连线上，腕横纹上2寸，掌长肌腱与桡侧腕屈肌腱之间。

【主治】①心痛，胸闷，心悸；②胃痛，呕吐，呃逆；③中风；④失眠，郁证，癫狂痫；⑤眩晕症，如晕车、晕船、耳源性眩晕；⑥肘臂挛痛。

【操作】直刺0.5～1寸；一指禅推法、按法、按揉法、弹拨法。

**6. 大陵（Dàlíng　PC7）　输穴，原穴**

【定位】掌侧腕横纹正中点，掌长肌腱与桡侧腕屈肌腱之间。

【主治】①心痛，心悸，胸胁满痛；②胃痛，呕吐；③喜笑悲恐，癫狂痫；④手腕麻痛。

【操作】直刺 0.3 ~ 0.5 寸；一指禅推法、按法、按揉法。

**7. 劳宫（Láogōng PC8） 荥穴**

【定位】在手掌心，第 2、3 掌骨之间偏于第 3 掌骨。简便取穴法：握拳，中指尖端处。

【主治】①中风昏迷，中暑，癫狂痫；②心痛，烦闷，呕吐；③口疮，口臭，鼻衄；④鹅掌风。

【操作】直刺 0.3 ~ 0.5 寸；一指禅推法、按法、按揉法。

**8. 中冲（Zhōngchōng PC9） 井穴**

【定位】手中指尖端的中央。

【主治】①中风昏迷，舌强不语；②中暑，昏厥，小儿惊风；③心烦，心痛。

【操作】浅刺 0.1 寸，或用三棱针点刺出血；点法、按法、按揉法。

# 十、手少阳三焦经

## （一）经脉循行

手少阳三焦经，起始于无名指末端（关冲），沿手背第 4、5 掌骨间上行至腕部（中渚、阳池），出于前臂背侧两骨（尺骨、桡骨）之间，向上通过肘尖（天井），沿上臂外侧向上通过肩部，交出足少阳经的后面，进入缺盆，分布于膻中，散络心包，通过膈肌，遍及上、中、下三焦。

胸中支脉：从膻中上行，出于锁骨上窝，循项上行，联系耳后，直上出耳上方，下行至面颊，至目眶下。

耳后支脉：从耳后进入耳中，出走耳前，经过上关前，交面颊，行至外眼角，交接于足少阳胆经。

## （二）主治概要

本经腧穴主治头、目、耳、颊、咽喉、胸胁病和热病，以及经脉循行经过部位的其他病证。

## （三）本经常用腧穴

**1. 关冲（Guānchōng SJ1） 井穴**

【定位】无名指末节尺侧指甲根角旁开 0.1 寸。

【主治】①头痛，目赤，耳鸣，耳聋，咽喉肿痛，舌强；②热病，中暑，昏厥。

【操作】浅刺 0.1 寸，或用三棱针点刺出血；点法、按法、按揉法。

**2. 液门（Yèmén SJ2） 荥穴**

【定位】手背部，第 4、5 掌指关节之间的指蹼缘后方赤白肉际处。

【主治】①头痛，目赤，耳鸣，耳聋，咽喉肿痛；②疟疾；③手臂痛。

【操作】直刺 0.3 ~ 0.5 寸；按法、按揉法。

**3. 中渚（Zhōngzhǔ SJ3） 输穴**

【定位】手背部，第 4、5 掌指关节的后方凹陷中，当液门穴后 1 寸。

【主治】①头痛，目赤，耳鸣，耳聋，咽喉肿痛；②热病，疟疾，消渴；③肩背，肘臂酸痛，手指不能屈伸。

【操作】直刺0.3~0.5寸；一指禅推法、点法、按法、按揉法。

**4. 阳池（Yángchí　SJ4）　原穴**

【定位】腕背横纹中，指伸肌腱的尺侧缘凹陷中。

【主治】①目赤肿痛，耳鸣，耳聋，咽喉肿痛；②消渴，疟疾；③腕臂疼痛。

【操作】直刺0.3~0.5寸；一指禅推法、点法、按法、按揉法。

**5. 外关（Wàiguān　SJ5）　络穴，八脉交会穴（通阳维脉）**

【定位】前臂背侧面，腕横纹上2寸，尺骨与桡骨之间。

【主治】①热病；②头痛，目赤肿痛，耳鸣，耳聋；③胸胁痛；④上肢痿痹不遂。

【操作】直刺0.5~1寸；一指禅推法、点法、按法、按揉法、弹拨法。

**6. 支沟（Zhīgōu　SJ6）　经穴**

【定位】前臂背侧面，腕横纹上3寸，尺骨与桡骨之间。

【主治】①便秘；②耳鸣，耳聋；③暴喑；④落枕，胁肋疼痛；⑤热病。

【操作】直刺0.5~1寸；一指禅推法、点法、按法、按揉法、弹拨法。

**7. 会宗（Huìzōng　SJ7）　郄穴**

【定位】前臂背侧面，腕横纹上3寸，支沟穴尺侧，当尺骨桡侧缘。

【主治】①耳鸣，耳聋；②癫痫；③上肢痹痛。

【操作】直刺0.5~1寸；一指禅推法、点法、按法、按揉法、弹拨法。

**8. 三阳络（Sānyángluò　SJ8）**

【定位】前臂背侧面，腕横纹上4寸，尺骨与桡骨之间（支沟穴上1寸）。

【主治】①耳鸣，耳聋，暴喑，齿痛；②手臂痛。

【操作】直刺0.5~1寸；一指禅推法、点法、按法、按揉法、弹拨法。

**9. 天井（Tiānjǐng　SJ10）　合穴**

【定位】上臂外侧，屈肘时尺骨鹰嘴上1寸凹陷中。

【主治】①耳鸣，耳聋，偏头痛；②癫痫；③瘰疬，瘿气；④胁肋痛，颈项肩臂痛。

【操作】直刺0.5~1寸；一指禅推法、按法、按揉法、弹拨法。

**10. 臑会（Nàohuì　SU13）**

【定位】上臂外侧，肩髎穴与天井穴连线上，肩髎穴下3寸，三角肌后下缘。

【主治】①瘰疬，瘿气；②上肢痿痹。

【操作】直刺0.8~1.2寸；一指禅推法、点法、按法、按揉法、弹拨法。

**11. 肩髎（Jiānliáo　SJ14）**

【定位】肩部，肩峰后下方，上臂外展时，肩峰后下方凹陷中。

【主治】肩臂挛痛不遂。

【操作】直刺0.8~1.2寸；一指禅推法、点法、按法、按揉法、弹拨法。

**12. 翳风（Yìfēng　SJ17）**

【定位】耳垂后方，乳突前下方与下颌角之间的凹陷中。

【主治】①耳鸣，耳聋，聤耳；②口眼㖞斜，牙关紧闭，颊肿，呃逆；③瘰疬。

【操作】直刺 0.8 ~ 1.2 寸；一指禅推法、按法、按揉法。

**13. 瘈脉（Chìmài　SJ18）**

【定位】耳后，当翳风穴与角孙穴沿耳轮连线的上 2/3 与下 1/3 交界处。

【主治】①头痛；②耳鸣，耳聋；③小儿惊风。

【操作】平刺 0.3 ~ 0.5 寸，或点刺出血；一指禅推法、按法、按揉法。

**14. 颅息（Lúxī　SJ19）**

【定位】耳后，当翳风穴与角孙穴沿耳轮连线的上 1/3 与下 2/3 交界处。

【主治】①头痛；②耳鸣，耳聋；③小儿惊风。

【操作】平刺 0.3 ~ 0.5 寸；一指禅推法、按法、按揉法。

**15. 角孙（Jiǎosūn　SJ20）**

【定位】侧头部，折耳郭向前，当耳尖直上入发际处。

【主治】①头痛，项强；②目赤肿痛，目翳；③齿痛，痄腮。

【操作】平刺 0.3 ~ 0.5 寸；小儿腮腺炎宜用灯火灸；一指禅推法、按法、按揉法。

**16. 耳门（Ermén　SJ21）**

【定位】耳上切迹前，下颌骨髁状突后缘，张口有凹陷处。

【主治】①耳鸣，耳聋，聤耳；②齿痛，颈颌痛。

【操作】微张口，直刺 0.5 ~ 1 寸；一指禅推法、按法、按揉法。

**17. 耳和髎（Erhéliáo　SJ22）**

【定位】头侧部，耳郭根前，颞浅动脉的后缘。

【主治】①头痛，耳鸣；②牙关紧闭，口歪。

【操作】避开动脉，斜刺或平刺 0.3 ~ 0.5 寸；一指禅推法、按法、按揉法。

**18. 丝竹空（Sīzhúkōng　SJ23）**

【定位】眉梢凹陷处。

【主治】①癫痫；②头痛，目眩，目赤肿痛，眼睑瞤动；③齿痛。

【操作】平刺 0.3 ~ 0.5 寸；一指禅推法、按法、按揉法。

# 十一、足少阳胆经

## （一）经脉循行

足少阳胆经起始于目外眦（瞳子髎），向上到达额角，向后行至耳后（风池），经颈、肩部后下入缺盆。

耳部支脉：从耳后进入耳中，经过耳前到达目外眦后方。

目部支脉：从外眦部下行至大迎，会合手少阳三焦经至眼下；经过颊车，下行颈部，会合于缺盆（锁骨上窝）。由此下行至胸中，通过膈肌，络于肝，属于胆，沿胁里，出于气街（腹股沟动脉处），绕阴部毛际，横行进入髋关节部（环跳）。

躯体部主干：从缺盆（锁骨上窝）下行腋下，沿侧胸部，经过季胁，向下会合于髋关节部（环跳），沿大腿外侧（风市）下行，出膝外侧（膝阳关），下行于小腿前外侧，出外踝之前（丘墟），沿足背进入第 4 趾外侧（足窍阴）。

足背部支脉：从足背分出，进入大趾趾缝间，沿第 1、2 跖骨间出大趾端，回转通过爪甲，出于趾背侧汗毛部，对接于足厥阴肝经。

**（二）主治概要**

本经腧穴主治肝胆病，侧头、目、耳、咽喉、胸胁病，以及经脉循行经过部位的其他病证。

**（三）本经常用腧穴**

**1. 瞳子髎**（Tóngzǐliáo **GB1**） 手太阳、手足少阳经交会穴

【定位】目外眦旁，眶骨外缘凹陷中。

【主治】①头痛；②目赤肿痛，青盲，目翳。

【操作】直刺或平刺 0.3~0.5 寸；一指禅推法、按法、按揉法。

**2. 听会**（Tīnghuì **GB2**）

【定位】耳屏间切迹前方，下颌骨髁状突后缘，张口有凹陷处。

【主治】①耳鸣，耳聋，聤耳；②齿痛，面痛，口㖞。

【操作】微张口，直刺 0.5~1 寸；可灸；一指禅推法、按法、按揉法。

**3. 上关**（Shàngguān **GB3**）

【定位】耳前，下关穴直上，颧弓上缘凹陷处。

【主治】①耳鸣，耳聋，聤耳；②齿痛，面痛，口眼㖞斜，口噤。

【操作】直刺 0.5~1 寸；一指禅推法、按法、按揉法。

**4. 悬颅**（Xuánlú **GB5**）

【定位】头部鬓发处，头维穴与曲鬓穴弧形连线的中点。

【主治】①偏头痛；②目赤肿痛；③齿痛，鼽衄。

【操作】平刺 0.5~0.8 寸；一指禅推法、按法、按揉法。

**5. 曲鬓**（Qūbìn **GB7**） 足少阳、足太阳经交会穴

【定位】头部，耳前鬓角发际后缘的垂线与耳尖水平线交点处。

【主治】①偏头痛，颊颔肿；②目赤肿痛，暴喑，口噤。

【操作】平刺 0.5~0.8 寸；一指禅推法、按法、按揉法。

**6. 率谷**（Shuàigǔ **GB8**）

【定位】侧头部，耳尖直上，入发际 1.5 寸。

【主治】①偏正头痛，眩晕；②耳鸣，耳聋；③小儿急、慢惊风。

【操作】平刺 0.5~0.8 寸；一指禅推法、按法、按揉法。

**7. 天冲**（Tiānchōng **GB9**）

【定位】头部，耳根后缘直上入发际 2 寸，率谷后 0.5 寸。

【主治】①头痛；②癫痫；③牙龈肿痛；④耳鸣，耳聋。

【操作】平刺 0.5~0.8 寸；一指禅推法、按法、按揉法。

**8. 浮白**（Fúbái **GB10**）

【定位】头部，耳后乳突的后上方，天冲与完骨弧形连线的上 1/3 与中 1/3 交点处。

【主治】①头痛、耳鸣、耳聋、目痛；②瘰气。

【操作】平刺0.5~0.8寸；一指禅推法、按法、按揉法。

**9. 头窍阴（Tóuqiàoyīn GB11）**

【定位】头部，乳突后上方，天冲穴与完骨穴的中1/3与下1/3的交点处。

【主治】①头痛，眩晕，颈项强痛；②耳鸣，耳聋。

【操作】平刺0.5~0.8寸；一指禅推法、按法、按揉法。

**10. 完骨（Wángǔ GB12） 足少阳、足太阳经交会穴**

【定位】头部，耳后乳突后下方凹陷中。

【主治】①癫痫，疟疾；②头痛，颈项强痛，颊肿，齿痛，咽喉肿痛，口㖞。

【操作】平刺0.5~0.8寸；一指禅推法、按法、按揉法。

**11. 本神（Běnshén GB13） 足少阳、阳维脉交会穴**

【定位】头部，前发际上0.5寸，神庭穴旁开3寸。

【主治】①癫痫，小儿惊风，中风；②头痛，眩晕。

【操作】平刺0.3~0.5寸；一指禅推法、按法、按揉法。

**12. 阳白（Yángbái GB14） 足少阳、阳维脉交会穴**

【定位】在前额部，瞳孔直上，眉上1寸。

【主治】①头痛；②目痛，视物模糊，眼睑下垂，面瘫。

【操作】平刺0.3~0.5寸；一指禅推法、按法、按揉法。

**13. 头临泣（Tóulínqì GB15） 足少阳、太阳与阳维脉交会穴**

【定位】头部，瞳孔直上入前发际0.5寸，神庭与头维连线的中点。

【主治】①头痛；②目眩，流泪，目翳；③鼻塞，鼻渊；④小儿惊风，癫痫。

【操作】平刺0.3~0.5寸；一指禅推法、按法、按揉法。

**14. 风池（Fēngchí GB20） 足少阳、阳维脉交会穴**

【定位】项部，胸锁乳突肌与斜方肌上端之间的凹陷中，平风府穴。

【主治】①中风，癫痫，眩晕，失眠；②感冒，鼻塞，衄血，目赤肿痛，口眼㖞斜；③头痛，耳鸣，耳聋；④颈项强痛。

【操作】针尖微下，向鼻尖斜刺0.8~1.2寸，或平刺透风府穴；可灸；一指禅推法、点法、按法、按揉法。

**15. 肩井（Jiānjǐng GB21） 手足少阳、足阳明与阳维脉交会穴**

【定位】肩上，大椎穴与肩峰连线的中点。

【主治】①颈项强痛，肩背疼痛，上肢不遂；②难产，胞衣不下，乳痈，乳少，乳癖；③瘰疬。

【操作】直刺0.3~0.5寸，孕妇禁针；一指禅推法、点法、按法、按揉法、弹拨法。

**16. 渊液（Yuānyè GB22）**

【定位】侧胸部，举臂，腋中线上，腋下3寸，第4肋间隙中。

【主治】①胸满，胁痛；②上肢痹痛，腋下肿。

【操作】斜刺或平刺 0.5~0.8 寸；一指禅推法、点法、按法、按揉法、弹拨法。

**17. 辄筋（Zhéjīn GB23）**

【定位】侧胸部，渊腋穴前 1 寸，第 4 肋间隙中，平两乳头。

【主治】①胸部满闷，气喘；②呕吐，吞酸；③胁痛，腋肿，肩背痛。

【操作】斜刺或平刺 0.3~0.5 寸；一指禅推法、点法、按法、按揉法、弹拨法。

**18. 日月（Rìyuè GB2） 胆募穴，足少阳、足太阴经交会穴**

【定位】上腹部，乳头直下，平第 7 肋间隙，前正中线旁开 4 寸。

【主治】①黄疸，胁肋疼痛；②呕吐，吞酸，呃逆，胃痛。

【操作】斜刺或平刺 0.5~0.8 寸；一指禅推法、点法、按法、按揉法、弹拨法。

**19. 京门（Jīngmén GB25） 肾募穴**

【定位】侧腰部，第 12 肋游离端下缘，章门后 1.8 寸。

【主治】①小便不利，水肿；②腹胀，肠鸣，腹泻，呕吐；③腰痛，胁肋痛。

【操作】直刺 0.5~1 寸；一指禅推法、点法、按法、按揉法、弹拨法。

**20. 带脉（Dàimài GB26） 足少阳、带脉交会穴**

【定位】侧腹部，第 11 肋骨游离端直下平脐处，章门穴下 1.8 寸。

【主治】①月经不调，闭经，赤白带下；②疝气，阴挺；③腰痛，胁肋痛。

【操作】直刺 0.8~1 寸；一指禅推法、点法、按法、按揉法。

**21. 五枢（Wǔshū GB27） 足少阳、带脉交会穴**

【定位】侧腹部，髂前上棘前 0.5 寸，横平脐下 3 寸。

【主治】①赤白带下，阴挺，月经不调；②疝气；③腹痛，腰胯痛；④便秘。

【操作】直刺 1~1.5 寸；一指禅推法、点法、按法、按揉法。

**22. 维道（wéidào GB28） 足少阳、带脉交会穴**

【定位】侧腹部，五枢穴前下方 0.5 寸。

【主治】①阴挺，赤白带下，月经不调；②疝气；③少腹痛，腰胯痛。

【操作】直刺或向前下方斜刺 1~1.5 寸；可灸；一指禅推法、点法、按法、按揉法。

**23. 居髎（Jūliáo GB29） 足少阳、阳蹻脉交会穴**

【定位】在髋部，髂前上棘与股骨大转子高点连线的中点处。

【主治】①腰腿疼痛，下肢痿痹；②疝气，少腹痛。

【操作】直刺 1~1.5 寸；一指禅推法、点法、按法、按揉法、弹拨法。

**24. 环跳（Huántiào GB 30） 足少阳、太阳经交会穴**

【定位】股外侧部，侧卧屈股，当股骨大转子高点与骶管裂孔连线的外 1/3 与内 2/3 交界处。

【主治】①腰腿痛，下肢痿痹；②半身不遂；③风疹。

【操作】直刺 2~3 寸；点法、按法、按揉法、弹拨法。

**25. 风市（Fēngshì GB31）**

【定位】大腿外侧正中，腘横纹上 7 寸。简便取穴法：垂手直立时，中指尖下是穴。

【主治】①下肢痿痹，麻木；②半身不遂；③遍身瘙痒，脚气。

【操作】直刺1~2寸；一指禅推法、点法、按法、按揉法、弹拨法。

**26. 中渎**（Zhōngdú　**GB32**）

【定位】大腿外侧正中，风市下2寸，或腘横纹上5寸。

【主治】①下肢痿痹，麻木；②半身不遂；③遍身瘙痒。

【操作】直刺1~2寸；一指禅推法、点法、按法、按揉法、弹拨法。

**27. 膝阳关**（Xīyángguān　**GB33**）

【定位】膝外侧，阳陵泉上3寸，股骨外上髁外上方凹陷中。

【主治】①膝腘肿痛、挛急，小腿麻木；②半身不遂；③脚气。

【操作】直刺1~1.5寸；一指禅推法、点法、按法、按揉法、弹拨法。

**28. 阳陵泉**（Yánglíngquán　**B34**）　合穴，筋会

【定位】小腿外侧，腓骨小头前下方凹陷中。

【主治】①黄疸，胁痛，口苦，呕吐，吞酸；②膝肿痛，下肢痿痹及麻木；③小儿惊风。

【操作】直刺1~1.5寸；一指禅推法、点法、按法、按揉法、弹拨法。

**29. 阳交**（Yángjiāo　**GB35**）　阳维脉郄穴

【定位】小腿外侧，外踝尖上7寸，腓骨后缘。

【主治】①惊狂，癫痫；②瘰疬；③胸胁胀满；④下肢痿痹。

【操作】直刺1~1.5寸；一指禅推法、点法、按法、按揉法、弹拨法。

**30. 外丘**（wàiqiū　**GB36**）　郄穴

【定位】小腿外侧，外踝尖上7寸，腓骨前缘。

【主治】①癫狂；②胸胁胀满；③下肢痿痹，颈项强痛；④狂犬伤毒不出。

【操作】直刺1~1.5寸；一指禅推法、点法、按法、按揉法、弹拨法。

**31. 光明**（Guāngmíng　**GB37**）　络穴

【定位】小腿外侧，外踝尖上5寸，腓骨前缘。

【主治】①目痛，夜盲，近视，弱视；②胸乳胀痛，乳少；③下肢痿痹。

【操作】直刺1~1.5寸；一指禅推法、点法、按法、按揉法。

**32. 阳辅**（Yángfǔ　**GB38**）　经穴

【定位】小腿外侧，外踝尖上4寸，腓骨前缘稍前方。

【主治】①偏头痛，目外眦痛，咽喉肿痛，腋下肿痛，胸胁满痛；②瘰疬；③下肢痿痹；④脚气。

【操作】直刺0.5~0.8寸；一指禅推法、点法、按法、按揉法、弹拨法。

**33. 悬钟**（Xuánzhōng　**GB 39**）　髓会

【定位】小腿外侧，外踝尖上3寸，腓骨前缘。

【主治】①颈项强痛，偏头痛；②咽喉肿痛，胸胁满痛；③下肢痿痹；④脚气。

【操作】直刺0.5~0.8寸；一指禅推法、点法、按法、按揉法、弹拨法。

**34. 丘墟**（Qiūxū　**GB40**）　原穴

【定位】外踝的前下方，趾长伸肌腱的外侧凹陷中。

【主治】①胸胁胀满疼痛；②下肢痿痹，外踝肿痛；③足内翻，足下垂；④脚气，疟疾。

【操作】直刺 0.5~0.8 寸；一指禅推法、点法、按法、按揉法。

**35. 足临泣**（Zúlínqì　**GB41**）　输穴，八脉交会穴（**通带脉**）

【定位】足背外侧，第 4 跖趾关节的后方，足小趾伸肌腱外侧凹陷中。

【主治】①偏头痛，目赤肿痛，目涩，胁肋痛，足跗痛；②月经不调，乳痈，乳胀；③瘰疬；④疟疾。

【操作】直刺 0.3~0.5 寸；一指禅推法、点法、按法、按揉法。

**36. 侠溪**（Xiáxī　**GB43**）　荥穴

【定位】足背外侧，第 4、5 趾间，趾蹼缘后方赤白肉际处。

【主治】①惊悸；②头痛，眩晕，颊肿，耳鸣，耳聋，目赤肿痛；③胁肋疼痛，膝股痛，足跗痛；④乳痈；⑤热病。

【操作】直刺 0.3~0.5 寸；一指禅推法、点法、按法、按揉法。

**37. 足窍阴**（Zúqiàoyīn　**GB44**）　井穴

【定位】足第 4 趾外侧趾甲根角旁开 0.1 寸。

【主治】①头痛，目赤肿痛，耳鸣，耳聋，咽喉肿痛；②胸胁痛，足跗痛；③失眠，多梦；④热病。

【操作】浅刺 0.1~0.2 寸，或点刺出血；点法、按法、按揉法。

## 十二、足厥阴肝经

### （一）经脉循行

足厥阴肝经，起于足大趾背侧毫毛部（大敦），经足背（太冲）、内踝前（在内踝上 8 寸处与足太阴相交并循行于其后侧），沿膝腘内侧上行于大腿内侧，进入阴毛中，环绕阴部，至小腹，进入体腔，属于肝，络于胆，向上通过膈肌，分布胁肋部，沿气管之后，向上入颃颡（鼻咽部），联系目系，上行出于额，与督脉交会于头顶。

目部支脉：从"目系"下向颊里，环绕唇内。

肝部支脉：从肝分出，通过膈肌，向上流注于肺，交接于手太阴肺经。

### （二）主治概要

本经腧穴主治肝胆、妇科、前阴病，以及经脉循行经过部位的其他病证。

### （三）本经常用腧穴

**1. 大敦**（Dàdūn　**LR1**）　井穴

【定位】足大趾末节外侧趾甲根角旁 0.1 寸。

【主治】①疝气，阴挺；②遗尿，癃闭，淋证；③月经不调，崩漏，经闭，阴中痛；④癫痫，善寐。

【操作】浅刺0.1~0.2寸，或点刺出血；点法、按法、按揉法。

**2. 行间**（Xíngjiān **LR2**） 荥穴

【定位】足背侧，当第1、2趾间的趾蹼缘后方赤白肉际处。

【主治】①中风，癫痫，头痛，眩晕，目赤肿痛，青盲，口㖞；②月经不调，痛经，闭经，崩漏，带下；③阴中痛，疝气；④遗尿，癃闭，淋证；⑤胸胁满痛，烦躁易怒。

【操作】直刺0.5~0.8寸；一指禅推法、点法、按法、按揉法。

**3. 太冲**（Tàichōng **LR3**） 输穴，原穴

【定位】足背侧，第1、2跖骨结合部前侧凹陷中。

【主治】①中风，癫狂痫，小儿惊风；②头痛，眩晕，耳鸣，目赤肿痛，口㖞，咽痛；③月经不调，痛经，经闭，崩漏，带下；④黄疸，胁痛，腹胀，呕逆，郁证，烦躁易怒；⑤癃闭，遗尿；⑥下肢痿痹，足跗痛。

【操作】直刺0.5~1寸；一指禅推法、点法、按法、按揉法。

**4. 中封**（Zhōngfēng **LR4**） 经穴

【定位】足背侧，足内踝前1寸，胫骨前肌腱内缘凹陷中。

【主治】①疝气；②遗精；③小便不利；④腰痛，腹痛，内踝肿痛。

【操作】直刺0.5~0.8寸；一指禅推法、点法、按法、按揉法、弹拨法。

**5. 蠡沟**（Lígōu **LR5**） 络穴

【定位】小腿内侧，内踝尖上5寸，胫骨内侧面的中央。

【主治】①月经不调，赤白带下，阴挺，阴痒；②小便不利，遗尿；③疝气，睾丸肿痛。

【操作】平刺0.5~0.8寸；一指禅推法、点法、按法、按揉法、弹拨法。

**6. 中都**（Zhōngdū **LR6**） 郄穴

【定位】小腿内侧，内踝尖上7寸，胫骨内侧面的中央。

【主治】①疝气，小腹痛；②崩漏，恶露不尽；③泄泻；④胁痛，下肢痿痹。

【操作】平刺0.5~0.8寸；一指禅推法、点法、按法、按揉法、弹拨法。

**7. 曲泉**（Qūquán **LR8**） 合穴

【定位】膝内侧，屈膝，当膝内侧横纹头上方，半腱肌、半膜肌止点前缘凹陷中。

【主治】①月经不调，痛经，带下，阴挺，阴痒，产后腹痛；②遗精，阳痿，疝气；③小便不利；③膝股肿痛，下肢痿痹。

【操作】直刺1~1.5寸；一指禅推法、点法、按法、按揉法、弹拨法。

**8. 阴包**（Yīnbāo **LR9**）

【定位】大腿内侧，股骨内上髁上4寸，股内收肌与缝匠肌之间。

【主治】①月经不调；②小便不利，遗尿；③腰骶痛引少腹。

【操作】直刺1~2寸；一指禅推法、点法、按法、按揉法、弹拨法。

**9. 足五里**（Zúwǔlǐ **LR10**）

【定位】大腿内侧，气冲直下3寸，大腿根部，耻骨结节下方。

【主治】①少腹痛；②小便不利，阴挺，睾丸肿痛，阴囊湿痒；③瘰疬。

【操作】直刺1～1.5寸；一指禅推法、点法、按法、按揉法、弹拨法。

**10. 阴廉（Yīnlián　LR11）**

【定位】大腿内侧，气冲直下2寸，大腿根部，耻骨结节下方。

【主治】①月经不调，带下；②小腹痛。

【操作】直刺1～2寸；一指禅推法、点法、按法、按揉法、弹拨法。

**11. 急脉（Jímài　LR12）**

【定位】耻骨结节外侧，前正中线旁开2.5寸，当气冲穴外下方腹股沟处。

【主治】①少腹痛，疝气；②阴挺，阴茎痛，外阴肿痛。

【操作】避开动脉，直刺0.5～0.8寸；一指禅推法、点法、按法、按揉法、弹拨法。

**12. 章门（Zhāngmén　LR13）　脏会，脾募穴，足厥阴、足少阳经交会穴**

【定位】侧腹部，第11肋游离端的下方。

【主治】①腹痛，腹胀，腹泻，呕吐；②胁痛，黄疸。

【操作】直刺0.8～1寸；一指禅推法、点法、按法、按揉法。

**13. 期门（Qīmén　LR14）　肝募穴，足厥阴、足太阴与阴维脉交会穴**

【定位】胸部，乳头直下，平第6肋间隙，前正中线旁开4寸。

【主治】①胸胁胀痛，呕吐，吞酸，呃逆，腹胀，泄泻；②郁证；③乳痈，乳癖。

【操作】斜刺或平刺0.5～0.8寸；一指禅推法、点法、按法、按揉法。

# 第二节　奇经八脉

奇经八脉是指十二正经之外"别道奇行"的八条经脉，包括督脉、任脉、冲脉、带脉、阴维脉、阳维脉、阴跷脉、阳跷脉。"奇"，即奇异之意，指这八条经脉的分布和作用均有别于十二经脉。

## 一、督脉

### （一）经脉循行

督脉，起始于小腹内（胞中），下出于会阴部，向后经长强穴，向上行于脊柱正中，至项后风府，入属于脑，上行至颠顶，循额后，下行于鼻柱，经素髎、水沟，会于足阳明，止于上唇内龈交穴。

### （二）主治概要

本经腧穴主治神志病，热病，腰骶、项背、头部等局部病证及相应的内脏病证。

### （三）本经常用腧穴

**1. 长强（Chángqiáng　DU1）　络穴**

【定位】尾骨端下，当尾骨端与肛门连线的中点处。

【主治】①泄泻，痢疾，便秘，痔疮，脱肛；②癫狂痫，瘰疬；③腰脊、骶尾疼痛。

【操作】针尖向上紧贴尾骨前骨面斜刺 0.5 ~ 1 寸，不宜直刺；揉法、按揉法。

**2. 腰俞（Yāoshū　DU2）**

【定位】后正中线上，正当骶管裂孔处。

【主治】①便秘，痔疮，脱肛；②月经不调，经闭；③腰脊痛，下肢痿痹；④癫痫。

【操作】向上斜刺 0.5 ~ 1 寸；一指禅推法、点法、按法、按揉法。

**3. 腰阳关（Yāoyángguān　DU3）**

【定位】后正中线上，第 4 腰椎棘突下凹陷中，约与髂嵴高点连线相平。

【主治】①腰骶疼痛，下肢痿痹；②月经不调，带下病；③遗精，阳痿。

【操作】直刺 0.5 ~ 1 寸；一指禅推法、点法、按法、按揉法。

**4. 命门（Mìngmén　DU4）**

【定位】后正中线上，第 2 腰椎棘突下凹陷中。

【主治】①腰痛，下肢痹痛；②月经不调，赤白带下，痛经，不孕；③遗精，阳痿，早泄，不育，尿频；④小腹冷痛，泄泻。

【操作】向上斜刺 0.5 ~ 1 寸；一指禅推法、点法、按法、按揉法。

**5. 悬枢（Xuánshū　DU5）**

【定位】后正中线上，第 1 腰椎棘突下凹陷中。

【主治】①腰脊强痛；②腹痛，肠鸣，泄泻，痢疾。

【操作】直刺 0.5 ~ 1 寸；一指禅推法、点法、按法、按揉法。

**6. 脊中（Jǐzhōng　DU6）**

【定位】后正中线上，第 11 胸椎棘突下凹陷中。

【主治】①癫痫；②黄疸，小儿疳积；③泄泻，痔疾，脱肛；④腰脊痛。

【操作】斜刺 0.5 ~ 1 寸；一指禅推法、点法、按法、按揉法。

**7. 中枢（Zhōngshū　DU7）**

【定位】后正中线上，第 10 胸椎棘突下凹陷中。

【主治】①黄疸；②腹胀，呕吐，胃痛，食欲不振；③腰背疼痛；④癫痫。

【操作】斜刺 0.5 ~ 1 寸；一指禅推法、点法、按法、按揉法。

**8. 筋缩（Jīnsuō　DU8）**

【定位】后正中线上，第 9 胸椎棘突下凹陷中。

【主治】①癫狂痫，抽搐；②脊强，筋挛拘急；③胃痛。

【操作】斜刺 0.5 ~ 1 寸；一指禅推法、点法、按法、按揉法。

**9. 至阳（Zhìyáng　DU9）**

【定位】后正中线上，第 7 胸椎棘突下凹陷中。

【主治】①黄疸，胸胁胀痛；②咳嗽，痰喘；③腰背疼痛，脊强；④胃痛。

【操作】斜刺 0.5 ~ 1 寸；一指禅推法、点法、按法、按揉法。

**10. 灵台（Língtái　DU10）**

【定位】后正中线上，第 6 胸椎棘突下凹陷中。

【主治】①咳嗽，痰喘；②脊项强痛；③疔疮；④胃痛。

【操作】斜刺0.5~1寸；一指禅推法、点法、按法、按揉法。

**11. 神道（Shéndào　DU11）**

【定位】后正中线上，第5胸椎棘突下凹陷中。

【主治】①心痛，心悸，失眠，健忘，中风不语，痫证；②咳嗽，痰喘；③腰脊强痛，肩背痛。

【操件】斜刺0.5~1寸；一指禅推法、点法、按法、按揉法。

**12. 身柱（Shēnzhù　DU12）**

【定位】后正中线上，第3胸椎棘突下，约与两侧肩胛冈高点相平。

【主治】①身热，痰喘咳嗽，头痛；②癫狂痫；③脊背强痛；④疔疮。

【操作】斜刺0.5~1寸；一指禅推法、点法、按法、按揉法。

**13. 陶道（Táodào　DU13）**

【定位】后正中线上，第1胸椎棘突下凹陷中。

【主治】①热病，疟疾，恶寒发热，痰喘咳嗽；②骨蒸潮热；③癫狂；④头痛，脊强。

【操作】斜刺0.5~1寸；一指禅推法、点法、按法、按揉法。

**14. 大椎（Dàzhuī　DU14）　督脉、手足三阳经交会穴**

【定位】后正中线上，第七颈椎棘突下凹陷中。

【主治】①热病，疟疾，感冒，气喘；②骨蒸潮热；③癫痫，小儿惊风；④头项强痛，脊痛；⑤风疹，痤疮。

【操作】斜刺0.5~1寸；一指禅推法、点法、按法、按揉法、捏挤法。

**15. 哑门（Yǎmén　DU15）　督脉、阳维脉交会穴**

【定位】项部，第1颈椎下，后发际正中直上0.5寸。

【主治】①暴喑，舌强不语；②癫狂痫，癔症；③头痛，颈项强痛。

【操作】正坐，头微前倾，颈项放松，向下颌方向缓慢刺入0.5~1寸；一指禅推法、点法、按法、按揉法。

**16. 风府（Fēngfǔ　DU16）　督脉、阳维脉交会穴**

【定位】正坐，头微前倾，后正中线上，后发际上1寸。

【主治】①中风，半身不遂，癫狂；②头痛，眩晕，咽喉肿痛，失瘖，目痛，鼻衄；④颈项强痛。

【操作】正坐位，头微前倾，颈项放松，向下颌方向缓慢刺入0.5~1寸；一指禅推法、点法、按法、按揉法。

**17. 脑户（Nǎohù　DU7）　督脉、足太阳经交会穴**

【定位】头正中线上，风府穴直上1.5寸，枕外隆突上缘凹陷中。

【主治】①头痛，眩晕；②失瘖；③癫痫；④颈项强痛。

【操作】平刺0.5~0.8寸；一指禅推法、按法、按揉法。

**18. 强间（Qiángjiān　DU18）**

【定位】头正中线上，脑户穴直上1.5寸（后正中发际上4寸），当风府穴与百会穴连线的中点处。

【主治】①头痛，眩晕，项强；②癫狂，不寐。

【操作】平刺 0.5～0.8 寸；一指禅推法、按法、按揉法。

**19. 后顶（Hòudǐng　DU19）**

【定位】头正中线上，脑户穴直上 3 寸，或百会穴直后 1.5 寸。

【主治】①头痛，眩晕；②癫狂痫；③颈项强痛。

【操作】平刺 0.5～0.8 寸；一指禅推法、按法、按揉法。

**20. 百会（Bǎihuì　DU20）　督脉、足太阳经交会穴**

【定位】头正中线上，前额发际直上 5 寸，或当头部正中线与两耳尖连线的交点处。

【主治】①中风失语，失眠，健忘，癫狂痫，癔症；②头痛，眩晕，耳鸣，耳聋；④脱肛，遗尿，久泻，阴挺，胃下垂。

【操作】平刺 0.5～1 寸；一指禅推法、按法、按揉法。

**21. 前顶（Qiándǐng　DU21）**

【定位】头正中线上，前发际直上 3.5 寸，即百会穴前 1.5 寸处。

【主治】①头痛，眩晕，目赤肿痛；②鼻渊；③癫狂痫；④中风，偏瘫。

【操作】平刺 0.3～0.5 寸；一指禅推法、按法、按揉法。

**22. 囟会（Xìnhuì　DU22）**

【定位】头正中线上，前额发际直上 2 寸。

【主治】①头痛，眩晕；②鼻渊，鼻衄；③癫狂痫。

【操作】平刺 0.3～0.5 寸，小儿前囟未闭者禁针；一指禅推法、按法、按揉法、摩法。

**23. 上星（Shàngxīng　DU23）**

【定位】头正中线上，前额发际直上 1 寸。

【主治】①目痛，鼻渊，鼻衄；②热病，疟疾；③癫狂；④眩晕，头痛。

【操作】平刺 0.5～0.8 寸；一指禅推法、按法、按揉法。

**24. 神庭（Shéntíng　DU24）　督脉、足太阳、足阳明经交会穴**

【定位】头正中线上，前额发际正中直上 0.5 寸。

【主治】①目痛，流泪，鼻渊，鼻衄；②不寐；③癫痫；④眩晕，头痛。

【操作】平刺 0.3～0.5 寸；一指禅推法、按法、按揉法。

**25. 素髎（Sùliáo　DU25）**

【定位】面部，鼻尖正中央。

【主治】①昏迷，惊厥，窒息，休克；②鼻塞，鼻渊，鼻衄；③目痛，流泪。

【操作】向上斜刺 0.3～0.5 寸，或点刺出血；一般不灸；揉法。

**26. 水沟（Shuǐgōu　DU26）　督脉、手阳明经、足阳明经交会穴**

【定位】面部，在人中沟的上 1/3 与下 2/3 交点处。

【主治】①昏迷，晕厥，中风，中暑，休克，急慢惊风；②癫狂痫；③鼻渊，鼻衄，面肿，口喎，齿痛；③扭腰闪挫，腰脊强痛。

【操作】向上斜刺 0.3～0.5 寸；不宜灸；掐法、按法、按揉法。

**27. 兑端（Duìduān DU27）**

【定位】面部，上唇正中的尖端，人中沟皮肤与红唇移行部。

【主治】①休克，昏迷，昏厥，癫痫，癔症；②口喝，齿龈肿痛，鼻塞，鼻衄。

【操作】向上斜刺 0.2～0.3 寸；不宜灸；一指禅推法、按法、按揉法。

**28. 龈交（Yínjiāo DU28）**

【定位】上唇内，唇系带与齿龈相互连接处。

【主治】①齿龈肿痛，鼻衄，鼻塞；②癫痫；③腰脊疼痛；④痔疮。

【操作】向上斜刺 0.2～0.3 寸，或点刺出血；不灸；不适于推拿手法操作。

## 二、任脉

### （一）经脉循行

任脉起始于小腹内（胞中），下出会阴，向前向上行于阴毛部，在腹内沿前正中线上行，行经关元等穴至咽喉部，再上行环绕口唇，经过面部，进入目眶下，联系于目。

### （二）主治概要

本经腧穴主治胸、腹、颈、头面、咽喉等局部病证和相应的内脏病证，部分腧穴有强壮保健作用，少数穴位可用于神志病的治疗。

### （三）本经常用腧穴

**1. 会阴（Huìyīn RN1）**

【定位】会阴部，男性在阴囊根部与肛门连线的中点；女性在大阴唇后联合与肛门连线的中点。

【主治】①窒息，昏迷，癫狂痫；②阳痿，遗精，阴痛，阴痒，脱肛，阴挺，痔疮；③月经不调；④小便不利，遗尿。

【操作】直刺 0.5～1 寸，孕妇慎用；按法、按揉法。

**2. 曲骨（Qūgǔ RN2）**

【定位】前正中线上，脐下 5 寸，耻骨联合上缘中点处。

【主治】①小便不利，遗尿；②阳痿，遗精，阴囊湿疹；③月经不调，痛经，带下。

【操作】直刺 0.5～1 寸，孕妇禁用；一指禅推法、点法、按法、按揉法。

**3. 中极（Zhōngjí RN3） 膀胱募穴**

【定位】下腹部，前正中线上，脐下 4 寸。

【主治】①遗尿，癃闭；②遗精，阳痿，疝气；③月经不调，崩漏，阴挺，产后恶露不尽，带下。

【操作】直刺 1～1.5 寸，孕妇禁用；一指禅推法、点法、按法、按揉法。

**4. 关元（Guānyuán RN） 小肠募穴，任脉、足三阴经交会穴**

【定位】下腹部，前正中线上，脐下 3 寸。

【主治】①中风脱证，虚劳羸瘦，劳怠无力；②腹痛，疝气；③泄泻，痢疾，脱肛；④癃闭，尿频；⑤遗精，阳痿，早泄，不育；⑥月经不调，痛经，经闭，崩漏，带下，阴挺，不孕，恶露不尽，胞衣不下。

【操作】直刺1～2寸，孕妇慎用；一指禅推法、点法、按法、按揉法、振法。

**5. 石门（Shímén RN5） 三焦募穴**

【定位】下腹部，前正中线上，脐下2寸。

【主治】①腹胀，泄泻，痢疾，脐周痛；②疝气；③水肿，小便不利；④遗精，阳痿；⑤带下，崩漏，产后恶露不尽。

【操作】直刺1～2寸，孕妇慎用；一指禅推法、点法、按法、按揉法。

**6. 气海（Qìhǎi RN6）**

【定位】下腹部，前正中线上，脐下1.5寸。

【主治】①中风脱证，虚劳羸瘦，劳怠无力；②腹痛，疝气；③泄泻，痢疾，便秘，脱肛；④尿频，遗尿；⑤遗精，阳痿，早泄，不育；⑥月经不调，痛经，经闭，崩漏，带下，阴挺，不孕。

【操作】直刺0.5～1寸，孕妇慎用；一指禅推法、点法、按法、按揉法、振法。

**7. 阴交（Yīnjiāo RN7）**

【定位】下腹部，前正中线上，脐下1寸。

【主治】①腹痛，泄泻；②水肿，小便不利；③月经不调，崩漏，带下；④疝气。

【操作】直刺1～2寸；一指禅推法、点法、按法、按揉法。

**8. 神阙（Shénquē RN8）**

【定位】腹中部，脐中央。

【主治】①虚脱，中风脱证；②腹痛，腹胀，久泻，痢疾，虚秘，脱肛；③水肿，小便不利。

【操作】禁针；宜灸；摩法、揉法、振法。

**9. 水分（Shuǐfēn RN9）**

【定位】上腹部，前正中线上，脐上1寸。

【主治】①水肿，腹胀，小便不利；②腹痛，泄泻，反胃吐食。

【操作】直刺1～1.5寸；宜灸；一指禅推法、点法、按法、按揉法。

**10. 下脘（Xiàwǎn RN10）**

【定位】上腹部，前正中线上，脐上2寸。

【主治】①腹痛，腹胀，泄泻，呕吐，食谷不化，小儿疳积；②虚肿，消瘦。

【操作】直刺1～2寸；一指禅推法、点法、按法、按揉法。

**11. 建里（Jiànlǐ RN11）**

【定位】上腹部，前正中线上，脐上3寸。

【主治】①胃痛，呕吐，食欲不振，腹胀，肠鸣，腹痛；②水肿。

【操作】直刺1～1.5寸；一指禅推法、点法、按法、按揉法。

**12. 中脘（Zhōngwǎn RNI2） 胃募穴，腑会，任脉、手太阳、足阳明经交会穴**

【定位】上腹部，前正中线上，脐上4寸，即脐与剑突连线的中点处。

【主治】①胃痛，腹胀，食不消化，纳呆，呕吐，吞酸，呃逆；②黄疸；③癫痫，不寐。

【操作】直刺 1 ~ 1.5 寸；一指禅推法、点法、按法、按揉法、振法。

**13. 上脘（Shàngwǎn　RN13）　任脉、于太阳、少阳、足阳明经交会穴**

【定位】上腹部，前正中线上，脐上 5 寸。

【主治】①胃痛，呕吐，呃逆，腹胀，食不消化；②癫痫。

【操作】直刺 1 ~ 1.5 寸；一指禅推法、点法、按法、按揉法。

**14. 巨阙（Jùquē　RN14）　心募穴**

【定位】上腹部，前正中线上，脐上 6 寸，即胸剑联合下 2 寸。

【主治】①癫狂痫；②胸痛，心悸；③胃痛，呕吐，吞酸。

【操作】向下斜刺 0.3 ~ 0.6 寸；一指禅推法、点法、按法、按揉法。

**15. 鸠尾（Jiūwěi　RNl5）　络穴**

【定位】上腹部，前正中线上，脐上 7 寸；即剑突下，胸剑联合下 1 寸。

【主治】①癫狂痫；②胸闷，心悸；③呕吐，噎膈，腹胀，呃逆。

【操作】直刺 0.5 ~ 1 寸；一指禅推法、点法、按法、按揉法。

**16. 中庭（Zhōngtíng　RN16）**

【定位】胸部，前正中线上，平第 5 肋间，胸剑联合的中点处。

【主治】①胸胁胀满，噎膈，呕吐；②心痛，心悸。

【操作】直刺 0.3 ~ 0.5 寸；一指禅推法、点法、按法、按揉法。

**17. 膻中（Dànzhōng　RN17）　心包募穴，气会**

【定位】胸部，前正中线上，平第 4 肋间隙；或两乳头连线与前正中线的交点处。

【主治】①咳嗽，气短，喘息，胸闷，心痛；②产后乳少，乳痈，乳癖；③呕吐，噎膈，呃逆。

【操作】直刺或平刺 0.3 ~ 0.5 寸；一指禅推法、推法、按法、按揉法。

**18. 玉堂（Yùtáng　RNl8）**

【定位】胸部，前正中线上，平第 3 肋间隙。

【主治】①咳嗽，气喘，胸闷，胸痛；②恶心，呕吐。

【操作】直刺或平刺 0.3 ~ 0.5 寸；一指禅推法、按法、按揉法。

**19. 华盖（Huágài　RN20）**

【定位】胸部，前正中线上，胸骨角的中点处，平第 1 肋间隙。

【主治】①咳嗽，痰喘，胸痛，胸闷；②咽喉肿痛。

【操作】平刺 0.3 ~ 0.5 寸；一指禅推法、按法、按揉法。

**20. 璇玑（Xuánjī　RN21）**

【定位】胸部，前正中线上，胸骨柄的中央。

【主治】①咳嗽，痰喘，胸痛；②咽喉肿痛；③积食。

【操作】直刺或平刺 0.3 ~ 0.5 寸；一指禅推法、按法、按揉法。

**21. 天突（Tiāntū　RN22）　任脉、阴维脉交会穴**

【定位】颈部，胸骨上窝中央。

【主治】①咳嗽，哮喘，胸痛；②瘿气，梅核气，噎膈；③咽喉肿痛，暴瘖。

【操作】先直刺 0.2～0.3 寸，然后将针尖向下，紧靠胸骨柄后方刺入 1～1.5 寸；一般不灸；按揉法。

**22. 廉泉**（Liánquán　**RN23**）　**任脉、阴维脉交会穴**

【定位】颈部，微仰头，在喉结上方，当舌骨体上缘的中点处。

【主治】①中风失语，暴瘖，吞咽困难，舌纵流涎；②口舌生疮，咽喉肿痛。

【操作】向舌根斜刺 0.5～0.8 寸；一般不灸；按揉法。

**23. 承浆**（Chéngjiāng　**RN24**）　**任脉、足阳明经交会穴**

【定位】面部，颏唇沟正中凹陷处。

【主治】①口㖞，唇紧，齿龈肿痛，流涎；②口舌生疮，暴瘖；③癫痫。

【操作】斜刺 0.3～0.5 寸；一般不灸；揉法、按揉法、一指禅推法。

## 三、冲脉

### （一）经脉循行

冲脉起始于小腹内（胞中），下出于会阴部，向上贯行于脊柱内；其外行者经气街（气冲）与足少阴经交会，沿着腹部两侧，上行至胸中而散布，并向上经咽喉，环绕口唇，到目眶下。

### （二）主要病症

月经失调、不孕不育、遗尿等病症及逆气上冲，如心痛、心烦、胸闷胁胀等症。

### （三）交会腧穴

会阴、阴交（任脉），气冲（足阳明胃经），横骨、大赫、气穴、四满、中注、肓俞、商曲、石关、阴都、通谷、幽门（足少阴肾经）。

## 四、带脉

### （一）经脉循行

带脉起始于季胁部（章门），斜向下行到带脉、五枢、维道穴，横行绕身一周，环行于腰腹部。

### （二）主要病症

月经不调、带下、崩漏、阳痿、遗精、腰部酸软、腹痛引腰脊、下肢不利等。

### （三）交会腧穴

带脉、五枢、维道（足少阳胆经）。

## 五、阴维脉

### （一）经脉循行

阴维脉起始于小腿内侧各阴经的交会穴，沿大腿内侧上行至腹部，与足太阴经相合，上行过胸部，抵于颈部（天突、廉泉），与任脉相会。

**（二）主要病症**

心腹痛、胸胁痛、腰痛等。

**（三）交会腧穴**

筑宾（足少阴肾经），府舍、大横、腹哀（足太阴脾经），期门（足厥阴肝经），天突、廉泉（任脉）。

## 六、阳维脉

**（一）经脉循行**

阳维脉起始于外踝下各阳经的交会穴，与足少阳经并行上至髋关节部，经胁肋后外侧，从腋后上肩，经颈部、耳后，绕行至前额，再到项后，会合于督脉。

**（二）主要病症**

寒热、头痛、目眩、腰痛等。

**（三）交会腧穴**

金门（足太阳膀胱经），阳交（足少阳胆经），臑俞（手太阳小肠经），天髎（手少阳三焦经），肩井（足少阳胆经），头维（足阳明胃经），本神、阳白、头临泣、目窗、正营、承灵、脑空、风池（足少阳胆经），风府、哑门（督脉）。

## 七、阴跷脉

**（一）经脉循行**

阴跷脉起于内踝下（照海穴），沿内踝后直上小腿、大腿的内侧，经过前阴部，向上沿腹部、胸部内侧，进入锁骨上窝（缺盆），上经人迎的前面，经鼻旁，到达目内眦，与足太阳膀胱经和阳跷脉相会合。

**（二）主要病症**

失眠、嗜睡及肢体筋脉内侧面痉挛、拘急而外侧面弛缓之症。

**（三）交会腧穴**

照海、交信（足少阴肾经），睛明（足太阳膀胱经）。

## 八、阳跷脉

**（一）经脉循行**

阳跷脉起于外踝下（申脉），沿外踝后上行，经小腿、大腿外侧，再向上经过腹部、胸部的侧面，上肩，过颈部外侧，上挟口角，到达目内眦，再沿足太阳膀胱经上额，与足少阳经合于风池。

**（二）主要病症**

失眠、嗜睡及肢体筋脉见外侧面痉挛、拘急而内侧面弛缓之症。

### （三）交会腧穴

申脉、仆参、跗阳（足太阳膀胱经），居髎（足少阳胆经），臑俞（手太阳小肠经），肩髃、巨骨（手阳明大肠经），天髎（手少阳三焦经），地仓、居髎、承泣（足阳明胃经），睛明（足太阳膀胱经）。

# 第三节　十五络脉

**1. 列缺——手太阴络脉**　手太阴络脉，名曰列缺，起于腕关节上方 1.5 寸处的分肉之间，走向手阳明经脉，与手太阴本经并行，直入手掌中，散布于大鱼际部。其病：实证为手腕和手掌部灼热；虚证张口出气、尿频、遗尿。可取它的络穴列缺治疗。

**2. 偏历——手阳明络脉**　手阳明络脉，名曰偏历，在腕关节后 3 寸处分出，走向手太阴肺经；其支脉向上沿着臂膊，经肩髃穴上行到下颌角，遍布于牙齿根部；另一支脉进入耳中，合于该部所聚的各条经脉。其病：实证为龋齿痛、耳聋；虚证为齿冷、胸膈闭阻不畅。可取它的络穴偏历治疗。

**3. 丰隆——足阳明络脉**　足阳明络脉，名曰丰隆，在外踝上 8 寸处分出，走向足太阴脾经；其支脉沿着胫骨外缘上行联络于头项部（会大椎），与各经的脉气相会合，向下联络于咽喉部。其病：气逆则见突然音哑。实证为癫狂之疾，虚证为下肢弛缓无力。可取它的络穴丰隆治疗。

**4. 公孙——足太阴络脉**　足太阴络脉，名曰公孙，在足大趾本节后 1 寸处分出，走向足阳明胃经；其支脉进入腹腔，联络于肠胃。其病：气上逆则生霍乱，上吐下泻。实证见腹内绞痛，虚证见腹部胀气。可取它的络穴公孙治疗。

**5. 通里——手少阴络脉**　手少阴络脉，名曰通里，在腕关节后 1 寸处分出上行，沿着手少阴本经进入心中，向上联系舌根部，归属于眼与脑相连的系带。其病：实证见胸中支撑胀满，虚证见不能言语。可取它的络穴通里治疗。本络走向手太阳小肠经脉。

**6. 支正——手太阳络脉**　手太阳络脉，名曰支正，在腕关节后 5 寸处，向内侧注入手少阴心经；其支脉上行经肘部，上络于肩髃穴。其病：实证见关节弛缓、肘部痿废不用；虚证见皮肤赘生小疣。可取它的络穴支正治疗。

**7. 飞扬——足太阳络脉**　足太阳络脉，名曰飞扬，在外踝上 7 寸处分出，走向足少阴肾经。其病：实证见鼻塞流涕、头背部疼痛，虚证见鼻流清涕、鼻出血。可取它的络穴飞扬治疗。

**8. 大钟——足少阴络脉**　足少阴络脉，名曰大钟，在内踝后绕行足跟部，走向足太阳膀胱经。其支脉与足少阴本经并行向上到达心包下，外行贯穿腰脊。其病：脉气厥逆则发生心胸烦闷。实证见小便不通，虚证见腰痛。可取它的络穴大钟治疗。

**9. 内关——手厥阴络脉**　手厥阴络脉，名曰内关，在腕关节后 2 寸处发出于两筋之间，分支走向手少阳三焦经，并沿着手厥阴本经向上联系于心包，散络于心系。其病：实证见心痛，虚证见心中烦乱。可取它的络穴内关治疗。

**10. 外关——手少阳络脉**　手少阳络脉，名曰外关，在腕关节后 2 寸处分出，绕行于肩髆的外侧，上行进入胸中，会合于心包。其病：实证见肘部拘挛，虚证见肘部弛缓不收。可取它的络穴外关治疗。

**11. 光明——足少阳络脉**　足少阳络脉，名曰光明，在外踝上 5 寸处分出，走向足厥阴肝经，向下联络于足背。其病：实证见足胫部厥冷，虚证见足软无力不能行走、坐而不能起立。可取它的络穴光明治疗。

**12. 蠡沟——足厥阴络脉**　足厥阴络脉，名曰蠡沟，在内踝上 5 寸处分出，走向足少阳胆经；其支脉经过胫部上行至睾丸部，结于阴茎处。其病：气厥逆则发生睾丸肿胀，突发疝气。实证见阳强不倒，虚证见阴部暴痒。可取它的络穴蠡沟治疗。

**13. 长强——督脉之络**　督脉之络脉，名曰长强，夹脊骨上行至项部，散布于头上；再向下到两肩胛之间，分左右别行于足太阳膀胱经，深入贯穿于脊膂中。其病：实证见脊柱强直，虚证为头重、旋摇不定。可取它的络穴长强治疗。

**14. 鸠尾——任脉之络**　任脉之络脉，名曰鸠尾（也称尾翳），从鸠尾向下，散布于腹部。其病：实证见腹部皮肤疼痛，虚证见腹部皮肤瘙痒。可取它的络穴鸠尾治疗。

**15. 大包——脾之大络**　脾之大络，名曰大包，在渊腋穴下 3 寸处发出，散布于胸胁部。其病：实证见一身尽痛，虚证见周身肌肉关节松弛无力。可取它的络脉大包治疗。

# 第四节　经外奇穴

## 一、头颈部穴

**1. 四神聪**（Sìshéncōng　**EX – HN1**）
【定位】在顶部，当百会前后左右各 1 寸，共 4 穴。
【主治】①头痛，眩晕，失眠，健忘，癫痫；②目疾。
【操作】平刺 0.5 ~ 0.8 寸；按法、按揉法。

**2. 印堂**（Yìntáng　**EX – HN3**）
【定位】在两眉头连线的中点处。
【主治】①头痛，眩晕，失眠，小儿惊风；②鼻渊，鼻衄。
【操作】平刺 0.5 ~ 0.8 寸；按法、按揉法、一指禅推法。

**3. 鱼腰**（Yúyāo　**EX – HN4**）
【定位】在额部，瞳孔直上，眉毛中。
【主治】①眉棱骨痛；②眼睑瞤动，眼睑下垂，目赤肿痛，目翳；③口眼㖞斜。
【操作】平刺 0.3 ~ 0.5 寸；抹法、按法、按揉法。

**4. 上明**（Shàngmíng）
【定位】在额部，眉弓中点，眶上缘下。
【主治】目疾。

【操作】轻压眼球向下，向眶缘缓慢直刺 0.5 ~ 1.5 寸，不提插；按法、按揉法。

5. 太阳（Tàiyáng　EX – HN5）

【定位】在颞部，当眉梢与目外眦之间，向后约一横指的凹陷处。

【主治】①头痛；②目疾；③面瘫。

【操作】直刺或斜刺 0.3 ~ 0.5 寸，或点刺出血；按法、按揉法。

6. 耳尖（Erjiān　EX – HN6）

【定位】在耳郭的上方，当折耳向前，耳郭上方的尖端处。

【主治】①目疾；②头痛；③咽喉肿痛。

【操作】直刺 0.1 ~ 0.2 寸；掐法。

7. 球后（Qiúhòu　EX – HN7）

【定位】在面部，当眶下缘外 1/4 与内 3/4 交界处。

【主治】目疾。

【操作】轻压眼球向上，向眶缘缓慢直刺 0.5 ~ 1.5 寸，不提插。

8. 上迎香（Shàngyíngxiāng　EX – HN8）

【定位】在面部，当鼻翼软骨与鼻甲的交界处，近鼻唇沟上端处。

【主治】鼻渊，鼻部疮疖。

【操作】向内上方平刺 0.3 ~ 0.5 寸；按法、按揉法。

9. 内迎香（Nèiyíngxiāng　EX – HN9）

【定位】在鼻孔内，当鼻翼软骨与鼻甲交界的粘膜上。

【主治】①目赤肿痛，热病，中暑；②鼻疾，喉痹；③眩晕。

【操作】用三棱针点刺出血。

10. 夹承浆（Jiáchéngjiāng）

【定位】在面部，承浆穴旁开 1 寸处。

【主治】齿龈肿痛，口㖞。

【操作】斜刺或平刺 0.3 ~ 0.5 寸；按法、按揉法。

11. 金津、玉液（Jīnjīn、Yùyè　EX – HN12，EX – HN13）

【定位】在口腔内，当舌系带两侧静脉上，左为金津，右为玉液。

【主治】①口疮，舌强，舌肿；②呕吐，消渴。

【操作】点刺出血。

12. 牵正（Qiānzhèng）

【定位】在面颊部，耳垂前 0.5 ~ 1 寸处。

【主治】口㖞，口疮。

【操作】向前斜刺 0.5 ~ 0.8 寸；按法、按揉法。

13. 翳明（Yìmíng　EX – HN14）

【定位】在项部，当翳风后 1 寸。

【主治】①头痛，眩晕，失眠；②目疾，耳鸣。

【操作】直刺 0.5 ~ 1 寸；按法、按揉法。

**14. 安眠**（Ānmián）

【定位】在项部，当翳风穴与风池穴连线的中点。

【主治】①失眠，头痛，眩晕；②心悸；③癫狂。

【操作】直刺0.8~1.2寸；按法、按揉法。

## 二、胸腹部穴

**1. 子宫**（Zǐgōng　EX－CA1）

【定位】在下腹部，当脐中下4寸，中极旁开3寸。

【主治】①阴挺；②月经不调，痛经，崩漏；③不孕。

【操作】直刺0.8~1.2寸；一指禅推法、按法、按揉法。

**2. 三角灸**（Sānjiǎojiǔ）

【定位】以患者两口角之间的长度为一边，作等边三角形，将顶角置于患者脐心，底边呈水平线，两底角处是该穴。

【主治】疝气，腹痛。

【操作】艾炷灸5~7壮。

## 三、背部穴

**1. 定喘**（Dìngchuǎn　EX－B1）

【定位】在背部，当第7颈椎棘突下，旁开0.5寸。

【主治】①哮喘，咳嗽；②肩背痛，落枕。

【操作】直刺0.5~0.8寸；按法、按揉法。

**2. 夹脊**（Jiájǐ　EX－B2）

【定位】在背腰部，当第1胸椎至第5腰椎棘突下两侧，后正中线旁开0.5寸，一侧17穴，左右共34穴。

【主治】适应范围较广，其中上胸部的穴位治疗心肺、上肢疾病；下胸部的穴位治疗胃肠疾病；腰部的穴位治疗腰腹及下肢疾病。

【操作】直刺0.3~0.5寸，或用梅花针叩刺；按法、按揉法。

**3. 胃脘下俞**（Wèiwǎnxiàshū　EX－B3）

【定位】在背部，当第8胸椎棘突下，旁开1.5寸。

【主治】①胃痛，腹痛，胸胁痛；②消渴。

【操作】斜刺0.3~0.5寸；一指禅推法、拨法、按法、按揉法。

**4. 痞根**（Pǐgēn　EX－B4）

【定位】在腰部，第1腰椎棘突下，旁开3.5寸。

【主治】腰痛，痞块。

【操作】直刺0.5~1寸；可灸；按法，按揉法。

**5. 腰眼**（Yāoyǎn　EX－B7）

【定位】在腰部，当第4腰椎棘突下，旁开约3.5寸凹陷中。

【主治】①腰痛；②月经不调，带下；③虚劳。

【操作】直刺 1～1.5 寸；一指禅推法、按法、按揉法。

**6. 十七椎**（Shíqīzhuī　EX－B8）

【定位】在腰部，当后正中线上，第 5 腰椎棘突下。

【主治】①腰腿痛，下肢瘫痪；②崩漏，月经不调；③小便不利。

【操作】直刺 0.5～1 寸；可灸；按法、按揉法。

**7. 腰奇**（Yāoqí　EX－B9）

【定位】在骶部，当尾骨端直上 2 寸，骶角之间凹陷中。

【主治】①癫痫，头痛，失眠；②便秘。

【操作】向上平刺 1～1.5 寸；按法、按揉法。

# 四、上肢部穴

**1. 肩前**（Jiānqián）

【定位】在肩部，正坐垂臂，当腋前皱襞顶端与肩髃穴连线的中点。

【主治】肩臂痛，臂不能举。

【操作】直刺 1～1.5 寸；拨法、按法、按揉法。

**2. 肘尖**（Zhǒujiān　EX－UE1）

【定位】在肘后部，屈肘，当尺骨鹰嘴的尖端。

【主治】①瘰疬；②痈疽；③肠痈。

【操作】艾炷灸 7～15 壮。

**3. 二白**（Erbái　EX－UE2）

【定位】在前臂掌侧，腕横纹上 4 寸，桡侧腕屈肌腱的两侧，一侧各 1 穴，一臂 2 穴，左右两臂共 4 穴。

【主治】①痔疾，脱肛；②前臂痛，胸肋痛。

【操作】直刺 0.5～0.8 寸；按法、按揉法。

**4. 中魁**（Zhōngkuí　EX－UE4）

【定位】在中指背侧近侧指间关节的中点处。握拳取穴。

【主治】噎膈，呕吐，食欲不振，呃逆。

【操作】针刺 0.2～0.3 寸；艾炷灸 5～7 壮；按法、按揉法。

**5. 腰痛点**（Yāotòngdiǎn　EX－UE7）

【定位】在手背侧，当第 2、第 3 掌骨及第 4、第 5 掌骨之间，当腕横纹与掌指关节中点处，一侧 2 穴，左右共 4 穴。

【主治】急性腰扭伤。

【操作】由两侧向掌中斜刺 0.5～0.8 寸；按法、按揉法。

**6. 落枕穴**（Làozhěnxué）

【定位】在手背侧，当第 2、第 3 掌骨间，指掌关节后约 0.5 寸处。

【主治】①落枕，手臂痛；②胃痛。

【操作】直刺或斜刺0.5~0.8寸；按法、按揉法。

**7. 外劳宫（Wàiláogōng EX - UE8）**

【定位】在手背侧，当第2、第3掌骨间，指掌关节后约0.5寸处（指寸）。

【主治】①落枕，手臂肿痛；②脐风。

【操作】直刺0.5~0.8寸；按法、按揉法。

**8. 八邪（Bāxié EX - UE9）**

【定位】在手背侧，微握拳，第1至第5指间，指蹼缘后方赤白肉际处，左右共8穴。

【主治】①手背肿痛，手指麻木；②烦热，目痛；③毒蛇咬伤。

【操作】斜刺0.5~0.8寸，或点刺出血；抹法、按法、按揉法。

**9. 四缝（Sìfèng EX - UE10）**

【定位】在第2至第5指掌侧，近端指关节的中央，一手4穴，左右共8穴。

【主治】①小儿疳积；②百日咳。

【操作】点刺出血或挤出少许黄色透明黏液；按法、按揉法、掐法。

**10. 十宣（Shíxuān EX - UE11）**

【定位】在手十指尖端，距指甲游离缘0.1寸（指寸），左右共10穴。

【主治】①昏迷；②癫痫；③高热，咽喉肿痛。

【操作】浅刺0.1~0.2寸，或点刺出血；掐法、按法、按揉法。

## 五、下肢部穴

**1. 环中（Huánzhōng EX - LE1）**

【定位】在臀部，环跳穴与腰俞穴连线的中点。

【主治】坐骨神经痛，腰痛，腿痛。

【操作】直刺2~3寸；拨法、按法、按揉法。

**2. 百虫窝（Bǎichóngwō EX - LE3）**

【定位】屈膝，在大腿内侧，髌底内侧端上3寸，即血海上1寸。

【主治】①虫积；②风湿痒疹，下部生疮。

【操作】直刺1.5~2寸；拨法、按法、按揉法。

**3. 鹤顶（Hèdǐng EX - LE2）**

【定位】在膝上部，髌底的中点上方凹陷处。

【主治】膝痛，足胫无力，瘫痪。

【操作】直刺0.8~1寸；擦法、按法、按揉法。

**4. 膝眼（Xīyǎn EX - LE5）**

【定位】屈膝，在髌韧带两侧凹陷处。在内侧的称内膝眼，在外侧的称外膝眼。

【主治】①膝痛，腿痛；②脚气。

【操作】向膝中斜刺0.5~1寸，或透刺对侧膝眼；擦法、按法、按揉法。

**5. 胆囊**（Dǎnnáng　EX - LE**6**）

【定位】在小腿外侧上部，当腓骨小头前下方凹陷处（阳陵泉）直下 2 寸。

【主治】①急慢性胆囊炎，胆石症，胆道蛔虫症；②下肢痿痹。

【操作】直刺 1 ~ 2 寸；拨法、按法、按揉法。

**6. 阑尾**（Lánwěi　EX - LE**7**）

【定位】在小腿前侧上部，当犊鼻下 5 寸，胫骨前缘旁开一横指。

【主治】①急慢性阑尾炎；②消化不良；③下肢痿痹。

【操作】直刺 1.5 ~ 2 寸；拨法、按法、按揉法。

**7. 内踝尖**（Nèihuáijiān　EX - LE**8**）

【定位】在足内侧面，内踝凸起处。

【主治】①牙痛，乳蛾；②小儿不语；③霍乱；④转筋。

【操作】常用灸法；按法、按揉法。

**8. 外踝尖**（Wàihuáijiān）

【定位】在足外侧面，外踝凸起处。

【主治】①脚趾拘急，踝关节肿痛；②脚气；③牙痛。

【操作】常用灸法；按法、按揉法。

**9. 八风**（Bāfēng　EX - LE**10**）

【定位】在足背侧，第 1 至第 5 趾间，趾蹼缘后方赤白肉际处，一足 4 穴，左右共 8 穴。

【主治】①足跗肿痛，趾痛；②毒蛇咬伤；③脚气。

【操作】斜刺 0.5 ~ 0.8 寸，或点刺出血；抹法、按法、按揉法。

# 第五节　小儿推拿特定穴位

小儿推拿特定穴是指推拿治疗时在小儿体表操作的特殊刺激部位，这些穴位呈点、线、面状分布，以双肘以下居多（图 2 - 1，图 2 - 2，图 2 - 3）。小儿推拿操作遵循一定的顺序，一般是先上肢，次头面，再胸腹、腰背，最后是下肢，也可根据病情轻重缓急或患儿体位而定先后顺序。

## 一、头面部穴位

**1. 天门**（攒竹）

[定位] 两眉中间至前发际成一直线。

[操作] 两拇指自下而上交替直推，称开天门，又称推攒竹。

[次数] 30 ~ 50 次。

[功效] 疏风解表、镇静安神、开窍醒脑。

[应用] 常用于风寒感冒、头痛、无汗、发热等症，多与推坎宫、揉太阳等合用；若惊惕不安、烦躁不宁多与清肝经、捣小天心、掐揉五指节、按揉百会等合用。

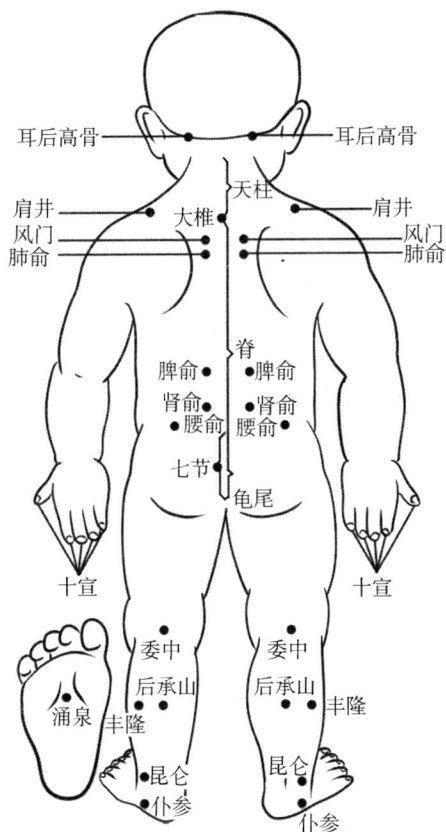

图 2-1 背面穴位图

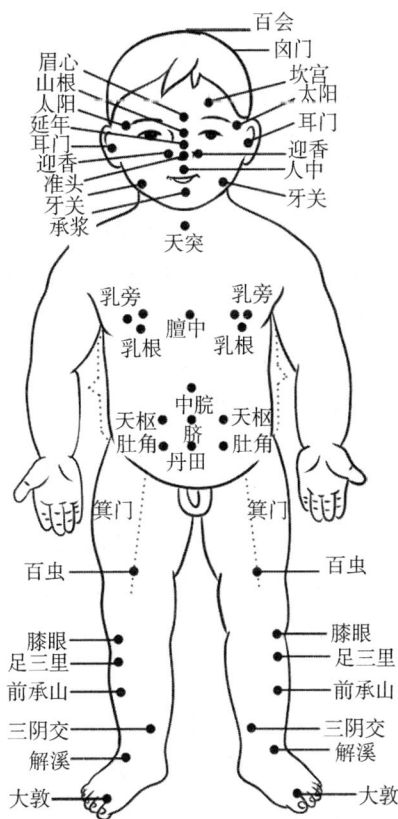

耳后高骨　耳后高骨
天柱
肩井　大椎　肩井
风门　　　风门
肺俞　　　肺俞
脊　脾俞
脾俞
肾俞　肾俞
腰俞　腰俞
七节
龟尾
十宣　十宣
委中　委中
后承山　后承山
涌泉　丰隆　丰隆
昆仑　昆仑
仆参
仆参

图 2-2 正面穴位图

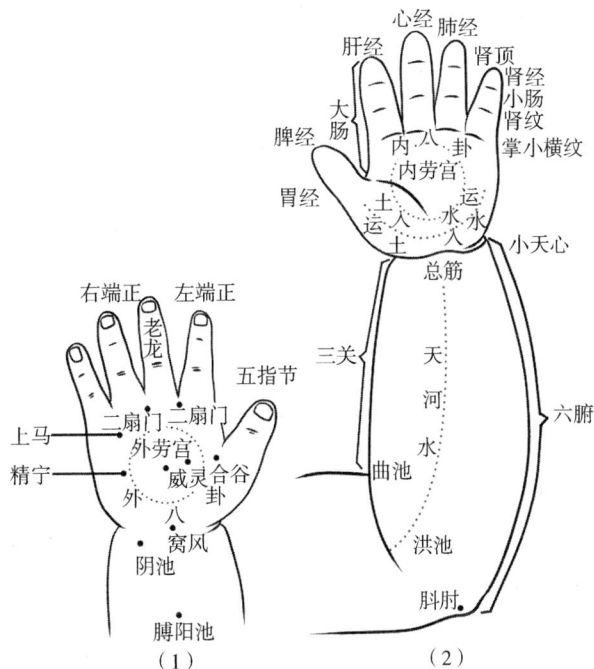

百会
眉心　囟门
山根　坎宫
太阳　太阳
延年　耳门
耳门　迎香
迎香　人中
准头　牙关
牙关　承浆
天突
乳旁　乳旁
膻中
乳根　乳根
中脘
天枢　天枢
肚角　肚角
丹田
箕门　箕门
百虫　百虫
膝眼　膝眼
足三里　足三里
前承山　前承山
三阴交　三阴交
解溪　解溪
大敦　大敦

图 2-3 上肢穴位图

心经　肺经
肝经　肾顶
肾经
大肠　小肠
脾经　内　八　肾纹
内劳宫　卦　掌小横纹
胃经　土　运
运　水
人　水
土　入
小天心
总筋
右端正　左端正
老龙
五指节
三关　天
二扇门　二扇门　河
上马　外劳宫　水　六腑
精宁　威灵合谷
外　卦　曲池
八
窝风　洪池
阴池
胂阳池　肘肘
（1）　（2）

**2. 坎宫**

［定位］自眉头起沿眉向眉梢成一横线。

［操作］两拇指自眉心向眉梢作分推，称推坎宫，又称推眉弓。

［次数］30～50次。

［功效］疏风解表、醒脑明目、止头痛。

［应用］常用于外感发热、头痛，多与推攒竹、揉太阳等合用；若用于治疗目赤痛，多与清肝经、掐揉小天心、揉肾纹、清天河水等合用。

**3. 太阳**

［定位］眉后凹陷处。

［操作］两拇指桡侧自前向后直推，称推太阳。用中指端揉该穴，称揉太阳或运太阳。向眼方向揉为补，向耳方向揉为泻。

［次数］30～50次。

［功效］疏风解表、清热明目、止头痛。

［应用］推、揉太阳用于外感发热。外感表实头痛用泻法；外感表虚、内伤头痛用补法。主治发热、头痛、惊风、目赤痛。

**4. 山根**

［定位］两目内眦之中，鼻梁上低洼处。

［操作］拇指甲掐，称掐山根。

［次数］3～5次。

［功效］开窍醒脑。

［应用］掐山根用于治疗惊风、昏迷、抽搐等症，多与掐人中、掐老龙等合用。

**5. 牙关**

［定位］耳垂下一寸，下颌骨陷中。

［操作］拇指按或中指揉，名曰按牙关或揉牙关。

［次数］5～10次。

［功效］开窍、止痛。

［应用］用于治疗牙关紧闭、口眼歪斜、牙痛，多与按颊车、承浆、人中等合用。

**6. 囟门**

［定位］前发际正中直上2寸，百会前骨陷中。

［操作］两手扶儿头，两拇指自前发际向该穴轮换推之（囟门未合时，仅推至边缘），称推囟门。拇指端轻揉本穴称揉囟门。

［次数］推或揉均50～100次。

［功效］镇惊安神、通窍止痛。

［应用］推、揉囟门多用于治疗头痛、惊风、神昏烦躁、鼻塞、衄血等症。正常前囟在生后12～18个月之间才闭合，故临床操作时手法需注意，不可用力按压。

**7. 耳后高骨**

［定位］耳后入发际高骨下凹陷中。

［操作］两拇指或中指端揉，称揉耳后高骨。

［次数］30~50次。

［功效］疏风解表、镇惊安神。

［应用］治疗感冒头痛，多与推攒竹、推坎宫、揉太阳等合用；亦可治神昏烦躁等症。

### 8. 天柱骨

［定位］颈后发际正中至大椎穴成一直线。

［操作］用拇指或食、中指自上向下直推，称推天柱骨，或用汤匙蘸水自上向下刮。

［次数］推100~500次。

［功效］祛风散寒、降逆止呕。

［应用］主要治疗呕吐、恶心和外感发热、项强等症。治疗呕恶多与横纹推向板门、揉中脘等合用；治疗外感发热、颈项强痛等症多与拿风池、掐揉二扇门等合用。

## 二、胸腹部穴位

### 1. 乳根

［定位］乳头直下0.2寸。

［操作］中指端揉，称揉乳根。

［次数］20~50次。

［功效］宽胸理气、止咳化痰。

［应用］主要治疗胸闷、咳嗽、痰鸣、呕吐等症。

### 2. 乳旁

［定位］乳头外侧旁开0.2寸。

［操作］中指端揉，称揉乳旁。

［次数］20~50次。

［功效］宽胸理气、止咳化痰。

［应用］主要治疗胸闷、咳嗽、痰鸣、呕吐等症。临床上揉乳根、揉乳旁多同时配用，以食、中两指同时操作。

### 3. 胁肋

［定位］从腋下两胁至天枢处。

［操作］以两手掌从两胁腋下搓摩至天枢处，称搓摩胁肋，又称按弦走搓摩。

［次数］50~100次。

［功效］顺气化痰、开胸消积。

［应用］穴性开而降，多用于小儿由于食积、痰壅、气逆所致的胸闷、腹胀等症。对中气下陷、肾不纳气者宜慎用。

### 4. 腹

［定位］腹部。

［操作］沿肋弓角边缘或自中脘至脐，向两旁分推，称分推腹阴阳；四指或掌摩称摩腹。［次数］分推 100～200 次；摩 5 分钟。

［功效］健脾和胃、理气消食。

［应用］治疗小儿腹泻、呕吐、恶心、便秘、腹胀、厌食等症效果较好，常与捏脊、按揉足三里合用，用作小儿保健。

**5. 脐**

［定位］肚脐。

［操作］用中指端或掌根揉，称揉脐；指摩或掌摩称摩脐；用拇指和食、中两指抓住肚脐抖揉，亦称揉脐。

［次数］揉 100～300 次；摩 5 分钟。

［功效］温阳散寒、补益气血、健脾和胃、消食导滞。

［应用］揉脐、摩脐多用于腹泻、便秘、腹痛、食积、肠鸣、疳积等症。临床上揉脐、摩腹、推上七节骨、揉龟尾常配合应用，治疗腹泻。

**6. 丹田**

［定位］小腹部（脐下 2 寸与 3 寸之间）。

［操作］或揉或摩，称揉丹田或摩丹田。

［次数］揉 50～100 次；摩 5 分钟。

［功效］培肾固本、温补下元、泌别清浊。

［应用］多用于小儿先天不足，寒凝少腹及腹痛、疝气、遗尿、脱肛等症，常与补肾经、推三关、揉外劳等合用。揉丹田对尿潴留有一定效果，临床上常与推箕门、清小肠等合用。

**7. 肚角**

［定位］脐下 2 寸（石门）旁开 2 寸大筋。

［操作］用拇、食、中三指作拿法，称拿肚角；或用中指端按，称按肚角。

［次数］3～5 次。

［功效］止腹痛。

［应用］对各种原因引起的腹痛均可应用，特别是对寒痛、伤食痛效果更好。为防止患儿哭闹影响手法的进行，可在治疗结束时再拿此穴。

## 三、背腰部穴位

**1. 脊柱**

［定位］大椎至长强成一直线。

［操作］用食、中二指面自上而下作直推，称推脊；用捏法自下而上称为捏脊。捏脊一般捏 3～5 遍，每捏三下再将脊柱两侧皮肤提一下，称为捏三提一法。

［次数］推 100～300 次，捏 3～5 次。

［功效］调阴阳、理气血、和脏腑、通经络、培元气、清热。

［应用］捏脊法是小儿保健常用主要手法之一。多与补脾经、补肾经、推三关、摩

腹、按揉足三里等配合应用，治疗先、后天不足的一些慢性病症。捏脊疗法，不仅用于治疗小儿疳积、腹泻等病症，还可用于治疗成人失眠、肠胃病、月经不调等病症。

推脊穴从上至下，能清热，多与清天河水、退六腑、推涌泉等合用。

**2. 七节骨**

［定位］第4腰椎至尾椎骨端（长强）成一直线。

［操作］用拇指桡侧面或食、中二指面自下向上或自上向下作直推，分别称为推上七节骨和推下七节骨。

［次数］100～300次。

［功效］温阳止泻、泻热通便。

［应用］推上七节骨能温阳止泻，用于虚寒腹泻、久痢等症。治疗气虚下陷的脱肛、遗尿等症常与按揉百会、揉丹田等合用。推下七节骨能泻热通便，用于肠热便秘或痢疾等症。

**3. 龟尾**

［定位］尾椎骨端。

［操作］拇指端或中指端揉，称揉龟尾。

［次数］100～300次。

［功效］调理大肠。

［应用］本穴即长强穴，揉之能通调督脉之经气、调理大肠的功能。穴之性能平和，能止泻，也能通便。多与揉脐、推七节骨配合应用，治腹泻、便秘等症。

# 四、上肢部穴位

**1. 脾经**

［定位］拇指桡侧缘，自指尖至指根赤白肉际处。

［操作］将患儿拇指屈曲，循拇指桡侧缘向指根方向直推为补，称补脾经；由指根向指端方向直推为清，称清脾经；来回推称清补脾经。

［次数］100～500次。

［功效］补脾经能健脾胃、补气血；清脾经则清热利湿、化痰止呕；清补脾经能和胃消食、增进食欲。

［应用］补脾经用于脾胃虚弱、气血不足而引起的食欲不振、肌肉消瘦、消化不良等症。

清脾经用于湿热熏蒸、皮肤发黄、恶心呕吐、腹泻痢疾等症。清补脾经用于饮食停滞，脾胃不和而引起之胃脘痞滞、吞酸纳呆、腹泻、呕吐等症。

**2. 肝经**

［定位］食指末节罗纹面。

［操作］自指尖向食指掌面末节指纹方向直推为补，称补肝经；自食指掌面末节指纹推向指尖为清，称清肝经。补肝经和清肝经统称推肝经。

［次数］100～500次。

〔功效〕平肝泻火、息风镇惊、解郁除烦。

〔应用〕清肝经常用于惊风、抽搐、烦躁不安、五心烦热等症。肝经宜清不宜补，若肝虚应补时则需补后加清，或以补肾经代之，称为滋肾养肝法。

**3. 心经**

〔定位〕中指末节罗纹面。

〔操作〕自指尖向中指掌面末节指纹方向直推为补，称补心经；自中指掌面末节指纹向指尖方向直推为清，称清心经。补心经和清心经统称推心经。

〔次数〕100～500 次。

〔功效〕清心经可清心泻火；补心经可养心安神。

〔应用〕本穴宜清不宜补。清心经常用于心火旺盛而引起的高热神昏、面赤口疮、小便短赤等，多与清天河水、清小肠等合用。

**4. 肺经**

〔定位〕无名指末节罗纹面。

〔操作〕自指尖向无名指掌面末节指纹方向直推为补，称补肺经；自无名指掌面末节指纹向指尖方向直推为清，称清肺经。补肺经和清肺经统称推肺经。

〔次数〕100～500 次。

〔功效〕补肺经可补益肺气；清肺经可疏风解表、宣肺清热、化痰止咳。

〔应用〕补肺经用于肺气虚损，咳嗽气喘、虚汗怕冷等肺经虚寒证。清肺经用于感冒发热及咳嗽、气喘、痰鸣等肺经实热证。

**5. 肾经**

〔定位〕自小指尖至掌根稍偏尺侧边缘成一直线。

〔操作〕自指根向指尖方向直推为补，称补肾经；自指尖向指根方向直推为清，称清肾经。补肾经和清肾经统称为推肾经。

〔次数〕100～500 次。

〔功效〕补肾经可补肾益脑，温养下元；清肾经可清利下焦湿热。

〔应用〕补肾经用于先天不足、久病体虚、肾虚久泻、多尿、遗尿、虚汗喘息等症。清肾经用于膀胱蕴热，小便赤涩等症。临床上肾经穴一般多用补法，需用清法时，也多以清小肠代之。

**6. 大肠**

〔定位〕食指桡侧缘，自食指尖至虎口成一直线。

〔操作〕从食指尖直推向虎口为补，称补大肠；反之为清，称清大肠；来回推为清补大肠。补大肠、清大肠和清补大肠统称推大肠。

〔次数〕100～300 次。

〔功效〕补大肠可涩肠固脱、温中止泻；清大肠可清利湿热导滞、退肝胆之火；清补大肠可调理肠道功能。

〔应用〕补大肠多用于虚寒腹泻、脱肛等病症。清大肠多用于湿热，积食滞留肠道，身热腹痛、痢下赤白、大便秘结等症。清补大肠多用于虚实相兼，便秘、泄泻、腹胀、纳呆等症，多与运八卦、清补脾经等合用。

### 7. 小肠

[定位] 小指尺侧边缘，自指尖到指根成一直线。

[操作] 自指尖直推向指根为补，称补小肠；反之为清，称清小肠。补小肠和清小肠统称为推小肠。

[次数] 100~300次。

[功效] 清热利尿、泌别清浊。

[应用] 清小肠可泌别清浊，多用于小便短赤不利、尿闭、水泻等症。若心经有热，移热于小肠，以本法配合清天河水，能加强清热利尿的作用。若属下焦虚寒，多尿、遗尿则宜用补小肠。

### 8. 肾顶

[定位] 小指顶端。

[操作] 以中指或拇指端按揉，称揉肾顶。

[次数] 100~500次。

[功效] 收敛元气、固表止汗。

[应用] 本穴为止汗要穴。对自汗、盗汗或大汗淋漓不止等症均有一定的疗效。

### 9. 肾纹

[定位] 手掌面，小指第二指间关节横纹处。

[操作] 中指或拇指端按揉，称揉肾纹。

[次数] 100~500次。

[功效] 祛风明目、散结热。

[应用] 揉肾纹主要用于目赤肿痛或热毒内陷，瘀结不散所致的高热、呼吸气凉、手足逆冷等症。

### 10. 四横纹

[定位] 掌面食、中、无名、小指第1指间关节横纹处。

[操作] 拇指甲掐揉，称掐四横纹；以拇指桡侧在四横纹穴左右推之，称推四横纹。

[次数] 掐3~5次；推100~300次。

[功效] 掐之能退热除烦、散瘀结；推之能调中行气、和气血、消胀满。

[应用] 多用于治疗疳积、腹胀、腹痛、气血不和、消化不良、气喘、口唇破裂等症。

### 11. 小横纹

[定位] 掌面食、中、无名、小指掌指关节横纹处。

[操作] 以拇指甲掐，称掐小横纹；拇指桡侧推，称推小横纹。

[次数] 掐3~5次；推100~300次。

[功效] 退热、消胀、散结。

［应用］推掐本穴主要用于脾胃热结、口唇破烂及腹胀等症。临床上用推小横纹治疗肺部干性啰音，有一定疗效。

**12. 掌小横纹**

［定位］掌面小指根下，尺侧掌纹头。

［操作］中指或拇指端按揉，称揉掌小横纹。

［次数］100～500次。

［功效］清热散结、宽胸宣肺、化痰涎。

［应用］主要用于喘咳、口舌生疮、流涎等，为治疗百日咳、肺炎、口舌生疮的要穴。临床上用揉掌小横纹治疗肺部湿性啰音，有一定的疗效。

**13. 胃经**

［定位］拇指掌面近掌端第一节（或鱼际桡侧赤白肉际处）。

［操作］自拇指根向掌根方向直推为补，称补胃经；反之为清，称清胃经。补胃经和清胃经统称推胃经。

［次数］100～500次。

［功效］清胃经可清中焦湿热、和胃降逆、泻胃火、除烦止渴；补胃经可健脾胃、助运化。

［应用］清胃经多与清脾经、推天柱骨、横纹推向板门等合用，治疗脾胃湿热，或胃气不和所引起的上逆呕恶等症；若胃肠实热、脘腹胀满、发热烦渴、便秘纳呆，多与清大肠、退六腑、揉天枢、推下七节骨等合用。补胃经多与补脾经、揉中脘、摩腹、按揉足三里等合用，治疗脾胃虚弱、消化不良、纳呆等症。

**14. 板门**

［定位］手掌大鱼际平面。

［操作］用拇指端揉，称揉板门；用推法自拇指根推向腕横纹，称板门推向横纹，反之称横纹推向板门。

［次数］100～300次。

［功效］健脾和胃、消食化滞、止泄、止呕。

［应用］揉板门多用于乳食停积，食欲不振或嗳气、腹胀、腹泻、呕吐等症；板门推向横纹能止泻，横纹推向板门能止呕。

**15. 内劳宫**

［定位］掌心中央，屈指时中指、无名指之间中点。

［操作］中指端揉，称揉内劳宫；自小指根掐运起，经掌小横纹、小天心至内劳宫，称运内劳宫（水底捞明月）。

［次数］揉100～300次；运10～30次。

［功效］清热除烦。

［应用］揉内劳用于心经有热而致口舌生疮、发热、烦渴等症。运内劳为运掌小横纹、揉小天心、运内劳宫的复式手法，对心、肾两经虚热最为适用。

**16. 内八卦**

［定位］以掌心为圆心，从圆心至中指根横纹约 2/3 处为半径所作圆周。

［操作］用运法，顺时针方向运（即从乾卦 1 运至兑卦 8），称顺运内八卦或运八卦；反之（从兑卦 8 运至乾卦 1）称逆运内八卦。

［次数］100～300 次。

［功效］顺运能宽胸利膈、理气化痰、行滞消食；逆运则降气平喘。

［应用］主要用于咳嗽、痰喘、胸闷、纳呆、腹胀、呕吐，乳食内伤等症，多与推脾经、推肺经、揉板门、揉中脘等合用。

【按】内八卦，是指八个方位而言。临床应用中除全运外，尚有一种分运方法，简要介绍如下：

（1）自乾经坎、艮至震或自巽经离、坤至兑，掐运七次，有镇静、安神作用。

（2）自离经坤、兑至乾，掐运七次有止咳作用。

（3）自坤经兑、乾至坎，掐运七次有清热作用。

（4）自坎经艮、震至巽，掐运七次有止泻作用。

（5）自巽经震、艮至坎，掐运七次有止呕作用。

（6）自艮经震、巽至离，掐运七次有发汗作用。

（7）单揉艮卦有健脾消食作用。

**17. 小天心**

［定位］大小鱼际交接处凹陷中。

［操作］中指端揉，称揉小天心；拇指甲掐，称掐小天心；以中指尖或屈曲的指间关节捣，称捣小天心。

［次数］揉 100～300 次；掐、捣 5～20 次。

［功效］清热、镇惊、利尿、明目。

［应用］揉小天心主要用于心经有热而致目赤肿痛、口舌生疮、惊惕不安或心经有热，移热于小肠而见小便短赤等症。掐、捣小天心主要用于惊风抽搐、夜啼、惊惕不安等症。

**18. 总筋**

［定位］掌后腕横纹中点。

［操作］按揉本穴称揉总筋；用拇指甲掐称掐总筋。

［次数］揉 100～300 次；掐 3～5 次。

［功效］清心经热、散结止痉、通调周身气机。

［应用］揉总筋临床上多与清天河水、清心经配合，治疗口舌生疮、潮热、夜啼等实热证。掐总筋多用治疗惊风抽搐。

**19. 大横纹**

［定位］仰掌，掌后横纹。近拇指端称阳池，近小指端称阴池。

［操作］两拇指自掌后横纹中（总筋）向两旁分推，称分推大横纹，又称分阴阳；

自两旁（阴池、阳池）向总筋合推，称合阴阳。

［次数］30~50次。

［功效］平衡阴阳、调和气血、行滞消食、化痰散结。

［应用］分推大横纹又称分阴阳，多用于阴阳不调，气血不和而致寒热往来，烦躁不安，以及乳食停滞、腹胀、腹泻、呕吐等症。合阴阳多用于痰结喘嗽、胸闷等症。

### 20. 十宣（十王）

［定位］十指尖指甲内赤白肉际处。

［操作］用掐法掐之，称掐十宣。

［次数］各掐5次，或醒后即止。

［功效］醒神开窍。

［应用］掐十宣主要用于急救，有清热醒神开窍的作用。对惊风、高热、昏厥等，多与掐老龙、掐人中、掐小天心等合用。

### 21. 老龙

［定位］中指甲后一分处。

［操作］用掐法，称掐老龙。

［次数］掐5次，或醒后即止。

［功效］醒神开窍。

［应用］掐老龙主要用于急救。用于急惊风或高热抽搐等。

### 22. 端正

［定位］中指甲根两侧赤白肉际处，桡侧称左端正，尺侧称右端正。

［操作］以拇指甲掐之或揉之，称掐、揉端正。

［次数］掐5次；揉50次。

［功效］降逆止呕、升提止泻。

［应用］掐端正多用于治疗小儿惊风，常与掐老龙、清肝经等配合。揉右端正主要用于胃气上逆而引起的恶心呕吐等症；揉左端正功能为升提，主要用于水泻、痢疾等症。

### 23. 五指节

［定位］掌背五指第1指间关节。

［操作］拇指甲掐之，称掐五指节；用拇、食指揉搓称揉五指节。

［次数］各掐3~5次；揉搓30~50次。

［功效］镇惊安神、祛风痰、通关窍。

［应用］掐五指节主要用于惊惕不安、惊风等症，多与清肝经、掐老龙等合用；揉五指节主要用于胸闷、痰喘、咳嗽等症，多与运内八卦、推揉膻中等合用。

### 24. 二扇门

［定位］掌背中指根本节两侧凹陷处。

［操作］用两拇指甲掐之，称掐二扇门；以一手食、中指端揉之，称揉二扇门。

［次数］掐 5 次；揉 100 ~ 500 次。

［功效］发汗透表、退热平喘。

［应用］掐、揉二扇门是发汗效法。揉时要稍用力，速度宜快，多用于风寒外感。本法与揉肾顶、补脾经、补肾经等配合应用，适用于平素体虚外感者。

**25. 上马（二马）**

［定位］手背无名及小指掌指关节后凹陷中。

［操作］拇指端揉之或拇指甲掐之，称揉上马或掐上马。

［次数］掐 3 ~ 5 次；揉 100 ~ 500 次。

［功效］滋阴补肾、顺气散结、利水通淋。

［应用］临床上用揉法为多，主要用于阴虚阳亢、潮热烦躁、牙痛、小便赤涩淋漓等症。

**26. 外劳宫**

［定位］掌背中，与内劳宫相对处。

［操作］用拇指或中指端揉之，称揉外劳；用掐法称掐外劳。

［次数］掐 5 次；揉 100 ~ 300 次。

［功效］温阳散寒、升阳举陷、发汗解表。

［应用］临床上用揉法为多。本穴性温，揉外劳主要用于一切寒证，主治风寒感冒、腹痛腹胀、肠鸣腹泻、痢疾、脱肛、遗尿、疝气等症。

**27. 威灵**

［定位］手背二、三掌骨歧缝间。

［操作］用掐法，称掐威灵。

［次数］掐 5 次，或醒后即止。

［功效］开窍醒神。

［应用］主要用于急惊、昏迷不醒时的急救。

**28. 精宁**

［定位］手背第四、第五掌骨歧缝间。

［操作］用掐法，称掐精宁。

［次数］掐 5 ~ 10 次。

［功效］行气、化痰、破结。

［应用］多用于痰食积聚、气吼痰喘、干呕、疳积等症。用于急惊昏厥时，本法多与掐威灵配合，能加强开窍醒神的作用。

**29. 外八卦**

［定位］掌背外劳宫周围，与内八卦相对处。

［操作］拇指作顺时针方向掐运，称运外八卦。

［次数］100 ~ 300 次。

［功效］宽胸理气、通滞散结。

［应用］运外八卦临床上多与摩腹、推揉膻中等合用，治疗胸闷、腹胀、便结等症。

**30. 一窝风**

［定位］手背腕横纹正中凹陷处。

［操作］拇指或中指端揉之，称揉一窝风。

［次数］100～300次。

［功效］温中行气、止痹痛、利关节、发散风寒。

［应用］常用于受寒、食积等原因引起的腹痛等症，多与拿肚角、推三关、揉中脘等合用。

**31. 膊阳池**

［定位］在手背一窝风后3寸处。

［操作］拇指甲掐或指端揉，称掐膊阳池或揉膊阳池。

［次数］掐3～5次；揉100～300次。

［功效］止头痛、通大便、利小便。

［应用］特别对大便秘结，多揉之有显效，但大便滑泻者禁用；用于感冒头痛，或小便赤涩短少，多与其他解表、利尿法同用。

**32. 三关**

［定位］前臂桡侧，腕横纹至肘横纹成一直线。

［操作］用拇指桡侧面或食、中二指指腹自腕推向肘，称推三关；屈患儿拇指，自拇指外侧端推向肘称为大推三关。

［次数］100～300次。

［功效］益气活血、温阳散寒、发汗解表。

［应用］本穴性温热，主治一切虚寒病症，对非虚寒病症者宜慎用。临床上治疗气血虚弱、命门火衰、下元虚冷、阳气不足引起的四肢厥冷、面色无华、食欲不振、疳积、吐泻等症，多与补脾经、补肾经、揉丹田、捏脊、摩腹等合用。对感冒风寒、怕冷无汗或疹出不透等症，多与清肺经、推攒竹、掐揉二扇门等合用。此外，对疹毒内陷、黄疸、阴疽等症亦有疗效。

**33. 天河水**

［定位］前臂正中，总筋至洪池（曲泽）成一直线。

［操作］用食、中二指指腹自腕推向肘，称清天河水；用食、中二指指腹沾水自总筋处，一起一落弹打如弹琴状，直至洪池，同时一面用口吹气随之，称打马过天河。

［次数］100～300次。

［功效］清热解表、泻火除烦。

［应用］本穴性微凉，主要用于治疗热性病症，清热而不伤阴分，多用于五心烦热、口燥咽干、唇舌生疮、夜啼等症；对于感冒发热、头痛、恶风、汗微出、咽痛等外感风热者，也常与推攒竹、推坎宫、揉太阳等合用。打马过天河清热之力大于清天

河水，多用于实热、高热等症。

**34. 六腑**

[定位] 前臂尺侧，阴池至肘成一直线。

[操作] 用拇指桡侧面或食、中二指指腹自肘推向腕，称退六腑或推六腑。

[次数] 100～300 次。

[功效] 清热、凉血、解毒。

[应用] 本穴性寒凉，对温病邪入营血，脏腑郁热积滞、壮热烦渴、腮腺炎等实热证均可应用。本穴与补脾经合用，有止汗的效果。若患儿平素大便溏薄，脾虚腹泻者，本法慎用。

## 五、下肢部穴位

**1. 箕门**

[定位] 大腿内侧，膝盖上缘至腹股沟成一直线。

[操作] 用食、中二指指腹自膝盖内上缘至腹股沟部作直推法，称推箕门。

[次数] 100～300 次。

[功效] 利尿。

[应用] 推箕门性平和，用于尿潴留，多与揉丹田、按揉三阴交等合用；用于小便赤涩不利多与清小肠等合用。

**2. 百虫**

[定位] 膝上内侧肌肉丰厚处。

[操作] 或按或拿，称按百虫或拿百虫。

[次数] 5 次。

[功效] 通经络、止抽搐。

[应用] 按、拿百虫多用于主治下肢瘫痪及痹痛等症，常与拿委中、按揉足三里等合用。若用于惊风、抽搐，手法刺激宜重。

**3. 膝眼**

[定位] 膝关节两侧凹陷中。

[操作] 用按法，称按膝眼。

[次数] 5 次。

[功效] 通经络、止抽搐。

[应用] 下肢痿软、惊风抽搐。

**4. 前承山**

[定位] 小腿胫骨旁，与后承山相对处。

[操作] 掐或揉本穴，称掐前承山或揉前承山。

[次数] 掐 5 次；揉 30 次。

[功效] 止抽搐。

［应用］掐揉本穴主治惊风下肢抽搐。常与拿委中、按百虫、掐解溪等合用治疗角弓反张、四肢抽搐。

**5. 后承山**

［定位］腓肠肌腹下陷中。

［操作］用拿法，称拿承山。

［次数］5 次。

［功效］止抽搐、通经络。

［应用］拿后承山主治腿痛转筋、下肢痿软。常与拿委中等配合治疗惊风抽搐、下肢痿软、腿痛转筋等。

# 中 篇

## 针灸推拿
## 技能篇

# 第三章　刺灸方法

## 第一节　毫针刺法

毫针刺法是使用金属制成不同规格的毫针针具，运用不同手法在人体特殊部位（腧穴）进行刺激，通过经络腧穴，调整人体脏腑气血、平衡阴阳，达到预防和治疗疾病的一种中医常见治病适宜技术。毫针刺法是古今针灸临床中运用最多、手法最丰富的针灸治疗方法。

### 一、毫针结构与规格

**1. 毫针的结构和规格**　毫针是用金属制作而成的，以不锈钢为制针材料者最常见，用不锈钢毫针，具有较高的强度和韧性，针体挺直滑利，能耐高热、防锈，不易被化学物品腐蚀，故目前被临床广泛采用。应用其他金属制作的毫针，如金针、银针，虽然其传热、导电性能好，但针体较粗，强度、韧性远不如不锈钢针，且价格昂贵，很少应用。

毫针分为针尖、针身、针根、针柄、针尾五部分（图3-1）。以铜丝或铅丝紧密缠绕的一端为针柄，是医者持针、运针的操作部位，也是温针灸法装置艾绒之处；针柄的末端多缠绕成圆筒状称针尾；针的尖端锋锐的部分称针尖；针柄与针尖之间的部分称针身，是毫针刺入腧穴内相应深度的主要部分；针柄与针身的连接之处为针根，是观察针身刺入穴位深度和提插幅度的外部标志。

临床上常见的毫针种类有圈柄针、花柄针、平柄针和管柄针（图3-2）。

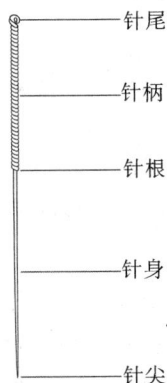

图3-1　毫针的结构

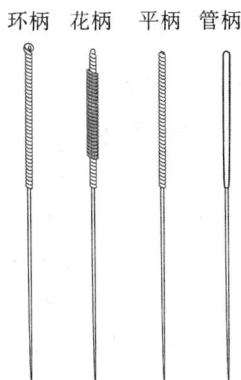

图3-2　常见毫针

毫针主要以针身的长短和粗细确定不同的规格。长短的计算标准：半寸为15mm，一寸为25mm。粗细依毫针针身直径毫米数采用号数来计算（表3-1，表3-2）。临床一般以25~75mm（1~3寸）长、0.32~0.38mm（28~30号）粗细者最常用。

表 3 - 1　毫针的长短规格

| 寸 | 0.5 | 1.0 | 1.5 | 2.0 | 2.5 | 3.0 | 3.5 | 4.0 | 4.5 |
|---|---|---|---|---|---|---|---|---|---|
| mm | 15 | 25 | 40 | 50 | 65 | 75 | 90 | 100 | 115 |

表 3 - 2　毫针粗细规格

| 号数 | 26 | 27 | 28 | 29 | 30 | 31 | 32 | 33 |
|---|---|---|---|---|---|---|---|---|
| 直径（mm） | 0.45 | 0.42 | 0.38 | 0.34 | 0.32 | 0.30 | 0.28 | 0.26 |

**2. 毫针的检查和保养**　临床有反复使用的毫针和一次性使用的毫针。对于反复使用的毫针在消毒之前应先进行选择，针尖要光洁度高，端正不偏，尖中带圆，圆而不钝，形如"松针"，锐利适度，进针阻力小而不易钝涩；针身光滑挺直，圆正匀称，坚韧而富有弹性；针根要牢固，无剥蚀、伤痕；针柄的金属是要缠绕均匀、牢固而不松脱或断丝，针柄的长短、粗细要适中，便于持针、运针等操作。

毫针的保养是为防止针尖受损、针身弯曲或生锈、污染等，因此对针具应当妥善保存。藏针的器具有针盒、针管和针夹等。若用针盒或针夹，可多垫几层消毒纱布，将消毒后的针具，根据毫针的长短，分别置于或插在消毒纱布上，再用消毒纱布敷盖，以免污染，然后将针盒或针夹盖好备用。若用针管，应在针管至针尖的一端，塞上干棉球（以防针尖损坏而出现钩曲），然后将针置入，盖好，高压消毒后备用。

## 二、毫针刺法练习

毫针针刺练习主要是对指力和手法的训练。良好的指力是掌握针刺手法的基础，熟练的手法是运用针刺治病的条件。指力和手法需要经常练习，达到熟练程度后，在施术时可以做到进针快、透皮不痛；行针时，补泻手法操作运用自如。反之，如果指力不够和手法不熟练，则在施术时难以控制针体、进针困难，痛感明显；行针时动作不协调，影响毫针治疗效果。所以，学习毫针刺法必须练好指力和手法的基本功，是初学者的重要基本技能训练。

**1. 纸垫练针法**　用松软的纸张，折成长约 8cm、宽约 5cm，厚约 2～3cm 的纸块，用线如"井"字形扎紧，做成纸垫。练针时，左手平执纸垫，右手拇、食、中三指持针柄，如持笔状地持 0.5～1 寸毫针，使针尖垂直地抵在纸块上，然后右手拇指与食、中指前后交替地捻动针柄，并渐加一定的压力，待针穿透纸垫另换一处，反复练习。纸垫练习主要用来锻炼指力和捻转的基本手法（图 3 - 3）。

**2. 棉团练针法**　外用布将棉花包裹，尽量包紧包实，用线封口扎紧，做成直径约 6～7cm 的棉团。练针方法同纸垫练针法，所不同的是棉团松软，可以做提插、捻转等多种基本手法的练习。在进行练针时，要做到捻转的角度大小，可以随意掌握，来去的角度力求一致，快慢均匀。在这一过程中也可配合提插的练习，同时锻炼捻转的速度，一般总的要求是提插幅度，上下一致，捻转角度来去一致，频率的快慢一致，达到得心应手，运用自如（图 3 - 4）。

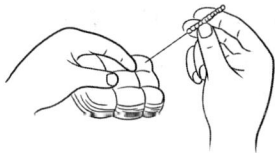

图 3-3　纸垫练针法

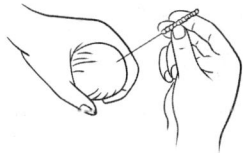

图 3-4　棉团练针法

## 三、针刺前准备

**1. 患者的准备**　患者的准备主要是指体位的选择。针刺时患者体位选择的是否适当，对腧穴的正确定位，针刺的施术操作，持久的留针以及防止晕针、滞针、弯针甚至折针等，都有较大影响。临床上针刺时常用的体位有以下几种：

（1）仰卧位　适宜于取头、面、胸、腹部腧穴，上、下肢部分腧穴。

（2）侧卧位　适宜于取身体侧面少阳经腧穴和上、下肢的部分腧穴。

（3）伏卧位　适宜于取头、项、脊背、腰尻部腧穴，下肢背侧及上肢部分腧穴。

（4）仰靠坐位　适宜于取前头、颜面和颈前等部位的腧穴。

（5）俯伏坐位　适宜于取后头和项、背部的腧穴。

（6）侧伏坐位　适宜于取头部的一侧、面颊及耳前后部位的腧穴。

临床上对于病重体弱或精神紧张的患者，如果采用坐位，易使患者感到疲劳，往往易于发生晕针，故常选卧位；如体位选择不当，在针刺施术时或在留针过程中，患者可能由于移动体位而造成弯针、滞针甚至发生折针等事故。因此，临床上要根据处方选穴的具体情况，选择既有利于腧穴的正确定位，又便于针灸的施术操作和较长时间的留针而不致疲劳为原则的适当体位。

**2. 针具的准备**

（1）毫针选择　在临床上根据患者的性别、年龄、形体、体质、病情、病变部位和所取腧穴所在的具体部位等，选择长短、粗细适宜的针具。如男性，体壮、形肥，且病变部位较深者，可选稍粗稍长的毫针。反之若女性，体弱形瘦，而病变部位较浅者，就应选用较短、较细的针具。

（2）毫针消毒　①高压蒸气灭菌法：将毫针等针具用布包好，放在密闭的高压蒸汽锅内灭菌。一般在 1.0～1.4kg/cm² 的压力、115℃～123℃ 的高温下保持 30 分钟以上，才可达到灭菌要求。②药液浸泡消毒法：将针具放在 75% 酒精内浸泡 30～60 分钟，取出擦干后使用。也可置于器械消毒液内浸泡（如 0.1% 新洁尔灭加 0.5% 亚硝酸钠）。直接和毫针接触的针盘、镊子等也需进行消毒。经过消毒的毫针，必须放在消毒过的针盘内，外以消毒纱布遮覆。

目前临床常直接选用一次性使用的无菌毫针，不需要消毒。

**3. 医者的准备**

（1）医者手指消毒　医者的手，在施术前要用肥皂水洗刷干净，或用酒精棉球涂擦后，才能持针操作。

（2）医者的调神　医者应该调整呼吸、注意力集中、全神贯注进行毫针操作。

**4. 施针部位消毒**　在患者需要针刺的穴位皮肤上用75%酒精的棉球擦拭，应从中心点向外绕圈擦拭。或先用2%碘酊涂擦，稍干后再用75%酒精涂擦脱碘。穴位皮肤消毒后，必须保持洁净，防止再污染。

## 四、进针方法

### （一）持针方法

持针是毫针刺法操作的关键一步，一般需要两手配合操作。其中用于持针操作的手称"刺手"，另一手在所刺部位按压或辅助进针，称"押手"。持针方式，一般以刺手拇、示、中三指夹持进针，拇指指腹与示指、中指之间相对。进针时，运指力于针尖，使针快速刺入皮肤。

### （二）针刺的角度、方向和深度

**1. 角度**　针刺角度是指进针时针身与皮肤表面所构成的夹角。其角度的大小，应根据腧穴部位、病性病位、手法要求等特点而定。针刺角度一般分为直刺、斜刺、平刺三类。

直刺指针身与皮肤表面呈90°角，垂直刺入腧穴。直刺法适用于针刺大部分腧穴，尤其是肌肉丰厚部的腧穴。

斜刺指针身与皮肤表面呈45°角左右倾斜刺入。此法适用于肌肉较浅薄处或内在重要脏器或不宜于直刺、深刺的穴位。

平刺指针身与皮肤表面呈15°角左右沿皮刺入。此法适于皮薄肉少的部位，如头部的腧穴等。

**2. 方向**　指进针时和进针后针尖所指的方向，简称针向。针刺方向，一般根据经脉循行方向、腧穴分布部位和所要求达到的组织结构等情况而定。

**3. 深度**　是指针身刺入腧穴皮肉的深浅。针刺深度应以既要有针下气至感觉，又不伤及组织器官为原则。具体腧穴的针刺深度，在临床实际操作时，还必须结合患者的年龄、体质、腧穴部位、病情。

①年龄：小儿、年老体弱、气血衰退者，均不宜深刺；中青年、身体强壮者，气血旺盛者，可以适当深刺。

②体质：形体瘦弱者，宜浅刺；形体强盛者，宜深刺。

③腧穴部位：头面、胸背部及皮薄肉少的腧穴浅刺；四肢、臀、腹及肌肉丰厚处的腧穴深刺。

④病情：阳病、新病宜浅刺；阴病、久病宜深刺。

另外，经脉循行深浅、季节时令、医者针法经验和得气的需要等诸多因素也应综合考虑，灵活掌握。

### （三）常用进针手法

**1. 单手进针法**　用刺手的拇、食指持针，中指端紧靠穴位，指腹抵住针身下段，当拇食指向下用力按压时，中指随之屈曲，将针刺入，直刺至所要求的深度。

**2. 双手进针法**　双手配合，协同进针。临床常用以下 4 种。

（1）指切进针法　用左手拇指或食指端切按在腧穴位置的旁边，右手持针，紧靠左手指甲面将针刺入腧穴。此法适宜于短针的进针。

（2）夹持进针法　即用左手拇、食二指持捏消毒干棉球，夹住针身下端，将针尖固定在所刺腧穴的皮肤表面位置，右手捻动针柄，将针刺入腧穴。此法常适用于长针的进针。

（3）提捏进针法　用左手拇、食二指将针刺腧穴部位的皮肤捏起，右手持针，从捏起的上端将针刺入。此法主要用于皮肉浅薄部位的腧穴进针，如印堂穴等。

（4）舒张进针法　用左手拇、食二指将所刺腧穴部位的皮肤向两侧撑开，使皮肤绷紧，右手持针，使针从左手拇、食二指的中间刺入。此法常用于皮肤松弛部位的腧穴。

**3. 管针进针法**　使用塑料、玻璃或金属制成的针管，针管要比毫针短 2～3 分，以便漏出针柄；针管直径以能顺利通过针尾为宜。进针操作时，针管下端紧压在腧穴皮肤处，然后将平柄针或管柄针置入管内，用手指拍击或弹击针尾，将针刺入皮下，然后将针管退出，再将毫针刺入穴内一定深度。此法进针快而不痛。

## 五、得气

得气，指毫针刺入腧穴一定深度后，通过提插或捻转等行针手法，使针刺部位获得针刺感应。古称"气至"，近代又称"针感"。针下是否得气可以从患者和医者两方面进行判断。患者方面，当进针后多有酸、麻、胀、重等自觉反应，有时还出现凉、热、痛、痒等感觉，甚或沿着一定部位，向一定方向扩散传导的现象。医者方面手指对针刺入皮肤以后的感觉，会感到针下有徐和、沉紧、涩滞的感觉。

得气与否及气至的迟速，不仅直接关系到疗效，而且可以窥测疾病的预后。临床上一般是得气迅速时，疗效较好；得气较慢时效果就差；若不得气，则可能无效。临床上若刺之而不得气时，就要分析原因，或因取穴不准，手法运用不当，或为针刺角度有误，深浅失度等。此时就要重新调整针刺部位、角度深度，运用必要的手法，再次行针，一般即可得气。如患者病久体虚，以致经气不足，或因其他病理因素致局部感觉迟钝，而不易得气时，可采用行针推气，或留针候气，或用温针，或加艾灸，以助经气来复，易促使得气，或因治疗，经气逐步得到恢复，则可迅速得气。若用上法而仍不得气者，多为脏腑经络之气虚衰已极。对此，可以考虑配合或改用其他疗法。

## 六、行针手法

行针是毫针刺入腧穴后，为了使患者产生针刺感应，或进一步调整针感的强弱，以及使针感向某一方向扩散、传导而采取的操作方法，称为"运针"，亦称"行针"。行针手法包括基本手法和辅助手法。

**1. 基本手法**

（1）提插法　是指将针刺入腧穴一定深度后，使针在穴内进行上下进退的操作方法。使针从浅层向下刺入深层为插，由深层向上退到浅层为提，如此反复的做上下纵向运动构成了提插法。对于提插幅度大小、层次的变化、频率的快慢和操作时间的长短，应根据患者体质、病情、腧穴部位、针刺目的等灵活掌握。提插的幅度大，频率快，时间长，刺激量就大；提插的幅度小，频率小，时间短，刺激量就小。

（2）捻转法 是指将针刺入腧穴一定深度后，使针向前向后来回反复捻转的操作方法。捻转幅度、频率，可根据患者体质、病情及腧穴特征掌握。拇指向前捻转毫针称为左转；拇指向后捻转毫针称为右转。

**2. 辅助手法** 是针刺时用以辅助行针的操作方法，常用的有以下几种。

（1）循法 是医者用手指顺着经脉的循行径路，在腧穴的上下部轻柔地循按的方法。针刺不得气时，可以用循法催气。此法能推动气血，激发经气，促使针后易于得气。

（2）刮柄法 是将针刺入一定深度后，用拇指或食指的指腹抵住针尾，用拇指、食指或中指指甲，由下而上的频频刮动针柄的方法。此法在不得气时，用之可激发经气，促使得气。

（3）弹柄法 针刺后在留针过程中，以手指轻弹针柄，使针体轻轻振动，以加强针感、助气运行的方法，称为弹柄法。操作时用力不可过猛，弹的频率也不可过快，避免引起弯针。此法有激发经气、催气速行的作用。

（4）摇柄法 是将针刺入后，手持针柄进行摇动，可起行气作用。《针灸问对》有"摇以行气"的记载。方法有两种：一是卧倒针身而摇，使经气向一定的方向传导；二是直立针身而摇，以加强得气的感应。

（5）震颤法 是将针刺入腧穴一定深度后，右手持针柄，用小幅度、快频率的提插捻转动作，使针身产生轻微的震颤，以促使得气。

（6）飞法 是将针刺入腧穴一定深度后，用右手拇指、食指持针柄，快速前后来回捻转数次，然后张开两指，一搓一放，反复数次，状如飞鸟展翅，所以称为飞法。本法能催气、行气，增强针感。

## 七、针刺补泻

针刺的补泻法是根据《灵枢·经脉》"盛则泻之，虚则补之，热则疾之，寒则留之，陷下则灸之"的理论原则而确立的两种不同的治疗方法。是针刺治病的一个重要环节，也是毫针临床操作的核心内容。

补法是泛指能鼓舞人体正气，使低下的功能恢复旺盛的方法。泻法是泛指能疏泄病邪、使亢进的功能恢复正常的方法。针刺补泻就是通过针刺腧穴，采用适当的手法激发经气以补益正气，疏泄病邪而调节人体脏腑经络功能，促使阴阳平衡而恢复健康。

补泻效果的产生与以下三个方面的状况密切相关：

**1. 功能状态** 当机体处于虚惫状态而呈虚证时，针刺能起到补虚的作用。若机体处于邪盛而呈实热、闭证的实证情况下，针刺又能泻邪，而起清热启闭的泻实作用。如胃肠痉挛疼痛时，针刺可以止痉而使疼痛缓解。胃肠蠕动缓慢而呈弛缓时，针刺可以增强肠胃蠕动而使其功能恢复正常。

**2. 腧穴特性**　腧穴的功能不仅具有普遍性，而且有些腧穴具有相对特性，如有的重在补虚，如足三里、关元、太溪等；有的重在泻实，如十宣、大椎、少商等。

**3. 补泻手法**　补泻手法是用人工针刺手法的操作，从而促使产生补或泻的作用，具体操作方法又分为单式补泻手法和复式补泻手法。能够鼓舞正气，使低下的功能恢复正常的针刺方法称为补法；能够疏泻邪气，使亢进的功能恢复正常的针刺方法称为泻法。

（1）单式补泻手法详见表3-3。

表3-3　常用补泻手法操作

| | 补法 | 泻法 |
|---|---|---|
| 提插补泻 | 先浅后深，重插轻提，提插幅度小，频率慢 | 先深后浅，轻插重提，提插幅度大，频率快 |
| 捻转补泻 | 用力左转，捻转角度小，频率慢，用力较轻 | 用力右转，捻转角度大，频率快，用力较重 |
| 疾徐补泻 | 进针慢、退针快，少捻转 | 进针快、退针慢，多捻转 |
| 开阖补泻 | 出针后迅速按压针孔 | 出针时摇大针孔 |
| 迎随补泻 | 针尖随着经脉循行的方向，顺经而刺 | 针尖迎着经脉循行的方向，逆经而刺 |
| 呼吸补泻 | 呼气时进针，吸气时退针 | 吸气时进针，呼气时退针 |
| 平补平泻 | 进针后均匀地提插、捻转，得气后出针 | |

（2）复式补泻手法　临床上较常用的复式补泻方法有烧山火和透天凉。

①烧山火：将要刺入的穴位分为浅、中、深三层（即天、人、地三部），各为1/3，操作时，由浅到深，每层依次做紧按慢提（或捻转补法）九数，三层做完，然后将针退至浅层，称为一度。如此反复操作数度，使针下产生热感，然后将针按至深层留针。在操作过程中可以配合呼吸补泻中的补法。多用于治疗冷痹顽麻、虚寒性疾病等。

②透天凉：将要刺入的穴位分为浅、中、深三层（即天、人、地三部），各为1/3，操作时，将毫针直插深层，由深到浅，每层依次做紧提慢按（或捻转泻法）六数，三层做完，然后将针插入深层，称为一度。如此反复操作数度，使针下产生凉感，然后将针提至深层留针。在操作过程中可以配合呼吸补泻中的泻法。多用于治疗热痹、急性痈肿等实热性疾病。

## 八、留针

留针指进针后，将针置腧穴内不动，以加强针感和针刺的持续作用，其目的是加强针刺的作用和便于继续行针施术。留针与否和留针时间的长短依病情而定，一般病症，只要针下得气，施术完毕后即可出针或酌留20~30分钟。但对一些慢性、顽固性、疼痛性、痉挛性病证，可适当增加留针时间，并在留针期间歇行针，以增强疗效。留针还可起到候气的作用。

## 九、出针

出针又称起针、退针。当施行针刺手法或留针达到预定针刺目的和治疗要求后，即可出针。出针时，是以左手拇、食指执持消毒干棉球按压在针刺部位，右手持针做轻微的小幅度捻转，并顺势将针缓慢提至皮下，静留片刻，然后出针。

出针后，一般要使用消毒棉球轻压针孔片刻，防治出血和针孔疼痛。当针退出后，要仔细查看针孔是否出血，特别是头部针刺起针后；询问针刺部位有无不适感；检查核对针数目；注意有无晕针延迟反应现象。

## 十、常见不良反应的处理和预防

毫针治疗虽然比较安全，但临床如果操作不慎，疏忽大意，或犯刺禁，或者针刺手法不当，或者对人体解剖部位缺乏全面地了解，在临床上有时也会出现一些不良反应。一旦发生，应妥善处理，否则将会给患者带来不必要的痛苦，甚至危及生命。为此，应随时加以预防。现将常见的针刺异常情况的原因、现象、处理和预防分述如下。

### （一）晕针

晕针是在针刺过程中患者发生晕厥的现象。

**1. 原因** 多因体质虚弱、精神紧张、劳累、饥饿、大汗后、大泻后、大出血后等，或因患者体位不当，施术者手法过重及治疗室内空气闷热或寒冷等引起。

**2. 症状** 轻度晕针，表现为精神疲倦，头晕目眩，恶心欲吐；重度晕针表现为心慌气短，面色苍白，四肢发冷，出冷汗，脉象细弱，甚则神志昏迷，唇甲青紫，血压下降，二便失禁，脉微欲绝等症状。

**3. 处理** 立即停止针刺，取出全部留针，扶患者平卧。轻者休息数分钟，饮用温开水或糖水后即可恢复。重者指掐或针刺人中、内关、足三里、合谷等穴，如仍昏迷不醒，需要采取急救措施。

**4. 预防** 对初诊者要消除其畏针心理。过饥、过饱、大失血患者不宜针刺。针刺时尽可能选用卧位，对体质较弱者选穴不宜太多，针刺手法宜轻，以患者能耐受为度。操作时应密切观察患者神色变化，一有晕针先兆应立即处理，切不可远离患者。

### （二）滞针

**1. 原因** 患者精神紧张，导致肌肉强烈收缩；或捻转针时角度过大，或连续进行单向捻转，肌纤维缠绕针身；或留针时移动体位，均可造成滞针。

**2. 现象** 在行针或留针后，患者感到针下涩滞，捻转不动，提插、出针均感困难，若勉强捻转、提插时，则患者疼痛难忍。

**3. 处理** 若因患者精神紧张而致者，可对患者进行心理疏导，消除其紧张情绪，使肌肉放松，稍延长留针时间，或用手指在滞针腧穴附近进行揉按，或在附近再刺一针，以宣散气血而缓解肌肉的紧张。若手法不当单向捻针而致者，可向相反方向退转，将针捻回，并用刮柄、弹柄法，使缠绕在针身的肌肉组织回释，既可消除滞针。

**4. 预防** 针刺前应向患者做好解释工作，消除其思想顾虑，医生手法要熟练，减轻针刺疼痛，行针时捻转幅度、频率不宜过大过快，避免单向持续捻转。

### （三）弯针

**1. 原因** 施术者手法不熟练，用力过猛，或因突然肌肉暂时痉挛，或针下碰到坚硬组织，或因留针时患者体位移动，或因针柄受到外物的碰撞、压迫，或发生滞针而未能及时处理造成。

**2. 现象**　针柄改变了进针或刺入留针的方向和角度，提插、捻转困难，患者感到针下疼痛。

**3. 处理**　发现弯针后，不可再行提插、捻转等手法。若针身轻微弯曲，应将针顺着针柄弯曲的方向慢慢拔出。若因患者移动体位肌肉痉挛所致，应使患者慢慢恢复原来的体位，放松肌肉，再将针缓缓拔出，切忌强行拔针，以防折针。

**4. 预防**　医者施术手法要熟练，指力要均匀轻巧，进针不要过猛过速，患者体位要舒适，不得随意改变体位，防止外物碰撞和压迫，如有滞针现象，应及时处理。

### （四）出血与血肿

**1. 原因**　针尖弯曲带钩，或因提插捻转幅度过大，或因腧穴下毛细血管丰富，刺伤皮下血管。

**2. 现象**　出针后针孔出血或针刺部位肿胀疼痛，继则局部皮肤呈青紫色。

**3. 处理**　针孔出血者可用消毒干棉球按压针孔片刻，即可止血。若微量的皮下出血，而局部稍有青紫时，一般不必处理，可自行消退。若局部青紫肿胀疼痛较重，可先做冷敷止血，再做热敷或在局部轻轻揉按，以促使局部淤血吸收消散。

**4. 预防**　针刺前仔细检查针具，熟悉解剖部位，针刺时应尽量避开大血管，在血管丰富部位不宜实行提插、捻转等手法。出针时立即用消毒棉球按压针孔。

### （五）气胸

**1. 原因**　针刺胸、背、腋、肋及锁骨上窝等部腧穴时，因角度和深度不当使空气进入胸膜腔而致创伤性气胸。

**2. 现象**　一旦发生气胸，轻者可见胸闷、胸痛、心慌、呼吸不畅，严重者则出现呼吸困难、心跳加速、唇甲紫绀、出汗、血压下降等休克现象。

**3. 处理**　轻者可让患者半卧位休息，给与消炎、镇咳药物，休息 5~7 天，气体可自行吸收，严重者应立即采用急救措施，如胸膜腔抽气减压、吸氧、抗休克治疗等。

**4. 预防**　针刺胸、背、腋、肋及锁骨上窝等部腧穴时，要严格掌握针刺的角度和深度，不宜直刺过深和大幅度提插。

### （六）折针

折针又称断针，是指针体折断在人体内。若能术前做好针具的检查和施术时加以注意，是可以避免的。

**1. 原因**　针具质量低劣；针根、针身处剥蚀损坏未被及时发现；强力提插、捻转，或用电针时骤然加大强度，导致肌肉强烈收缩；留针时体位改变；弯针、滞针时处理不当。

**2. 现象**　行针时或出针后发现针身折断，残留在患者体内。

**3. 处理**　发现折针后，医者应冷静、沉着，嘱患者不要移动体位，切勿惊慌乱动。以防断针向肌肉深层陷入。若断端外露，可用手指或镊子将针取出。如断端与皮肤相平或稍凹陷于皮内者，可用左手拇、食指垂直向下按压针孔两旁，使断端暴露体外，用右手持镊子将断针取出。若断针完全深入皮下或肌肉深层时，应在 X 线定位下手术取出。

**4. 预防** 针刺操作前认真检查针具，不符合要求的针具应弃之不用，针刺时不宜将针身全部刺入腧穴，在行针或留针时应嘱患者不得随意更换体位。避免过猛、过强的行针。在针刺过程中，如发现弯针，应立即退针。对于滞针、弯针，应及时处理，不可强拉硬拔。电针器在使用前要注意输出旋钮先置于最低位，切不可突然加大输出强度。

## 十一、毫针的作用、适应证和禁忌证

### （一）毫针的作用

**1. 调和阴阳** 毫针调和阴阳的作用是指毫针使机体从阴阳失衡的状态向平衡状态转化，是毫针治疗最终要达到的目的。

**2. 疏通经络** 毫针能使瘀阻的经络通畅而发挥其正常的生理作用，是毫针最基本最直接的治疗作用。经络"内属于脏腑，外络于肢节"，运行气血是其主要的生理功能之一。经络不通，气血运行受阻，临床表现为肿胀、麻木、疼痛、瘀斑等症状。毫针选择相应的腧穴和手法使经络通畅、气血运行正常。

**3. 扶正祛邪** 毫针扶正祛邪的作用是指可以扶助机体正气及驱除病邪。疾病的发生发展及转归的过程，实质上就是正邪相争的过程。毫针治病，就是在于能发挥其扶正祛邪的作用。

### （二）毫针的适应证

毫针的适应证较为广泛，涉及到内外妇儿等的各个系统的疾病。临床常见的适应病如下：

**1. 呼吸道** 急性鼻窦炎、急性鼻炎、普通感冒、急性扁桃体炎等。

**2. 呼吸系统** 急性支气管炎、支气管哮喘等。

**3. 眼科** 急慢性结膜炎、中心性视网膜炎、白内障、近视眼等。

**4. 口腔** 牙痛、拔牙后的疼痛、牙龈炎、急慢性咽炎等。

**5. 消化系统** 贲门弛缓症、呕吐、胃下垂、急慢性胃炎、胃酸增多症、急慢性十二指肠溃疡、急慢性结肠炎、急慢性杆菌性痢疾、腹泻、便秘、麻痹性肠绞痛等。

**6. 神经系统** 偏头痛、三叉神经痛、外伤后麻痹、周围神经炎（包括面瘫）、小儿麻痹症、梅尼埃病、膀胱机能障碍、夜尿症、肋间神经痛、肩痛和网球肘、手术后痛、中风后遗症等。

**7. 肌肉和骨骼** 肌肉痛、痉挛和萎缩、坐骨神经痛、关节炎、椎间盘问题。

### （三）毫针的禁忌证

1. 患者在过度饥饿、暴饮暴食、醉酒后及精神过度紧张时，禁止针刺。

2. 孕妇的少腹部、腰骶部、会阴部腧穴，针刺后会产生较强针感的穴位（如合谷、足三里、风池、环跳、三阴交、血海等），禁止针刺；月经期间慎用针刺。

3. 患有严重的过敏性、感染性皮肤病者，以及患有出血性疾病（如血小板减少性紫癜、血友病等）患者。

4. 小儿囟门未闭时头顶部禁止针刺。

5. 重要脏器所在处，如胁肋部、背部、肾区、肝区不宜直刺、深刺；大血管走行处及皮下静脉部位的腧穴如需针刺时，则应避开血管，使针刺斜刺入穴位。

6. 对于儿童、破伤风、癫痫发作期，躁狂型精神分裂症发作期等，针刺时不宜留针。

# 第二节　灸　法

灸，灼烧的意思。灸法是指以艾绒为主要燃烧材料，烧灼或熏熨体表的特定部位或腧穴，通过经络腧穴的作用，达到防治疾病的一种中医外治法。灸法古称"灸焫"，广义的灸法还包括用刺激性药物敷贴于穴位以防治疾病的方法，又称天灸、药物灸。灸法可与针药相互补充，相辅相成。施灸的材料很多，古今均以艾为主，因其气味芳香，辛温味苦，容易燃烧，火力温和。

## 一、灸法的作用

### （一）温经散寒

灸火的温和热力具有直接的温通经络、驱散寒邪的功能，体现"寒者温之"的具体运用。《素问·异法方宜论》曰："脏寒生满病，其治宜灸焫。"临床上，灸法可用于治疗风寒湿痹、寒邪所致胃脘痛、腹痛、痢疾、泄泻等病症。

### （二）扶阳固脱

艾灸具有扶助阳气、举陷固脱的功用。当阳气下陷或欲脱之危证，可用灸法。临床上，灸法可用于治疗各种虚寒证、寒厥证、虚脱证或中气不足、阳气下陷而引起的遗尿、脱肛、阴挺、崩漏、带下等病症。

### （三）消瘀散结

艾灸具有行气活血、消瘀散结的作用。气为血之帅，血随气行，气得温则行，气行则血亦行。灸能使气机通调，营卫和畅，故瘀结自散。临床上，灸法可用于治疗气血凝滞之疾，如乳痈初起、瘰疬、瘿瘤等病症。

### （四）引热外行

经艾火的温热，皮肤腠理开放，毛窍通畅，使热有去路，从而引热外行。临床上，某些热性病，如疖肿、带状疱疹、丹毒、甲沟炎等皆可用灸法治疗；对阴虚发热者，如骨蒸潮热，虚痨咳喘等病症也可使用灸法，选用膏肓、四花穴等穴。

### （五）防病保健

灸法可以激发人体正气，增强抗病能力，故无病时施灸，有防病保健之功效。通过增强人体抗病能力而达到强身保健目的的灸法称为保健灸，《诸病源候论·小儿杂病诸候》又称之为"逆灸"。

## 二、灸法的分类、操作方法及适应证

### （一）灸法的分类（图3-5）

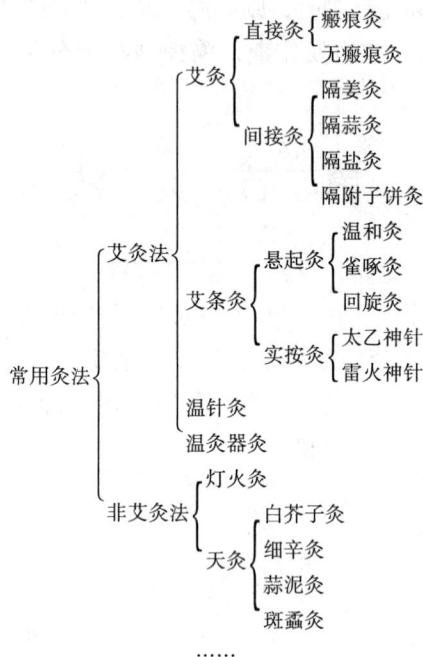

图3-5　灸法的分类

### （二）灸法的操作方法及适应证

**1. 艾炷灸**　将艾炷放在穴位上施灸称艾炷灸（图3-6）。艾柱灸法最早见于《素问·骨空论》。艾炷按大小形态分，有大、中、小3种类型。大者如蚕豆大小，中者如黄豆大小，小者为麦粒大小，皆为上尖下大的圆锥体，便于平放和点燃。操作上，艾炷灸可分为直接灸和间接灸两种。

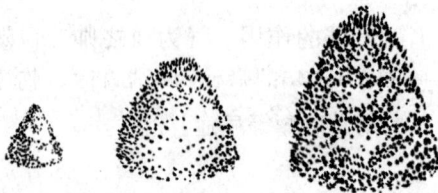

图3-6　艾柱

（1）直接灸　又称明灸、着肤灸，即将艾炷直接置放在穴位皮肤上施灸的一种方法（图3-7）。直接灸穴位，刺激性强，直达病灶。根据灸后皮肤刺激的程度不同，有无烧伤化脓，又分为无痕灸和瘢痕灸两种。

①无痕灸：又称非化脓灸，临床上多用中、小艾炷。施灸前先在施术部位涂以少量的凡士林，以增加黏附性，然后放置艾炷，从上端点燃，当燃剩 2/5 左右、患者感到烫时，用镊子将艾炷夹去，换炷再灸，一般灸 3 ~ 7 壮，以局部皮肤充血、红晕为度。因施灸后皮肤不致起泡，不留痕，故名。此法适用于慢性虚寒性疾病，如哮喘、慢性腹泻、风寒湿痹、风湿顽痹等。

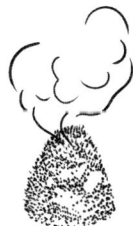

图 3 - 7　直接灸

②瘢痕灸：又称化脓灸，临床上多用小艾炷，亦有用中艾炷者。施灸前先在施术部位上涂以少量大蒜汁，以增加黏附或刺激作用，然后放置艾炷，从上端点燃，当烧近皮肤时患者有灼痛感，可用手在穴位四周拍打以减轻疼痛。应用此法一般每壮艾须燃尽后除去灰烬，方可换炷。按前法再灸，可灸 3 ~ 9 壮。灸毕，在施灸穴位上贴敷消炎药膏，1 周左右可化脓（脓液色白清稀）形成灸疮。灸疮 5 ~ 6 周愈合，留有瘢痕，故称瘢痕灸。在灸疮化脓期间，需注意局部清洁，每天换药膏 1 次，以避免继发感染（脓液黄稠）。《针灸资生经·治灸疮》说："凡着艾得疮，所患即瘥，如不发，其病不愈。"可见疗效和灸疮的发与不发密切相关。因此，应叮嘱病人多吃羊肉、豆腐等营养丰富的食物以促进灸疮的透发。灸疮，是局部组织烫伤后的无菌性化脓现象，持续性刺激穴位局部以起到治病保健作用。临床常用于治疗哮喘、慢性胃肠炎、瘰疬等，但对身体过于虚弱，或有皮肤病、糖尿病的患者不宜使用此法。由于这种方法灸后遗有瘢痕，故灸前必须征求患者的同意。

（2）间接灸　又称隔物灸、间隔灸，即在艾炷与皮肤之间隔垫某些物品而施灸的一种方法（图 3 - 8）。故治疗时，可发挥艾灸和药物的协同作用，提高疗效，广泛用于治疗临床各种病症。

古代的隔物灸法种类很多，所隔物品有动物、植物和矿物类中药。药物因病证而异，既有单方，又有复方。现将临床常用的几种方法介绍如下。

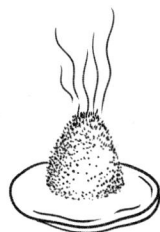

图 3 - 8　间接灸

①隔姜灸：将鲜生姜切成直径 2 ~ 3cm、厚 0.2 ~ 0.3cm 薄片，中间以针穿刺数孔，上置艾炷，放在应灸腧穴或患处，然后点燃施灸，当艾炷燃尽后，易炷再灸。一般 3 ~ 6 壮，以皮肤红晕而不起泡为度。在施灸过程中，若患者感觉灼热不可忍受时，可将姜片向上提起，或缓慢移动姜片。临床上常应用于虚寒证，如呕吐、脘腹隐痛、泄泻、痛经、咳喘、小儿遗尿、风寒湿痹和外感表证等。

②隔蒜灸：将鲜大蒜头切成厚 0.2 ~ 0.3cm 薄片，中间以针穿刺数孔，上置艾炷，放在应灸腧穴或患处，然后点燃施灸，待艾炷燃尽，易炷再灸，一般 3 ~ 6 壮。因大蒜液对皮肤有刺激性，灸后容易起泡，若不使起泡，可将蒜片向上提起，或缓慢移动蒜片。此法多用于治疗瘰疬、肺结核、腹中积块及未溃疮疡等。此外，民间尚有一种用于治疗虚劳、顽痹等症的长蛇灸（自大椎穴起至腰俞穴铺敷蒜泥，上置艾炷施灸）。

③隔盐灸：本法多用于脐部，又称神阙灸。用纯净干燥的精制食盐填敷于脐部，使其与脐平，上置艾炷施灸，患者稍感灼痛，即更换艾炷。也可于盐上放置姜片后再

施灸，一般灸 3 ~ 6 壮。此法有回阳、救逆、固脱之功，但需连续施灸，不拘壮数，以待脉起、肢温、证候改善。临床上常应用于伤寒阴证，治疗急性寒性腹痛、泄泻、痢疾、中风脱证、小便不利等。

④隔附子饼灸：是指以附子片或附子药饼作间隔物的灸法。此法的应用首见于唐代。药饼的制法是将附子研成细末，以黄酒调和，制成直径约 3cm、厚约 0.8cm 的附子饼，中间以针穿刺数孔，上置艾炷，放在应灸腧穴或患处，点燃施灸。若附子片或附子饼被艾炷烧焦，可以更换后再灸，至穴区皮肤出现红晕停灸。由于附子辛温大热，有温肾补阳之功效，故多用于治疗命门火衰而致的阳痿、早泄、遗精、宫寒不孕和疮疡久溃不敛的病症。

**2. 艾条灸**　又称艾卷灸，即用桑皮纸包裹艾绒卷成圆筒形的艾卷，将其一端点燃，对准穴位或患处施灸的一种方法。艾卷灸的应用首见于明代，后来发展为在艾绒内加进药物，再用纸卷成条状艾卷施灸，名为"雷火针"和"太乙针"。在此基础上又演变为现代的单纯艾卷灸和药物艾卷灸。

按操作方法不同艾卷灸可分为两种：悬灸和实按灸

（1）悬灸按其操作方法不同又可分为温和灸、雀啄灸、回旋灸等。

①温和灸：将艾卷的一端点燃，对准应灸腧穴或患处，在距离皮肤 2 ~ 3cm 处进行熏烤，以患者局部有温热感而无灼痛为宜，一般每穴灸 10 ~ 15 分钟，至皮肤红晕为度。针对局部知觉减退患者或小儿等，为防止烫伤，医者可将食、中两指置于施灸部位两侧，来测知患者局部受热程度，以便随时调节施灸时间和距离。

②雀啄灸：施灸时，艾卷点燃的一端与施灸部位皮肤之间的距离并不固定，而是像鸟雀啄食一样，一上一下施灸，以给施灸局部一个变量的刺激。

③回旋灸：施灸时，艾卷点燃的一端与施灸部位的皮肤之间虽保持一定的距离，但不固定于一点，而是左右方向或反复旋转地施灸。

以上方法一般病证均可采用，尤以慢性病、虚证、妇科疾病、风湿痹痛、保健等为主，也可用于部分急性病和实证。温和灸、回旋灸多用于治疗慢性病，雀啄灸多用于治疗急性病。

（2）实按灸　先在待施灸腧穴部位或患处垫上布或纸数层，然后将药物艾卷的一端点燃，趁热紧按在施术部位上，使药气热力透达深层，若艾火熄灭，再点再按；或者以布 6 ~ 7 层包裹艾火熨于穴位，若火熄灭，再点再熨。操作时，可置备两支，交替接力使用，每次施灸 20 ~ 30 分钟。最常用的为雷火针灸和太乙针灸，临床多用于风寒湿痹、痿证和虚寒证。

①雷火针灸的制作：艾绒 100g，沉香、木香、乳香、茵陈、羌活、干姜、穿山甲各 9g，麝香少许，除艾绒外，上药共为细末和匀。先取艾绒 24g，均匀铺在 30cm × 30cm 桑皮纸上，次取药末 6g，均匀掺在艾绒里，然后卷紧如爆竹状，外用鸡蛋清涂抹，再糊上桑皮纸 1 层，两头留空 3cm，捻紧即成。

②太乙针灸的制作（《太乙神针心法》）：艾绒 100g，硫黄 6g，麝香、乳香、没药、松香、桂枝、杜仲、枳壳、皂角、细辛、川芎、独活、穿山甲、雄黄、白芷、全蝎各

3g，除艾绒外，上药研成细末。其制作方法与雷火针灸相同。

**3. 温针灸** 是针刺与艾灸相结合的一种方法，适用于既需要针刺留针，又需施灸的疾病。在针刺得气后，于留针期间，在针柄上穿置一段长约2cm的艾卷施灸，或在针尾上捏搓少许艾绒点燃施灸，直待燃尽，除去灰烬，每穴每次可灸1～3壮，施灸完毕再将针取出。此法是一种简便易行的针灸并用的方法，其艾绒燃烧的热力可通过针身传入体内，使其发挥针和灸二者的效能，达到治疗目的。应用此法应注意防止艾火脱落烧伤皮肤。

**4. 温灸器灸** 温灸器又称灸具，是指专门用于施灸的器具，用温灸器施灸的方法称温灸器灸。临床常用的温灸器有温灸盒、温灸架和温灸筒等，操作时注意调整艾灸位置。

（1）温灸盒灸 将适量的艾绒置于温灸盒的金属网上，点燃后将温灸盒放于施灸部位即可。适用于腹、腰等面积较大部位的治疗。

（2）温灸架灸 将艾条点燃后，燃烧端插入温灸架的顶孔中，对准选定穴位施灸，并用橡皮带给予固定，施灸完毕将剩余艾条插入灭火管中。适用于全身体表穴位的治疗。

（3）温灸筒灸 将适量的艾绒置于温灸筒内，点燃后盖上灸筒盖，执筒柄将灸筒隔布放置于患处施灸即可。

## 三、施灸的注意事项

### （一）施灸的先后顺序

古人对于施灸的先后顺序有明确的论述，如《备急千金要方·灸例第六》说："凡灸当先阳后阴……先上后下。"顺序上为先灸上部、再灸下部，先灸阳经、后灸阴经，先灸头身、后灸四肢；就壮数而言，先灸少而后灸多；就大小而言，先灸艾炷小者而后灸大者。但临床上需结合病情，灵活应用，不能拘泥不变。如脱肛的灸治，则应先灸长强以收肛，后灸百会以举陷，便是先灸下而后灸上。此外，施灸应注意在通风的环境中进行。

### （二）施灸的补泻方法

灸法的补泻需根据辨证施治的原则，虚证用补法，实证用泻法。补法指在点燃艾炷后，不吹艾火，待其自然缓慢燃尽为止，以补其虚；泻法指在点燃艾炷后，以口吹火助燃，使艾火的热力迅速透达穴位深层，以泻其实。但灸法补泻不如针刺操作严格，不必过于拘泥。

### （三）施灸的禁忌

1. 辨证施治。凡属实热证者，如肝风、肝阳上亢、发热、关节红肿等，应慎用或不用。对隔物过敏者禁用隔物灸。

2. 面部穴位、乳头、大血管等处均不宜使用直接灸，以免烫伤形成瘢痕。关节活动部位亦不适宜用化脓灸，以免化脓溃破，不易愈合，甚至影响功能活动。

3. 一般空腹、过饱、过劳、醉酒、大惊、大恐、大怒和对灸法恐惧者，应慎施灸。对于体弱患者，灸治时艾灶不宜过大，刺激量不宜过强，以防晕灸。一旦发生晕灸，应立即停止施灸，并及时处理，其方法同晕针。

4. 孕妇的腹部和腰骶部不宜施灸。

5. 施灸过程中要防止燃烧的艾绒脱落烧伤皮肤和衣物。如温针灸时艾绒必须捏紧，并嘱咐患者不要任意移动肢体，防止艾火脱落。

### （四）灸后的处理

施灸过量，时间过长，局部出现水泡，只要不擦破，可任其自然吸收；如水泡较大，可用消毒毫针刺破水泡，放出水液，再涂以龙胆紫。瘢痕灸者，在灸疮化脓期间，疮面局部勿用手搔抓，并避免疮面摩擦和受压，注意保护痂皮，并保持清洁，防止感染。天灸所用中药有些为有毒之品，有些对皮肤有强烈的刺激作用，故孕妇、年老体弱、皮肤过敏等患者应慎用或禁用；药物刺激性较大，敷贴时间不宜长，期间忌食生冷辛辣海鲜等发物。

# 第三节 电针法、三棱针法、皮肤针法、穴位注射法

## 一、电针法

电针法是指毫针刺入腧穴得气后，再通以接近人体生物电的脉冲电流，利用针刺和电的双重刺激，激发调整经络之气，以防治疾病的方法。电针法于20世纪50年代开始在我国广泛应用，具有省时省力、可客观控制刺激量、扩大治疗范围、提高疗效等优点。

目前采用的电刺激仪器均属脉冲发生器类型，其作用原理是将脉冲电流借助针体导入体内，对机体产生微量电流波的生理刺激，发挥不同的治疗作用。

### （一）操作方法

电针仪的种类繁多，虽然每种电针仪各有特点，但操作的程序基本相同。

**1. 选穴** 电针法的处方配穴与毫针法相同，一般选用同侧肢体的1~3对穴位为宜。所选穴对之连线，以贯通病变部位为佳。在循经选穴基础上，配合神经分布、肌肉起止点进行选穴疗效更佳。

**2. 操作程序**

（1）先按毫针操作程序，将针刺入穴位，并使之得气。

（2）将电针仪各调节钮调至"0"位。以身体前后正中线为轴，纵向同侧2个穴位为1组，将输出电线的一对电极分别连接在每一组穴位的毫针针柄上，形成电流回路。即在胸背部穴上使用电针时，不可将2个电极跨接在身体两侧，以免电流回路经过心脏。若遇只需单穴电针时，可将该穴接通一个电极，另一个电极接在用盐水浸湿的纱布上，放置于身体同侧皮肤上，作无关电极。

（3）打开电源，选好波形，从零位开始逐渐加大电流强度，避免给患者突然的刺

激，电流刺激量以患者耐受为度。

（4）通电时间一般为 20 分钟左右。留针期间若患者自觉刺激减弱，出现"电针耐受"现象，可通过增强刺激强度、间歇通电、调换对穴的导线连接等方法加以调整。

（5）电针治疗结束时，应先将电针仪各调节钮调回至"0"位，再关闭电源，取下导线，最后按常规毫针取针方法将针取出。

**3. 电流的刺激强度**　通常以患者耐受为度，当患者局部肌肉呈节律性收缩，或伴有酸、胀、麻、热等感觉为佳。

**4. 疗程**　一般 7～10 次为 1 个疗程，疗程间隔 3～5 天。每日或隔日治疗 1 次，急症患者可每天治疗 2 次。

**（二）刺激参数**

电针刺激参数包括波形、波幅、波宽、频率以及持续时间等，其中波形和波幅的选择对治疗作用的影响尤为显著，临床使用时需根据病情灵活选择合适的波形和波幅，以提高临床疗效。

**1. 波形的选择**　单个脉冲电流采用不同的方式组合成为连续波（密波、疏波、疏密波）、断续波、锯齿波等不同类型，进而发挥不同的治疗作用。

（1）**连续波**　是单位时间内频率保持恒定的一种电流刺激波形。根据频率不同又可分为连续密波和连续疏波。

密波，又称高频电流，频率多为 50～100Hz，能降低神经应激功能，以抑制作用为主，具有镇静止痛、缓解肌肉和血管痉挛等作用。临床多用于治疗头痛、关节扭伤等病症，也可用于针刺麻醉等。

疏波，又称低频电流，频率为 2～5Hz，刺激作用较强，神经抑制发生较慢，能引起肌肉收缩，提高肌肉韧带的张力。临床多用于治疗痿证，各种肌肉、关节、韧带及肌腱的损伤等病症。

疏密波，是单位时间内疏波、密波交替出现的一种电流刺激波形。疏波、密波交替持续的时间各约 1.5 秒，可克服单一波形"电针耐受"现象，以兴奋作用为主，能促进新陈代谢，促进血液循环，改善组织营养，消除炎性水肿等。临床多用于治疗关节扭挫伤、关节周围炎、肌肤麻木不仁、坐骨神经痛、面瘫、肌无力、局部冻伤等病症。

（2）**断续波**　是单位时间内节律性地时断时续的一种电流刺激波形。断、续交替时间约为 1.5 秒，以兴奋作用为主，能提高肌肉组织的兴奋性，对横纹肌有良好的刺激收缩效果。临床多用于治疗痿证、瘫痪等病症。

（3）**锯齿波**　是单位时间内脉冲波幅按锯齿形自动改变的一种电流刺激波形。频率多在 16～20Hz，接近人体呼吸规律，故可用于刺激膈神经、抢救呼吸衰竭等病症。

**2. 波幅的选择**　刺激强度主要取决于波幅的高低，多以峰值电压表示，一般不超过 20V；以电流表示，则不超过 2mA。适宜的电针刺激强度以患者可以耐受为度，舒适为佳。

### （三）适用范围

电针的适用范围和毫针法基本相同，可广泛应用于内、外、妇、儿、五官、骨伤等各种疾病的治疗。主要用于治疗各种痛证、痹证、痿证和脏腑功能失调，神经、肌肉、韧带、关节的损伤性疾病以及癫狂等神志病证等，亦可用于针刺麻醉、预防保健等。

### （四）注意事项

1. 电针仪在使用前必须检查其性能是否良好，输出值是否正常。治疗前后须将电针仪各调节钮调至"0"位。

2. 调节电针输出强度时，应逐渐从小到大，不可忽大忽小、忽有忽无，以防止引起肌肉强烈收缩，造成弯针、折针或晕针等意外发生，年老体弱、精神紧张者尤应注意。

3. 电针仪器的最大输出电压在 40V 以上者，最大输出电流应严格控制在 1mA 以下，以防止发生触电事故。

4. 经过温针灸之后的毫针因其表面氧化、质地变脆、导电性下降，不宜用作电针，否则容易引发事故。

5. 选择穴对，应选取身体同侧腧穴，避免电针电流回路经过心脏。

6. 安装心脏起搏器者，禁用电针。

7. 孕妇慎用电针。

## 二、三棱针法

三棱针法是用三棱针刺破特定部位（浅表血络或腧穴），放出适量血液，或挤出少量液体，或挑断皮下纤维组织，以防治疾病的方法，又称"刺络法"或"刺血络"，今有人称之为"放血疗法"。

三棱针由古时砭石刺络法发展而来，古称"锋针"（图 3-9），为九针之一，是"泻热出血"的常用工具。《灵枢·九针十二原》明确提出了"苑陈则除之，去血脉也"的原则。根据治疗病证、施术部位的不同，《灵枢·官针》中"络刺""赞刺""豹纹刺"等均为刺络放血之法。

现用三棱针多是不锈钢材料制成，针长约 6cm，针柄稍粗呈圆柱体，针身呈三棱状，尖端三面有刃，针尖锋利。针具多采用高压蒸汽灭菌法消毒以备用，或选用一次性针具。

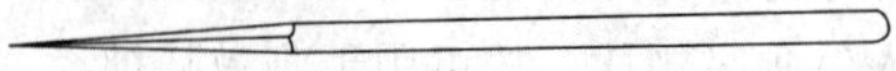

图 3-9　三棱针

### （一）操作方法

**1. 持针方法**　一般医者以持针之手的拇、食二指捏住针柄，中指指腹紧靠针身下端，针尖露出 3~5mm。

**2. 刺法**　又可分为点刺法、散刺法、刺络法和挑刺法 4 种。

（1）点刺法　即点刺腧穴放出少量血液或挤出少量液体以防治疾病的方法。此法多用于手指、足趾末端及肌肉浅薄处的腧穴，如十宣、十二井穴、耳尖、攒竹、太阳、印堂、委中等穴。

操作时，医者先用推挤、揉按等方法使血液积聚欲点刺部位，经常规消毒后，左手固定点刺部位，右手持针对准已消毒的部位迅速刺入 1~2 分，速针速出，并轻轻挤压针孔周围，使出血少许，然后用消毒干棉球按压针孔止血。

（2）散刺法　即在病变局部或其周围进行连续点刺、放出适量血液，以治疗疾病的方法，又称豹纹刺。此法适用于治疗局部劳损、麻木不仁、瘀血、血肿或水肿、顽癣等病症。

操作时，由病变外缘呈环形向中心点刺，或沿着一定顺序进行大面积的点刺，根据病变部位大小不同，点刺数针，一般不超过 10 针，可配合挤压或拔罐等方法以放出适量血液，然后用消毒干棉球按压针孔止血。

（3）刺络法　即刺破浅表血络放出适量血液以治疗疾病的方法。此法多用于曲泽、委中等肘膝关节附近的浅表血络明显的部位。常用于治疗急性吐泻、中暑、发热等病症。

操作时，先用胶皮止血带在针刺部位上端（近心端）结扎，常规消毒放血部位，再以左手拇指按压在被针刺部位下端，右手持三棱针对准针刺部位的静脉，斜向上刺入脉中 3~4mm 深并迅即出针，放出瘀血，待出血停止后，用消毒干棉球按压针孔止血。当出血时，也可轻轻按压静脉上端，以助瘀血速出。

（4）挑刺法　即用三棱针挑断穴位皮下纤维样组织以治疗疾病的方法。此法多用于背俞穴等肌肤平坦处，治疗肩周炎、胃病、颈椎病、失眠、支气管哮喘、血管神经性头痛等顽固性、反复发作性疾病。

操作时，先常规消毒，医者用左手按压施术部位两侧，或捏起固定皮肤，右手持针迅速刺入皮肤 2~3mm，随即将针身倾斜挑破表皮，再斜向刺入 5mm 左右，尽数挑断所触及的皮下白色纤维组织，然后消毒覆盖敷料即可。由于挑提牵拉会产生一定的疼痛感，可局部表浅麻醉后再行挑刺。

**3. 出血量及疗程**　每次出血 3~5 滴为微量出血，2~10ml 为中等量出血，15~100ml 为大量出血。点刺法或散刺法每日或隔日治疗 1 次，1~3 次为 1 个疗程；刺络法一般隔 2~3 天 1 次，1 次即为 1 个疗程；若出血量较多可间隔 1~2 周 1 次，3~5 次为 1 个疗程。

### （二）适用范围

三棱针刺络放血疗法具有开窍醒神、泻热消肿、通经活络、调和气血、祛瘀止痛等作用。临床应用范围广泛，凡急证、实证、热证、瘀证、痛证等病症皆可应用，如高热、中暑、中风闭证、咽喉肿痛、目赤肿痛、顽癣、痈疖初起、扭挫伤、疳证、痔疮、顽痹、头痛、丹毒、指（趾）麻木等，见表 3-4。

表3-4　三棱针针刺泻血穴位及其主治表

| 穴位 | 刺法 | 主治 |
|---|---|---|
| 十宣 | 点刺 | 发热、昏厥、肢端麻木等 |
| 十二井（手） | 点刺 | 发热、昏厥、咽喉肿痛等 |
| 耳尖 | 点刺 | 发热、喉蛾、目赤痛、高血压 |
| 鱼际 | 点刺 | 发热、咽喉肿痛、喉蛾等 |
| 印堂、上星 | 点刺 | 头痛、眩晕、目赤痛、鼻炎 |
| 太阳、耳尖 | 点刺或散刺 | 头痛、目赤痛 |
| 百会、太阳 | 点刺 | 头痛、眩晕、昏迷、高血压 |
| 尺泽 | 点刺 | 中暑、急性吐泻 |
| 曲泽 | 点刺 | 中暑、胸闷、心烦 |
| 金津、玉液 | 点刺 | 舌强语謇 |
| 四缝 | 点刺 | 疳积、消化不良、百日咳 |
| 肩部阿是穴 | 点刺 | 肩周炎 |
| 委中 | 点刺 | 急性腰扭伤、腓肠肌痉挛 |
| 八髎 | 点刺 | 前列腺炎、痔疮 |

### （三）注意事项

1. 无菌操作，防止感染。

2. 点刺时手法宜稳、准、轻、快，不可用力过猛，防止刺入过深，创伤过大，损害其他组织。

3. 一般出血不宜过多，针对血络的放血方法应避免伤及动脉。

4. 三棱针刺激较强，治疗过程中需注意患者体位要舒适，以免发生晕针。

5. 体质虚弱者、孕妇、产后及有自发性出血倾向者，不宜使用本法。

## 三、皮肤针法

皮肤针法是运用皮肤针叩刺人体腧穴或特定部位，使叩刺部位皮肤充血红晕或渗出微量血液，以防治疾病的一种方法。皮肤针法由《灵枢·官针》之"毛刺""半刺""浮刺"等刺法发展而来，其作用机理源于《素问·皮部论》之"凡十二经脉者，皮之部也，是故百病之始生也，必先于皮毛"等论述。

皮肤针一般由针头和针柄两部分组成。针头端形似莲蓬状，上缀有数枚不锈钢短针；针柄分为硬柄和软柄两种，一般用树脂材料制成，长15～19cm。根据针头所附针的数目不同，又可分为梅花针（五枚针）、七星针（七枚针）、罗汉针（十八枚针）等。

### （一）操作方法

**1. 持针方法**　持针方式可分为硬柄持针法和软柄持针法两种。硬柄持针法是以右手拇指、中指在前夹持针柄，食指伸直按压在针柄中段上面，无名指和小指固定针柄末端于小鱼际处握牢；软柄持针法则是采用拇指在上、食指在下的方法夹住针柄，其余手指呈握拳状将其固定于掌心。

**2. 叩刺方法**　施术部位常规消毒后，医者按上述方法持针，将针头平对叩刺部位，借用腕力叩击皮肤，即刻弹起，反复进行，至皮肤充血红晕为度（图3-10）。操作要点是用力与速度需保持均匀；借用腕力，垂直于叩刺部位，针尖起落，即叩即起。

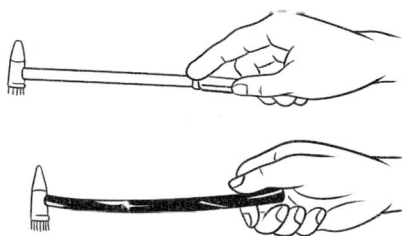

图 3 - 10　皮肤针叩刺法

**3. 刺激强度**　刺激强度分轻中重3种，可根据患者体质、病情、部位、年龄、灵活选用。

（1）弱刺激　叩刺力度小，针尖接触皮肤时间较短，使施术部位皮肤略有潮红即可，无明显出血点或渗出；患者略有痛感。适用于久病体弱者、孕妇、儿童、老年人，以及头、面、五官等肌肉浅薄处。

（2）强刺激　叩刺力度较大，针尖接触皮肤时间稍长；施术部位皮肤明显潮红并有较明显的出血点或渗出；患者的痛感较明显。适用于年壮体强者，以及肩、背、腰、臀等肌肉丰厚部位。

（3）中刺激　叩刺力度介于弱、强刺激之间；施术部位皮肤潮红，有少量出血点或渗出；患者稍感疼痛。适用于大多数患者和身体各个部位。

根据病情和刺激强度，叩刺治疗每日或隔日1次，10次为1个疗程，疗程间隔3～5日。

**（二）叩刺部位**

**1. 腧穴叩刺**　是指选取与所治病证相关的穴位进行叩刺的方法。常用于特定穴、华佗夹脊穴、阿是穴等。

**2. 循经叩刺**　是指沿着经脉循行路线进行叩刺的方法。常用于项、背、腰、骶部等，以督脉、足太阳膀胱经为主；其次是四肢肘、膝以下部位，以足三阴、足三阳经特定穴所在的循行部位为主。

**3. 局部叩刺**　是指针对病变局部进行叩刺的方法。选取发病部位、压痛点、感觉异常区域以及阳性反应点（结节状、条索状物）等。常用于头面五官疾病、关节扭伤、局部肿胀、肌肤麻木不仁等病症。

**（三）适用范围**

皮肤针疗法具有通经活络、消肿止痛、祛风除湿、开窍泻热、调和气血等作用，广泛应用于临床各科，以功能失调性疾病疗效更佳，对器质性病变也有一定疗效，如感冒、咳喘、喉蛾、慢性肠胃病、便秘、头痛、眩晕、失眠、近视、视神经萎缩、痹证、腰痛、肌肤麻木、痛经、皮神经炎、斑秃、小儿弱智等（表3-5）。

表 3 – 5　皮肤针刺法常见病症表

| 常见病症 | 叩刺部位 | 刺激强度 |
|---|---|---|
| 头痛、偏头痛 | 头项部、侧头部、相关循行经脉 | 弱/中 |
| 失眠、多梦 | 头项部、夹脊、印堂、太阳、百会 | 弱/中 |
| 眩晕 | 头项部、夹脊、印堂、太阳 | 中 |
| 口眼㖞斜 | 患侧颜面部、手阳明大肠经 | 中 |
| 目疾 | 眼周 | 弱 |
| 鼻疾 | 鼻周 | 弱 |
| 胃痛、呕吐 | 上腹部、背俞穴、足阳明胃经 | 中 |
| 呃逆 | 上腹部、背俞穴、足阳明胃经 | 中 |
| 腹痛 | 腹部、背俞穴、足阳明胃经 | 中 |
| 阳痿、遗精、遗尿 | 下腹部、腰骶部、足三阴经脉 | 中 |
| 痛经 | 下腹部、腰骶部、足三阴经脉 | 中 |
| 肩周炎 | 肩部（先叩刺再拔罐） | 中 |
| 急性腰扭伤 | 脊柱两侧、阿是穴（先叩刺再拔罐） | 强 |
| 痿证、痹症 | 局部、有关经脉 | 中/强 |
| 肌肤麻木 | 局部（叩刺加悬灸） | 中/强 |
| 牛皮癣 | 局部（叩刺加悬灸） | 中/强 |
| 斑秃 | 局部、背俞穴 | 中 |
| 小儿弱智 | 头部、颈部、项部、华佗夹脊 | 弱/中 |

### （四）注意事项

1. 急重病证、传染性疾病等，不宜使用本法。

2. 皮肤创伤、溃疡、瘢痕、不明肿物等部位，不宜使用本法。

3. 针具要经常检查，注意针尖有无毛钩，针面是否整齐；若有缺损或不齐，要及时修理或调换。

4. 针具使用前，浸泡在 75% 乙醇内以消毒备用；建议使用一次性无菌针具。

5. 叩刺时要保持针尖的平正，避免针尖斜向刺入和向后拖拉起针，以减轻疼痛感。

6. 叩刺后皮肤若有出血或渗出，需用消毒干棉球擦拭干净；并嘱患者保持针刺部位清洁，以防感染。

## 四、穴位注射法

穴位注射法，是将适宜中西药的注射液注入相关穴位、压痛点或其他阳性反应点，通过针刺与药物对穴位的双重治疗作用，以防治疾病的一种方法，又称"水针"。穴位注射法具有操作简便、用药量小、适应证广、作用迅速等特点。

### （一）操作方法

**1. 针具**　建议使用一次性注射器与针头。可根据使用药物、剂量大小及针刺部位的深浅而选用不同规格的注射器，以 1 ~ 20ml 为常用，如肌肉肥厚部位可使用 10 ~

20ml 注射器；针头可选用 5 ~ 7 号普通注射针头、牙科用 5 号长针头，以及肌内封闭用的长针头等。

**2. 选穴原则** 同毫针法。穴位注射选穴宜少而精，以 1 ~ 3 个穴位为宜。尽量选取阳性反应点进行注射，以获得更佳疗效。

**3. 注射剂量** 穴位注射的剂量主要取决于药物性质、浓度及注射部位。

（1）以药物性质及浓度确定注射剂量 5% ~ 10% 葡萄糖溶液、0.9% 生理盐水等刺激性较小的药物，每次可注射 10 ~ 20ml；乙醇、抗生素、阿托品等刺激性较大的药物以及特殊药物，注射剂量宜小，每次用量多为常规剂量的 1/10 ~ 3/10；中药注射液的常用量为每次 2 ~ 4ml。

（2）以注射部位确定注射剂量 耳穴注射，0.1m/穴；头面部注射，0.3 ~ 0.5ml/穴；四肢部注射，1 ~ 2ml/穴；胸背注射，0.5 ~ 1m/穴；腰臀部注射，2 ~ 5ml/穴。

**4. 操作步骤**

（1）患者取舒适体位，医者选择适宜的注射器和针头，抽取适量的药液，在穴位局部消毒后，对准穴位或阳性反应点，将针快速刺入皮下，并缓慢推进至一定深度，进行和缓提插手法使之得气。针刺角度、深度，主要根据穴位所在、肌肉厚薄、治疗需要等情况而综合确定，如头面、四肢远端等肌肉浅薄部位宜浅，腰腹、四肢肌肉丰厚处可稍深。

（2）得气后，回抽针管，若无回血，即可将药液缓缓注入。也可根据体质的强弱、病情的缓急，决定注射速度的快慢。如果注射药液量较多，可边推入药液边退针，或边推入药液，边调整针刺方向。

**5. 疗程** 常规治疗每日 1 次，急性病证每日 1 ~ 2 次，慢性病证可每日或隔日 1 次，10 天为 1 个疗程，疗程间隔 3 ~ 5 天。治疗后反应强烈的患者，可间隔 2 ~ 3 天注射 1 次，所选腧穴交替使用。

**（二）常用药物**

一般而言，凡可用于肌内注射的中西药液，均可用于穴位注射，常用的有以下 3 类。

**1. 中草药制剂** 如复方当归注射液、丹参注射液、生脉注射液、柴胡注射液、清开灵注射液等。

**2. 维生素类制剂** 如维生素 $B_1$、维生素 $B_{12}$、维生素 C 注射液、注射用腺苷钴胺等。

**3. 其他西药制剂** 如青霉素、5% ~ 10% 葡萄糖溶液、0.9% 生理盐水、神经生长因子等。

**（三）适用范围**

穴位注射的适用范围很广，与毫针刺法基本相同，可广泛应用于内、外、妇、儿、五官、骨伤等科，运动系统、神经系统、呼吸系统、循环系统、五官皮肤等病症的治疗均可采用本法。

### （四）注意事项

1. 严格遵循无菌原则，防止感染。

2. 注意注射药物的性能、剂量、配伍禁忌、不良反应以及有效期、有无沉淀变质等情况，凡能引起过敏反应的药物，如青霉素、链霉素等，必须先做皮试。

3. 一般注射药物不宜注入关节腔、脊髓腔和血管内。还应注意避开神经干，以免损伤神经。

4. 治疗时，向患者交待治疗的特点和注射后的正常反应，如穴位注射后局部通常有较明显的酸胀感，随后局部或更大范围有轻度不适，一般 1 日后消失。

5. 孕妇下腹部、腰骶部和三阴交、合谷穴等不宜采用穴位注射法，以免引起流产。

6. 小儿、老人、体弱和敏感者，药液剂量应酌情减量。

# 第四节　拔罐法

拔罐法，古称"角法"，是一种以罐为工具，借助热力排除罐内空气，造成负压，使之吸附于腧穴或应拔部位的体表，使局部皮肤充血、淤血，产生刺激，以达到健身防病目的的一种治疗方法。

## 一、罐的种类

罐的种类很多，目前比较常用的有竹罐、玻璃罐、陶罐、抽气罐等。

**1. 竹罐**　用直径 3~5cm 坚固无损的竹子，制成 6~8 或 8~10cm 长的竹管。一端留节作底，另一端作罐口，用刀刮去青皮及内膜，制成形如腰鼓的圆筒。用砂纸磨光，使罐口光滑平正。竹罐的优点是取材较容易、经济易制、轻巧、不易摔碎。缺点是容易燥裂、漏气、吸附力稍小、起罐时疼痛。

**2. 陶罐**　由陶土烧制而成，罐的两端较小，中间略向外展，形同腰鼓，罐口要光滑平正。其优点是吸附力大，缺点是容易摔碎、损坏，且不能观察罐内皮肤充血程度。

**3. 玻璃罐**　是在陶制罐的基础上，改用玻璃加工而成，其形如球状，罐口平滑，分大、中、小 3 种型号。也可用广口玻璃罐头瓶代替，但应仔细检查罐口是否平滑，如有碎裂损坏者，不能使用，以免划伤皮肤。玻璃罐的优点是质地透明，使用时可以观察所拔部位皮肤充血、淤血程度，便于随时掌握情况，是目前临床上应用较广的一种。缺点是容易摔碎、损坏。

**4. 抽气罐**　用透明塑料制成，不易破碎，上置活塞，便于抽气。抽气罐质地透明，操作简便，安全，适合家庭使用。

## 二、常用拔罐方法

**1. 闪火法**　用止血钳或镊子等夹住95%乙醇棉球，一手握罐体，罐口朝下，将棉球点燃后立即伸入罐内摇晃 1~3 圈随即退出，迅速将罐扣于应拔部位。此法比较安全，不受体位限制，是最常用的拔罐方法。但操作时需注意不要烧到罐口，以免罐口过热灼伤皮肤。

**2. 投火法** 将易燃软质纸片（卷）或95%乙醇棉球点燃后投入罐内，不等纸条（卷）烧完，迅速将罐扣于应拔部位，使纸条未燃的一端向下，可避免烫伤皮肤。

**3. 抽气法** 即采用抽气罐或者将青链霉素等药瓶磨制成的抽气罐紧扣在要拔罐的部位上，用注射器从橡皮塞抽出瓶内空气，使产生负压，即能吸住。

## 三、拔罐法的应用

应用拔罐法时，可根据不同症状和不同部位，选用不同的拔罐法。常见的拔罐法有以下几种。

**1. 闪罐法** 是用闪火法将罐吸拔于应拔部位后，立即取下再吸拔、如此反复多次吸拔至局部皮肤潮红充血为度。动作要迅速而准确，必要时也可在闪罐后留罐。适应于肌肉比较松弛，吸拔不紧或留罐有困难处，多用于局部皮肤麻木、疼痛或功能减退的虚证。

**2. 留罐法** 是将罐吸拔后，留置一定时间，使局部皮肤潮红，甚或皮下瘀血后再将罐取下。留罐时间一般 5~15 分钟，罐大吸拔力强的应适当减少留罐时间，夏季及肌肤薄处，留罐时间不宜过长，以免起疱。

**3. 走罐法** 又称"推罐""拉罐"法。一般选用口径较大的罐，罐口一定要平滑，最好用玻璃罐。先于施罐部位涂上润滑剂（常用液状石蜡、凡士林或润肤霜等，也可用药液），同时也可将罐口涂上油脂。将罐吸拔后，随即用一手握住罐体，略用力将罐沿着一定路线反复推拉，推时罐口后半边着力，前半边略提起；拉时后半边略提起，前半边着力。缓慢均匀用力推拉，以防止火罐漏气脱落。至走罐部位皮肤紫红为度。多用于面积较大、肌肉丰厚的部位，如腰背、大腿等处。

**4. 刺血拔罐** 又叫刺络拔罐。即将应拔部位的皮肤消毒后，用三棱针点刺出血或用皮肤针叩打后，再行拔罐，以加强刺血治疗的作用。此法适用于软组织劳损、局部皮肤感觉障碍等。

## 四、施术后处理

1. 在拔罐处若出现点片状紫红色瘀点、瘀斑，或兼微热痛感，或局部发红，片刻后消失，皆是拔罐的正常反应，一般不予处理。

2. 起罐后应用消毒棉球轻轻拭去拔罐部位紫红色罐斑上的小水珠，若罐斑处微觉痛痒，不可搔抓，数日内自可消退。起罐后如果出现水疱，只要不擦破，可任其自然吸收。若水疱过大，可用一次性消毒针从疱底刺破，放出水液后，再用消毒敷料覆盖。若出血，应用消毒棉球拭净。若皮肤破损，应常规消毒，并用无菌敷料覆盖其上。若用拔罐法治疗疮痈，起罐后应拭净脓血，常规处理疮口，罐具及时消毒。

## 五、拔罐的适用范围

1. 呼吸系统疾患，如感冒、发热、咳嗽、支气管哮喘等，可选取大椎、肺俞、孔最及背部有关腧穴。

2. 消化系统疾患，如胃痛、腹痛、腹泻等，可选取背部的脾俞、胃俞、大肠俞；腹部的天枢、气海；下肢部的足三里、下巨虚等腧穴。

3. 软组织损伤，可在患处刺络拔罐或加取阳陵泉、血海等穴拔罐。

4. 疮疡可选取灵台穴，另取局部拔罐。

5. 风湿痹痛等，可选取疼痛部位拔罐。

6. 妇科疾患，多取肾俞、脾俞、肝俞、八髎、中极、关元、三阴交、血海等腧穴拔罐。

7. 痤疮，可取大椎刺络拔罐。荨麻疹可取神阙、血海、曲池等腧穴拔罐，也可在病患局部拔罐。

## 六、拔罐的注意事项

1. 充分暴露应拔部位，有毛发者宜剃去。

2. 体位的选择，嘱患者体位应舒适，局部宜舒展、松弛，能保持一定时间。勿移动体位，以防罐具脱落。

3. 老年、儿童、体质虚弱和初次接受拔罐者，拔罐数量宜少，适当减轻吸附力，留罐时间宜短。妊娠妇女和婴幼儿慎用拔罐方法。

4. 若留针拔罐，应避免吸拔时罐具碰触针柄而造成意外。

5. 使用电罐、磁罐时，应先询问患者是否带有心脏起搏器等金属物体，有佩带者应禁用。

6. 起罐操作时不可硬拉或旋转罐具，否则会引起疼痛。

7. 用于燃火的乙醇棉球，不可吸含乙醇过多，以免拔罐时滴落到患者皮肤上而造成烧烫伤。若不慎出现烧烫伤，按外科烧烫伤常规处理。

8. 燃着的棉球伸入罐内的位置，以罐口与罐底的外 1/3 处为宜。

9. 拔罐过程中若出现拔罐局部疼痛，可用手指按压罐口边缘，使罐内进入少量空气，以减小吸力，缓解疼痛。

10. 拔罐过程中，若出现胸闷、恶心欲呕、头晕、肢体发软、冷汗淋漓甚者瞬间意识丧失等晕罐现象，处理方法是立即起罐，使患者呈头低脚高卧位，必要时可饮用温开水或温糖水，或掐水沟穴等。密切注意血压、心率变化，严重时按晕厥处理。

11. 留罐时间可根据年龄、病情、体质等情况而定，一般留罐时间为 5～20 分钟，若肌肤反应明显、皮肤薄弱、年老与儿童则留罐时间不宜过长。

12. 治疗的间隔时间，按局部皮肤颜色和病情变化决定。同一部位拔罐一般隔日 1 次。急性病痊愈为止，一般慢性病以 7～10 次为 1 个疗程。两个疗程之间应间隔 3～5 天（或待罐斑痕迹消失）。

13. 罐具之间的距离不宜太近，以免牵拉皮肤产生疼痛。

## 七、拔罐的禁忌证

1. 危重疾病、接触性传染病、严重心脏病、心力衰竭及肾脏衰竭。

2. 皮肤高度过敏、传染性皮肤病，以及皮肤肿瘤（肿块）部、皮肤溃烂部。

3. 血小板减少性紫癜、白血病及血友病等出血性疾病。

4. 心尖区、体表大动脉搏动处及静脉曲张处。

5. 精神分裂症、抽搐、高度神经质及不合作者。

6. 急性外伤性骨折未处理、中度和重度水肿部位。

7. 瘰疬、疝气处及活动性肺结核。

8. 眼、耳、口、鼻等五官孔窍部。

9. 孕妇的腹部、腰骶部不宜拔罐。

# 第五节　头针法

头针又称头皮针，是指在头部特定的穴线用毫针或其他针具进行针刺以防治疾病的一种方法。

目前头针广泛应用于临床，中国针灸学会依据分区定经、经上选穴，并结合传统穴位透刺方法的原则，拟定了《头皮针穴名标准化国际方案》。2008 年国家质量监督检查检疫总局和国家标准化管理委员会再次颁布和实施了《头针》针灸技术操作规范以及头针穴名国际标准化方案。本节标准头穴线的名称和定位即依据该方案内容而编写。

## 一、理论基础

**1. 头针经络理论基础**　头针是在传统的针灸理论基础上发展起来的，《素问·脉要精微论》指出："头者，精明之府。"头为诸阳之会，手足六阳经皆上循于头面。六阴经中手少阴心经与足厥阴肝经直接行于头面部，所有阴经的经别与其相表里的阳经经脉相合后上达于头面。督脉上至风府，入脑上巅。阳维脉至项后与督脉会合。阳跷脉至项后会合于足少阳胆经。因此，人体的经气通过经脉、经别、皮部等联系集中于头面部。由此可见，头部是经气汇集的重要部位，是脏腑经络活动的主宰，是调节全身气血的重要部位，头与人体内在经络脏腑器官在生理病理上有着不可分割的联系。

**2. 头针治疗疾病的机理**　头针的理论依据主要有二：一是依据传统的脏腑经络理论，通过刺激头部腧穴，疏通经络、调节气血；二是依据大脑皮层的功能定位在头皮部的投影，选取相应的头穴线，直接调节大脑皮层的功能。

## 二、标准头针穴线的定位和主治

标准头针穴线均位于头皮部位，按颅骨的解剖名称分为 4 个区（额区、顶区、颞区和枕区）以及 14 条标准线（左侧、右侧、中央共 25 条）。各区定位及主治如下。

**（一）额区**

**1. 额中线（头区）**

【定位】在额部正中，从督脉经神庭穴向下引一直线，长 1 寸（图 3－11）。

【主治】头痛、癫痫、精神失常、鼻病等。

**2. 额旁 1 线（胸腔区）**

【定位】在额部，从膀胱经眉冲穴向下引一直线，长 1 寸（图 3－11）。

【主治】冠心病、心绞痛、支气管哮喘、支气管炎、失眠及鼻病等。

**3. 额旁 2 线（胃脘区）**

【定位】在额部，从胆经头临泣穴向下引一直线，长 1 寸（图 3－11）。

【主治】急慢性胃炎、胃及十二指肠溃疡、肝胆疾病等中焦病证。

**4. 额旁 3 线（生殖区）**

【定位】在额部，从胃经头维穴内侧 0.75 寸处起向下引一直线，长 1 寸（图 3－11）。

【主治】功能性子宫出血、阳痿、遗精、子宫脱垂、尿频、尿急等下焦病症。

**（二）顶区**

**1. 顶中线（足运感区）**

【定位】在头顶正中线上，自督脉百会穴至前顶穴之间的连线，长 1.5 寸（图 3－12）。

【主治】腰腿足病，如瘫痪、麻木、疼痛，以及皮层性多尿、脱肛、小儿夜尿、高血压、头顶痛等。

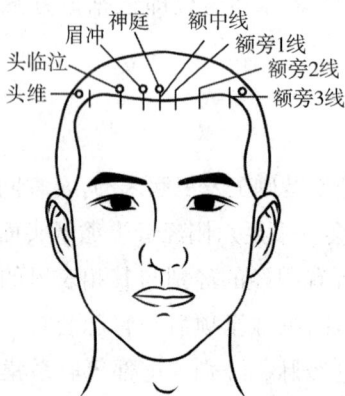

图 3－11　标准化方案额区　　　　图 3－12　标准化方案顶区（1）

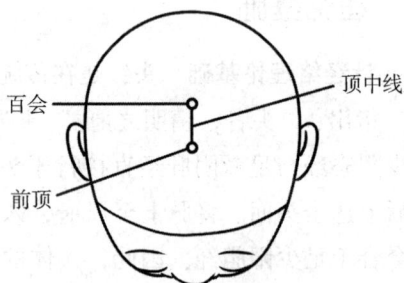

**2. 顶旁 1 线**

【定位】在头顶部，顶中线左右各旁开 1.5 寸，从膀胱经通天穴向后引一直线，长 1.5 寸（图 3－13）。

【主治】腰、腿、足等病症，如瘫痪、麻木、疼痛等。

**3. 顶旁 2 线**

【定位】在头顶部，顶中线左右各旁开 2.25 寸，从胆经正营穴向后引一直线到承灵穴，长 1.5 寸（图 3 - 13）。

【主治】肩、臂、手等病症，如瘫痪、麻木、疼痛等。

### （三）颞区（包括顶颞区）

**1. 顶颞前斜线（运动区）**

【定位】在头顶部、头侧部，头部经外奇穴前神聪（百会前1寸）与颞部胆经悬厘穴之间的连线（图 3 - 14）。

【主治】对侧肢体中枢性运动功能障碍。全线分为 5 等分，上 1/5 治疗对侧下肢和躯干瘫痪，中 2/5 治疗对侧上肢瘫痪，下 2/5 治疗中枢性面瘫、运动性失语、流涎、脑动脉粥样硬化等。

**2. 顶颞后斜线（感觉区）**

【定位】在头顶部、头侧部，与顶颞前斜线平行的线，在其之后1寸，即督脉百会穴与颞部胆经曲鬓穴之间的连线（图 3 - 14）。

【主治】对侧肢体中枢性感觉障碍。全线分为 5 等份，上 1/5 治疗对侧下肢和躯干感觉异常，中 2/5 治疗对侧上肢感觉异常，下 2/5 治疗对侧头面部感觉异常。

**3. 颞前线**

【定位】在颞部，胆经颔厌穴与悬厘穴之间的连线（图 3 - 13）。

【主治】偏头痛、周围性面神经麻痹、运动性失语和口腔疾病等。

**4. 颞后线**

【定位】在颞部，胆经率谷穴与曲鬓穴之间的连线（图 3 - 13）。

【主治】偏头痛、眩晕、耳鸣、耳聋等。

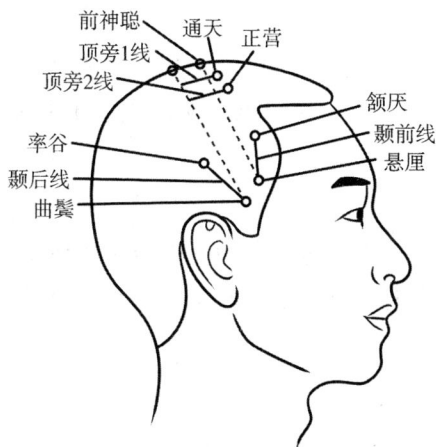

图 3 - 13 标准化方案顶区（2）　　图 3 - 14 标准化方案顶区与颞区

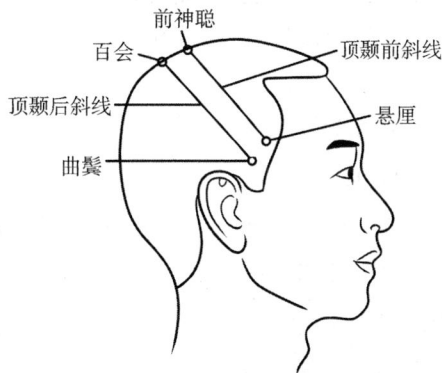

### （四）枕区

**1. 枕上正中线**

【定位】在枕部正中，即督脉强间穴至脑户穴之间的连线，长 1.5 寸（图 3 - 15）。

【主治】眼病、足癣等。

**2. 枕上旁线（眼区）**

【定位】在枕部，枕上正中线左右各旁开 0.5 寸，与其平行的直线，长 1.5 寸（图 3 - 15）。

【主治】皮层性视力障碍、白内障、近视、目赤肿痛等眼病。

**3. 枕下旁线（平衡区）**

【定位】在枕部，从膀胱经玉枕穴向下引一条长 2 寸的直线（图 3 - 15）。

【主治】小脑疾病引起的平衡障碍、后头痛等。

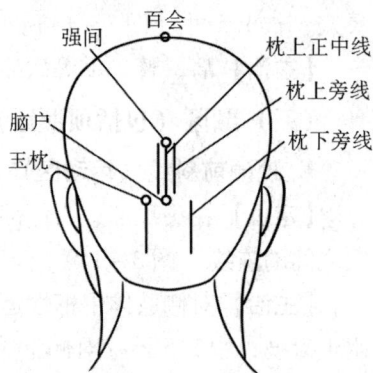

图 3 - 15　标准化方案枕区

## 三、适用范围

**1. 脑源性疾病**　如中风后遗症、皮层性多尿、眩晕、耳鸣、舞蹈病、癫痫、脑瘫、小儿弱智、震颤麻痹、假性球麻痹等。

**2. 非脑源性疾病**　如头痛、脱发、脊髓性截瘫、高血压病、精神病、失眠、眼病、鼻病、肩周炎、腰腿痛痹症、痿证、疼痛性疾病及内脏功能失调引起的病症。

**3. 其他**　外科手术的针刺麻醉。

## 四、操作方法

### （一）体位

根据患者病情、治疗要求和施术部位，可取站位、坐位或卧位。

### （二）穴位选择

单侧肢体疾病，选用对侧头穴线；双侧肢体疾病，选用双侧头穴线；内脏、全身疾病一般双侧取穴；脑源性疾病，一般取对侧头穴线。如中风后遗症左侧下肢瘫痪，可取右侧顶前斜线的上 1/5。

### （三）进针方法

局部常规消毒后，一般选用 1 ~ 1.5 寸的毫针，针与头皮成 30°夹角，快速将针刺入头皮下，当针尖达到帽状腱膜下层时，指下感到阻力减小，然后使针与头皮平行继续捻转进针，根据不同穴区选择相应的刺入深度。

### （四）针刺手法

头针手法以捻转为主。一般以拇指掌面和食指桡侧面夹持针柄，以食指的掌指关节快速连续屈伸，使针旋转，捻转速度为 200 次左右/分钟。进针后持续捻转 2 ~ 3 分钟，留针 20 ~ 30 分钟，期间运针 2 ~ 3 次，即可起针。按病情需要可适当延长留针时间，偏瘫患者留针期间嘱其活动肢体（重症患者可作被动运动），有助于提高疗效。一般经 3 ~ 5 分钟刺激后，部分患者在病变部位会出现热、麻、胀、抽动等感应。

进针后亦可用电针仪刺激，电针输出频率一般为 200 ~ 300 次/分钟，波形选择可参考"电针法"部分，刺激强度根据患者的反应而定。

## （五）起针

刺手夹持针柄轻轻捻转松动针身，押手固定穴区周围头皮，如针下无紧涩感，可快速抽拔出针，也可缓慢出针。出针后需用消毒干棉球按压针孔片刻，以防出血。

## （六）疗程

每日或隔日针 1 次，连续 10 ~ 15 次为 1 个疗程，休息 5 ~ 7 天后再开始下一疗程。

## 五、注意事项

1. 因为头部有毛发，故必须严格消毒，以防感染。

2. 婴儿由于颅骨缝骨化不完全，不宜采用头针治疗。

3. 中风患者，急性期如因脑溢血引起出现昏迷、血压过高时，暂不宜采用头针治疗，须待血压和病情稳定后方可做头针治疗。如因脑血栓形成引起偏瘫者，宜及早采用头针治疗。凡有高热、心衰和急性炎症时，应慎用头针。

4. 头颅手术部位以及头皮严重感染、溃疡和创伤处不宜针刺。

5. 头针刺激较强，刺激时间较长，医者需密切观察患者表情，防止晕针。

6. 由于头皮血管丰富，进针过程中遇到阻力或患者感到疼痛时，应稍退针，略改变方向再进针。起针后必须用消毒干棉签按压针孔片刻，以防出血。

# 第六节 耳针法

耳针，是指在相应的耳穴上采用针刺或其他刺激方法以防治疾病的一种疗法。耳穴，是指分布在耳郭上与脏腑经络、组织器官、四肢躯干相互沟通的特定区域。当人体发生疾病时，常会在相应耳穴出现"阳性反应"，如压痛、变色、变形、结节、丘疹、凹陷、脱屑、电阻降低等，这些反应点是耳针防治疾病的刺激点。耳针治疗范围广泛，操作方便，且对疾病诊断有一定的参考意义。

## 一、耳与经络脏腑的联系

耳与经络、脏腑之间的联系是耳针防治疾病的理论基础。

**1. 耳与经络的关系** 耳与经络之间关系密切。《阴阳十一脉灸经》记载了与上肢、眼、颊、咽喉相联系的"耳脉"，《内经》则详细的阐述了耳与经脉、经别、经筋的关系。手太阳、手足少阳、手阳明等经脉、络脉、经别均入耳中，足阳明、足太阳的经脉则分别上耳前、至耳上角。六阴经虽不直接与耳相连，但也可借助经别与阳经相合，而与耳相联系。因此，十二经脉均直接或间接上达于耳。奇经八脉中阴跷、阳跷脉并入耳后，阳维脉循头入耳。

**2. 耳与脏腑的关系** 耳与脏腑之间也有着密切的联系。《灵枢·脉度》曰："肾气通于耳，肾和则耳能闻五音矣。"《证治准绳·杂病》曰："肾为耳窍之主，心为耳窍之客。"《厘正按摩要术·卷二》曰："耳珠属肾，耳轮属脾，耳上轮属心，耳皮肉属肺，耳背玉楼属肝。"将耳郭分为心、肝、脾、肺、肾五部，说明耳与脏腑在生理和病理上是密切相关的。

## 二、耳郭表面解剖

**1. 耳郭的形态和部位名称（图 3–16）**

耳轮　耳郭卷曲的游离部分。

耳轮结节　耳轮后上部的膨大部分。

耳轮尾　耳轮向下移行于耳垂的部分

轮垂切迹　耳轮和耳垂后缘之间的凹陷处。

耳轮脚　耳轮深入耳甲的部分。

耳轮脚棘　耳轮脚和耳轮之间的软骨隆起。

耳轮脚切迹　耳轮脚棘前方的凹陷处。

对耳轮　与耳轮相对呈"Y"字形的隆起部，由对耳轮体、对耳轮上脚和对耳轮下脚三部分组成。

对耳轮体　对耳轮下部呈上下走向的主体部分。

对耳轮上脚　对耳轮向前上分支的部分。

对耳轮下脚　对耳轮向前下分支的部分。

三角窝　对耳轮上、下脚与相应耳轮之间的三角形凹窝。

耳舟　耳轮与对耳轮之间的凹沟。

耳屏　耳郭前方呈瓣状的隆起。

屏上切迹　耳屏与耳轮之间的凹陷处。

对耳屏　耳垂上方，与耳屏相对的瓣状隆起。

屏间切迹　耳屏和对耳屏之间的凹陷处。

轮屏切迹　对耳轮与对耳屏之间的凹陷处。

耳垂　耳郭下部无软骨的部分。

耳甲　部分耳轮和对耳轮、对耳屏、耳屏及外耳门之间的凹窝。由耳甲艇、耳甲腔两部分组成。

耳甲腔　耳轮脚以下的耳甲部。

耳甲艇　耳轮脚以上的耳甲部。

外耳门　耳甲腔前方的孔窍。

**2. 耳郭的组织结构**　耳郭以弹性纤维软骨为支架，并附有韧带、脂肪、结缔组织和退化的肌肉，以及覆盖在外层的皮下组织和皮肤等。其神经、血管分布也极为广泛。

## 三、耳穴的分布特点

耳穴分布状态形似倒置在母体中的胎儿。其分布规律是：与头面相应的耳穴多分

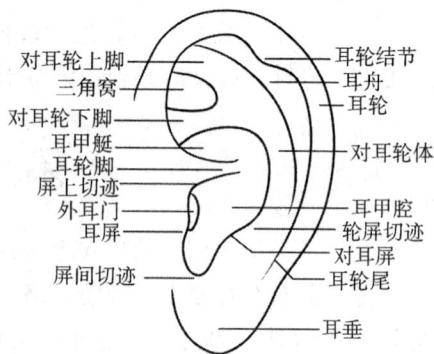

图 3–16　耳郭的形态和部位名称

布在耳垂、对耳屏；与上肢相应的耳穴多分布在耳舟；与躯干、下肢相应的耳穴多分布在对耳轮；与胸腔脏器相应的耳穴多分布在耳甲腔；与腹腔脏器相应的耳穴多分布在耳甲艇；与消化道相应的耳穴多分布在耳轮脚周围；与盆腔脏器相应的耳穴多分布在三角窝。

## 四、耳郭标志线、标志点的确定

**1. 耳郭基本标志线的划定（图3-17）**

（1）耳轮内缘　即耳轮与耳郭其他部分的分界线，是指耳轮与耳舟，对耳轮上、下脚，三角窝及耳甲等部的折线。

（2）耳甲折线　是指耳甲内平坦部与隆起部之间的折线。

（3）对耳轮脊线　是指对耳轮体及其上、下脚最突起处之连线。

（4）耳舟凹沟线　是指沿耳舟最凹陷处所作的连线。

（5）对耳轮耳舟缘　即对耳轮与耳舟的分界线，是指对耳轮（含对耳轮上脚）脊与耳之间的中线。

（6）三角窝凹陷处后缘　是指三角窝内较低平的三角形区域的后缘。

（7）对耳轮三角窝缘　即对耳轮上、下脚与三角窝的分界线，是指对耳轮上、下脚脊与三角窝凹陷处后缘之间的中线。

（8）对耳轮耳甲缘　即对耳轮与耳甲的分界线，是指对耳轮（含对耳轮下脚）脊与耳甲折线之间的中线。

（9）对耳轮上脚下缘　即对耳轮上脚与对耳轮体的分界线，是指从对耳轮上、下脚分处向对耳轮耳舟缘所作的垂线。

（10）对耳轮下脚后缘　即对耳轮下脚与对耳轮体的分界线，是指从对耳轮上、下脚分叉处向对耳轮耳甲缘所作的垂线。

（11）耳垂上线　亦作为对耳屏耳垂缘和耳屏耳垂缘，即耳垂与耳郭其他部分的分界线，是指过屏间切迹与轮垂切迹所作的直线。

（12）对耳屏耳甲缘　即对耳轮与耳甲的分界线，是指对耳屏内侧面与耳甲的折线。

（13）耳屏前缘　即耳屏外侧面与面部的分界线，是指沿耳屏前沟所作的直线。

（14）耳轮前缘　即耳轮与面部的分界，是指沿耳轮前沟所作的直线。

（15）耳垂前缘　即耳垂与面颊的分界线，是指沿耳垂前沟所作的直线。

**2. 耳郭标志点、线的设定（图3-17）**

（1）在耳轮内缘上，设耳轮脚切迹至对耳轮下脚间中、上1/3交界处为A点。

（2）在耳甲内，由耳轮脚消失处向后作一水平线与对耳轮耳甲缘相交，设交点为D点。

（3）设耳轮脚消失处至D点连线的中、后1/3交界处为B点。

（4）设外耳道口后缘上1/4与下3/4交界处为C点。

（5）从 A 点向 B 点作一条与对耳轮耳甲艇缘弧度大体相仿的曲线为 AB 线。

（6）从 B 点向 C 点作一条与耳轮脚下缘弧度大体相仿的曲线为 BC 线。

## 五、耳郭分区与耳穴定位和主治

为了方便准确取穴，《耳穴名称与部位的国家标准方案》耳穴有 91 个，按耳的解剖将每个部位划分成若干个区，并依区定穴，其功能主治与名称大体相关。

**1. 耳轮分区与耳穴定位和主治**

（1）耳轮分区　总计 12 区。耳轮脚为耳轮 1 区；将耳轮脚切迹到对耳轮下脚上缘之间的耳轮分为 3 等份，自下而上依次为耳轮 2 区、耳轮 3 区、耳轮 4 区；对耳轮下脚上缘到耳轮上脚前缘之间的耳轮为耳轮 5 区；对耳轮上脚前缘到耳尖之间的耳轮为耳轮 6 区；耳尖到耳轮结节上缘为耳轮 7 区；耳轮结节上缘到耳轮结节下缘为耳轮 8 区；将耳轮结节下缘到轮垂切迹之间的耳轮分为 4 等分，自上而下依次为耳轮 9 区、耳轮 10 区、耳轮 11 区、耳轮 12 区（图 3 - 17）。

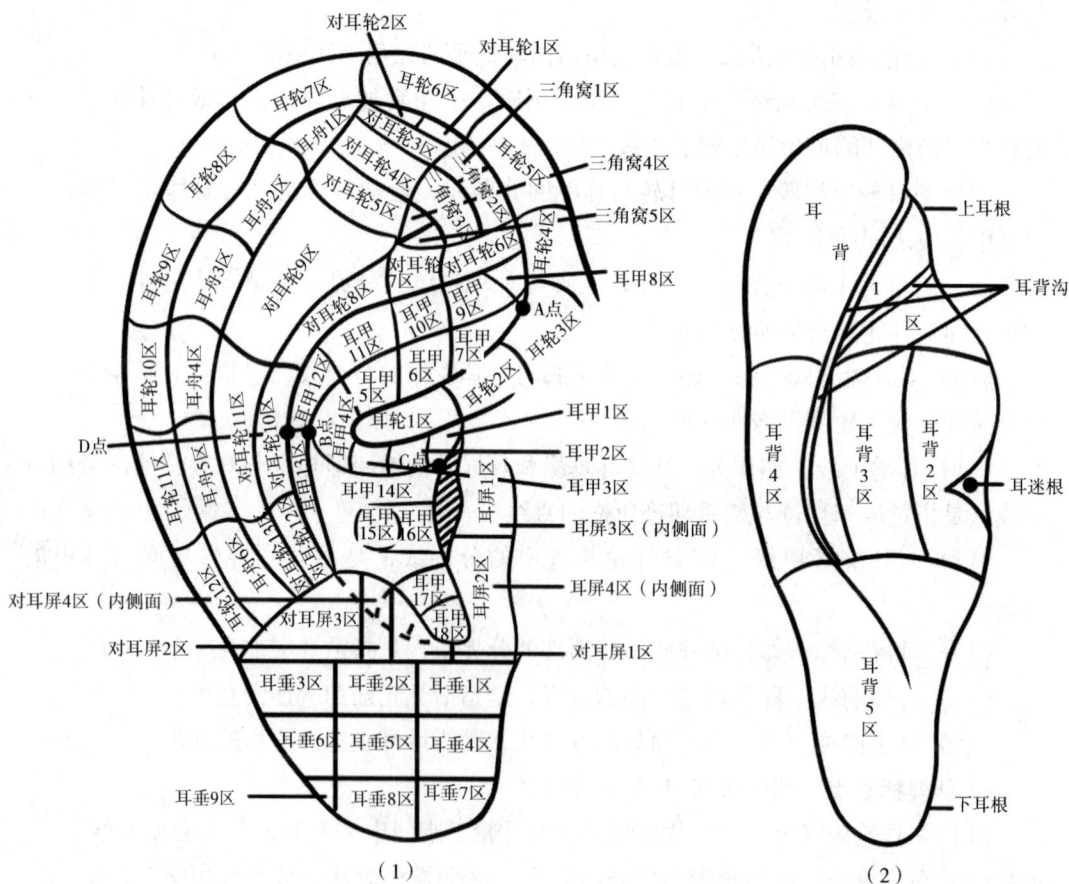

图 3 - 17　耳郭分区示意图

（2）耳轮部穴位的定位和主治（表 3 - 6，图 3 - 18）

表3-6　耳轮部穴位的定位和主治

| 穴名 | 定位 | 主治 |
|---|---|---|
| 耳中 | 在耳轮脚处，即耳轮1区 | 呃逆、荨麻疹、皮肤瘙痒症、小儿遗尿、咯血、出血性疾病 |
| 直肠 | 在耳轮脚棘前上方的耳轮处，即耳轮2区 | 便秘、腹泻、脱肛、痔疮 |
| 尿道 | 在直肠上方的耳轮处，即耳轮3区 | 尿频、尿急、尿痛、尿潴留 |
| 外生殖器 | 在对耳轮下脚前方的耳轮处，即耳轮4区 | 睾丸炎、附睾炎、阴道炎、外阴瘙痒症 |
| 肛门 | 在三角窝前方的耳轮处，即耳轮5区 | 痔疮、肛裂 |
| 耳尖 | 在耳郭向前对折的上部尖端处，即耳轮6区、7区交界处 | 发热、高血压、急性结膜炎、麦粒肿、牙痛、失眠 |
| 结节 | 在耳轮结节处，即耳轮8区 | 头晕、头痛、高血压 |
| 轮1 | 在耳轮结节下方的耳轮处，即耳轮9区 | 发热、扁桃体炎、上呼吸道感染 |
| 轮2 | 在轮1下方的耳轮处，即耳轮10区 | 发热、扁桃体炎、上呼吸道感染 |
| 轮3 | 在轮2下方的耳轮处，即耳轮11区 | 发热、扁桃体炎、上呼吸道感染 |
| 轮4 | 下方的耳轮处，即耳轮12区 | 发热、扁桃体炎、上呼吸道感染 |

**2. 耳舟分区与耳穴定位和主治**

（1）耳舟分区　总计6区。将耳舟总长度分为6等分，自上而下依次为耳舟1区、2区、3区、4区、5区和6区（图3-17）。

（2）耳舟部穴位的定位和主治见表3-7，图3-18。

表3-7　耳舟部穴位的定位和主治

| 穴名 | 定位 | 主治 |
|---|---|---|
| 指 | 在耳舟上方处，即耳舟1区 | 甲沟炎、手指麻木和疼痛 |
| 腕 | 在指区的下方处，即耳舟2区 | 腕部疼痛 |
| 风溪 | 在耳轮结节前方，指区与腕区之间，即耳舟1区、2区交界处 | 荨麻疹、皮肤瘙痒症、过敏性鼻炎、哮喘 |
| 肘 | 在腕区的下方处，即耳舟3区 | 肱骨外上髁炎、肘部疼痛 |
| 肩 | 在肘区的下方处，即耳舟4区、5区 | 肩关节周围炎、肩部疼痛 |
| 锁骨 | 在肩区的下方处，即耳舟6区 | 肩关节周围炎 |

**3. 对耳轮分区与耳穴定位和主治**

（1）对耳轮分区　对耳轮分为3个部分，分别划区，总计13区。将对耳轮上脚分为上、中、下3等分，再将上1/3分为上、下2等分，并将最上部的1/2分为前后2等分，自上而下划区，共计5区；将对耳轮下脚分为前、中、后3等分，自中、前2/3为对耳轮6区，后1/3为对耳轮7区；将对耳轮体从对耳轮上、下脚分叉处至轮屏切迹分为5等分，再沿对耳轮耳甲缘将对耳轮体分为前1/4和后3/4两部分，前上2/5为对耳轮8区，后上2/5为对耳轮9区，前中2/5为对耳轮10区，后中2/5为对耳轮11区，前下1/5为对耳轮12区，后下1/5为对耳轮13区（图3-17）。

（2）对耳轮部穴位的定位和主治见表3-8，图3-18。

表 3 - 8　对耳轮部穴位的定位和主治

| 穴名 | 定位 | 主治 |
| --- | --- | --- |
| 跟 | 在对耳轮上脚前上部，即对耳轮 1 区 | 足跟痛 |
| 趾 | 在耳尖下方的对耳轮上脚后上部，即对耳轮 2 区 | 甲沟炎、趾部疼痛 |
| 踝 | 在趾、跟区下方处，即对耳轮 3 区 | 踝关节扭伤 |
| 膝 | 在对耳轮上脚的中 1/3 处，即对耳轮 4 区 | 膝关节疼痛 |
| 髋 | 在对耳轮上脚的下 1/3 处，即对耳轮 5 区 | 髋关节疼痛、坐骨神经痛、腰骶部疼痛 |
| 坐骨神经 | 在对耳轮下脚的前 2/3 处，即对耳轮 6 区 | 坐骨神经痛、下肢瘫痪 |
| 交感 | 在对耳轮下脚末端与耳轮内缘相交处，即对耳轮 6 区前端 | 胃肠痉挛、心绞痛、胆绞痛、输尿管结石、自主神经功能紊乱 |
| 臀 | 在对耳轮下脚的后 1/3 处，即对耳轮 7 区 | 坐骨神经痛、臀筋膜炎 |
| 腹 | 在对耳轮体前部上 2/5 处，即对耳轮 8 区 | 腹痛、腹胀、腹泻、急性腰扭伤、痛经、产后宫缩痛 |
| 腰骶椎 | 在腹区后方，即对耳轮 9 区 | 腰骶部疼痛 |
| 胸 | 在对耳轮体前部中 2/5 处，即对耳轮 10 区 | 胸胁疼痛、肋间神经痛、胸闷、乳腺炎 |
| 胸椎 | 在胸区后方，即对耳轮 11 区 | 胸痛、经前乳房胀痛、乳腺炎、产后泌乳不足 |
| 颈 | 在对耳轮体前部下 1/5 处，即对耳轮 12 区 | 落枕、颈椎疼痛 |
| 颈椎 | 在颈区后方，即对耳轮 13 区 | 落枕、颈椎综合征 |

**4. 三角窝分区与耳穴定位和主治**

（1）三角窝分区　总计 5 区。将三角窝由耳轮内缘至对耳轮上、下脚分叉处分为前、中、后 3 等分，将前 1/3 分为上、中、下 3 等分（其中上 1/3 为 1 个部分，中、下 2/3 为 1 个部分），再将后 1/3 分为上、下 2 等分，从上往下、从前往后排列分为 5 区（图 3 - 17）。

（2）三角窝部穴位的定位和主治见表 3 - 9，图 3 - 18。

表 3 - 9　三角窝部穴位的定位和主治

| 穴名 | 定位 | 主治 |
| --- | --- | --- |
| 角窝上 | 在三角窝前 1/3 的上部，即三角窝 1 区 | 高血压 |
| 内生殖器 | 在三角窝前 1/3 的下部，即三角窝 2 区 | 痛经、月经不调、白带过多、功能性子宫出血、阳痿、遗精、早泄 |
| 角窝中 | 在三角窝中 1/3 处，即三角窝 3 区 | 哮喘、咳嗽 |
| 神门 | 在三角窝后 1/3 的上部，即三角窝 4 区 | 失眠、多梦、戒断综合征、癫痫、高血压、神经衰弱 |
| 盆腔 | 在三角窝后 1/3 的下部，即三角窝 5 区 | 盆腔炎、附件炎 |

**5. 耳屏分区与耳穴定位和主治**

（1）耳屏分区　总计 4 区。将耳屏外侧面分为上、下 2 等分，上部为耳屏 1 区，下部为耳屏 2 区；将耳屏内侧面分为上、下 2 等分，上部为耳屏 3 区，下部为耳屏 4 区（图 3 - 17）。

（2）耳屏部穴位的定位和主治见表 3 - 10，图 3 - 18。

表 3 - 10　耳屏部穴位的定位和主治

| 穴名 | 定位 | 主治 |
|---|---|---|
| 外耳 | 在屏上切迹前方近耳轮部，即耳屏 1 区上缘处 | 外耳道炎、中耳炎、耳鸣 |
| 外鼻 | 在耳屏外侧面中部，即耳屏 1、2 区之间 | 鼻前庭炎、鼻炎 |
| 上屏 | 在耳屏外侧面上 1/2 处，即耳屏 1 区 | 咽炎、鼻炎 |
| 下屏 | 在耳屏外侧面下 1/2 处，即耳屏 2 区 | 鼻炎、鼻塞 |
| 咽喉 | 在耳屏内侧面上 1/2 处，即耳屏 3 区 | 声音嘶哑、咽炎、扁桃体炎、失语、哮喘 |
| 内鼻 | 在耳屏内侧面下 1/2 处，即耳屏 4 区 | 鼻炎、上颌窦炎、鼻衄 |
| 屏尖 | 在耳屏游离缘上部尖端，即耳屏 1 区后 | 发热、牙痛 |
| 肾上腺 | 在耳屏游离缘下部尖端，即耳屏 2 区后缘处 | 低血压、风湿性关节炎、腮腺炎、链霉素中毒、眩晕、哮喘、休克 |
| 屏间前 | 在屏间切迹前方耳屏最下部，即耳屏 2 区下缘处 | 眼疾、咽炎、口腔炎 |

### 6. 对耳屏分区与耳穴定位和主治

（1）对耳屏分区　总计 4 区。由对屏尖及对屏尖至轮屏切迹连线之中点，分别向耳垂上线作两条垂线，将对耳屏外侧面及其后部分为前、中、后 3 区，前为对耳屏 1 区，中为对耳屏 2 区，后为对耳屏 3 区；对耳屏内侧面为对耳屏 4 区（图 3 - 17）。

（2）对耳屏部穴位的定位和主治见表 3 - 11，图 3 - 18。

表 3 - 11　对耳屏部穴位的定位和主治

| 穴名 | 定位 | 主治 |
|---|---|---|
| 额 | 在对耳屏外侧面的前部，即对耳屏 1 区 | 偏头痛、头晕 |
| 屏间后 | 在屏间切迹后方对耳屏前下部，即对耳屏 1 区下缘处 | 眼疾、额窦炎 |
| 颞 | 在对耳屏外侧面的中部，即对耳屏 2 区 | 偏头痛、头晕 |
| 枕 | 在对耳屏外侧面的后部，即对耳屏 3 区 | 头晕、头痛、癫痫、哮喘、神经衰弱 |
| 皮质下 | 在对耳屏内侧面，即对耳屏 4 区 | 痛证、间日疟、神经衰弱、假性近视、失眠 |
| 对屏尖 | 在对耳屏游离缘的尖端，即对耳屏 1、2、4 区交点处 | 哮喘、腮腺炎、睾丸炎、附睾炎、神经性皮炎 |
| 缘中 | 在对耳屏游离缘上，对屏尖与轮屏切迹连线之中点处，即对耳屏 2、3、4 区交点处 | 遗尿、内耳性眩晕、尿崩症、功能性子宫出血 |
| 脑干 | 在轮屏切迹处，即对耳屏 3、4 区之间 | 眩晕、后头痛、假性近视 |

### 7. 耳甲分区与耳穴定位和主治

（1）耳甲分区　总计 18 区。其中在 ABC 三点连线包绕的耳轮脚周围区域内在耳轮脚消失处画一条纵线，将其前方的 AB、BC 线前段与耳轮脚上、下缘间分别划分为 3 等分，由下方开始，从前向后分别为耳甲 1 至 7 区；将对耳轮下脚下缘前、中 1/3 交界处与 A 点连线，该线前方的耳甲艇部为耳甲 8 区；将 AB 线前段与对耳轮下脚下缘间耳甲 8 区以后的部分，分为前、后 2 等分，前 1/2 为耳甲 9 区，后 1/2 为耳甲 10 区；在AB 线后段上方的耳甲艇部，将耳甲 10 区后缘与 BD 线之间分为上、下 2 等份，上 1/2

为耳甲 11 区，下 1/2 为耳甲 12 区；由轮屏切迹至 B 点作连线，该线后方、BD 线下方的耳甲腔部为耳甲 13 区；以耳甲腔中央为圆心，以圆心与 BC 线间距离的 1/2 为半径作圆，该圆形区域为耳甲 15 区；过 15 区最高点及最低点分别向外耳门后壁作两条切线，切线间为耳甲 16 区；15、16 区周围为耳甲 14 区；将外耳门的最低点与对耳屏耳甲缘中点相连，再将该线以下的耳甲腔部分为上下 2 等分，上 1/2 为耳甲 17 区，下 1/2 为耳甲 18 区（图 3 – 17）。

（2）耳甲部穴位的定位和主治见表 3 – 12，图 3 – 18。

表 3 – 12　耳甲部穴位的定位和主治

| 穴名 | 定位 | 主治 |
| --- | --- | --- |
| 口 | 在耳轮脚下方前 1/3 处，即耳甲 1 区 | 面瘫、口腔炎、胆囊炎、胆石症、戒断综合征、牙周炎、舌炎 |
| 食道 | 在耳轮脚下方中 1/3 处，即耳甲 2 区 | 食管炎、食管痉挛 |
| 贲门 | 在耳轮脚下方后 1/3 处，即耳甲 3 区 | 贲门痉挛、神经性呕吐 |
| 胃 | 在耳轮脚消失处，即耳甲 4 区 | 胃痉挛、胃炎、胃溃疡、消化不良、恶心呕吐、前额痛、牙痛、失眠 |
| 十二指肠 | 在耳轮脚及部分耳轮与 AB 线之间的后 1/3 处，即耳甲 5 区 | 十二指肠溃疡、胆囊炎、胆石症、幽门痉挛、腹胀、腹泻、腹痛 |
| 小肠 | 在耳轮脚及部分耳轮与 AB 线之间的中 1/3 处，即耳甲 6 区 | 消化不良、腹痛、腹胀、心动过速 |
| 大肠 | 在耳轮脚及部分耳轮与 AB 线之间的前 1/3 处，即耳甲 7 区 | 腹泻、便秘、咳嗽、牙痛、痤疮 |
| 阑尾 | 在小肠区与大肠区之间，即耳甲 6、7 区交界处 | 单纯性阑尾炎、腹泻 |
| 艇角 | 在对耳轮下脚下方前部，即耳甲 8 区 | 前列腺炎、尿道炎 |
| 膀胱 | 在对耳轮下脚下方中部，即耳甲 9 区 | 膀胱炎、遗尿、尿潴留、腰痛、坐骨神经痛、后头痛 |
| 肾 | 在对耳轮下脚下方后部，即耳甲 10 区 | 腰痛、耳鸣、神经衰弱、肾盂肾炎、遗尿、遗精、阳痿、早泄、哮喘、月经不调 |
| 输尿管 | 在肾区与膀胱区之间，即耳甲 9、10 区交界处 | 输尿管结石绞痛 |
| 胰胆 | 在耳甲艇的后上部，即耳甲 11 区 | 胆囊炎、胆石症、胆道蛔虫症、偏头痛、带状疱疹、中耳炎、耳鸣、急性胰腺炎 |
| 肝 | 在耳甲艇的后下部，即耳甲 12 区 | 胁痛、眩晕、经前期紧张症、月经不调、更年期综合征、高血压、近视、单纯性青光眼 |
| 艇中 | 在小肠区与肾区之间，即耳甲 6、10 区交界处 | 腹痛、腹胀、胆道蛔虫症 |
| 脾 | 在 BD 线下方，耳甲腔的后上部，即耳甲 13 区 | 腹胀、腹泻、便秘、食欲不振、功能性子宫出血、白带过多、内耳性眩晕 |
| 心 | 在耳甲腔正中凹陷处，即耳甲 15 区 | 心动过速、心律不齐、心绞痛、无脉症、神经衰弱 |
| 气管 | 在心区与外耳门之间，即耳甲 16 区 | 哮喘、支气管炎 |

| 穴名 | 定位 | 主治 |
|------|------|------|
| 肺 | 在心、气管区周围处，即耳甲 14 区 | 咳嗽，胸闷、声音哑、皮肤痛痒症、荨麻疹、便秘、戒断综合征 |
| 三焦 | 在外耳门后下，肺与内分泌区之间，即耳甲 17 区 | 便秘、腹胀、上肢外侧疼痛、水肿、耳鸣 |
| 内分泌 | 在屏间切迹内，耳甲腔的前下部，即耳甲 18 区 | 痛经、月经不调、围绝经期综合征、痤疮、间日疟、甲状腺功能减退或亢进症 |

**8. 耳垂分区与耳穴定位和主治**

（1）耳垂分区　总计 9 区。在耳垂上线至耳垂下缘最低点之间画两条等距离平行线，平行线上引两条垂直等分线，将耳垂分为 9 个区，上部由前到后依次为耳垂 1 区、2 区、3 区；中部由前到后依次为耳垂 4 区、5 区、6 区；下部由前到后依次为耳垂 7 区、8 区、9 区（图 3 - 17）。

（2）耳垂部穴位的定位和主治见表 3 - 13，图 3 - 18。

表 3 - 13　耳垂部穴位的定位和主治

| 穴名 | 定位 | 主治 |
|------|------|------|
| 牙 | 在耳垂正面前上部，即耳垂 1 区 | 牙痛、牙周炎、低血压 |
| 舌 | 在耳垂正面中上部，即耳垂 2 区 | 舌炎、口腔炎 |
| 颌 | 在耳垂正面后上部，即耳垂 3 区 | 牙痛、颞颌关节功能紊乱症 |
| 垂前 | 垂前在耳垂正面前中部，即耳垂 4 区 | 神经衰弱、牙痛 |
| 眼 | 在耳垂正面中央部，即耳垂 5 区 | 急性结膜炎、电光性眼炎、麦粒肿、近视 |
| 内耳 | 在耳垂正面后中部，即耳垂 6 区 | 内耳性眩晕症、耳鸣、听力减退、中耳炎 |
| 面颊 | 在耳垂正面，眼区与内耳区之间，即耳垂 5、6 区交界处 | 面瘫、三叉神经痛、痤疮、扁平疣、面肌痉挛、腮腺炎 |
| 扁桃体 | 在耳垂正面下部，即耳垂 7、8、9 区 | 扁桃体炎、咽炎 |

**9. 耳背分区与耳穴定位和主治**

（1）耳背分区　分别过对耳轮上、下脚分叉处耳背对应点和轮屏切迹耳背对应点作两条水平线，将耳背分为上、中、下 3 部，上部为耳背 1 区，下部为耳背 5 区；再将中部分为内、中、外 3 等分，内 1/3 为耳背 2 区、中 1/3 为耳背 3 区、外 1/3 为耳背 4 区（图 3 - 17）。

（2）耳背部穴位的定位和主治见表 3 - 14，图 3 - 18。

表 3 - 14　耳背部穴位的定位和主治

| 穴名 | 定位 | 主治 |
|------|------|------|
| 耳背心 | 在耳背上部，即耳背 1 区 | 心悸、失眠、多梦 |
| 耳背肺 | 在耳背中内部，即耳背 2 区 | 哮喘、皮肤瘙痒症 |

续表

| 穴名 | 定位 | 主治 |
|------|------|------|
| 耳背脾 | 在耳背中央部，即耳背3区 | 胃痛、消化不良、食欲不振 |
| 耳背肝 | 在耳背中外部，即耳背4区 | 胆囊炎、胆石症、胁痛 |
| 耳背肾 | 在耳背下部，即耳背5区 | 头痛、头晕、神经衰弱 |
| 耳背沟 | 在对耳轮沟和对耳轮上、下脚沟处 | 高血压、皮肤瘙痒症 |

### 10. 耳根部穴位的定位和主治（表3-15，图3-18）

表3-15 耳根部穴位的定位和主治

| 穴名 | 定位 | 主治 |
|------|------|------|
| 上耳根 | 在耳根最上处 | 鼻病 |
| 耳迷根 | 在耳轮脚后沟的耳根处 | 胆囊炎、胆石症、胆道蛔虫症、腹痛、腹泻、鼻塞、心动过速 |
| 下耳根 | 在耳根最下处 | 低血压、下肢瘫痪、小儿麻痹后遗症 |

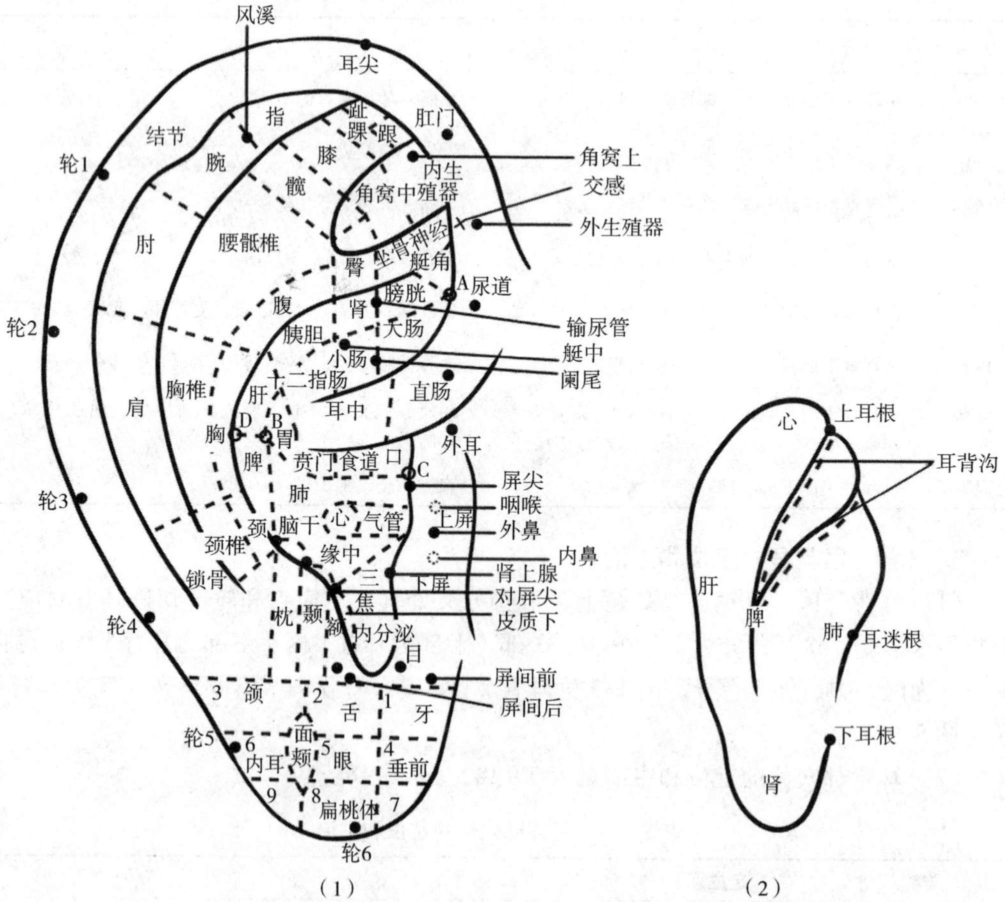

（1）

（2）

图3-18 耳穴定位示意图

## 六、耳针的临床应用

### （一）辅助诊断作用

人体发生疾病时，会在耳郭的相应部位出现不同的反应，这种病理上的反应又称阳性反应，诸如皮肤色泽及形态改变，耳穴电阻下降、痛阈降低等，可以通过耳穴探查方法加以判定，结合临床症状和体征，可以起到辅助诊断的作用。

### （二）治疗作用

**1. 各种疼痛性疾病**　如对头痛、偏头痛、三叉神经痛、肋间神经痛、坐骨神经痛等神经性疼痛；扭伤、挫伤等外伤性疼痛；各种术后伤口痛、麻醉后的头痛等手术后遗痛及腰痛、落枕等，均有较好的止痛功效。

**2. 各种炎症性疾病**　如对急慢性结肠炎、中耳炎、牙周炎、咽喉炎、扁桃体炎、气管炎、胃肠炎、胆囊炎、阑尾炎、盆腔炎、附件炎、风湿性关节炎、面神经炎、末梢神经炎等，有一定的消炎止痛作用。

**3. 功能紊乱性疾病**　如对眩晕症、心律不齐、多汗症、高血压、胃肠功能紊乱、月经不调、功能性子宫出血、内分泌紊乱、遗尿、性功能障碍、神经衰弱等，具有良性调整作用，可促进病症的缓解和痊愈。

**4. 过敏性与变态反应性疾病**　如对荨麻疹、药物疹、风湿热、过敏性鼻炎、哮喘、过敏性结肠炎等，具有消炎、脱敏、改善免疫功能的作用。

**5. 内分泌代谢性疾病**　如对单纯性甲状腺肿、甲状腺功能亢进、肥胖症、糖尿病、垂体瘤、围绝经期综合征等，有改善症状、减少药量等辅助治疗作用。

**6. 部分传染性疾病**　如对流行性感冒、腮腺炎、百日咳、猩红热、菌痢等，可恢复和提高机体的免疫防御功能，以促进疾病的痊愈。

**7. 各种慢性病证**　如对腰腿痛、颈椎及腰椎等退行性病变、近视、肩周炎、消化不良、慢性胃炎、消化性溃疡、迁延性肝炎、脑外伤后遗症、肢体麻木等，有改善症状、减轻痛苦的作用。

**8. 其他**　还可用于针刺麻醉、催产、催乳、美容、戒烟、戒毒、解酒，以及用于输液反应、晕车、晕船等的预防和保健。

### （三）选穴原则

耳针处方选穴具有一定的原则，如按相应部位选穴、按脏腑经络辨证选穴、按现代医学理论选穴和按临床经验选穴等，可以单独使用，也可综合运用。

**1. 按相应部位选穴**　当机体患病时，在耳郭的相应部位上有一定的敏感点，它便是该病的首选穴位，如胃痛取"胃"穴，眼病取"眼"穴，腰痛取"腰"穴等。

**2. 按脏腑经络辨证选穴**　根据十二经脉循行和其病候选取穴位，如坐骨神经痛，取"膀胱"或"胰胆"穴，牙痛取"大肠"穴等。根据脏腑学说的理论，按各脏腑的生理功能和病理反应进行辨证取穴，如皮肤病选肺穴，因"肺主皮毛"；耳鸣选肾穴，因"肾开窍于耳"等。

**3. 按西医学理论选穴**　耳穴中的一些穴名是根据西医学理论命名的，如"交感""肾上腺""内分泌"等。这些穴位的功能基本上与西医学理论相一致，故在选穴时应考虑其功能，如炎性疾病取"肾上腺"穴，内脏痉挛取"交感"穴，月经不调取"内分泌"穴等。

**4. 按临床经验选穴**　如"耳尖"穴对外感发热、血压偏高有较好的退热降压效果，而"神门"穴有较明显的止痛镇静作用。另外临床实践还发现，有些耳穴具有治疗本部位以外疾病的作用，如"外生殖器"穴可以治疗腰腿痛等。

### （四）耳穴探查方法

由于人体发生疾病时，常会在相应耳穴上出现"阳性反应"点，如压痛、变形、变色、结节、丘疹、凹陷、脱屑、电阻降低等，因此这些"阳性反应"点是诊断和治疗疾病的重要部位。耳郭上的这些反应点通常需要仔细探查后确定。临床常用的耳穴探查方法有以下3种。

**1. 直接观察法**　在未刺激耳郭之前，直接通过肉眼或借助放大镜在自然光线下，对耳郭由上而下、从内至外，分区观察，仔细查找有无变形、变色等征象，如脱屑、水泡、丘疹、充血、硬结、疣赘、软骨增生、色素沉着以及血管的形状、颜色的变异等。

**2. 压痛点探查法**　这是目前临床上最为常用的探查方法。可用较圆钝的弹簧探棒、毫针柄或火柴棒等，在与疾病相应的耳郭部从周围逐渐向中心探压，以均匀的压力，或自上而下、自外而内对整个耳郭进行普查，耐心寻找压痛点。当探棒压迫痛点时，患者会出现皱眉、眨眼、呼痛或躲闪等反应。与患者配合，探找出压痛最敏感的部位作为耳穴刺激点。探查时手法必须轻、慢、均匀。少数患者如一时测不到压痛点，可用手指按摩后再测该区域。

**3. 电测定法**　根据耳郭反应点电阻低、导电性高的原理而制成的各种小型晶体管良导电测定器，可测定耳穴皮肤电阻、电位、电容等变化。探测时，患者手握电极，医者手执探测头，在患者的耳郭上进行探查，当电棒触及电阻低的敏感点（良导点）时，可以通过指示信号、音响或仪表数据等反映出来。电测定法具有操作简便、准确性较高等优点。

### （五）耳穴刺激方法

耳穴的刺激方法较多，目前临床常用毫针法、压丸法、埋针法。此外，还可用艾灸、放血、穴位注射、皮肤针叩刺等。

**1. 毫针法**　是用毫针针刺耳穴以治疗疾病的一种较常用的方法。其操作程序如下：选定待刺耳穴后，用2.5%碘酒，再用75%乙醇脱碘进行严格消毒，待乙醇干后施术。针具选用0.3~0.5寸长的不锈钢针。进针时，医者以左手拇、食二指固定耳郭，中指托着针刺部的耳背，然后用右手拇、食二指持针，采用快速插入的速刺法或慢慢捻入的慢刺法进针均可。刺入深度应视患者耳郭局部的厚薄灵活掌握，一般以刺入皮肤2~3分，达软骨后毫针站立不摇晃为准。刺入耳穴后，如局部感应强烈，患者症状往往有即刻减轻感；如局部无针感，应调整针刺的方向、角度和深度。综合病情、体质、证型、耐受度等因素选择合适的刺激强度和手法。耳毫针的留针时间一般为15~30分钟，慢性病、疼痛性疾病的留针时间可适当延长。出针时，医者以左手托住耳郭，右手迅速将毫针垂直拔出，再用消毒干棉球压迫针眼，以防出血。也可在针刺获得针感后，接上电针仪，采用耳电针法，通电时间一般以10～20分钟为宜。

**2. 压丸法**　在耳穴表面贴敷王不留行、油菜子、小米、绿豆、白芥子以及特制的磁珠等，并进行间歇揉按以治疗疾病的一种简易疗法。由于本法既能持续刺激穴位，又安全方便，是目前临床上最常用的耳穴刺激方法。应用最多的是王不留行压丸法，可先将王不留行籽贴附在0.6cm×0.6cm大小胶布中央，用镊子夹住，贴敷在所选耳穴上。每日自行按压3～5次，每次每穴按压30～60秒，以局部微痛发热为度，3～7日更换1次，双耳交替。

**3. 埋针法**　是将皮内针埋入耳穴以治疗疾病的方法，适用于慢性和疼痛性疾病，可起到持续刺激、巩固疗效和防止复发的作用。使用时左手固定常规消毒后的耳部，右手用镊子夹住皮内针针柄，轻轻刺入所选耳穴，再用胶布封盖固定。一般埋患侧耳穴，必要时埋双耳，每日自行按压3次，每次留针3～5日，5次为1个疗程。

## （六）注意事项

1. 严格消毒，防止感染。因耳郭表面凹凸不平，血管丰富，结构特殊，针刺前必须严格消毒，皮肤破损或炎症部位禁针。针刺后如针孔发红、肿胀，应及时涂2.5%碘酒，以防止化脓性软骨膜炎的发生。

2. 习惯性流产的孕妇禁用。

3. 患有严重器质性病变和伴有严重贫血者不宜针刺，对严重心脏病、高血压者不宜行强刺激法。

4. 耳针刺激较强，年老体弱、严重性疾患患者慎用，治疗时应注意防止发生晕针，一旦发生应及时处理。

5. 扭伤和运动障碍的患者，刺激耳穴时宜适当活动患部，以提高疗效。

# 第四章 推拿手法

推拿手法是用手、肘、足或其他按摩器具，按照特定的操作技巧和规范化动作要求在受术者体表进行操作，达到治疗、预防或保健的一种方法。它是推拿医学的核心技能，是推拿学的主体内容。

推拿手法操作的准确性、熟练程度以及功力的深浅是手法临床应用的关键，可直接影响手法的作用效果。学习和掌握手法操作要领，需要经过长期的功法训练和临床实践，才能做到"一旦临证，机触于外，巧生于内，手随心转，法从手出。"

推拿手法的操作都有一定要求。松解类手法的基本要求是持久、有力、均匀、柔和、深透。持久是指手法操作能够持续一定的时间而不间断，能保持动作和力量的连贯性；有力是指手法操作要有一定力量，但这种力量不是越大越好，更不是蛮力、暴力，而是依据病情和治疗部位施加所需要的适当力量；均匀是指手法操作的频率、速度和压力等要素能够保持均匀一致，不能时轻时重，时快时慢；柔和是指手法轻而不浮，重而不滞；深透是指手法的刺激要深达机体组织的深层，能力达病所、驱邪除病。运动关节类手法的操作要求主要是"稳、准、巧、快"。稳是指手法操作要平稳自然，因势利导，避免生硬粗暴；准是指选择手法要有针对性，定位要准；巧是指手法施术时要用巧力，以柔克刚，以巧制胜，不可使用蛮力；快是指手法操作时，用力要疾发疾收，用所谓的"巧力寸劲"，施力不可过长，发力时间不可过久。

本章主要根据手法动作形态和作用，将手法分为8类：摆动类手法、摩擦类手法、振动类手法、挤压类手法、叩击类手法、运动关节类手法、复合式手法和小儿推拿手法。主要对手法的定义、操作方法、动作要领、注意事项等予以介绍。

# 第一节 摆动类手法

摆动类手法是通过前臂及腕关节有节律的摆动，带动指或掌产生的力轻重交替、持续不断地作用于所施部位。主要包括一指禅推法、𢮩法和揉法。

## 一、一指禅推法

用拇指着力于治疗部位，前臂主动往返摆动，通过腕关节带动拇指在治疗部位施加轻重交替有节律的压力刺激，称为一指禅推法。根据临床需要可分为一指禅指端推法、一指禅偏峰推法、一指禅指腹推法和一指禅屈指推法。

【手法操作】

**1. 一指禅指端推法** 拇指伸直，指端着力于治疗部位，余指自然屈曲，并以拇指指间关节横纹紧贴食指桡侧缘，沉肩松腕，以肘部为支点，前臂有节律地主动摆动，通过腕关节带动拇指指间关节被动屈伸，使拇指指端在治疗部位进行轻重交替持续不断的推动。前臂摆动频率控制在每分钟 120～160 次（图 4-1）。

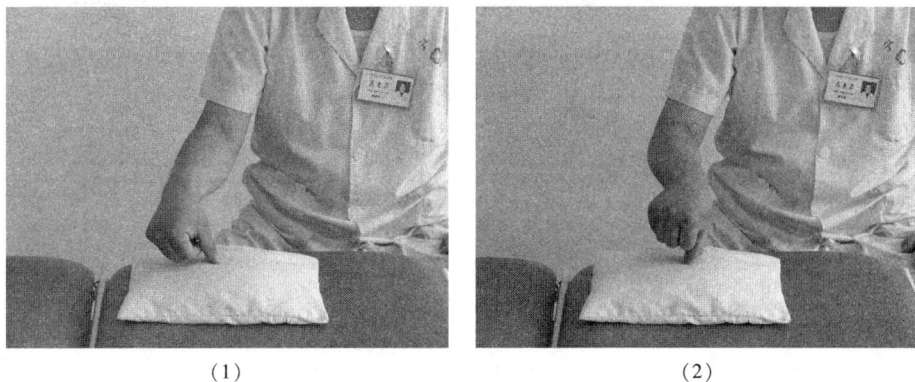

（1）　　　　　　　　　　　（2）

图 4-1　一指禅指端推法

**2. 一指禅偏峰推法**　拇指自然伸直并放松，以桡侧偏峰着力于治疗部位，余指放松微曲，沉肩松腕，以肘部为支点，前臂及腕关节有节律地主动内外轻转并摆动，带动拇指掌指关节及指间关节被动小幅度屈伸，使拇指偏峰端在治疗部位进行轻重交替持续不断的推动。前臂及腕的旋摆频率控制在每分钟 120～160 次（图 4-2）。

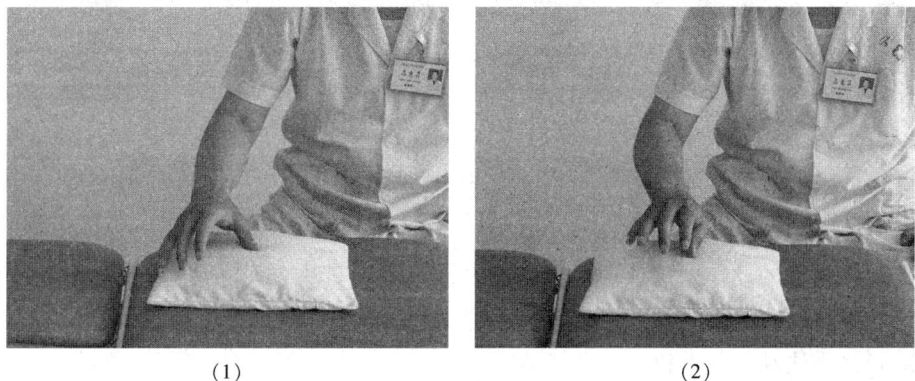

（1）　　　　　　　　　　　（2）

图 4-2　一指禅偏峰推法

**3. 一指禅指腹推法**　又称扶持推。拇指自然伸直张开虎口，以指腹螺纹面着力于治疗部位，其余四指并拢微屈与拇指相对放置以稳定拇指，沉肩松腕，以肘部为支点，前臂有节律地主动摆动，通过腕关节屈伸带动拇指指间关节被动屈伸，使拇指指腹在治疗部位进行轻重交替持续不断的推动。前臂摆动频率控制在每分钟 120～160 次（图 4-3）。

**4. 一指禅屈指推法**　又称跪推法。拇指屈曲，以其指间关节背侧的桡侧缘着力于治疗部位，余指屈曲半握拳，并以拇指指腹紧压食指第一指间关节桡侧缘，沉肩松腕，以肘部为支点，前臂有节律地主动摆动，通过腕关节带动拇指指间关节背侧的桡侧缘在治疗部位来回滚动。前臂摆动频率控制在每分钟 120～160 次（图 4-4）。

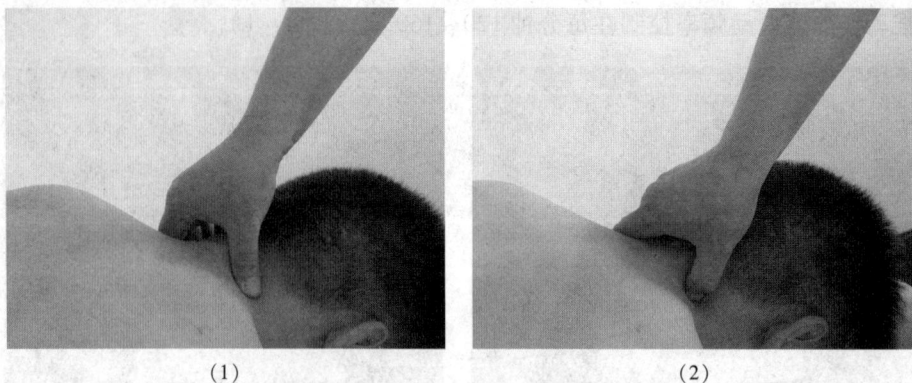

（1）　　　　　　　　　　　　　　　　（2）

图4-3　一指禅指腹推法

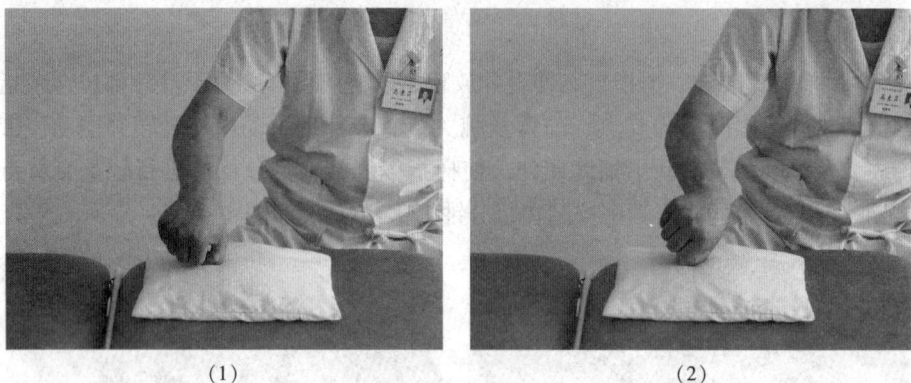

（1）　　　　　　　　　　　　　　　　（2）

图4-4　一指禅屈指推法

**【要领及注意事项】**

一指禅推法的动作由肩、肘、腕、指共同参与，其中前臂主动摆动是动作的主体，而拇指的屈伸、收展运动是因腕部空间位置的变化而引起的被动运动，主动与被动动作的协同是手法动作的关键。

1. 沉肩　肩颈部肌肉放松，肩部自然下垂，不要耸肩用力，肩关节略呈外展位。

2. 垂肘　上臂肌肉放松，肘关节垂直状（肘关节屈曲至90°左右），略低于腕部。

3. 悬腕　腕关节尽可能掌屈并保留一定的松弛度，手掌呈悬挂状态。

4. 指实掌虚　指实是拇指着力点要吸定，在一个摆动周期内不能移动；掌虚是四指握空拳，掌心空虚。

5. 紧推慢移　一指禅推法在体表移动操作时，在保持手法动作要领和摆动频率不变的基础上，每个推动周期完成后，在移动的瞬间下一个推动周期紧跟其后，使手法移动轨迹环环相扣，手法移动操作呈缓慢推进的过程。

6. 一指禅推法操作的每一个摆动周期内，拇指着力点要吸定不移，但不能推破皮肤；循经推动时要紧推慢移。

7. 操作中前臂摆动是主动的，是手法力的始发处，拇指指间关节屈伸是被动的，有缓冲和分配手法力的作用，切不可故意屈伸，形成顿挫和冲击感。因此，前臂摆动与指间关节屈伸需要很好的协同。

8. 前臂摆动带动拇指产生的压力轻重交替作用于体表，外摆和回摆时压力大小为3∶1，即"推三回一"。

【手法特点】

本法着力点接触面小，压强大，渗透力强，且手法操作缠绵，动作细腻，手法柔和而深透，刚柔相济，强调以柔和为贵。初学时易形似，难以神似，须刻苦、经久练习才能掌握。

【适用部位】

一指禅指端推法可用于全身各部。一指禅偏峰推法多用于头面部。一指禅指腹推法多用于颈项、四肢。一指禅屈指推法多用于颈项部、胸腹部。

【临床应用】

本法适用于全身各部，临床应用广泛。主要用于全身经络、穴位及各种线状与点状部位的治疗，对临床各科疾病治疗均有应用价值，凡经络阻滞，气血郁结及脏腑功能失调都可应用一指禅推法作为主治手法。

## 二、㨰法

以第五掌指关节背侧吸附于治疗部位上，通过前臂的旋转摆动和腕关节的屈伸运动，使小鱼际和手背尺侧部分在治疗部位上进行滚动性压力刺激的一种手法，称之为㨰法。

【手法操作】

拇指自然伸直，小指、无名指的掌指关节屈曲约90°，食、中指依次自然屈曲，使手背掌横弓形成弧面。以小指掌指关节背侧为着力点，以肘关节为支点，前臂主动旋转并向前推动，使腕关节在旋推过程中逐渐屈曲，带动手背以小鱼际为边不小于二分之一扇形面为着力面，在治疗部位上形成滚动，频率每分钟120～160次（图4-5）。

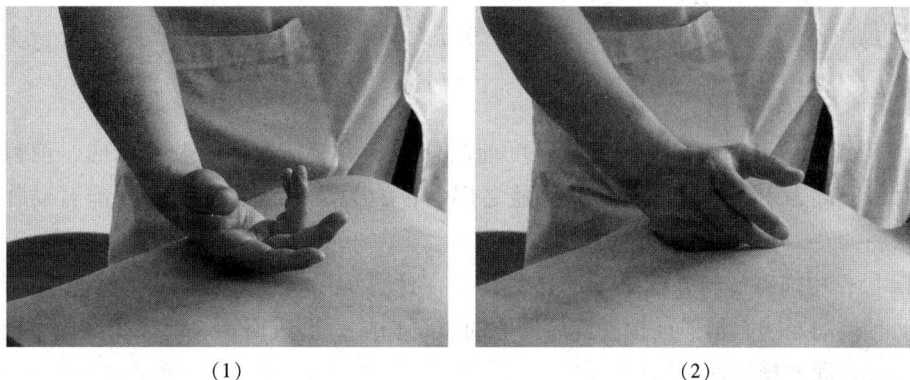

(1)                          (2)

图4-5 㨰法

小鱼际㨰法、掌指关节㨰法是㨰法的变化应用。

小鱼际㨰法 拇指放松，四指自然屈曲，以小鱼际着力于治疗部位，以肘关节为支点，前臂主动旋转，通过腕带动小鱼际及部分手背面在治疗部位上进行来回滚动，频率每分钟 120～160 次（图 4－6）。

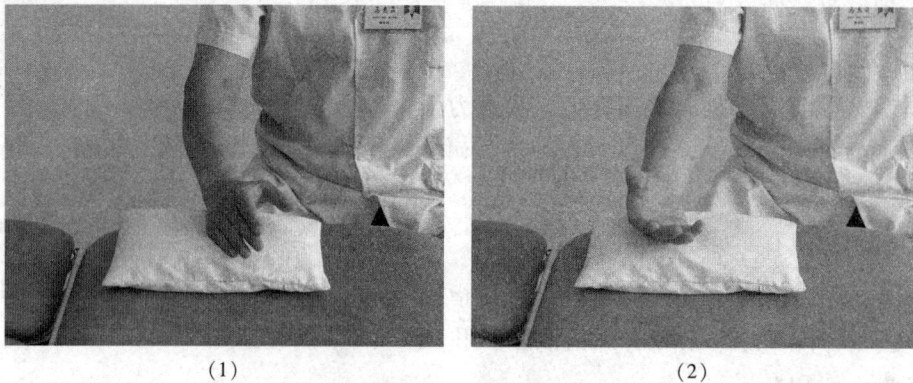

（1）　　　　　　　　　　　（2）

图 4－6　小鱼际㨰法

掌指关节㨰法、小鱼际㨰法是㨰法的变化应用。

掌指关节㨰法　拇指放松，四指掌指关节屈曲 90°，以四指掌指关节背侧着力于治疗部位，以肘关节为支点，前臂主动摆动，使腕关节做被动屈伸，带动四指掌指关节背侧在施术部位上进行来回滚动，频率每分钟 120～160 次（图 4－7）。

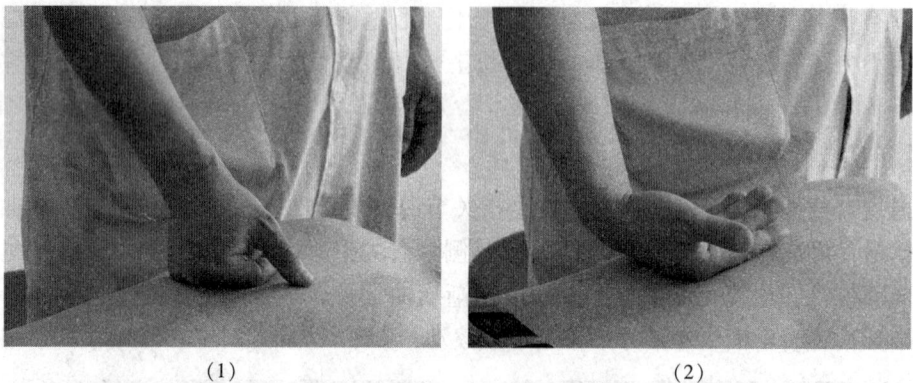

（1）　　　　　　　　　　　（2）

图 4－7　掌指关节㨰法

**【要领及注意事项】**

1. 操作时颈肩部放松，肩关节轻度前屈外展，不能扛肩；肘关节屈曲，前臂旋转屈伸时以肘部为支点，保持稳定不能随之摆动；腕关节放松，被动协同前臂动作，不可有意屈伸。

2. 操作中前臂旋转并前推是动作主体，在此过程中带动腕关节被动屈伸。前臂旋前推动时被动屈腕，形成前㨰；旋后回收时被动伸腕，形成回㨰。前㨰和回㨰力轻重之比为 3∶1，即"㨰三回一"。

3. 操作中前臂主动旋转幅度控制在 120°左右，旋前 80°左右，旋后 40°左右；腕关节尽可能最大限度屈伸。

4. 在一个㨰动周期内，着力点及着力面在施术部位不能移动，不能在体表产生摩擦。㨰法操作移动时，每一㨰动周期形成的㨰动面应与下一个有部分重叠，㨰动面之间呈"环环相扣"状。

5. 滚法操作时要注意理解滚动的含义，同时注意不能在体表"空转""滑移"。

6. 注意不同体表部位使用适宜术式，避免骨性相撞疼痛，如掌指关节的骨突部与体表骨突处撞击。

7. 操作时应控制好前臂旋转幅度，避免旋转过大产生手背击打体表，旋转过小不能形成滚动面，且容易出现加快手法频率保持手法连续性的错误操作。

8. 操作时腕关节屈伸要在可控范围内，不能刻意屈曲腕关节，使全手背击打体表，出现折刀样突变动作，造成手法刺激跳动感错误术式，同时也容易损伤腕关节。

9. 滚法操作时要注意等速和等压。等速是指手背前后滚动的角速度要保持均匀一致，不能前滚时快而回滚时慢，也不能前滚启动时快而滚动到最后减速。等压是指在滚动中上肢应尽可能保持压力不变，回滚时也要有一定的压力。

【手法特点】

滚法的接触面积大，压力也大，刺激量强，且刺激刚柔相济，舒适安全，易被接受，应用面广。

【适用部位】

掌背滚法用于颈项部、肩背部、腰臀部及四肢大关节等肌肉丰厚处。小鱼际滚法多用于头面部、颈项、四肢。掌指关节滚法多用于腰臀、下肢后侧。指间关节滚法多用于头部和腹部。

【临床应用】

本法临床应用广泛，主要用于对颈项部、肩背部、腰臀部及四肢大关节等肌肉丰厚处进行手法刺激，治疗软组织损伤及神经和运动系统疾病，对其他各科疾病也有应用。主要用于颈椎病、肩关节周围炎、腰椎间盘突出症、各种运动损伤、运动后疲劳、偏瘫、截瘫、高血压、糖尿病、痛经、月经不调等多种病症，也是常用的保健推拿手法之一。

滚法推拿学术流派在临床治疗时，要将滚法与关节的被动运动手法有机地结合起来操作，发挥按抑皮肉手法与捷举手足手法的协同作用。

## 三、揉法

用掌、指或肢体其他部位着力于治疗部位，做轻柔灵活的环旋揉动，并带动施术部位皮肤及皮下组织一起运动的手法，称之为揉法。根据临床需要常分为指揉法、掌揉法、前臂揉法、肘揉法等。

【手法操作】

**1. 指揉法**　可分为拇指揉法、中指揉法、多指揉法。

（1）拇指揉法　以拇指指腹着力于治疗部位，余四指轻置于相对或适当位置以支撑助力，腕关节微屈或伸直，拇指及前臂部主动施力做环转运动，使拇指指腹在治疗部位上做连续不断的环旋揉动，手法频率每分钟 120~160 次（图 4-8）。

（2）中指揉法　中指伸直，掌指关节微屈，食指搭于中指远端指间关节背侧以助力，以中指指腹着力于治疗部位上，腕关节稍用力固定于微屈位，前臂做主动运动，通过腕关节使中指指腹在治疗部位上做轻柔灵活的小幅度的环旋或上下、左右揉动，手法频率每分钟 120～160 次（图 4－9）。

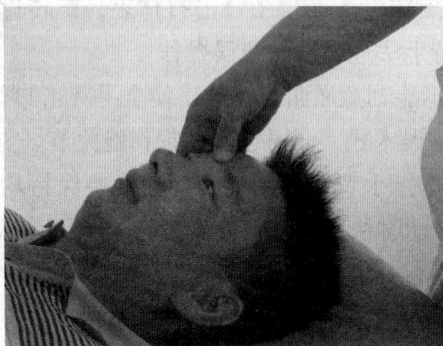

图 4－8　拇指揉法

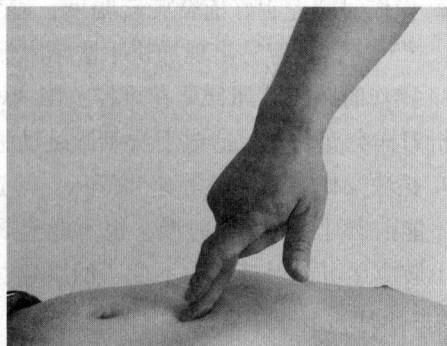

图 4－9　中指揉法

（3）多指揉法　食指、中指、无名指伸直并拢，以三指指腹着力于治疗部位，其余操作术式及动作要领均同中指揉法（图 4－10）。

**2. 掌揉法**　可分为全掌揉法、大鱼际揉法、掌根揉法。

（1）全掌揉法　以整个手掌掌面着力于治疗部位，肩、肘、腕放松协同，前臂主动按压环转，通过腕关节带动手掌掌面在治疗部位上进行连续不断的环转揉动，手法频率每分钟 120～160 次（图 4－11）。

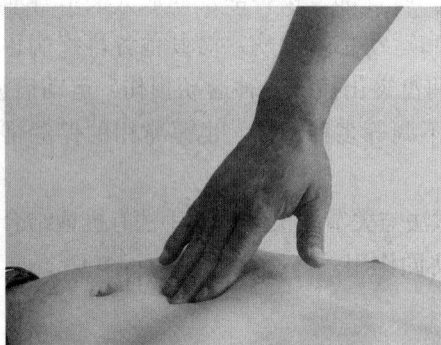

图 4－10　多指揉法

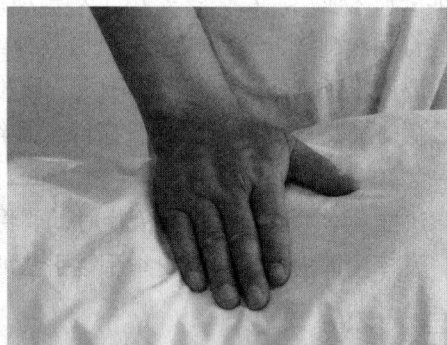

图 4－11　全掌揉法

（2）大鱼际揉法　以手掌大鱼际部着力于施术部位，肩、肘、腕放松，以肘关节为支点，前臂主动旋转并小幅度屈伸肘关节，带动腕关节左右摆动，使大鱼际在治疗部位上进行轻柔灵活的揉动，手法频率为每分钟 160～200 次（图 4－12）。

（3）掌根揉法　以掌根部着力于治疗部位，肘关节屈曲，腕关节背伸，五指分开自然屈曲，前臂主动按压环转，通过腕关节带动掌根作环转揉动，带动治疗部位的皮肤及皮下组织一起运动，手法频率每分钟 100～120 次左右（图 4－13）。

**3. 前臂揉法**　上身前屈，以前臂中段的内侧部或尺侧部着力于治疗部位，肘关屈曲，肩关节前屈外展，以肩关节为支点，上臂主动按压环转，前臂借力主动在治疗部位做环转揉动，手法频率每分钟 80～120 次左右（图 4-14）。

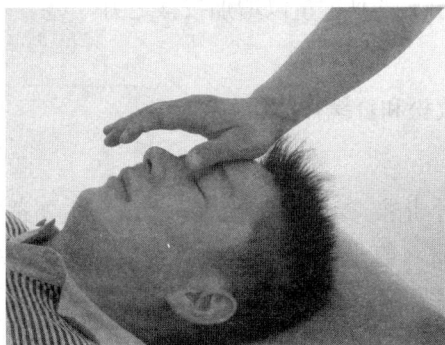

图 4-12　大鱼际揉法

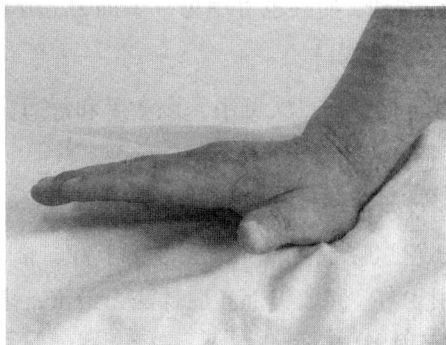

图 4-13　掌根揉法

**4. 肘揉法**　上身前屈，以肘部的尺骨上段背侧或肘尖尺骨鹰嘴部着力于治疗部位，肘关节极度屈曲，肩关节前屈外展，以肩关节为支点，肩及上臂主动按压环转，使着力部在体表做环转揉动，手法频率每分钟 80～120 次左右（图 4-15）。

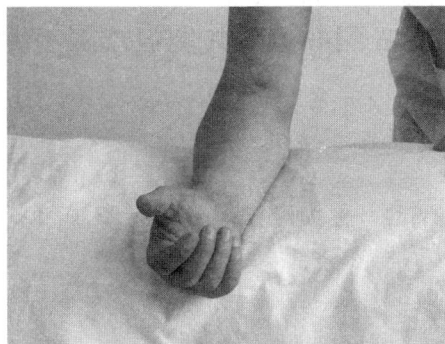

图 4-14　前臂揉法

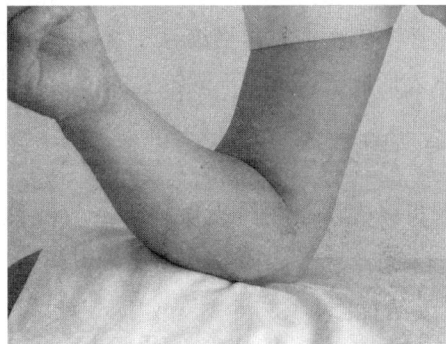

图 4-15　肘揉法

**【要领及注意事项】**

1. 揉动过程中压力要适中，须带动皮下组织一起运动，以受术者舒适为度。

2. 揉法操作时，可定点揉动，亦可边揉边移动。定点揉动应吸定于施术部位，移动时可在揉动中适当摩擦移动，形成环揉摩动，使手法移动更加流畅。

3. 揉法应用时根据具体情况灵活掌握用力轻重和频率。如指揉法及大鱼际揉法要轻快，掌揉法适度，臂揉法和肘揉法宜沉缓。

4. 指揉法在头面部操作时可以缓慢地揉动 3 次，然后按一下，形成"揉三按一"的连续操作。

5. 大鱼际揉法前臂有推旋动作，腕部宜放松，而指揉法则腕关节要保持一定的紧张度，掌根揉法则腕关节略有背伸，松紧适度。

6. 拇指揉法操作时可单手或双手，以拇指指面进行按揉，其余四指在对侧起助动作用。

7. 掌揉法操作时可单手或双手，双手操作时两手叠放，利用上半身重量以增加按揉之力。

8. 臂揉、肘揉也可用另一手助力，并利用上半身重量以增加按揉之力。

【手法特点】

揉法接触面可大可小，刺激平和舒适，放松和舒缓作用极好。

【适用部位】

指揉法适用于头面部及全身各部腧穴，小儿推拿也常用。大鱼际揉法主要适用于头面部、胸胁部。掌根揉法多用于背、腰、臀、躯干部。掌揉法常用于脘腹部。臂揉法多用于背、腰、臀部。肘揉法力最重，多用于背、腰、臀及股后部。

【临床应用】

用于胃脘痛、便秘、泄泻、癃闭、头痛、软组织扭挫伤、颈椎病、骨折术后康复、小儿斜颈、小儿遗尿、近视等多种病症，亦可用于保健。

# 第二节　摩擦类手法

摩擦类手法主要包括摩法、擦法、推法、搓法、抹法等，其共同特点是手法操作时在体表形成摩、擦等不同形式的位置移动。

## 一、摩法

用指腹或掌面在体表做环形或直线往返摩动，称为摩法。分为指摩法和掌摩法两种。

【手法操作】

**1. 指摩法**　拇指外展，四指伸直并拢，以四指末节指腹着力于治疗部位，腕关节微屈，前臂主动用力，使肩、肘关节做主动环旋运动，带动四指末节指腹在体表上作环形摩动，不带动皮下组织（图 4 - 16）。

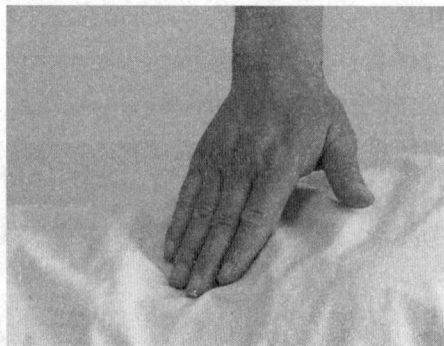

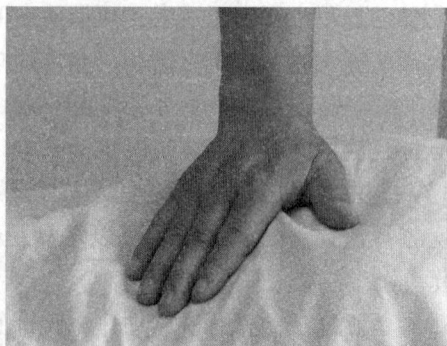

图 4 - 16　指摩法　　　　　　　　　图 4 - 17　掌摩法

**2. 掌摩法**　手掌自然伸直，整个手掌平置于治疗部位上，轻轻着力，腕关节放松轻度背伸，前臂主动用力，使肩、肘关节做主动环旋运动，带动手掌在体表上作环形摩动，不带动皮下组织（图4-17）。

**【要领及注意事项】**

1. 指摩法操作时腕关节微屈保持一定的紧张度，环摩时基本不动；而掌摩法操作时腕关节要放松，环摩时顺应摩动方向做被动摆动。

2. 指摩法的运动频率一般控制在每分钟120次左右，掌摩法的运动频率一般控制在每分钟100次左右。

3. 摩动时，手臂应始终保持稳定的轻压力，摩动的速度宜均匀。

4. 摩动方向决定手法的补泻，有"顺摩为补，逆摩为泻"之说。

**【手法特点】**

摩法刺激柔和舒适，以腹部应用较多，对内脏功能起良性的调整作用。

**【适用部位】**

指摩法接触面较小，适于颈项、面部、四肢等部位。掌摩法接触面大，多适用于胸腹、胁肋、背腰等部位。

**【临床应用】**

主要用于脘腹胀满、消化不良、泄泻、便秘，咳喘，胸胁胀痛，月经不调、痛经，遗精、阳痿、早泄，外伤肿痛等病症。

## 二、擦法

用指或掌着力于治疗部位，做较快速的直线往返运动，使指或掌着力部与体表肌肤反复磨擦产生热效应治疗疾病，称为擦法。分为指擦法和掌擦法两种，掌擦法又分为全掌擦法、大鱼际擦法、小鱼际擦法。

**【手法操作】**

**1. 指擦法**　指、掌、腕部伸直，以食、中、无名指和小指指腹着力于治疗部位，上肢主动用力做拉锯式运动，使指腹着力面在体表沿直线进行均匀往返摩擦，直至使治疗部位潮红发热为度（图4-18）。

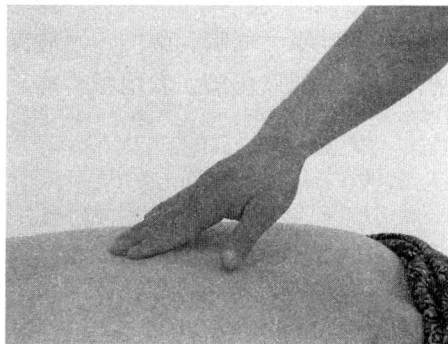

图4-18　指擦法

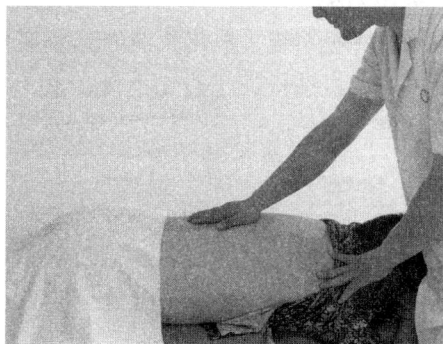

图4-19　全掌擦法

**2. 掌擦法**　以全手掌面或大鱼际、小鱼际着力于治疗部位，腕关节用力伸直，上肢主动用力做拉锯式运动，使掌面或大鱼际、小鱼际在体表沿直线进行均匀往返摩擦，直至使治疗部位潮红发热为度（图4–19，图4–20，图4–21）。

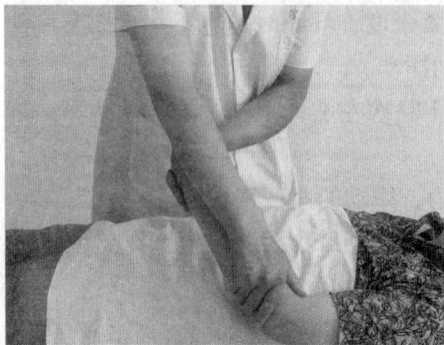

| | |
|---|---|
| 图4–20　大鱼际擦法 | 图4–21　小鱼际擦法 |

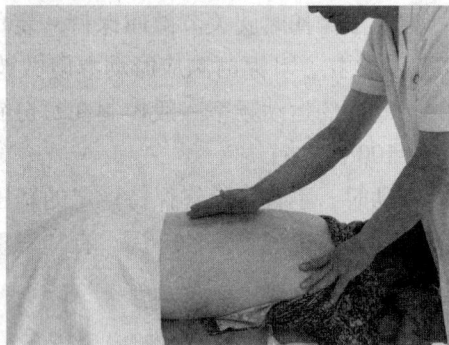

**【要领及注意事项】**

1. 操作时要直接接触皮肤操作，不能隔衣物施术。

2. 操作时压力要适中，以流畅进行往返摩擦运动为宜，不能过大或过小。压力过大，则手法重滞，且易擦破皮肤；如压力过小，则不易生热。

3. 拉锯式摩擦运动必须沿同一直线往返进行，动作要连续不断。

4. 产生的热量应以透热为度，不可擦破皮肤。为保护皮肤，常配合使用冬青膏、红花油等介质，既有助于产热提高疗效，又可防止擦破皮肤。

5. 操作时术者不可屏息，动作连续，均匀稳定有节奏，频率每分钟100～120次左右。

**【手法特点】**

具有较好的温经散寒止痛作用，能治疗一切寒证、痛证。

**【适用部位】**

指擦法适于颈项、肋间。掌擦法可用于肩背、胸腹部、两胁部、背腰部及四肢部。大鱼际擦法适于四肢部，尤以上肢为常用。小鱼际擦法适于肩背、脊柱两侧及腰骶部。

**【临床应用】**

可用于呼吸系统、消化系统及运动系统疾病，如咳嗽、气喘、胸闷、慢性支气管炎、肺气肿，慢性胃炎、消化不良，女子不孕，阳痿及四肢伤筋、软组织肿痛、风湿痹痛等病症。

## 三、推法

用指、掌、拳、肘等着力于治疗部位，进行单方向直线的推动，称为推法。小儿推法还可做弧线推动。推法可分为指推法、掌推法、拳推法、肘推法。

**【手法操作】**

**1. 指推法**　分为拇指端推法、拇指平推法和三指推法。

（1）拇指端推法　虎口张开，以拇指端着力于治疗部位，余四指置于对侧相应位置固定，腕关节屈曲悬腕并略向尺侧偏斜，拇指主动做对掌运动，前臂及腕配合用力，使拇指端向四指固定方向呈短距离单向直线推动（图4 22）。

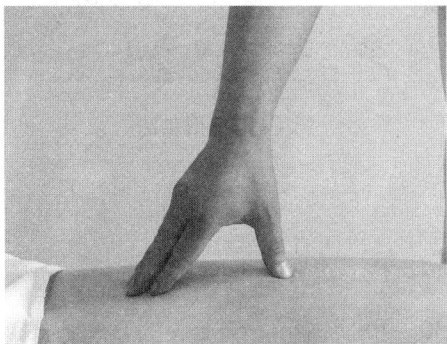

（2）拇指平推法　虎口张开，以拇指指腹或指端偏桡侧缘着力于治疗部位，余四指置于对侧相应位置固定，腕关节屈曲略尺偏，拇指主动做对掌运动，前臂及腕配合用力，使拇指指腹及桡侧缘向其食指方向呈短距离、单向直线推动（图4-23）。

图4 22　拇指端推法　　　　　　　图4-23　拇指平推法

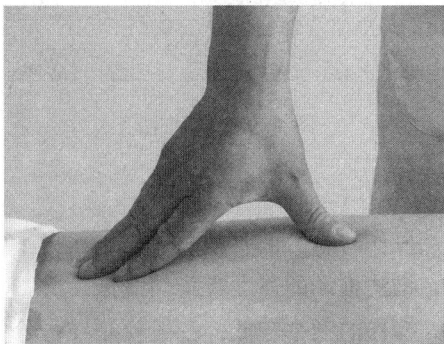

（3）三指推法　食指、中指、无名指伸直并拢，以三指指腹部着力于治疗部位，腕关节挺劲微屈，前臂部主动用力向前推动，使三指指腹向指端方向做单向直线推动（图4-24）。

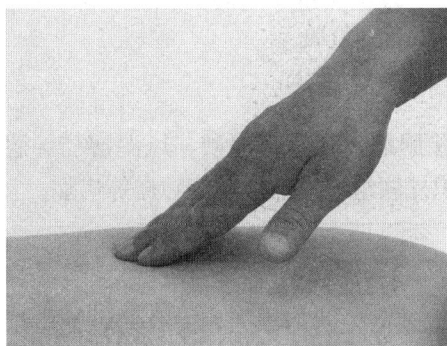

**2. 掌推法**　以掌根部着力于施术部位，腕关节略背伸，肘关节伸直，上肢主动用力前推，使掌根部向前方做单方向直线推动（图4-25）。

图4-24　三指推法　　　　　　　　图4-25　掌推法

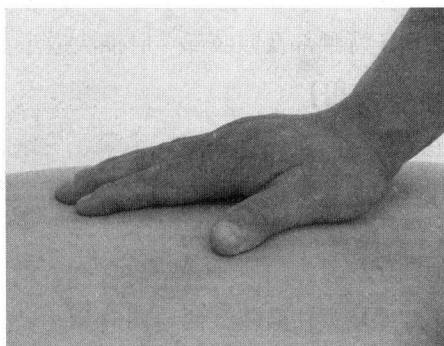

**3. 拳推法**　手握实拳，以食指、中指、无名指、小指的近侧指间关节背部突起着力于治疗部位，腕关节挺劲伸直，上肢主动用力前推，使拳背着力部在体表向前做单方向直线推动（图4-26）。

**4. 肘推法**　弓步弯腰屈身，肘关节屈曲，以尺骨鹰嘴突起部着力于治疗部位，上肢及肩、肘用力，上身同时下压，使尺骨鹰嘴突起部重压体表，身体向后移动，带动着力部做较缓慢的单方向直线推动（图4-27）。

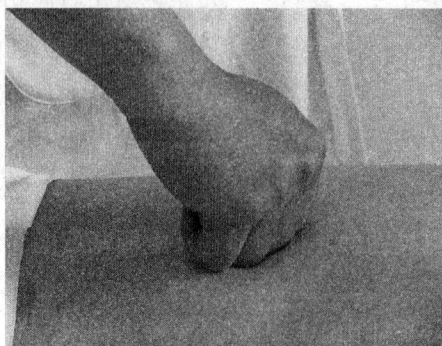

图 4 - 26　拳推法

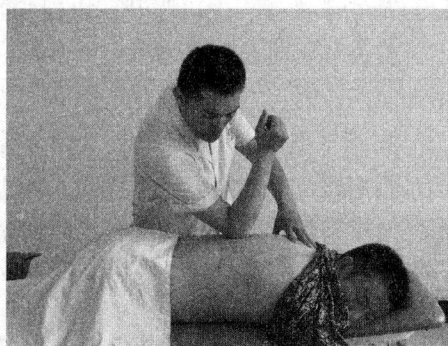

图 4 - 27　肘推法

**【要领及注意事项】**

1. 操作时着力部要紧贴体表，压力平稳适中，单向直线推动。

2. 推法推动的速度宜均匀缓慢。

3. 操作的频率较低，一般控制在每分钟 30 ~ 40 次。

4. 严禁推破皮肤。推法压力较重，与皮肤形成强烈的摩擦，易引起皮肤破损及局部组织不良反应，临床应用时可涂抹冬青膏等油类介质，保持皮肤润滑，保护患者皮肤。

**【手法特点】**

本法压力重，刺激量强，移动速度慢，频率低。

**【适用部位】**

指推法适于头面部、颈项部、手部和足部。掌推法适于胸腹部、背腰部和四肢部。拳推法适于背腰部及四肢部。肘推法适于背、腰部脊柱两侧。

**【临床应用】**

主要用于高血压、头痛、头晕、失眠，腰腿痛、腰背部僵硬、风湿痹痛、感觉迟钝，胸闷胁胀、烦躁易怒，腹胀、便秘、食积，软组织损伤、局部肿痛等病症。

## 四、搓法

用双手掌夹住肢体，两臂同时用力使双掌搓动，状如搓绳，沿肢体纵轴由近到远边搓边移动，称为搓法。临床分为夹搓法、推搓法两种。

**【手法操作】**

**1. 夹搓法**　以双手掌面夹住患者肢体，两臂同时主动用合力夹紧施术部位，做方向相反的快速搓动或搓揉，并沿肢体纵轴由近心端向远心端边搓边移动（图 4 - 28）。

**2. 推搓法**　患者平卧治疗床，术者双手并列或叠加放置于治疗部位，以床面和双手掌面作为搓动面，双上肢前臂主动前推后拉，使治疗部位肢体在床面上来回滚动，双掌可边推搓边移动（图 4 - 29）。

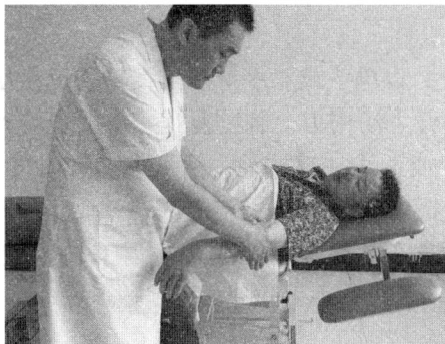

图 4 - 28　夹搓法

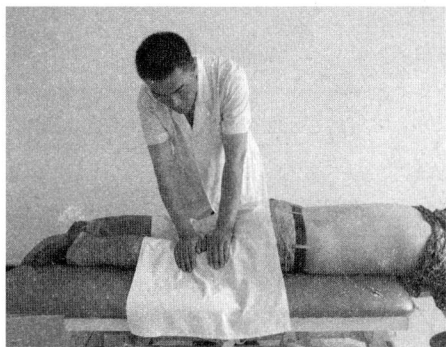

（1）

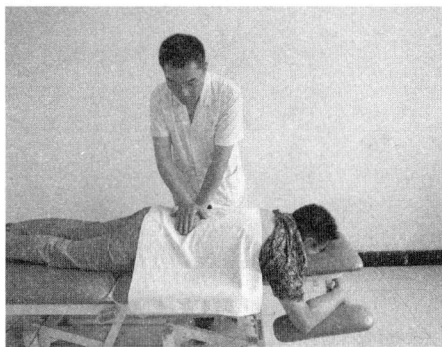

（2）

图 4 - 29　推搓法

【要领及注意事项】

1. 施力要适中，搓动时动作要连贯协调。夹搓时如夹的太紧或推搓时下压力过大，会造成手法呆滞。

2. 搓动的速度宜快，而由肢体的近心端移向远心端的移动速度宜慢。

【手法特点】

松解肌筋作用较好，常作为辅助治疗或结束手法应用

【适用部位】

夹搓法适于四肢部、胁肋部。推搓法适于背、腰、骶髂部及下肢后侧。

【临床应用】

常用于肢体酸痛、关节活动不利及胸胁进伤等病症。

## 五、抹法

用拇指指腹或手掌在体表做上下、左右的直线或弧线抹动，称为抹法。可分为指抹法、掌抹法。抹法实为成人推拿手法中的平推法与小儿推拿中的旋推法、分推法及合推法的综合动作。

**【手法操作】**

**1. 指抹法** 虎口张开，以单手或双手拇指指腹轻置于治疗部位上，余指轻置于旁边，腕、指关节放松，前臂主动用力，通过腕及拇指关节传力，带动拇指指腹在治疗部位做上下、左右的直线或弧线往返抹动。根据抹动方向可分为平抹、分抹、旋抹、合抹，临床根据需要灵活选用（图4-30）。

**2. 掌抹法** 以单手或双手掌面轻置于治疗部位上，腕关节适度放松，前臂主动用力，使掌面在治疗部位做上下、左右的直线或弧线往返抹动（图4-31）。

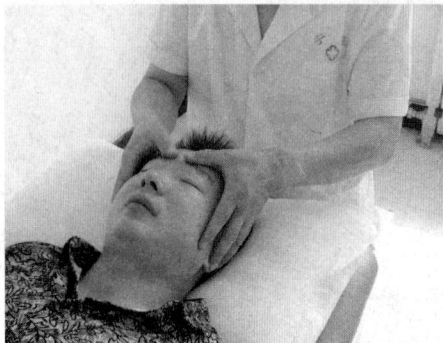 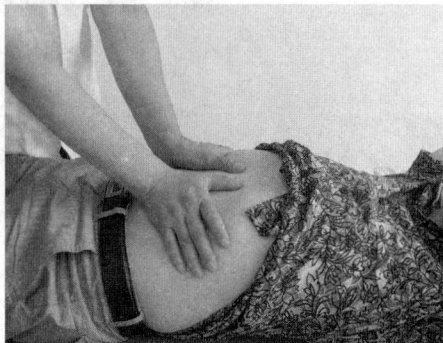

图4-30 指抹法 　　　　　　　　　图4-31 掌抹法

**【要领及注意事项】**

1. 操作时手指指腹或掌面应轻抚于治疗部位皮肤表面，抹动时用力轻揉和缓，速度均匀，动作轻快灵巧。

2. 注意抹法与平推法的区别。平推法的特点是单向、直线，有去无回，压力可到达皮下组织及肌层。而抹法则是双向直线往来，或弧线运转，压力轻不带动皮下组织和肌肉。

3. 抹法操作中含有推、擦、摩的成分，但其运动形式比推、擦、摩更随意灵活，其用力一般比推法、擦法轻，比摩法重。

**【手法特点】**

用力轻揉和缓，动作轻快灵巧，运动形式灵活。

**【适用部位】**

指抹法适于面部、手足部；掌抹法适于胸腹部、背腰部、四肢部。

**【临床应用】**

主要用于感冒、头痛、面瘫及肢体酸痛等病症。手足保健及面部保健也常用此手法。

# 第三节　振动类手法

振动类手法主要包括抖法、振法，其共同特点是手法操作以较高的频率持续作用于人体，使受术部位产生振动或抖动，称为振颤类手法。

# 一、抖法

用双手或单手握仕受术者肢体远端稍作牵引，在牵引状态下做上下或左右小幅度的连续抖动，称为抖法。临床一般以抖上肢、抖下肢及抖腰法常用。

【手法操作】

**1. 抖上肢法** 受术者坐位或卧位，肩肘腕放松，术者双手分别握住其大小鱼际，缓缓牵引其上肢至其抬起到前外方60°左右，然后两前臂主动用力做由慢到快，由大到小幅度的连续上下抖动，使抖动所产生的抖动波似波浪般地传递到肩部。或术者用一手扶其肩部，另一手以握手方式握其手，做连续不断的小幅度的上下或左右抖动（图4－32）。

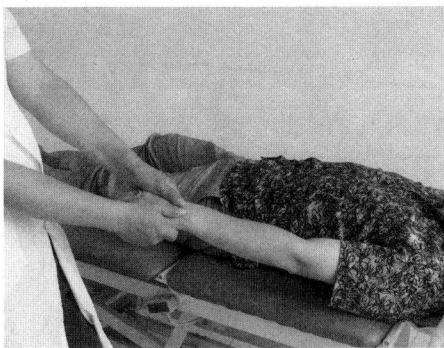

图4－32 抖上肢法

**2. 抖下肢法** 受术者仰卧位，下肢放松，术者站其足端，用双手握住其足踝部，缓缓牵引并抬起下肢离开床面约30cm左右，然后双上肢同时主动用力，做连续的小幅度上下抖动，见图4－33（1）。也可让受术者俯卧位，方法同仰卧位，唯抖动幅度可稍大些，见图4－33（2）。两下肢可同时操作，亦可单侧操作。

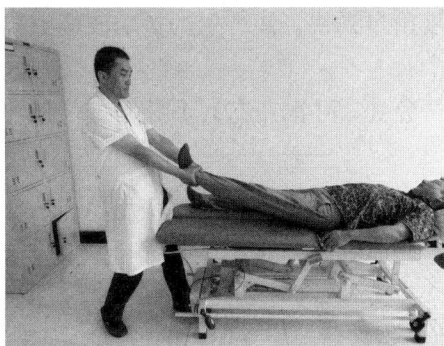
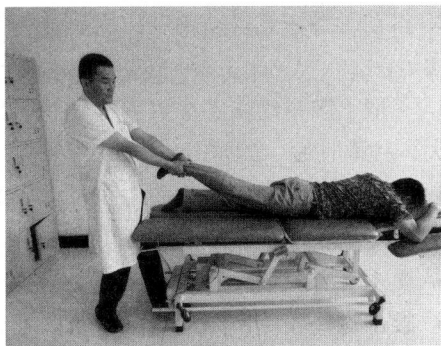

（1）　　　　　　　　　　　　　　　　　　（2）

图4－33 抖下肢法

**3. 抖腰法** 受术者俯卧位，两手抓住床头或由助手协助固定其两腋部。术者用两手握住其两足踝部，两臂伸直，身体后仰，用力牵引其腰部，使其腹部离开床面，见

图 4 - 34（1）。待其适应牵引并且腰部放松后，在牵引状态下，术者上身稍前倾，腰背腹部蓄力，协同双上肢用力牵拉并上下抖动，见图 4 - 34（2）。紧接着借助牵抖惯性，连续做几次较大幅度的抖动，使腰部在抖动力作用下反复被动后伸回位，产生较大幅度的波浪状运动，见图 4 - 34（3）。

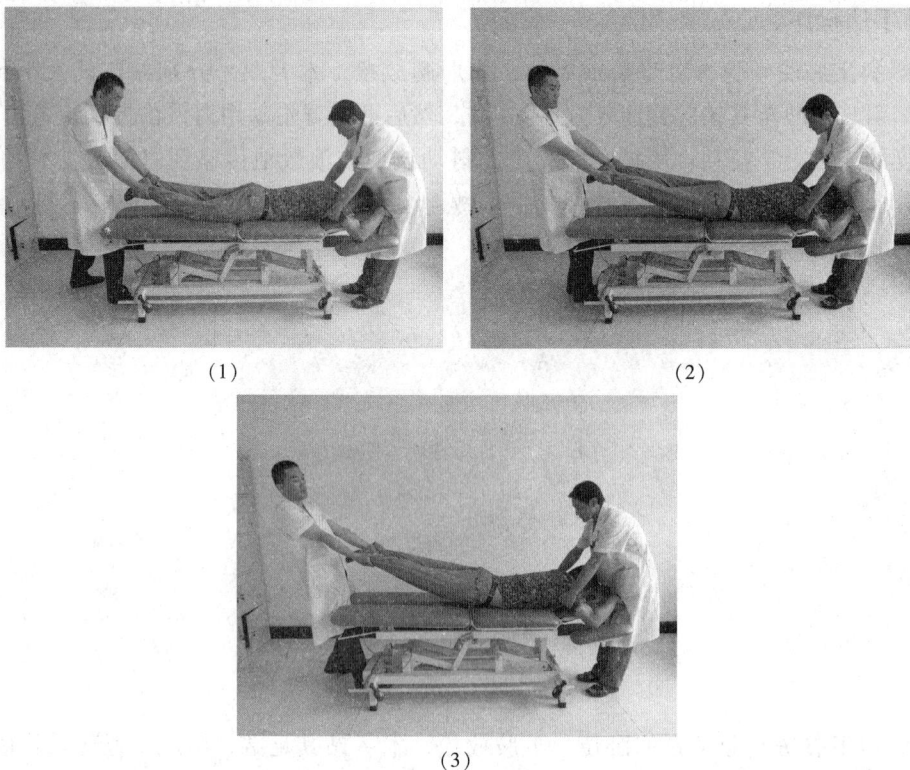

(1)

(2)

(3)

图 4 - 34 抖腰法

**【要领及注意事项】**

1. 被抖动的肢体要完全放松，自然伸直，不能对抗用力。

2. 抖动时要注意抖动幅度由大到小，速度由慢到快，使产生的抖动波应由肢体远端传向近端。

3. 一般上肢抖动幅度小，频率稍快，约每分钟 250 次左右；下肢俯卧位抖动幅度可稍大，频率宜慢，约每分钟 100 次左右。

4. 抖腰法属于复合手法，以拔伸牵引和较大幅度的抖动相结合，要掌握好发力时机，术者腰背腹部要蓄力，上肢借助惯性抖动。

5. 受术者有习惯性肩、肘、腕关节脱位者禁用。

6. 腰部疼痛较重，活动受限，肌肉不能放松者禁用。

**【手法特点】**

使肌肉关节在抖动中得以松解。

**【适用部位】**

上肢、下肢及腰部。

【临床应用】

用于肩周炎、颈椎病、髋部伤筋、疲劳性四肢酸痛、腰骶部疼痛等病症。

## 二、振法

以掌或指在体表施以振动的方法，称为振法。分为掌振法与指振法。

【手法操作】

以全掌或食指、中指指腹着力于治疗部位，注意力集中于掌部或指部，指、掌及前臂屈肌和伸肌同时作强直性收缩，以产生高频率的肌振颤，通过指、掌将振动传递到治疗部位，通常可使受术者接受手法刺激的部位产生温热感和舒适感（图4-35）。

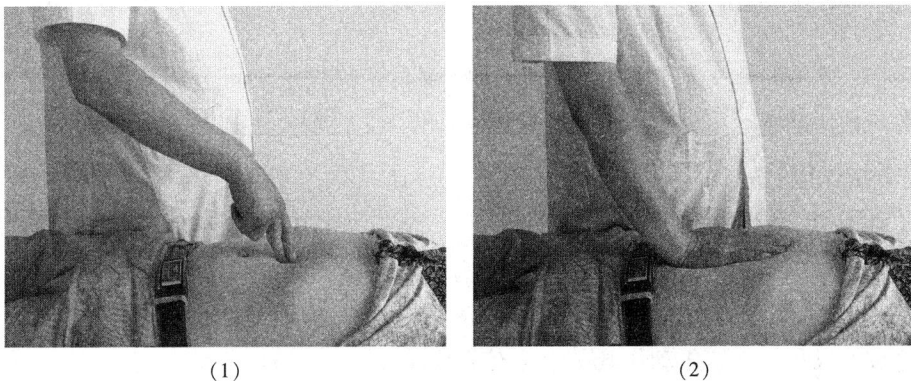

（1）　　　　　　　　　　（2）

图4-35　振法

【要领及注意事项】

1. 指掌部在治疗部位以自然压力为准，不施加额外压力。

2. 指、掌及前臂屈伸肌群须静止性用力，产生振动。所谓静止性用力，是将手部与前臂屈伸肌同时绷紧，不做主动运动，使屈伸肌在绷紧过程中快速交替收缩，从而产生不自主的快速振动。

3. 要有较高的振动频率。由手臂部肌肉静止性用力产生的振动频率较高，大约在每分钟600~800次。

4. 操作时不能有主动运动。即除指掌及前臂部静止性用力外，不能故意摆动或颤动，也不要向受术部位施加压力。

5. 振法一般在一个部位要持续应用二分钟以上才能产生明显的感应和较好的治疗效果，操作后易使术者感到身体倦怠，疲乏无力，要注意掌握好操作时间。平时应坚持练功或运动，以增强身心素质，具备一定的功力。

【手法特点】

静止性用力，振动频率高。

【适用部位】

指振法适于全身各部穴位。掌振法适于胸腹部。

【临床应用】

用于胃下垂、胃脘痛、头痛失眠、咳嗽气喘、形寒肢冷，腰痛、痛经、月经不调等病症。

# 第四节　挤压类手法

挤压类手法包括按压与捏拿两类手法，按压类手法主要包括按法、压法、点法、拨法等；捏拿类手法主要包括捏法、拿法、捻法、掐法等，其共同特点是操作时均能使肢体受到挤压之力。

## 一、按法

以指、掌等轻重交替节律性地按压治疗部位，称按法。可分为指按法和掌按法。按法常与揉法结合运用，组成按揉复合手法。

【手法操作】

**1. 指按法**　以拇指指腹着力于治疗部位，余四指张开，置于相应位置以支撑助力，腕关节及拇指挺劲用力，肩肘前臂主动用力，将拇指指腹向体表垂直方向按压。按压的力量从小到大，逐渐增强，待按压力深透到肌肉深部后再逐渐减轻压力，然后再重复上述按压过程，使按压动作既平稳又有节奏性（图4-36）。

**2. 掌按法**　以单手或双手掌面着力于治疗部位，用肘部、肩部、或躯干发力。肘部发力较轻、肩部发力中等，躯干部发力主要用上半身重量，发力最重。以上肢骨与关节作为传导按压力的轴，将手掌向体表垂直方向按压，按压方式及节律同指按法（图4-37）。

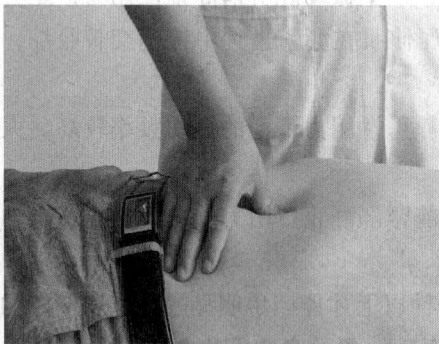
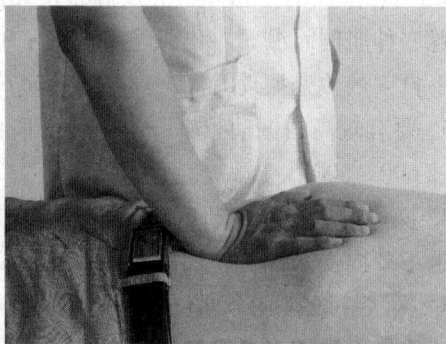

图4-36　指按法　　　　　　　　　　　图4-37　掌按法

【要领及注意事项】

1. 压力宜由轻到重，稳而持续，使刺激充分达到肌体组织的深部。

2. 按压的用力方向与受力面相垂直。

3. 手法操作要按照轻-重-轻的节奏性进行。

4. 指按法刺激较强，常在按后施以揉法，有"按一揉三"之说，即重按一下，轻揉三下，形成有规律的按后予揉的连续手法操作，一般多用头面部。

5. 手法操作切忌以突发迅猛的暴力按压，以免造成软组织损伤或引起剧烈疼痛，导致局部保护性肌紧张，手法力反而不易深透到组织深部。

6. 手法操作前要明确患者的骨质情况病情，以避免造成骨折。

【手法特点】

本法具有刺激强而舒适的特点，易于被人接受，且常与揉法相结合。

【适用部位】

指按法适用于全身各部，尤其适用于对经穴及压痛点的刺激。掌按法适用于腹部、背部、臀部及股部等肌肉丰厚、面积较大的部位。

【临床应用】

用于腰背筋膜炎，颈椎病、肩周炎、腰椎间盘突出症等疼痛性疾患以及风寒感冒、高血压、糖尿病、偏瘫等多种病症。

## 二、压法

用拇指指腹、掌或肘关节尺骨鹰嘴突起部着力于治疗部位进行持续按压，称压法。压法可分为指压法、掌压法和肘压法。

【手法操作】

**1. 指压法**　以拇指指腹着力于治疗部位，余四指张开，置于相应位置以支撑助力；腕关节及拇指挺劲用力，肩肘前臂主动用力，将拇指指腹向体表垂直方向持续按压（图4-38）。

**2. 掌压法**　以单手或双手掌面置于施术部位，以肩关节为支点，利用身体上半部的重量，通过上肢传递至手掌部，垂直向下持续按压（图4-39）。

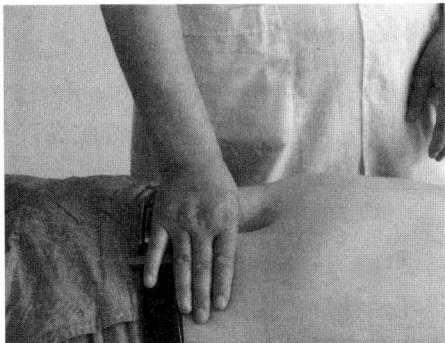
图4-38　指压法

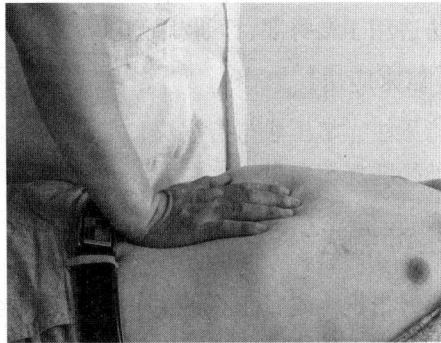
图4-39　掌压法

**3. 肘压法**　肘关节屈曲，以肘关节尺骨鹰嘴突起部着力于治疗部位，以肩关节为支点，身体下坠，将上半身重量及躯干施加的压力通过上臂传递，垂直持续按压于治疗部位（图4-40）。

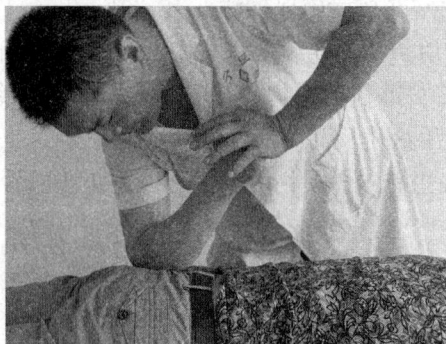

图 4-40　肘压法

**【要领及注意事项】**

1. 指压法与掌压法的手法形态与准备动作同指按法与掌按法，但用力方式不同。

2. 肘压法应以肩关节为支点，操作时可以巧用身体上半部的重量，使操作者不易疲惫。肘压的力量，以受术者能忍受为度。

3. 要持续用力。持续施力是压法区别于按法的根本点，按法动作偏动，带有缓慢的节奏性按压，而压法动作偏静，压而不动。

4. 压法用力的方向一般多与受力面相垂直。用力须由轻而重，结束时再由重而轻。不可突施暴力，以免造成骨折。

5. 肘压法因刺激较强，可间歇性施用，且在肘压法结束操作时，要逐渐减力，注意不可突然终止压力。

**【手法特点】**

压法压力较大，刺激强烈，临床一般以肘压法常用。

**【适用部位】**

指压法适用于全身各部经穴及压痛点。掌压法适用于腹部、背部、臀部及股部。肘压法适用于腰臀部、下肢后侧以及背部等肌肉发达厚实的部位。

**【临床应用】**

指压法、掌压法与指按法、掌按法的作用相同，肘压法主要用于腰肌高度僵硬，顽固性腰腿痛等疾患。

## 三、点法

以拇指指端或屈曲的指关节突起部持续点压治疗部位或穴位，称点法。点法是一种着力点较小的特殊压法，主要包括拇指端点法、屈拇指点法、屈食指点法等。临床以拇指端点法常用。

**【手法操作】**

**1. 拇指端点法**　手握空拳，拇指伸直并紧靠于食指中节，露出拇指端，以拇指端着力于治疗部位，前臂与拇指主动用力，使拇指端持续垂直点压治疗部位。亦可采用拇指按法的手法形态、用拇指端进行持续点压（图4-41）。

**2. 屈拇指点法**　半握拳，屈拇指，拇指端抵于食指中节桡侧缘以助力，以拇指指间关节桡侧着力于治疗部位或穴位，前臂与拇指主动用力，使拇指指间关节桡侧持续垂直点压治疗部位（图4-42）。

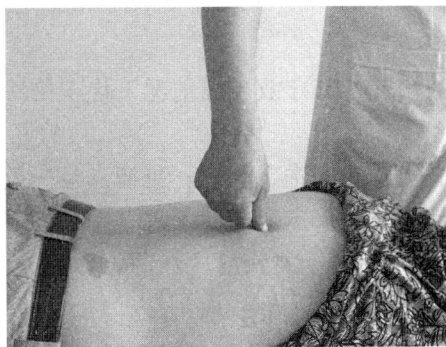

图4-41　拇指端点法　　　　　　　图4-42　屈拇指点法

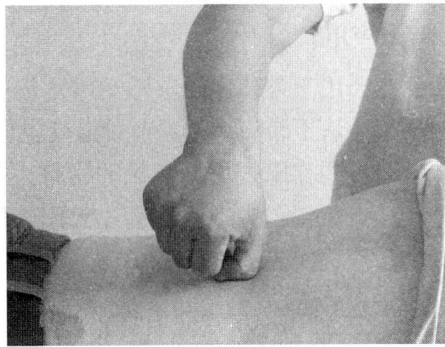

**3. 屈食指点法**　食指指间关节屈曲，其他手指相握以固定屈曲的食指，以食指第一指间关节背侧突起部着力于治疗部位，前臂与食指主动用力，使着力部持续垂直点压治疗部位，见图4-43。本法也可用屈曲的中指指间关节背侧着力操作，加力方式相同，见图4-44。

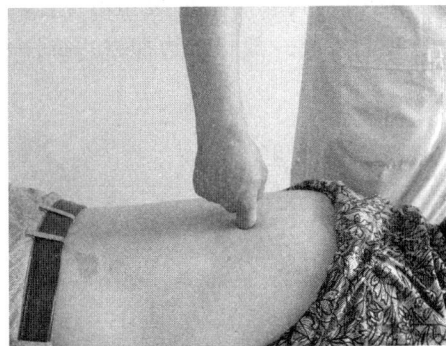

图4-43　屈食指点法　　　　　　　图4-44　屈中指点法

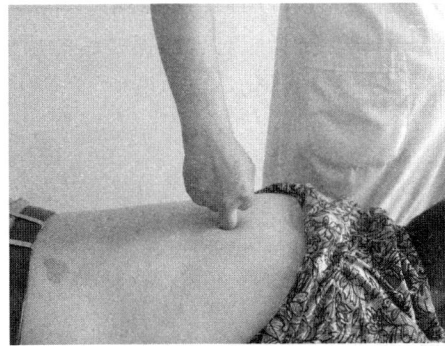

**【要领及注意事项】**

1. 取穴宜准，用力宜稳。点法有"指针"之称，准确取穴是关键，平稳加力，直至"得气"，再持续刺激达到应有的治疗效果。

2. 点法开始时不可施猛力或蛮力，结束时也要逐渐减力，不可突然撤力。突然发力或突然收力，都会给病人造成更大的不适和痛苦。

3. 点法刺激强，点后宜用揉法缓解。点后揉法可避免和缓解可能出现的瘀斑及点法所施部位不适之感。

4. 对年老体弱、久病虚衰的患者慎用点法，心功能不全者忌用点法。

5. 点法与压法基本相同，其区别点在于压法的着力面积较大，而点法着力面积较小。

**【手法特点】**

点法着力点小、刺激强，善治疼痛性疾病。

**【适用部位】**

拇指指端点法适于全身各部穴位。屈指点法主要用于四肢关节缝隙处。

**【临床应用】**

点法主要用于各种疼痛及感觉麻木迟钝的病症，其疗效一般情况下优于按法和压法。对一般手法不易深入的关节骨缝处操作尤为方便。

点法对一些临床常见病效果非常好，如胃脘痛点脾俞、胃俞；腹痛点足三里、上巨虚；头痛点鱼腰、头维、百会、太阳、风池等；牙痛点合谷、下关、颊车等；落枕痛点天宗、落枕穴；腰腿痛点肾俞、气海俞、大肠俞、关元俞、八髎、环跳、承扶、委中、阳陵泉、承山等。

## 四、捏法

用拇指和其他手指指腹在治疗部位相对用力合捏，做一松一紧有节律性的捏挤，称为捏法。拇指与食中指相合捏为三指捏法，拇指与其余四指合捏为五指捏法。捏法可单手操作，亦可双手同时操作。

**【手法操作】**

五指自然伸直，用拇指和食指、中指指腹或拇指与其余四指指腹相对捏住治疗部位肢体或肌肤，做指腹对合的捏挤，然后放松，反复捏挤－放松，边捏挤边循序移动，见图4-45、图4-46。

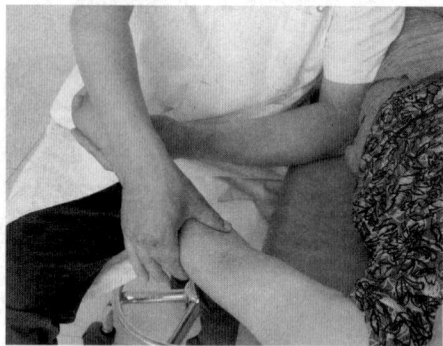

图4-45　三指捏法

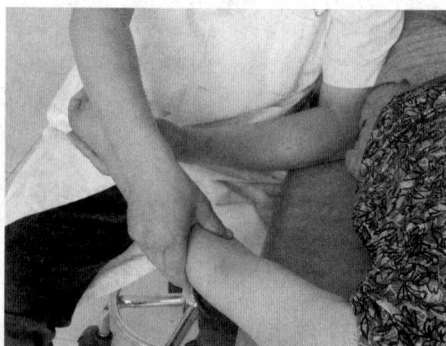

图4-46　五指捏法

**【要领及注意事项】**

1. 捏法用力时拇指与其余手指的对合力要对称、柔和，动作要连贯均匀而有节奏性。

2. 操作时要用五指指腹着力，而不可用指端着力。

**【手法特点】**

手法刺激舒适自然，舒松肌筋的作用较好。

【适用部位】

常用于颈项部、四肢部。

【临床应用】

用于颈椎病、四肢酸痛等病症。

## 五、拿法

用拇指与其余手指相对用力，对治疗部位进行捏提或捏揉，称为拿法。有"捏而提起谓之拿"的说法。拇指与食中指合力的拿法为三指拿法，拇指与其余四指合力的拿法为五指拿法。拿法临床极为常用，可单手操作，亦可双手同时操作。

【手法操作】

虎口尽可能张开，以单手或双手的拇指指腹与其他手指指腹满把对捏于治疗部位，肘、腕关节适度放松，用拇指和其余手指逐渐合力捏紧治疗部位的同时，前臂用力上提，将施术部位肌肉连同皮肤、皮下组织一起向上提起，再逐渐放开，使肌肤从手指间滑出。如此一松一紧连续不断边提捏边移动，使手法刺激逐步扩展，见图 4-47。

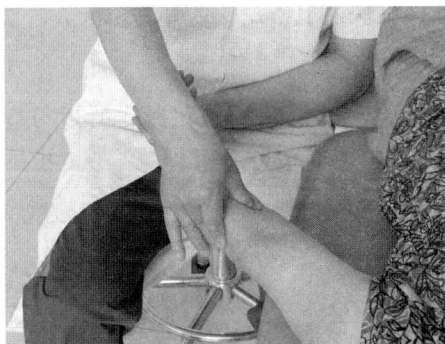
三指拿法

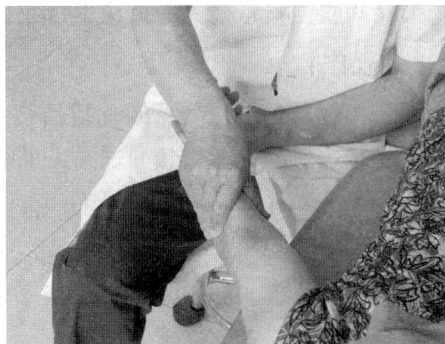
五指拿法

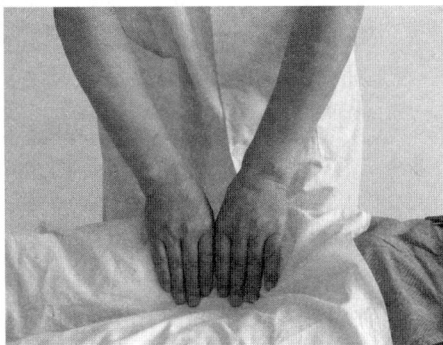
双手拿法
图 4-47　拿法

【要领及注意事项】

1. 拿法中含有捏、提并略有揉的动作，其中以捏法为基础，其余二法为辅助，宜将三者有机地结合在一起进行操作。

2. 拿法的力量远较捏法要大，刺激强度也较高，容易引起痛感。操作时决不能弯曲手指，以指端部位捏拿肌肤，而应将手指伸直，以指腹着力于肌肤捏拿。

3. 操作时拇指与其余手指合力提捏要对称、柔和，动作要连贯均匀而有节奏性动。

4. 操作时还应注意将腕关节放松，提捏用力则由轻到重再由重到轻交替变化，动作连绵不断，相互衔接，不要出现明显的动作中断现象。

【手法特点】

刺激强而舒适，手法力可深透到肌肉深层，是放松类手法的典型代表。

【适用部位】

常用于颈项部、肩部、四肢部和头部等。

【临床应用】

临床应用广泛，可用于颈椎病、肩周炎、腰椎间盘突出症、退行性关节炎、偏瘫、截瘫等病症。因松解作用较好，故保健推拿也常用此法。

## 六、捻法

用拇指指腹与食指桡侧缘夹住手指或足趾，做快速上下捻揉，称为捻法。

【手法操作】

用拇指指腹与食指桡侧缘或食指指腹夹持捏住受术者手指或足趾，拇指与食指主动用力，做较快速的捻揉，状如捻线，见图 4－48。有时也可用拇、食、中三指捻揉。

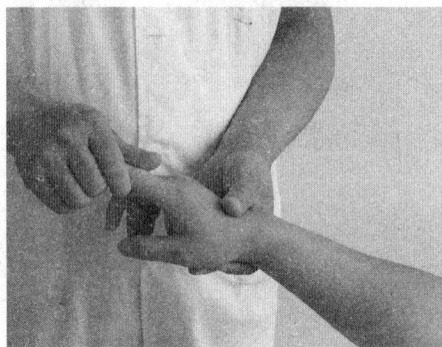
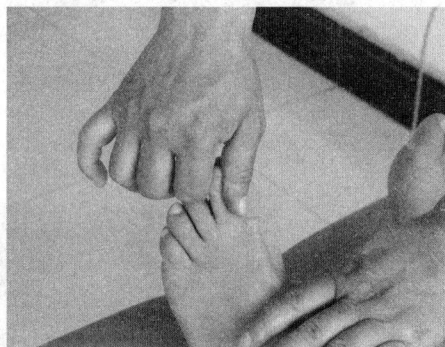

（1）捻手指　　　　　　　　　　　　　（2）捻足趾

图 4－48　捻法

【要领及注意事项】

1. 捻揉时拇指与食指运动方向相反，可同时用力，也可食指主动用力，拇指辅助用力。

2. 捻动的速度宜稍快，而移动速度宜慢。

3. 操作时动作要灵活连贯，柔和有力，不要僵硬、呆滞。

【手法特点】

捻法动作较小，主要用于手足小关节治疗。

**【适用部位】**

手指关节、足趾关节。

**【临床应用】**

用于指间关节扭伤，屈指肌腱腱鞘炎，类风湿性关节炎等病症。

# 七、拨法

用拇指深按于施术部位，然后进行单向或往返的拨动，称为拨法。

**【手法操作】**

拇指拨法：拇指伸直，以拇指端着力于施术部位，垂直向下按压到一定深度后，做与肌纤维或肌腱或韧带成垂直方向的单向或往返拨动，其他四指扶在旁边以助力，见图5-49。若单手指力不足，可双手拇指并列或重叠施术，见图4-50。

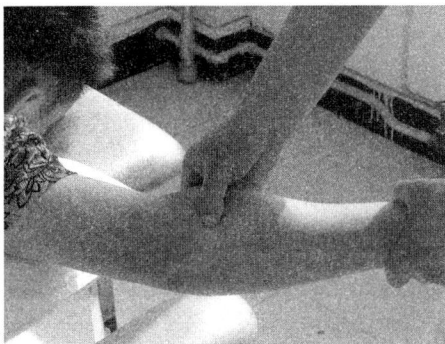

图4-49　单拇指拨法

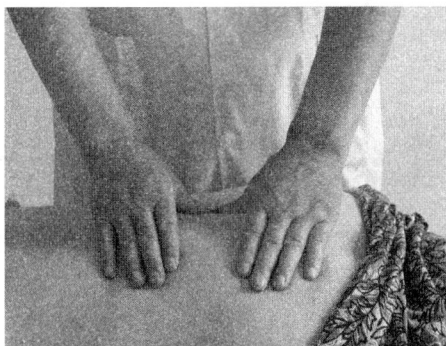

（1）双拇指并列拨法　　　　　　（2）双拇指叠加拨法

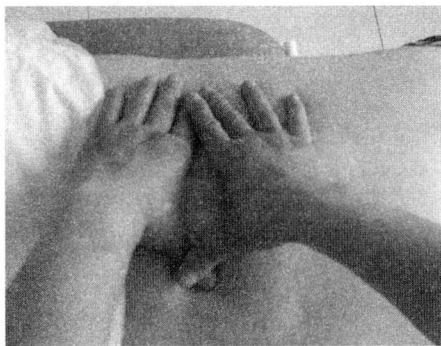

图4-50　拇指拨法

**【要领及注意事项】**

1. 动作要灵活。

2. 按压力与拨动力方向要互相垂直。

3. 用力要由轻而重，用力大小以患者能够忍受为度。

4. 拨动的手指不能在施术部位的皮肤表面有摩擦移动，应带动该处的肌纤维或肌腱、韧带一起拨动。

**【手法特点】**

拨法沉实有力，止痛和解除粘连的效果好。

**【适用部位】**

颈项部，背腰部，四肢部。

**【临床应用】**

用于局部酸痛，落枕，颈椎病，肩周炎，项背肌筋膜炎，腰椎间盘突出症，第三腰椎横突综合征等病症。

临床上有"以痛为腧，不痛用力"的说法。即在患处先找到最疼痛点，以拇指端或三指端按住此点不放，然后活动患部肢体，边活动边寻找指下由痛变为不痛的新体位，随后施以拨法。

## 八、掐法

用拇指指端指甲着力于治疗部位，垂直向深部按压为掐法。

**【手法操作】**

术者拇指屈曲，以指甲着力于治疗部位，拇指主动用力垂直按压治疗部位，直至患者出现疼痛反应后再松手，见图4－51。

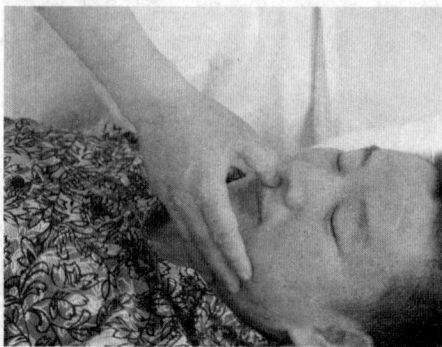

图4－51　掐法

**【要领及注意事项】**

1. 垂直用力按压，力量由轻到重。

2. 不能抠动。因指甲较尖锐，容易损伤皮肤，掐法操作时不可伴有抠动动作。

3. 掐后加揉。掐法后用拇指揉局部，以缓和刺激，减轻不适感。

**【手法特点】**

掐法是比指按法和点法更为尖锐而强烈的点状刺激。

**【适用部位】**

主要用于人中、中冲、老龙等开窍醒脑、镇惊解痉的急救穴位。

**【临床应用】**

治疗晕厥、惊风、中风等危急重症。

# 第五节 叩击类手法

叩击类手法主要包括拍法、击法、叩法、叩点法，其共同特点是有节奏地叩击拍打体表。手法操作虽简单，但技巧性较强，叩击时必须做到收放自如、刚柔相济。

## 一、拍法

用虚掌拍打体表，称拍法。拍法可单手操作，亦可双手同时操作。

**【手法操作】**

五指并拢，掌指关节微屈，使掌心空虚。腕关节放松，前臂主动用力，使虚掌平稳而有节奏地拍打治疗部位。用双掌拍打时，宜交替操作（图4-52）。

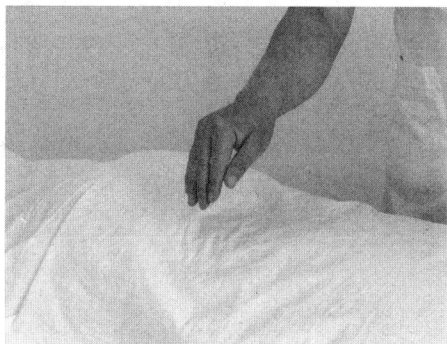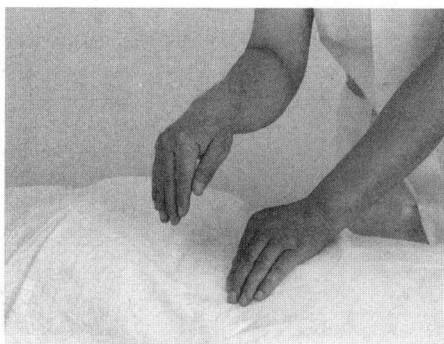

（1）单手拍法　　　　　　　　　（2）双手拍法

图4-52 拍法

**【要领及注意事项】**

1. 操作时一定要用虚掌，使整个掌、指周边同时接触体表，拍打的声音宜清脆而不疼。

2. 腕部要适度放松，上下挥臂时，力量通过有一定放松度的腕关节传递到掌部，使刚劲化为柔和。

3. 拍打动作要平稳、有节奏，不能无序乱拍，更不能抽拍。

4. 以皮肤轻度充血发红为度。

5. 结核、严重的骨质疏松、骨肿瘤、冠心病等病证禁用拍法。

**【手法特点】**

空掌拍打，舒适不痛，易被人接受。

**【适用部位】**

常用于肩背部、腰骶部和下肢后侧。

【临床应用】

主要用于腰背筋膜劳损及腰椎间盘突出症。常作为推拿结束手法和保健手法使用。

## 二、击法

用拳背或掌根、掌侧小鱼际、指尖及桑枝棒等击打体表施术部位，称为击法。分为拳击法、掌根击法、侧击法、指尖击法、棒击法。

【手法操作】

**1. 拳击法**　手握空拳，以拳背、拳盖或拳底为击打面，以肘关节为支点，前臂主动用力挥打，使击打面有节律的击打治疗部位，见图4-53。

用拳背击时，腕关节伸直，保持拳背平整，用拳背平整部分快速、短促、有节奏地击打患者体表。拳盖击是以拳的腹侧面，包括食、中、无名和小指第二节指背与掌根部为击打面，操作时腕部要放松；拳底击是以拳的底部（小鱼际与屈曲小指的尺侧）为着力面，操作时腕关节宜背伸。用拳盖击或拳底击时，两手一般同时交替操作。

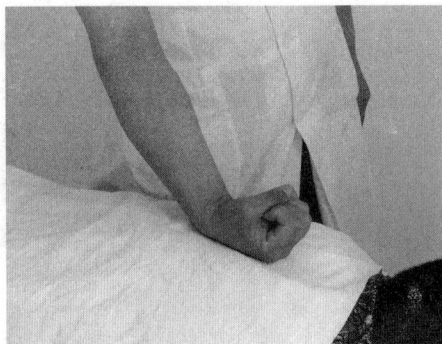 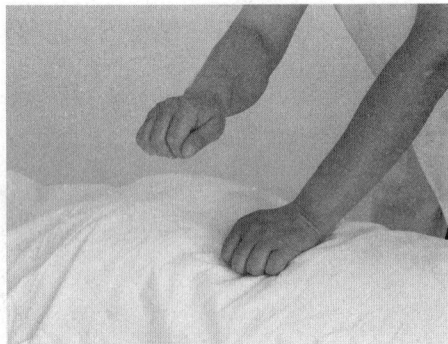

（1）拳背击　　　　　　　　　　　　（2）拳盖击

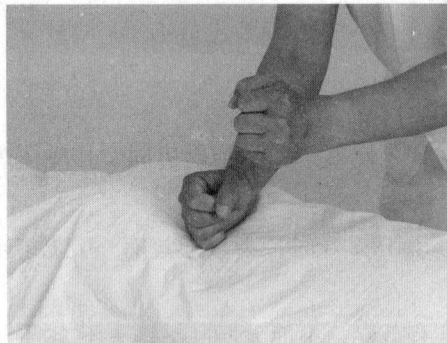

（3）拳底击

图4-53　拳击法

**2. 掌根击法**　腕关节放松自然微屈，指掌部伸直，以掌根部为击打面，前臂主动用力进行击打，使掌根部击打治疗部位，在击打前瞬间腕关节主动背伸，使前臂挥打力与腕关节主动背伸力合二为一，形成掌根击打面的快速冲击力击打治疗部位，然后迅速抬起，腕关节呈自然微屈位，接着进行下一次击打，如此反复在治疗部位进行有节律的击打（图4-54）。

（1）　　　　　　　　　　　　　（2）

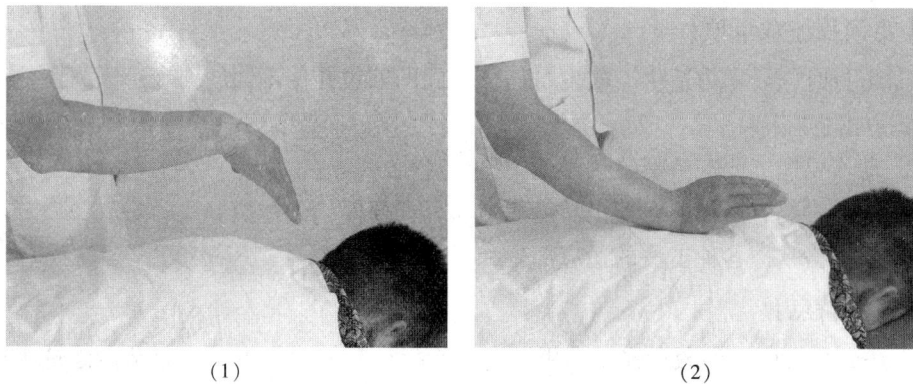

图 4 – 54　掌根击法

**3. 侧击法**　指掌部伸直，腕关节略背伸，以双手小鱼际部尺侧为击打面，双上肢前臂交替主动用力挥打，使两手的击打面有节律的交替击打治疗部位（图 4 – 55）。

**4. 指尖击法**　双手五指微屈，分开成爪形，以五指指端或指腹为击打面，腕关节放松，前臂主动用力，使击打面有节律性的击打治疗部位（图 4 – 56）。

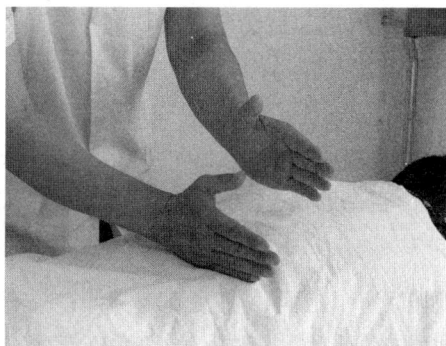

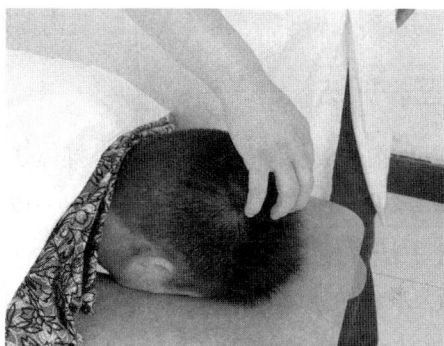

图 4 – 55　侧击法　　　　　　　　　　　图 4 – 56　指尖击法

**5. 棒击法**　手握柔软而有弹性的桑枝棒的一端，以棒体的另一端为击打面，前臂主动用力挥打，使棒体击打面短促而有节律性的击打治疗部位（图 4 – 57）。

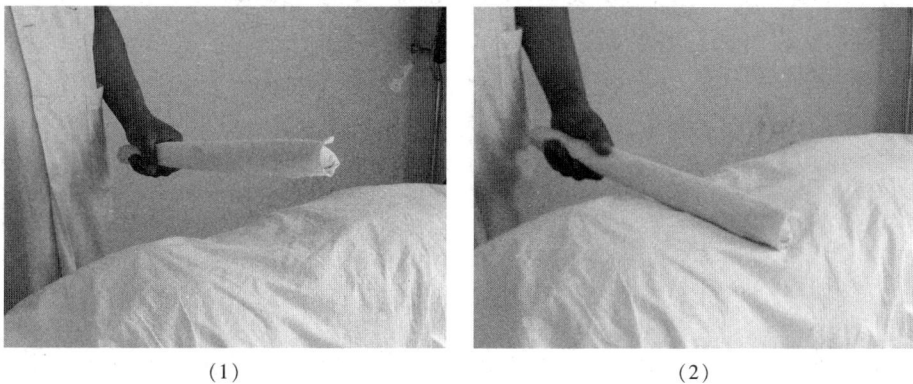

（1）　　　　　　　　　　　　　（2）

图 4 – 57　棒击法

**【要领及注意事项】**

1. 击打时，要用力适中，收发自如，不同的部位使用不同的力度，因人因病而异，避免暴力击打。

2. 动作要连续而有节奏，快慢适中。

3. 击打时要有反弹感，即击后迅速弹起，不要停顿或拖拉。

4. 须严格掌握各种击法的适应部位和适应证。

**【手法特点】**

击法力量集中，刺激量强，多用于痛证治疗。拳击法力沉而实，掌击法透力较强，侧击法力较舒缓，指击法力浅而急，棒击法刚劲有力。

**【适用部位】**

拳击法适于大椎、腰骶部。掌击法适于腰臀部、下肢肌肉丰厚处。侧击法适于肩背部、腰臀部、四肢部。指击法适于头部。棒击法适于背腰部、下肢部。

**【临床应用】**

常用于肢体疼痛、麻木不仁、肌肉萎缩、风湿痹痛、疲劳酸痛等病症。

## 三、叩法

以小指侧或空拳的底部轻轻击打体表治疗部位，称为叩法。叩法刺激程度较击法为轻，有"轻击为叩"之说。可分为小指叩法、空拳叩法。

**【手法操作】**

**1. 小指叩法**　手指自然分开，用小指尺侧面为叩击面，腕关节略背伸，前臂主动用力，使小指尺侧节律性叩击治疗部位，可发出"哒哒"声响，可双手交替操作，也可双手合并操作（图4-58）。

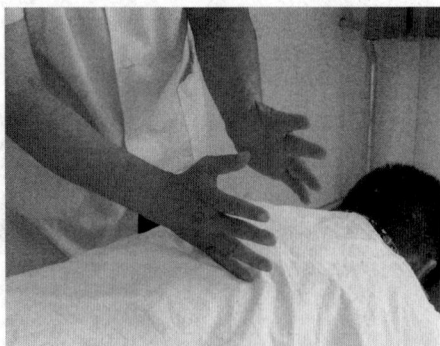 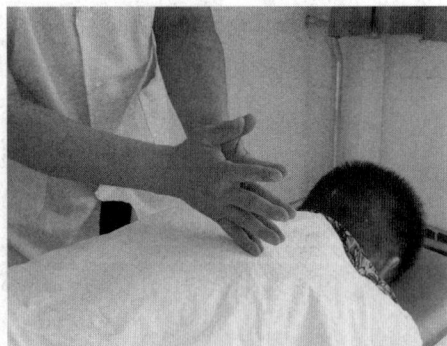

（1）双手交替叩　　　　　　　　　　　　　（2）双手合并叩

图4-58　叩法

**2. 空拳叩法**　手握空拳，以拳的小鱼际部和小指部为叩击面，前臂主动用力，使空拳尺侧叩击面节律性叩击治疗部位，叩击时可发出清脆的响声，一般双拳交替操作（图4-59）。

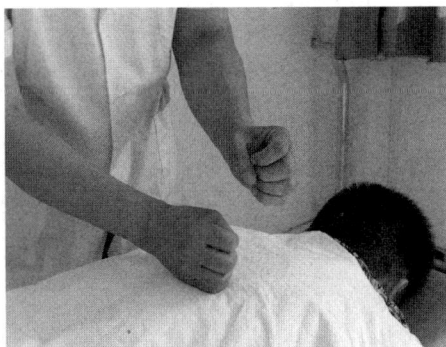

图 4-59　空拳叩法

【要领及注意事项】

1. 叩击力要轻柔，重力叩击就失去了叩法的作用。

2. 叩击要有节奏感。一般两手要同时操作，左右交替，如击鼓状。

【手法特点】

是一种较轻快的击法。

【适用部位】

常用于肩背、腰及四肢部。

【临床应用】

主要用于颈椎病、局部酸痛、倦怠疲劳等病症。

## 四、叩点法

用指端叩点治疗部位或穴位，称为叩点法。分为单指叩点法、五指叩点法。

【手法操作】

**1. 单指叩点法**　中指指间关节和掌指关节微屈，食指按于中指的指背上，拇指指腹抵于中指远端指间关节的掌侧，无名指和小指屈曲握紧，以中指指端为着力点，前臂主动用力，肘关节做屈伸运动，带动腕关节屈伸甩腕，使中指指端着力点叩点治疗部位或穴位（图 4-60）。

**2. 五指叩点法**　五指指间关节和掌指关节自然屈曲，五指指端对齐靠拢成梅花状，以五指指端为着力点，前臂主动用力，肘关节做屈伸运动，带动腕关节屈伸甩腕，使五指指端着力点叩点治疗部位或穴位（图 4-61）。

【要领及注意事项】

叩点时腕指状如鸡啄米，要求肘、腕要放松，前臂主动用力使肘关节弹性屈伸，腕关节灵活甩腕，而指端要指力坚实，整个动作刚中有柔，柔中有刚，刚柔相济。

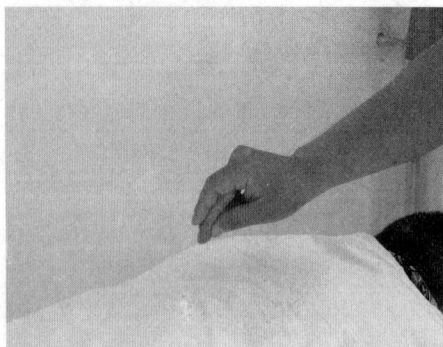

图 4 – 60　单指叩点法

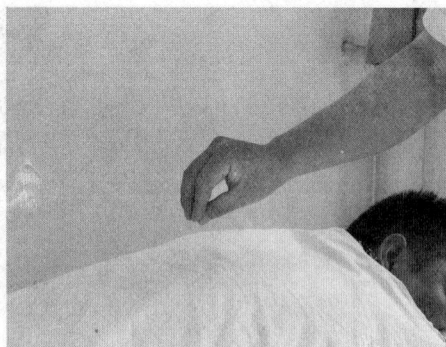

图 4 – 61　五指叩点法

**【手法特点】**

刺激柔和而有力。

**【适用部位】**

全身各个部位，特别是穴位及痛点处。

**【临床应用】**

主要用于气血瘀滞所致的各种疼痛、麻木等病症。

# 第六节　运动关节类手法

运动关节类手法主要包括摇法、扳法、拔伸法，其共同特点是使关节在生理活动范围内进行被动运动。

## 一、摇法

使骨与关节在其生理范围内做被动环转运动，称摇法。包括颈项部、腰部和四肢关节摇法。

**【手法操作】**

**1. 颈部摇法**　受术者坐位，颈项部中立位放松。医者立于其背后或侧后方。以一手扶按其枕后部，另一手托扶下颌骨，两手作相反方向协调用力环形摇转头颈，使头颈部分别做顺时针和逆时针方向的环形摇转被动运动。可反复摇转数圈，顺时针、逆时针摇动无先后顺序，摇动圈数尽可能相同（图 4 – 62）。

**2. 肩关节摇法**　可分为托肘摇肩法、握腕摇肩法、拉手摇肩法。

（1）托肘摇肩法　受术者坐位。医者立于其侧方，用一手握其肩关节上方以固定，另一手托握肘部，使其前臂搭放于医者前臂上，上肢主动用力，使其肩关节做环形摇转被动运动（图 4 – 63）。

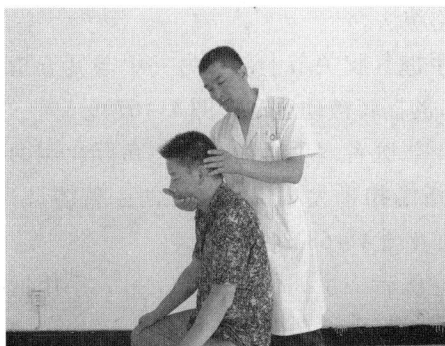

图 4 - 62　颈部摇法

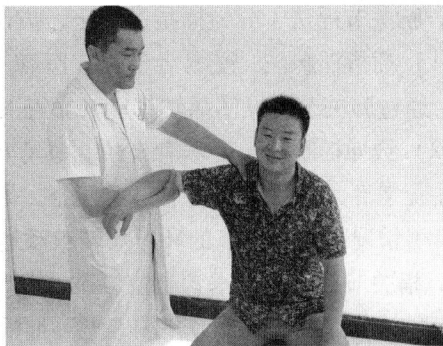

图 4 - 63　坐位托肘摇肩法

（2）握腕摇肩法　受术者坐位。医者立于其后侧方，以一手扶按肩部以固定，另一手握腕部，使上肢外展，做肩关节环形摇转被动运动（图 4 - 64）。

（3）拉手摇肩法　受术者坐位。医者立于其侧方，嘱受术者握住医者的手，医者上肢主动用力，做环形摇转运动，以此带动受术者上肢运动，使其肩关节做环转摇动的被动运动，如果摇动中受术者疼痛不能忍受时，则会自行松开医者的手而终止运动（图 4 - 65）。

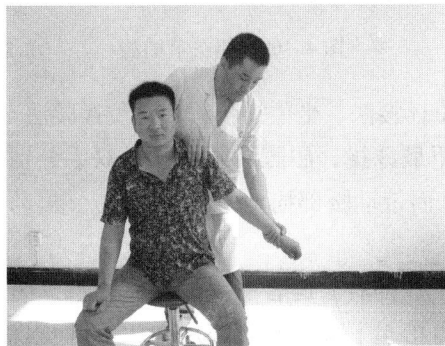

图 4 - 64　握腕摇肩法

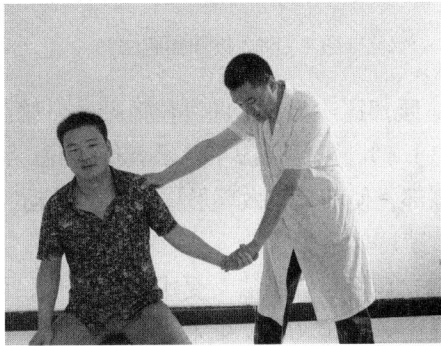

图 4 - 65　拉手摇肩法

**3. 肘关节摇法**　受术者坐位。医者以一手托住其肘后部，另一手握住腕部，上肢主动用力，使受术者做肘关节环转摇动的被动运动（图 4 - 66）。

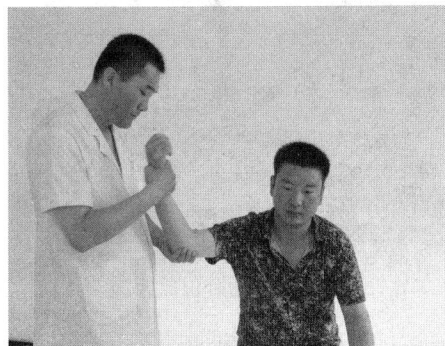

图 4 - 66　肘关节摇法

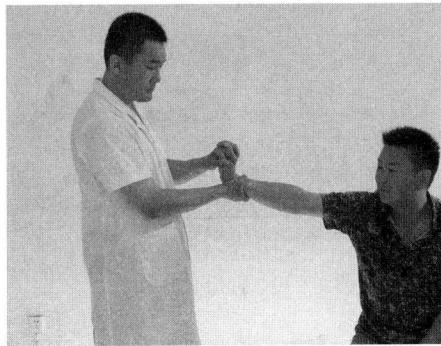

图 4 - 67　插指摇腕法

**4. 腕关节摇法**　分为插指摇腕法、拔伸摇腕法。

（1）插指摇腕法　受术者坐位。医者一手握其腕关节上部，另一手与其五指交叉扣握，通过腕关节的灵活摇转带动其做腕关节的摇转被动运动（图4-67）。

（2）拔伸摇腕法　受术者坐位，掌心朝下。医者双手合握其大小鱼际，用两手食指托住腕掌部，两手拇指分按于腕背侧，余指端扣于大小鱼际部。两手臂协调用力，在稍牵引情况下做腕关节的环形摇转被动运动（图4-68）。

**5. 指关节摇法**　受术者坐位，掌心朝下。医者一手握住其手掌，另一手用拇指和食指指间关节部捏住其末节指端，做环形摇转被动运动（图4-69）。

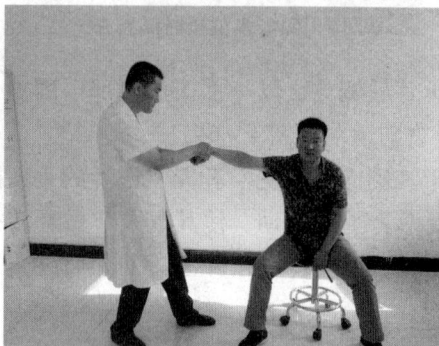

图4-68　拔伸摇腕法

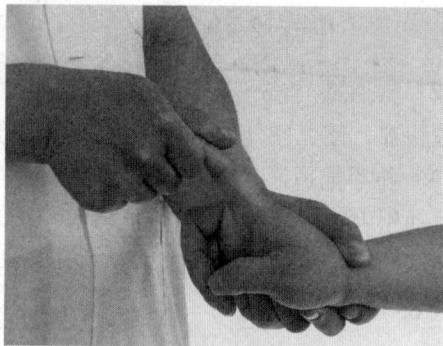

图4-69　指关节摇法

**6. 腰部摇法**　包括仰卧位摇腰法、俯卧位摇腰法、坐位摇腰法和站位摇腰法。

（1）仰卧位摇腰法　受术者仰卧位，两下肢并拢，屈髋屈膝。医者双手分别扶按其双膝部，使其双膝做环形摇转被动运动，从而带动腰部摇动（图4-70）。摇动范围要大，速度要慢。

（2）俯卧位摇腰法　受术者俯卧位，两下肢伸直。医者一手按压其腰部，另一手及前臂托抱住其双下肢膝关节上方，向上用力抬起下肢使其腰部后伸，手臂及身体协调用力，做腰部环形摇转的被动运动（图4-71）。摇动速度要慢。

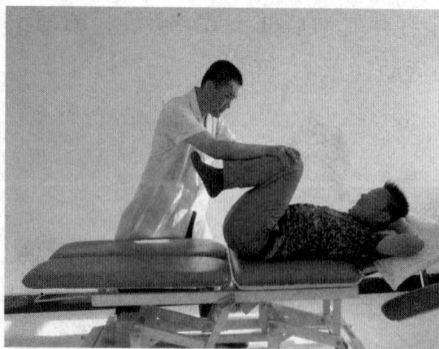

图4-70　仰卧位摇腰法

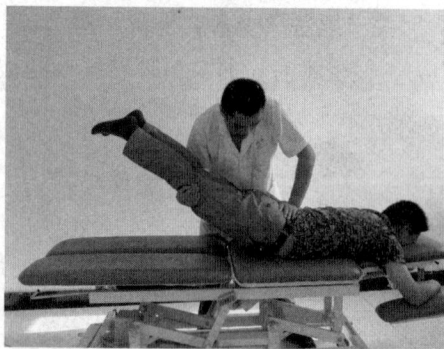

图4-71　俯卧位摇腰法

**7. 髋关节摇法**　受术者仰卧位，下肢伸直放松。医者立于床边，一手扶按屈曲的膝部，另一手握其踝关节上方部，两手同时用力，先使其屈膝屈髋至90°左右，然后两手臂协调用力，以髋关节为活动轴心，做髋关节环形摇转的被动运动，见图4-72。

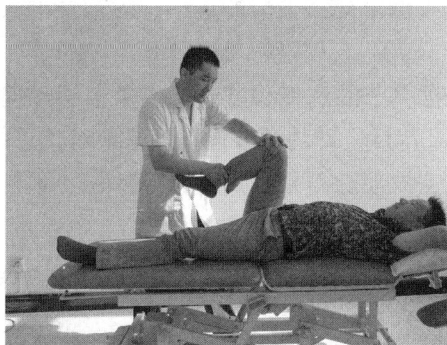

图4-72　髋关节摇法

**8. 膝关节摇法**　受术者俯卧位，下肢伸直放松。医者立于床边，一手扶按其腘窝上缘以固定，另一手握住足跟或足踝部，以膝关节为活动轴心，做膝关节环形摇转被动运动，见图4-73（1）。本法亦可在仰卧位操作，即受术者仰卧位，两腿伸直、放松，医者以一手扶其膝部，另一手握其足踝部，先使被摇下肢屈髋屈膝，以膝关节为活动轴心，做膝关节环形摇转的被动运动，见图4-73（2）。

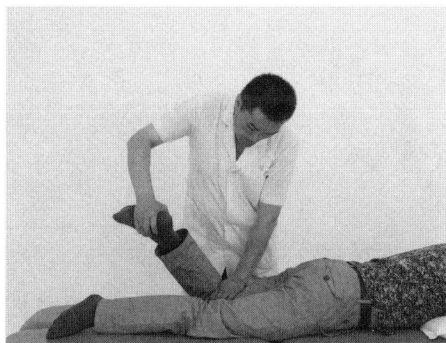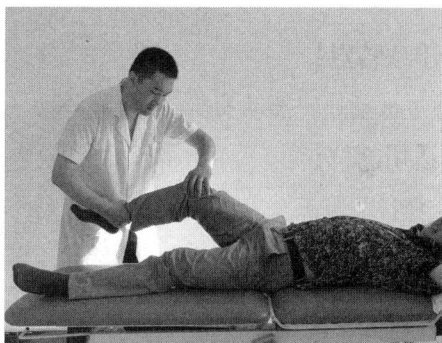

（1）俯卧位摇膝　　　　　　　　　　　　　（2）仰卧位摇膝

图4-73　膝关节摇法

**9. 踝关节摇法**　受术者仰卧位，下肢自然伸直。医者一手托握起足踝部以固定，另一手握其足趾掌部，两手协调用力，做踝关节的环转摇动被动运动，见图4-74（1）。本法亦可在俯卧位操作，即受术者俯卧位，被操作下肢屈膝约90°，医者一手扶握其足踝以固定，另一手握其足趾掌部，两手协调施力，做踝关节的环转摇动被动运动，见图4-74（2）。本法较仰卧位时的踝关节摇法容易操作，且摇转幅度较大。

【要领及注意事项】

1. 摇转的幅度要由小到大逐渐增加，最大范围控制在人体关节的生理活动范围内。

2. 摇转的速度宜缓慢，尤其是在开始操作时要缓缓摇动，待受术者适应后可逐渐增快并匀速摇动。

3. 摇动时先顺时针方向或先逆时针方向均可，无先后顺序，且一般情况下顺时针和逆时针方向摇动圈数相同。

4. 操作中要注意固定或稳定被摇关节的近端，除被摇的关节运动外，其他部位应尽量保持稳定。

5. 用力要协调，要根据关节的病变程度及患者关节运动对病变组织的刺激程度适当用力。任何粗暴的动作及违反生理的关节运动都是绝对禁忌的。

6. 对习惯性关节脱位、椎动脉型颈椎病、颈部外伤、颈椎骨折等病证禁止使用患处关节摇法。

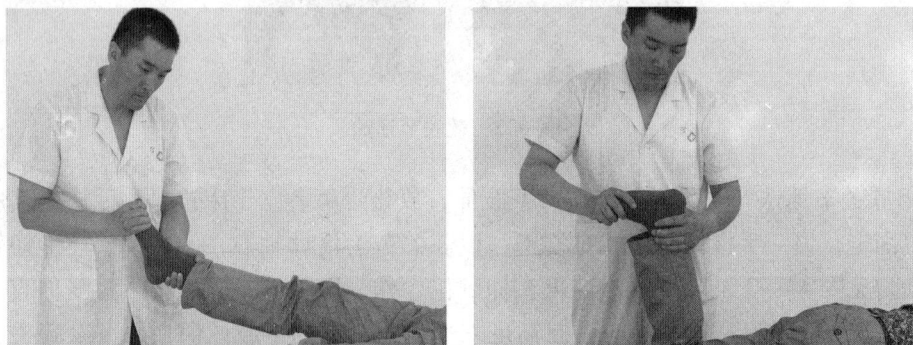

（1）仰卧位摇踝　　　　　　　　　　　　　（2）俯卧位摇踝

图 4-74　踝关节摇法

**【手法特点】**

通过被动环转摇动关节，伸展挛缩。

**【适用部位】**

全身各关节部。

**【临床应用】**

主要适用于各种软组织损伤性疾病及运动功能障碍性疾病。如肩关节周围炎、颈椎病、腰椎间盘突出症及各关节酸困疼痛、外伤术后关节功能障碍等病症。

## 二、扳法

对病变关节两端施加方向相反的"巧力寸劲"，使关节瞬间突然受力，做被动的小幅度的瞬间旋转、屈伸、展收等运动，称为扳法。扳法为推拿常用手法之一，也是正骨推拿流派的主要手法，包括全身各关节部多种扳法。

**【手法操作】**

**1. 颈部扳法**　包括颈部斜扳法、颈椎旋转定位扳法、寰枢关节旋转扳法。

（1）颈椎斜扳法　以右旋扳法为例。受术者坐位，颈项部放松，头略前倾或中立位。医者立于其右侧后方。以左手扶按其头枕或头顶部，右手掌心托扶其下颏，两手协同施力，使其头部向右侧旋转，当旋转至有阻力时，以右手向右后上方扳动，左手协同向左前方旋推，两手同时用"巧力寸劲"前推后扳，引导颈椎快速向右后方旋转，常可听到"咯"的小声弹响，手法结束（图 4-75）。

（2）颈椎旋转定位扳法　以右旋定位扳法为例。受术者坐位，颈项部放松。医者站于其右后方，用左手拇指顶按在病变颈椎棘突旁，余四指置于下颈部对侧助力；右手掌心托扶下颌，四指扶于左侧下颌角以助力。先使头部前屈45°，左侧屈45°，再慢慢向右后方旋转，当旋转到有阻力时，随即瞬间稍加大用力，左拇指同时用力向左侧轻推，做一个有控制的增大幅度的快速扳动，常可听到"咯"的小声弹响，同时左拇指下会有棘突弹跳感，手法结束（图4-76）。

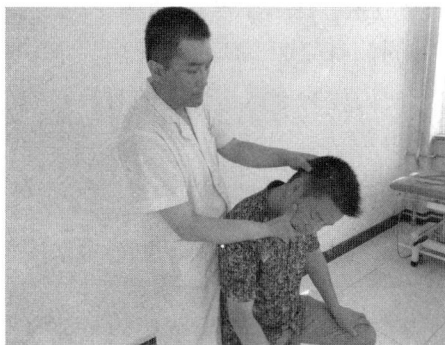

图4-75　颈椎斜扳法

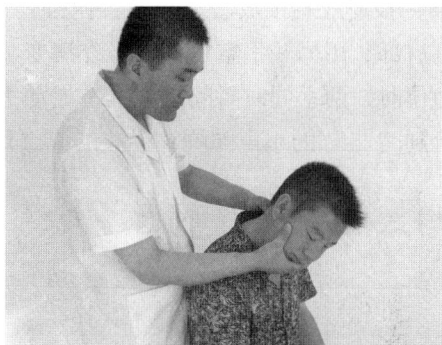

图4-76　颈椎旋转定位扳法

（3）寰枢关节旋转扳法　以左寰枢关节旋转扳法为例。受术者坐于低凳上，颈略屈。医者立于其侧后方，用右手拇指顶住第二颈椎左侧横突，余四指置于上颈部对侧助力；左臂肘弯套住其下颌部，左手扶于右侧头部，身体向上同时肘臂部协调用力，缓慢地将颈椎向上拔伸并向左侧旋转，当旋转到阻力位时，随即瞬间稍加大用力，做一快速向左上方拔伸旋转的扳动，而顶住横突的右手拇指同时推顶，常可听到"咯"的小声弹响，手法结束（图4-77）。

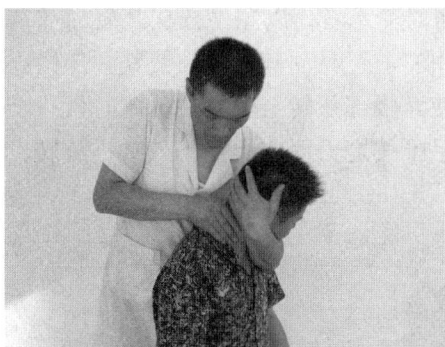

图4-77　环枢关节旋转扳法

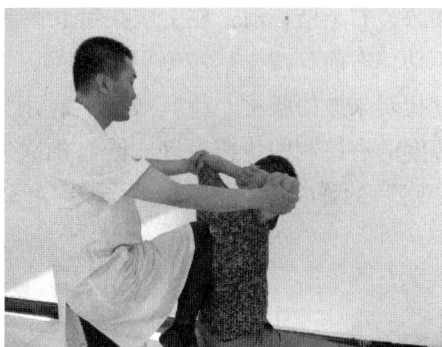

图4-78　扩胸牵引扳法

**2. 胸背部扳法**　包括扩胸牵引扳法、胸椎对抗复位法、扳肩式胸椎扳法。

（1）扩胸牵引扳法　受术者坐位，两手十指交叉扣抱于颈枕后部。医者立于其后方，两手分别握住其两肘部，并用膝部抵住其背部胸椎病变处，令其做上半身前俯后仰运动，并配合前俯时呼气、后仰时吸气的呼吸运动，反复活动数遍后，待其身体后仰至最大限度时，两手同时将其两肘部向后方快速扳动，膝部同时向前抵顶，常可听到"咯"的小声弹响，手法结束（图4-78）。

（2）胸椎对抗复位法　受术者坐位，两手十指交叉扣抱于颈枕后部。医者立于其后方，两手臂自其腋下伸入后向上绕出并握住其两腕上部，并用膝部抵住其背部胸椎病变处，握其两腕之手用力下压，两前臂夹紧并用力上抬，使其颈椎前屈并被动扩胸，抵顶胸椎的膝部也同时向前用力推顶，如此两手、两臂与膝部同时加大用力，使病变胸椎产生瞬间有控制的快速扳动，常可听到"咯"的小声弹响，手法结束（图4-79）。

（3）扳肩式胸椎扳法　受术者俯卧位，全身放松。医者立于其健侧，用一手扳住其对侧肩部，用另一手掌根部按压在病变胸椎的同侧棘突旁，两手缓缓用力推下扳上，至阻力位时，两手同时瞬间加大推按扳动之力，使病变胸椎做一快速的有控制的扳动，常可听到"咯"的小声弹响，手法结束（图4-80）。

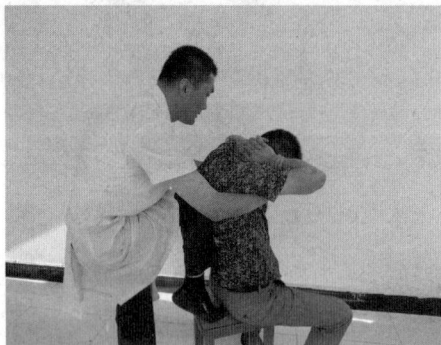

图4-79　胸椎对抗复位法　　　　　　图4-80　扳肩式胸椎扳法

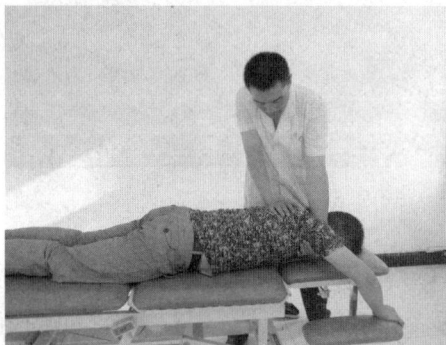

**3. 腰部扳法**　包括腰椎斜扳法、腰椎旋转定位扳法、腰椎后伸扳法。

（1）腰部斜扳法　以左侧斜扳为例。受术者右侧卧位，右下肢自然伸直，左下肢屈髋屈膝，右上肢在前，左上肢在后。医者面对受术者，以左手按扶其肩前部以固定上身不动，右前臂按压其左侧臀外上部，先用右前臂晃动其臀部，使其腰部做连续的小幅度扭转来放松腰椎。待其放松后，用力使其腰部扭转至阻力位，此时做一个瞬间增大幅度的有控制的快速扳动，同时加大左手推按之力固定上身不随腰椎旋转，常可听到"咯"的弹响声，手法结束（图4-81）。

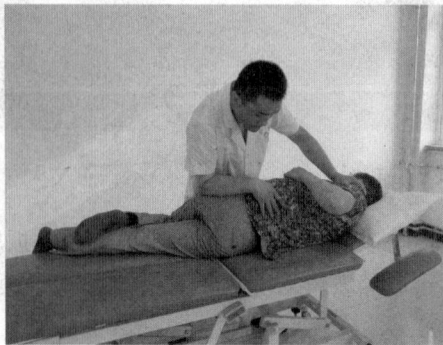

图4-81　腰部斜扳法

（2）腰椎旋转定位扳法　又称为腰椎旋转复位法。以左侧旋转复位法为例。受术者跨骑于治疗床，用两下肢夹住床沿，背对床头，双手十指交叉扣抱于颈枕后部，腰部放松。医者立于其左侧后方，以右手拇指指腹顶按于病变腰椎棘突左侧以定位，左手臂从其左腋下伸入绕胸前用左手抓住右肩肩后，同时医者身体紧贴其左侧身后，与左手臂协调用力使其上身前屈左旋至阻力位时，瞬间加大左旋，右手拇指同时用力向右侧顶推棘突，使病变腰椎做一快速有控制的旋转扳动，常可听到"咯"的弹响声，手法结束（图4-82）。本手法也可让受术者跨骑于木凳上，医者让一助手扶按其股上部以固定，其他动作同上。

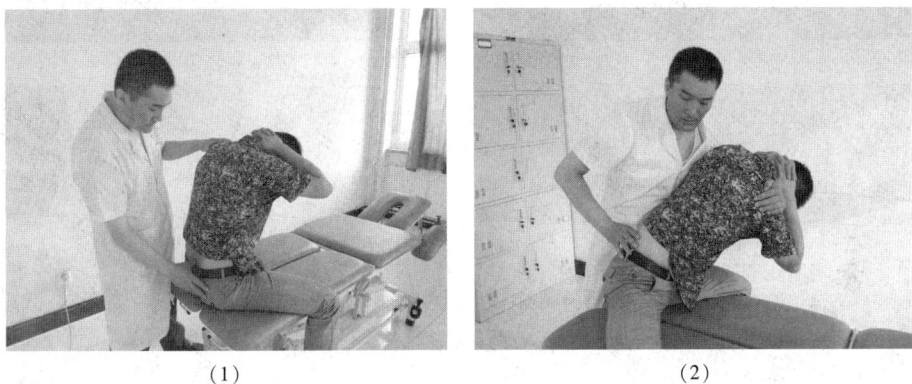

(1)　　　　　　　　　　　　　　　　　　(2)

图4-82　腰椎旋转定位扳法

（3）腰部后伸扳法　受术者俯卧位，两下肢并拢。医者一手按压于其腰部病变部位，另一手臂托抱于两下肢膝关节上方并缓缓抬起，使其腰部后伸，当后伸至阻力位时，两手协调用力，瞬间增大腰部按压和下肢上抬力，使病变腰椎做快速有控制的后伸扳动，偶尔可听到"咯"的弹响声，手法结束，见图4-83（1）。

腰部后伸扳法，另有以下三种操作方法。一是受术者俯卧位。医者骑坐于其腰部，两手托抱住其两下肢或单侧下肢，先做数次小幅度的下肢上抬动作以使其腰部适应，然后两手臂缓缓用力使其下肢上抬至阻力位时，瞬间加大上抬力，使病变腰椎做快速有控制的后伸扳动，见图4-83（2）。二是受术者俯卧位。医者一手按压其腰部，另一手臂托抱其单侧下肢的股前下部。两手协调施力，先缓缓摇运数次，待腰部放松后，下压腰部与上抬下肢并举，至下肢上抬阻力位时，瞬间加力快速扳动，见图4-83（3）。三是受术者侧卧位。医者一手抵住其腰骶部，另一手握住其足踝部。两手协调施力，向前抵按腰骶部和缓慢向后牵拉足踝部，至阻力位时，瞬间加力快速扳动，见图4-83（4）。

**4. 肩关节扳法**　包括肩关节外展扳法、前屈扳法、内收扳法、旋内扳法、上举扳法。

（1）肩关节外展扳法　以左肩为例。受术者仰卧位，左上肢外展位。医者右腿在前，弓步站于其左侧，右手握其左腕部稍用力牵引使其上肢伸直，左手掌根缓缓按压其左肩肩前以固定，先外展其左肩至阻力位时，医者弓步前移使腹部紧贴其前臂，下肢蓄力使身体前移，腹部推动其前臂使肩关节做加大外展的扳动，见图4-84（1）。本法也可坐位操作，见图 4 - 84（2）。

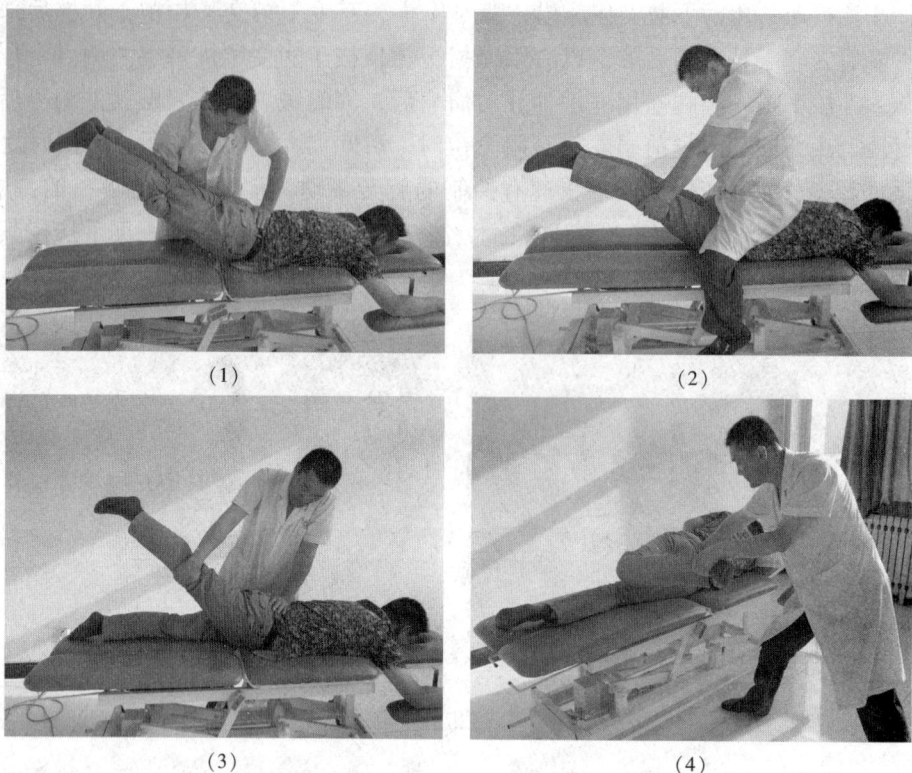

(1)

(2)

(3)

(4)

图 4 - 83　腰部后伸扳法

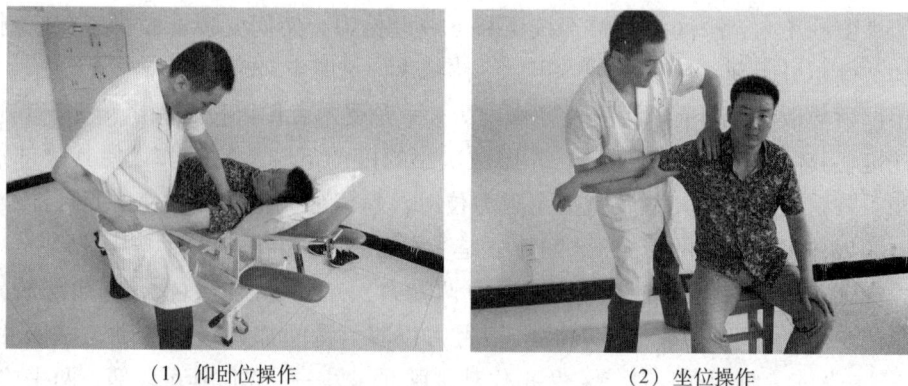

（1）仰卧位操作

（2）坐位操作

图 4 - 84　肩关节外展扳法

（2）肩关节前屈扳法　以左肩为例。受术者仰卧位，左上肢前屈位。医者立于其左侧，右手握其左腕部稍用力牵引使其上肢伸直，并用胸腹部紧贴其上肢；左手掌根缓缓按压其左肩肩前以固定，先前屈其左肩至阻力位时，医者下肢蓄力使身体前移，在右手牵引状态下用胸腹部推动其左前臂使肩关节做增大前屈幅度的扳动，见图 4 - 85（1）。本法也可坐位操作，见图 4 - 85（2）。

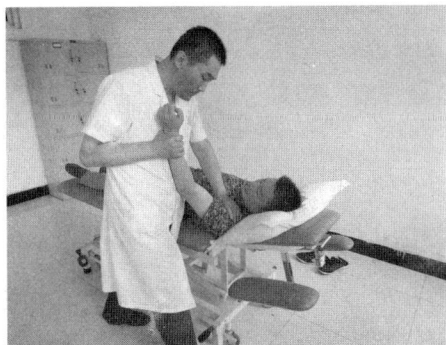 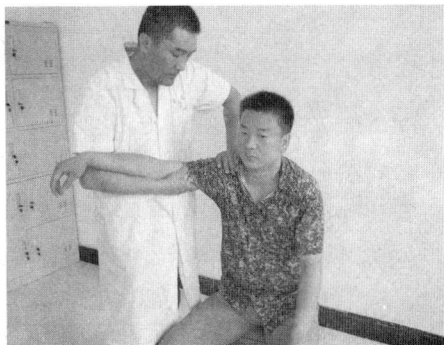

（1）仰卧位操作　　　　　　　　　　　　　　（2）坐位操作

图 4 - 85　肩关节前屈扳法

（3）肩关节内收扳法　以右肩为例。受术者坐位，右侧手臂屈肘置于胸前。医者立于其身体后侧，用右手扶按于其右肩部以固定，左手托握其肘部并缓慢地向对侧胸前上托，至阻力位时，瞬间加大上托之力做一增大内收幅度的快速扳动（图 4 - 86）。

（4）肩关节后伸旋内扳法　以右肩为例。受术者坐位，右侧肩关节旋内，使右上肢置于身后并屈肘。医者立于其左后方，以左手扶按其右肩部以固定肩部和上身使其不动，右手握其腕部将小臂沿其腰背部缓缓上抬，使其肩关节内旋至阻力位时，右手瞬间加大上抬之力，做一快速的、有控制的上抬其小臂动作，使其肩关节产生被动内旋的快速扳动（图 4 - 87）。

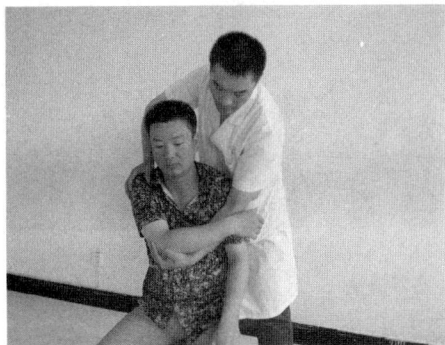 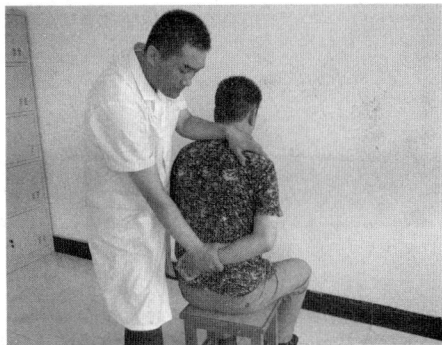

图 4 - 86　肩关节内收扳法　　　　　　图 4 - 87　肩关节后伸旋内扳法

（5）肩关节上举扳法　以左肩为例。受术者仰卧位，左上肢自前屈位上举到 120°～140°时。医者以左手握其前臂，右手握其上臂，向头端方向牵引，至阻力位时，两手同时加力，做一较快速的、有控制的向上牵拉，使肩关节产生瞬间上举扳动，见图 4 - 88（1）。

肩关节上举扳法坐位也可操作，以右肩为例。受术者坐位。医者立于其右后方，用左手握其右上肢上臂下段，自前屈位或外展位缓缓向上抬起至 120°～140°时，用右手握住其前臂近腕关节处，两手协调施力，向上逐渐拔伸牵引，至有阻力时，两手同时加力，做一较快速的、有控制的向上牵拉，使肩关节产生瞬间上举扳动，见图 4 - 88（2）。

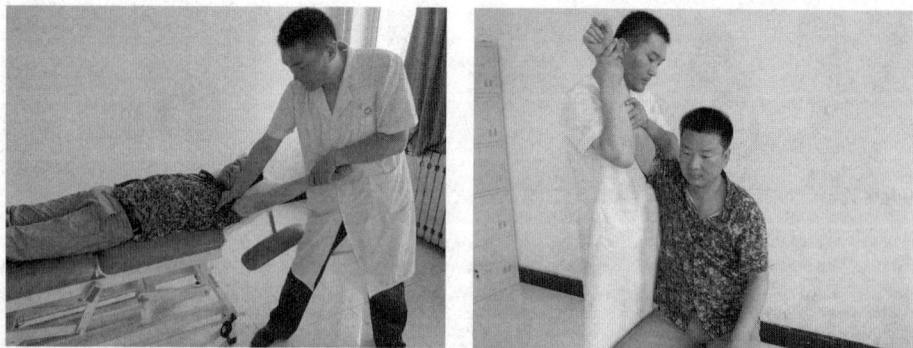

（1）仰卧位操作　　　　　　　　　　　　（2）坐位操作

图 4 - 88　肩关节上举扳法

**5. 肘关节扳法**　以左侧为例。受术者仰卧位，左上肢平放于床面。医者用左手托握其肘关节，右手握其腕部，先使肘关节做缓慢的屈伸活动，以观察其肘关节的功能障碍状况。若肘关节屈曲功能受限，则在其屈伸活动后，将肘关节置于屈曲位，缓慢地施加压力，使其进一步屈曲，向功能位靠近，当遇到明显阻力时，右手稍做瞬间加力，使其肘关节做短促的、有控制的屈曲加压扳动，见图 4 - 89（1）。若为肘关节伸直功能受限，则向反方向扳动，见图 4 - 89（2）。

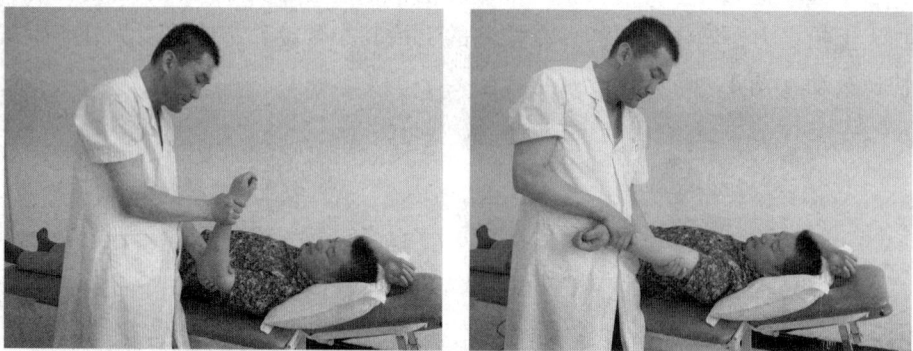

（1）屈曲扳法　　　　　　　　　　　　（2）伸直扳法

图 4 - 89　肘关节扳法

**6. 腕关节扳法**　可分为屈腕扳法、伸腕扳法。

（1）**屈腕扳法**　以左侧为例。受术者仰卧位或坐位。医者左手握住其腕关节上部以固定，右手握其指掌部，先做腕关节反复屈伸活动，再将腕关节屈曲位加压至阻力位时，瞬间增大压力做一增大幅度的快速扳动，可反复操作几次，见图 4 - 90。

（2）**伸腕扳法**　以左侧为例。受术者仰卧位或坐位。医者以两手握住其大小鱼际，两拇指按于腕关节背侧，先做拔伸摇转数次，然后将腕关节置于背伸位，不断加压背伸，至阻力位时，瞬间加力背伸，做一稍增大幅度的扳动，可反复操作几次，见图 4 - 91。

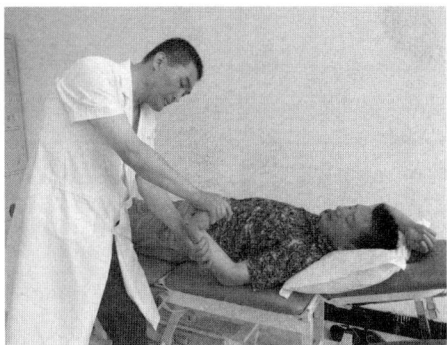

图4-90 腕关节屈腕扳法

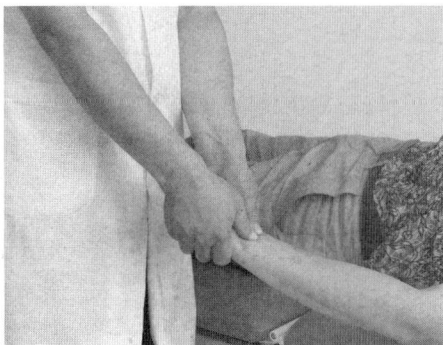

图4-91 腕关节伸腕扳法

**7. 髋关节扳法** 分为屈髋屈膝扳法、"4"字扳法、后伸扳法、直腿抬高扳法。

（1）屈髋屈膝扳法 以左侧为例。受术者仰卧位，左侧下肢屈髋屈膝，右侧下肢自然伸直。医者立于其左侧，用右前臂扶按屈曲的左膝部及胫骨前上方，身体前移使前胸部贴近其小腿部以助力，左手握其左踝上方，两手及身体协调用力，将屈曲的左下肢向前下方按压，使髋关节极度屈曲，大腿靠近其胸腹部，至阻力位时，两手及身体协同一起快速加力，使髋关节超越阻力位做一稍增大幅度的加压扳动，见图4-92。

（2）"4"字扳法 以左侧为例。受术者仰卧位。医者立于其左侧，先将其左侧下肢屈膝、髋关节外旋，外踝置于右膝关节上部，使其左下肢摆成"4"字形，医者用右手按于屈曲的左膝部，左手按于右侧的髂前上棘处，两手协调用力，缓慢下压，至阻力位时，两手同时稍加大压力，使髋关节在"4"字位做一稍增大幅度的外旋外展下压扳动，见图4-93。

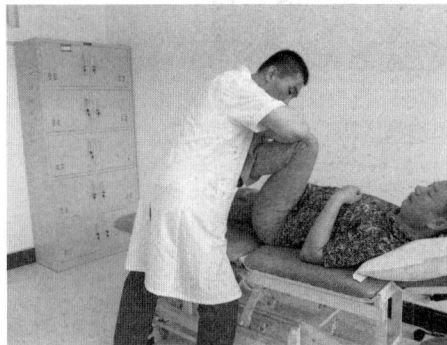

图4-92 屈髋屈膝扳法

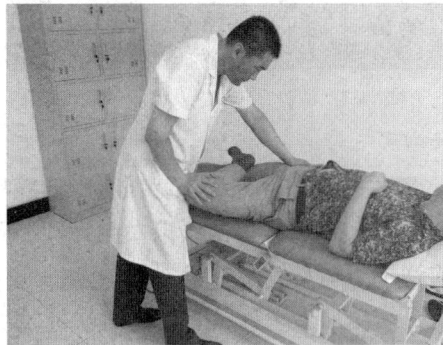

图4-93 "4"字扳法

（3）髋关节后伸扳法 以右侧为例。受术者俯卧位。医者立于其左侧，以左手按压于其左侧骶髂部以固定，右手托住其右膝部上缘，向上用力托起使髋关节后伸，至阻力位时，两手同时加力，使髋关节做一增大后伸幅度的快速过伸扳动，见图4-94。

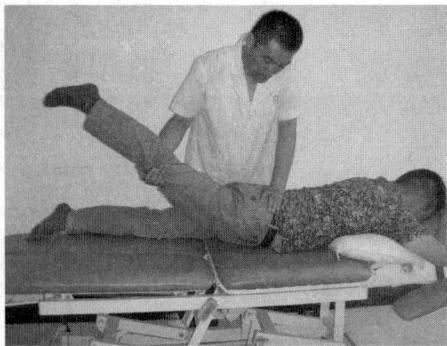

图 4 - 94　髋关节后伸扳法

（4）**直腿抬高扳法**　以右侧为例。受术者仰卧位，双下肢自然伸直。医者立于其右侧，用右手托其跟腱上部，用左手按其膝前部，在保持其膝关节伸直的情况下，使其右下肢缓缓抬起，至阻力位时，以右上肢扶持抱推其小腿后部，左手绕前握住其足掌趾部使其固定于背伸位，身体前移协同助力，右手按扶于膝部保持伸膝状态，左右手及身体协同同时加力，使阻力位屈髋伸直的下肢超越阻力位，做增大屈髋幅度的快速扳动（图 4 - 95）。

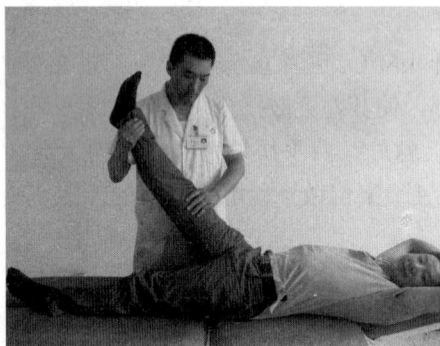
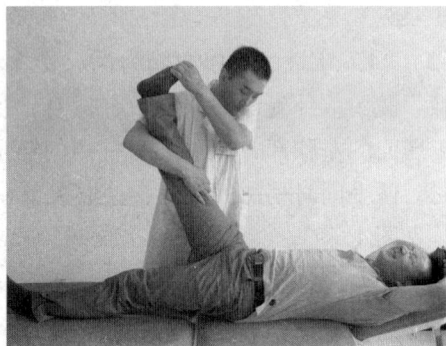

（1）　　　　　　　　　　　　　　　　　　　（2）

图 4 - 95　直腿抬高扳法

**8. 膝关节扳法**　分为屈膝扳法、伸膝扳法。

（1）**膝关节屈膝扳法**　以左侧为例。受术者仰卧位，左膝屈曲，医者立于其左侧，用右前臂垫于腘窝，左手紧握其踝上，左手先稍用力按压使其膝关节过屈数次，待其适应后，缓缓加力至过屈阻力位时快速加力，使其膝关节在右前臂支垫下做增大幅度的屈曲扳动，见图 4 - 96（1）。

仰卧位操作法适用于膝关节屈曲受限明显者，轻度受限者可俯卧位操作。

以右侧为例。受术者俯卧位，医者立于其左侧，用左手按扶于腘窝后部以固定，右手握其足踝部，使其膝关节屈曲，至阻力位时，稍加大用力，做一增大屈曲幅度的快速扳动，见图 4 - 96（2）。

（1）　　　　　　　　　　　　　（2）

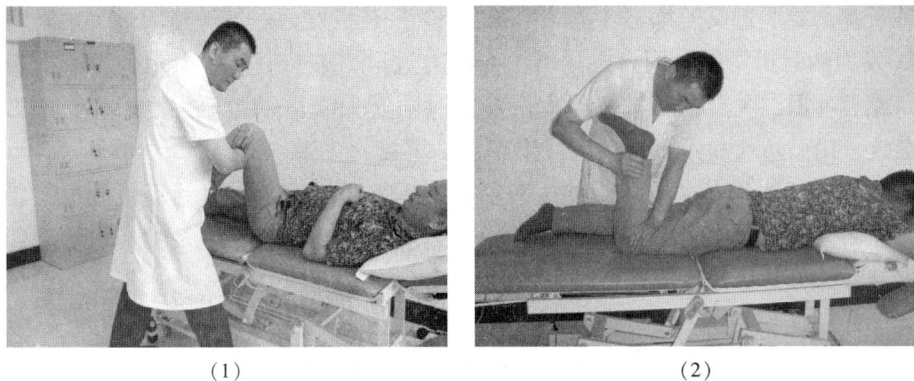

图 4 - 96　膝关节屈膝扳法

（2）膝关节伸膝扳法　以左侧为例。受术者仰卧位。医者立于其右侧，以双手按于左下肢膝部，缓慢用力下压膝关节，至有阻力时，快速稍加力下压，做一稍增大幅度的下压扳动（图 4 - 97）。

**9. 踝关节扳法**　分为背伸扳法、跖屈扳法。

（1）踝关节背伸扳法　以左侧为例。受术者仰卧位，两下肢伸直。医者以左手托住其左足跟，右手握住其跖趾部用力前推，使踝关节尽量背伸，至阻力位时，稍加力前推做一增大背伸幅度的快速扳动（图 4 - 98）。

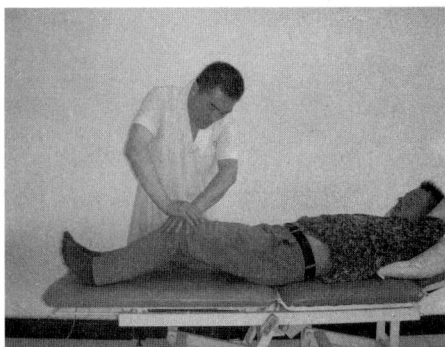

图 4 - 97　膝关节伸膝扳法　　　　图 4 - 98　踝关节背伸扳法

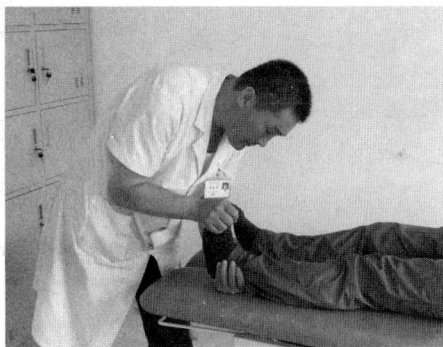

（2）踝关节跖屈扳法　以左侧为例。受术者仰卧位，两下肢伸直。医者以左手托握左足跟，另一手握按于足背部用力按压，使踝关节尽量跖屈，至阻力位时，稍加力按压做一增大跖屈幅度的快速扳动（图 4 - 99）。踝关节扳法还可一手握足跟，另一手握足跗部，进行内翻或外翻扳动。

**【要领及注意事项】**

1. 要顺应、符合关节的各自生理功能。关节结构虽然大同小异，但其生理功能差异较大，使用扳法应掌握人体关节的解剖和生理特点，顺应、符合各关节的运动规律。

2. 扳法操作要分两步进行。第一步是做关节小范围的活动或摇动，使其放松；第二步是缓缓用力使关节被动运动至明显阻力位时，瞬间加力实施扳动。

3. 扳法瞬间加力时须用"巧力寸劲"。"巧力"是指手法的技巧力，是与蛮力、暴力相对而言，要经过反复练习才能获得；"寸劲"是指发力短促可控，做到中病即止。

4. 发力的时机要准，用力要适当。如发力过早，关节有活动余地，则不能扳动关节；如发力过迟，关节会在过度阻力位停留时间过长变得紧张而无法操作。用力过小不易奏效，用力过大易致不良反应或出现损伤事故。

5. 操作时不可逾越关节运动的生理活动范围。超越关节生理活动范围的扳动，易致肌肉、韧带等软组织损伤，对于脊柱而言，易伤及脊髓、马尾及神经根等组织，故颈、胸、腰部扳法操作尤当谨慎。

6. 不可强求关节弹响。

7. 诊断不明确的脊柱外伤及带有脊髓受压症状体征者禁用扳法。

8. 老年人有较严重的骨质增生、骨质疏松者慎用或禁用扳法。对于骨关节结核、骨肿瘤者禁用扳法。

9. 时间久、粘连重的肩关节周围炎在实施扳法时不宜一次性分解粘连，以免关节囊撕裂而加重病情。腰椎间盘突出症伴有严重侧隐窝狭窄者，在实施直腿抬高扳法时不可强力操作，以免腰部神经根撕裂。

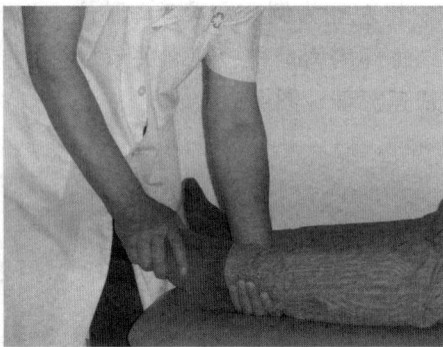

图 4 – 99　踝关节跖屈扳法

**【手法特点】**

针对关节施术，"巧力寸劲"调整关节。

**【适用部位】**

全身各关节部。

**【临床应用】**

常用于颈椎病、肩关节周围炎、腰椎间盘突出症、脊柱小关节紊乱、四肢关节伤筋及外伤后关节功能障碍等病症。

## 三、拔伸法

固定关节或肢体的一端，牵拉另一端，反向用力拔伸关节，称为拔伸法。拔伸法为正骨推拿流派的常用手法之一，包括全身各部关节的拔伸法。

**【手法操作】**

**1. 颈椎拔伸法** 分为颈椎掌托拔伸法、颈椎肘托拔伸法、颈椎仰卧位拔伸法。

（1）颈椎掌托拔伸法 受术者坐位。医者马步微蹲于其后方，两手虎口张开，用拇指及大鱼际托扶固定其耳后乳突及下颌角，小指及小鱼际托扶下颌骨下缘，余三指扶两侧面颊以助力，腕关节背伸，肘关节屈曲，两臂及上半身躯干共同协调向上用力托起其头颈，同时两膝逐渐伸直以助上托之力，缓慢地向上拔伸头颈及颈椎关节（图4－100）。

（2）颈椎肘托拔伸法 以右肘拔伸为例。受术者坐低凳。医者立于其后方，以左手扶于枕后部以固定助力，用右肘弯部套住其下颏部，右手掌扶住其左侧面颊以加强固定，两手臂协同用力固定并向上用力，同时两膝逐渐伸直以助上托之力，缓慢地向上拔伸头颈及颈椎关节（图4－101）。

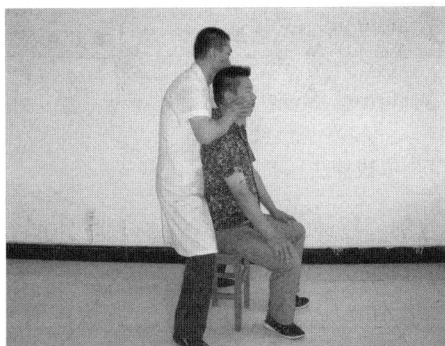
图4－100 颈椎掌托拔伸法

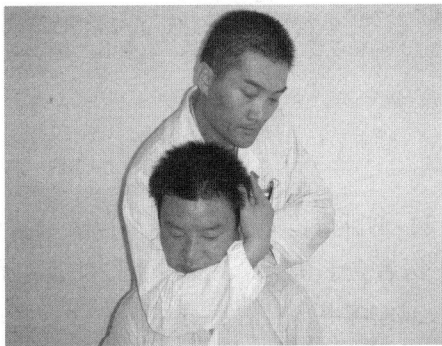
图4－101 颈椎肘托拔伸法

（3）颈椎仰卧位拔伸法 受术者仰卧位。医者坐其头端，一手虎口张开扶托其枕后乳突两侧以固定，另一手掌心托于下颌骨，两手及前臂协调同时用力，向其头端水平方向缓缓拔伸，见图4－102（1）。

仰卧拔伸另一术式：受术者仰卧位。医者坐其头端，两手虎口张开，拇指及大鱼际托扶其下颌骨下缘及下颌角，四指指腹及食指桡侧缘托扶其枕后乳突部，两手用力夹持固定其头颈，上肢伸直，身体后仰，水平方向缓缓拔伸其头颈，见图4－102（2）。

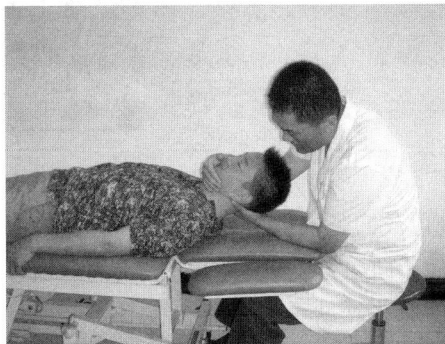
(1)

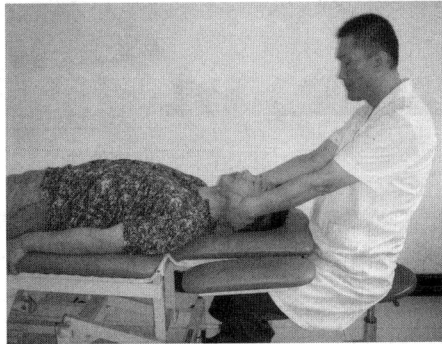
(2)

图4－102 颈椎仰卧位拔伸法

**2. 肩关节拔伸法**　分为坐位拔伸法、仰卧位拔伸法。

（1）坐位拔伸法　以右侧肩关节拔伸为例。受术者坐方凳，右侧凳面预留，右上肢外展90°。医者立于其右侧，右下肢站稳，用左脚尖踩在预留凳面上，用左膝顶住其右侧腋窝，左手按住其右肩部以固定，右手从自己身后绕过，紧握患者右手或右腕上部，然后身体向左缓缓扭转，顶腋窝的左膝和按扶右肩的左手同时加力固定其右肩不动，右手随身体扭转之力顺势用力牵拉其右肩，可持续或间歇拔伸（图4-103）。

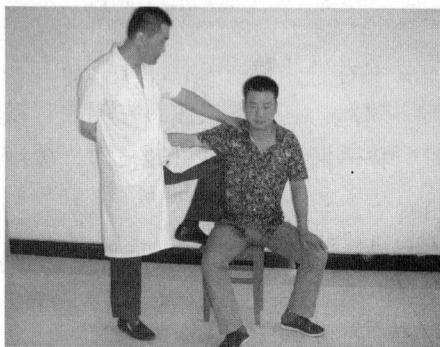

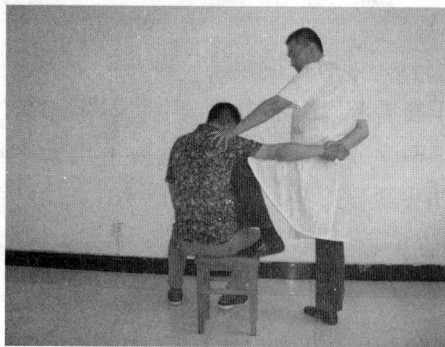

（1）正面　　　　　　　　　　　　　　　　（2）背面

图4-103　肩关节坐位拔伸法

（2）仰卧位拔伸法　以左侧肩关节拔伸为例。受术者仰卧位，左上肢外展60°~120°。医者立于其左侧，以右手按住其左肩前以固定，左手从自己身后绕过，紧握患者左手或左腕上部，然后身体向右缓缓扭转，按压左肩的右手同时加力按压其左肩，左手随身体扭转之力顺势用力牵拉拔伸其左肩，可持续或间歇拔伸（图4-104）。

**3. 肘关节拔伸法**　以左侧为例。受术者坐位或仰卧位。医者位于其左侧，将其左上肢前屈外展，一手握其上臂，另一手握其前臂下段进行拔伸（图4-105）。

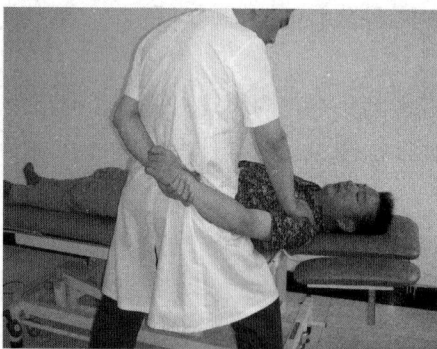

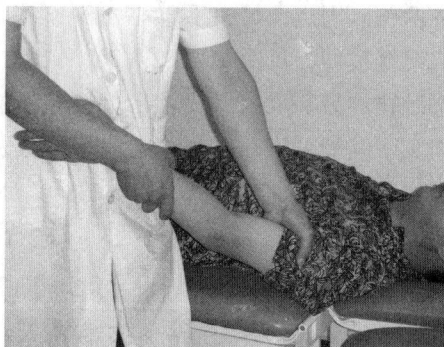

图4-104　肩关节仰卧位拔伸法　　　　　　　图4-105　肘关节拔伸法

**4. 腕关节拔伸法**　以右侧为例。受术者坐位或仰卧位。医者位于其右侧，以一手握住其右前臂中段，另一手握其右手掌，两手同时反向用力拔伸其腕关节（图4-106）。

**5. 腰椎拔伸法**　受术者俯卧位，双手抓住床头。助手两手从其腋下固定，医者双手分别握住其两足踝部，上肢伸直，身体后倾，腰背下肢蓄力用劲后伸，缓缓向其足端拔伸（图4-107）。

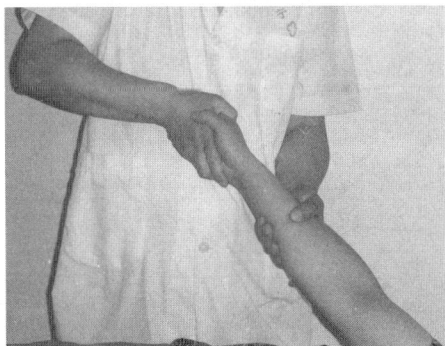
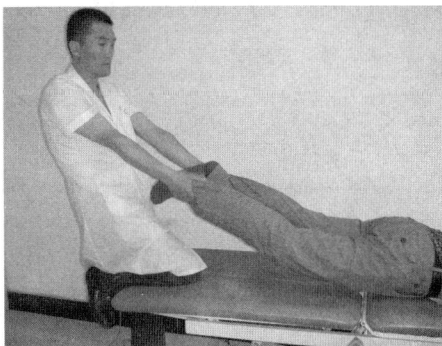

图4-106 腕关节拔伸法　　　　　　图4-107 腰椎拔伸法

**6. 髋关节拔伸法**　以左侧为例。受术者仰卧位，左下肢屈髋屈膝，使左足跟尽可能靠近臀部。医者立于其右侧，以左手按压其髂前上棘，右上肢屈肘以前臂尺侧部按压于大腿前面，右手顺势握住其大腿以固定，右手臂、左手及身体协调同时按压，使其髋关节被动拔伸，见图4-108（1）。髋关节拔伸也可两手握其踝部，下肢伸直位拔伸，见图4-108（2）。

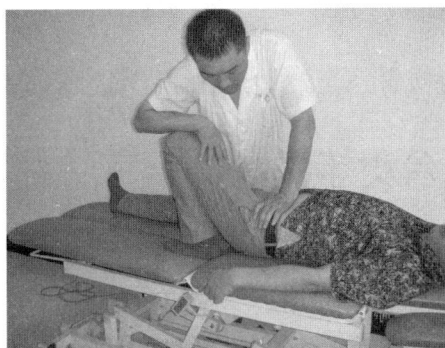
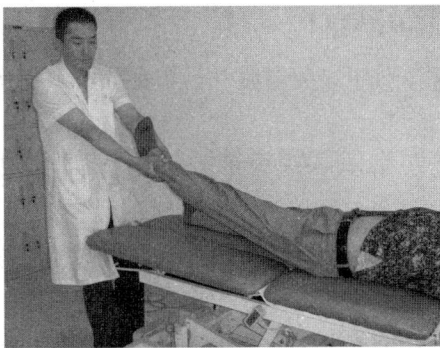

（1）　　　　　　　　　　　　　　　（2）

图4-108 髋关节拔伸法

**7. 膝关节拔伸法**　以左侧为例。受术者俯卧位，膝关节屈曲90°。医者以左膝按压其腘窝（或助手双手按压固定其腘窝），左、右手握住其踝部，同时用力向上拔伸（图4-109）。

**8. 踝关节拔伸法**　以左侧为例。受术者俯卧位，左膝关节屈曲90°。医者立其左侧，以左膝按压其腘窝（或助手双手按压固定其腘窝），左手托扶其足跟，右手托扶其足背，两手同时用力向上拔伸其踝关节，可持续也可间歇拔伸（图4-110）。

**【要领及注意事项】**

1. 动作宜稳，用力宜均，要掌握好拔伸的方向和力度。

2. 在拔伸的开始阶段，用力要由小到大，逐渐加力。当拔伸到一定程度后，则需要一个稳定的持续牵引力。

3. 禁止蛮力、暴力，以免造成牵拉损伤。

4. 不可在痉挛、疼痛较重的情况下拔伸，以免增加患者痛苦或造成损伤。

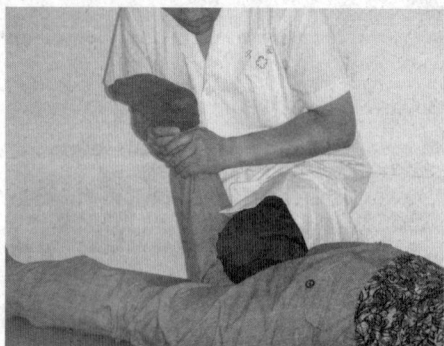

图 4 – 109　膝关节拔伸法　　　　　图 4 – 110　踝关节拔伸法

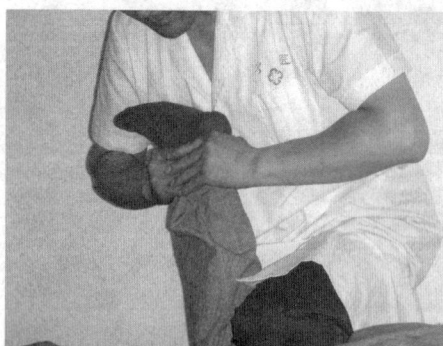

**【手法特点】**

以其拔伸牵引之力，使损伤跌错者得以扶正。

**【适用部位】**

全身各关节。

**【临床应用】**

用于骨折、关节脱位、各种软组织损伤性疾病。

# 第七节　复合类手法

复合类手法是指由两种或两种以上手法动作结合在一起完成的手法。其特点是手法构成成分比较复杂，操作难度相对较大，但临床适用范围广，应用频度较高。

常用的复合手法有按揉法、推摩法、拇指点揉法、勾点法、扫散法、捏脊法等。

## 一、按揉法

由按法与揉法动作相结合而成的复合手法，称按揉法。分为指按揉法、掌按揉法。

**【手法操作】**

**1. 指按揉法**　虎口张开，用单手或双手拇指指腹着力于治疗部位，余指置于对侧或相应的位置以助力。拇指和前臂部主动施力，在做环形揉法动作过程中，环形推出时稍用力按压，环形回位时减力，形成节律性按压揉动的复合手法（图 4 – 111）。

**2. 掌按揉法**　分为单掌按揉法、叠掌按揉法。

（1）单掌按揉法　以掌根部着力于治疗部位，余指自然放松，前臂与上臂主动用力，进行环形揉动，在做环形揉法动作过程中，环形推出时稍用力按压，环形回位时减力，形成节律性按压揉动的复合手法（图 4 – 112）。

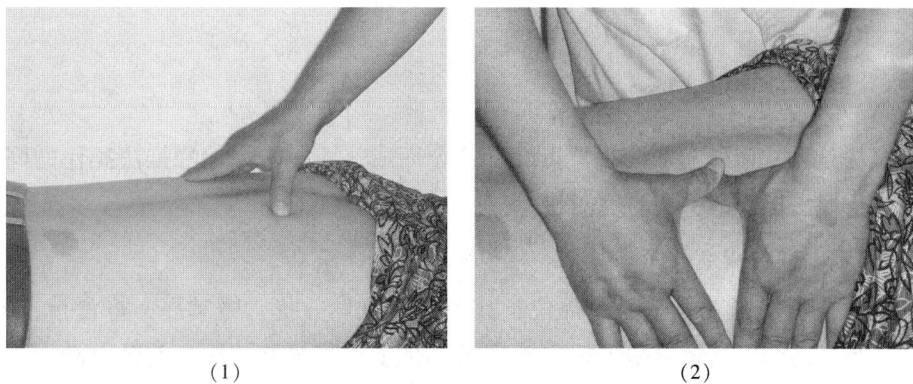

（1）　　　　　　　　　　（2）

图 4 - 111　指按揉法

（2）叠掌按揉法　双掌重叠着力于治疗部位，以掌中部或掌根部着力，以下面的手掌主动做环形移动，叠加在上面的手掌在环形揉动过程中，环形推出时稍用力按压，环形回位时减力，形成节律性按压揉动的复合手法（图 4 - 113）。

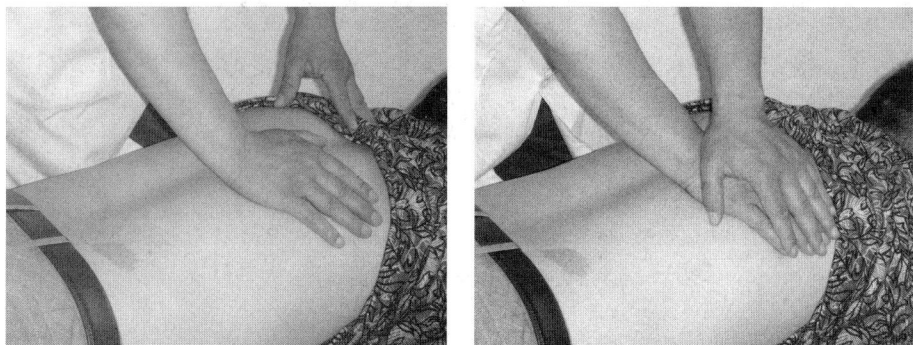

图 4 - 112　单掌按揉法　　　　　　图 4 - 113　双掌按揉法

【要领及注意事项】

1. 按揉法是将按法节律性按压和揉法的环形揉动有机结合，因此要在环形揉动的过程中完成按法的节律性按压。

2. 按压的力量要适度，不能因按压力大而致环形揉动困难。

3. 按压和环形移动要协调，按压的节奏性要配合环形揉动的速度，因此揉动时不要过快，也不可过于缓慢，要使手法移动流畅、按压舒适。

【手法特点】

轻重交替有节律性的按揉，舒适柔和，易于被人接受。

【适用部位】

指按揉法多用于颈项部、肩周、肩胛骨内侧缘及全身各部腧穴。单掌按揉法多用于肩周、上肢、脊柱两旁的膀胱经侧线。叠掌按揉法多用于背部、腰部及下肢后侧。

【临床应用】

常用于颈椎病、肩关节周围炎、腰背筋膜炎、腰椎间盘突出症、高血压、糖尿病、痛经、下颌关节炎、近视等多种病症。

## 二、推摩法

推摩法是由一指禅偏峰推法与指摩法结合而成，即一指禅偏峰推法操作的同时其余四指进行摩法操作，手法难度较高。

**【手法操作】**

将拇指桡侧偏峰着力于治疗部位，其余四指自然并拢、微掌屈，将食指、中指、无名指、小指的四指指腹着力于相应的施术部位上，腕关节放松，前臂主动用力，使腕关节做旋转运动并同时左右摆动，带动拇指做一指禅偏峰推法，同时其余四指指腹在摆动力带动下在施术部位上做环形的摩动（图 4 - 114）。

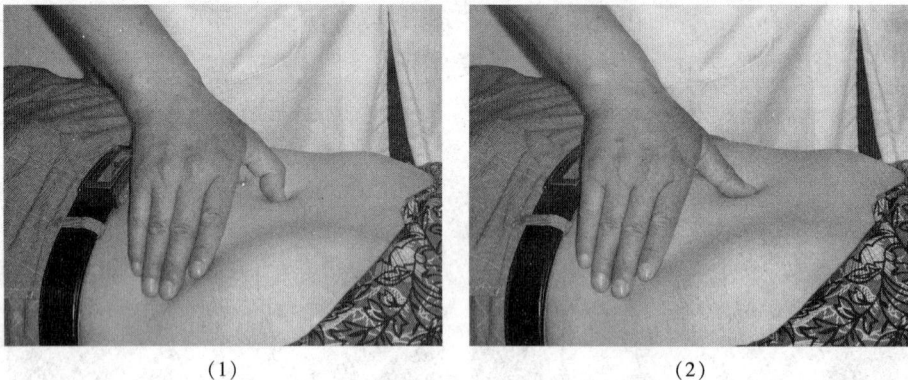

(1)        (2)

图 4 - 114　推摩法

**【要领及注意事项】**

1. 本法是做一指禅偏峰推法的同时，通过前臂的旋推和腕关节协调运动带动四指指腹进行摩法操作，因此要注意一指禅偏峰推法和四指摩法的协同操作。

2. 在前臂进行主动旋推时，腕关节要放松，在前臂的带动下做被动旋推和顺势摆动两种运动形式。如果腕部仅是摆动，则只能形成拇指的偏峰推同其余四指的擦动，在增加旋动的情形下才形成四指的摩动。

3. 推摩的速度要均匀，用力宜适当，以手臂的自然压力进行操作。

4. 要注意动作的连贯性、协调性。

**【手法特点】**

巧推轻摩，旋中带摆。

**【适用部位】**

胸腹部，胁肋部。

**【临床应用】**

多用于咳嗽、脘腹胀满、消化不良、月经不调等病症。

### 三、拇指点揉法

拇指指端揉法操作过程中配合拇指端点法刺激的操作，即为拇指点揉法。

**【手法操作】**

拇指指端着力于治疗部位，余四指轻置于相对位置以支撑助力，拇指及前臂部主动用力做环转运动，使拇指指端在治疗部位上做环旋揉动，点揉频率120次左右／每分钟（图4-115）。

**【要领及注意事项】**

1. 点揉法操作一般为边揉边移动。

2. 头面部用力轻，以拇指用力为主；躯干及四肢用力重，前臂和拇指要协同用力。

3. 单手、双手均可。双手操作时双拇指可叠加在一起。

**【手法特点】**

揉中寓点，刚柔相济。

**【适用部位】**

适用于头面部及全身各部腧穴，小儿推拿也常用。

**【临床应用】**

常用于胃脘痛、便秘、泄泻、癃闭、头痛、软组织扭挫伤、颈椎病、骨折术后康复、小儿斜颈、小儿遗尿、近视等多种病症，亦可用于保健。

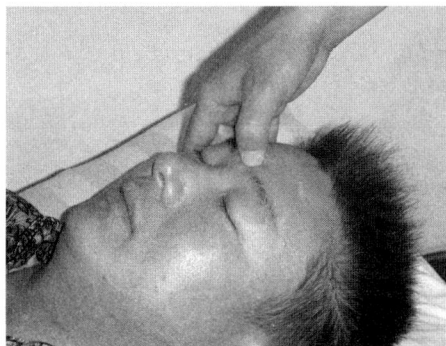

图4-115　拇指点揉法

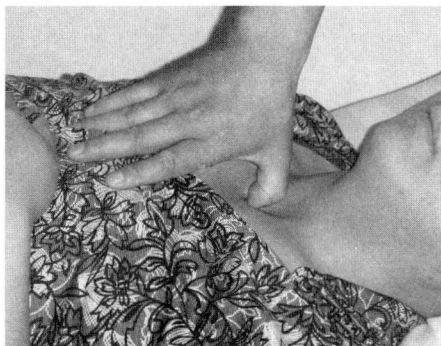

图4-116　勾点法

### 四、勾点法

用中指端或拇指端勾住治疗部位做点压，即为勾点法，由勾法和点法组成。

**【手法操作】**

中指或拇指指间关节用力屈曲，形如勾状，以指端勾住治疗部位或穴位，掌指部主动用力，使指端在治疗部位上持续点按（图4-116）。

**【要领及注意事项】**

1. 指间关节用力屈曲，指形如勾状。

2. 勾点时施力的方向应视治疗部位而定，或上或下，或左或右。

3. 勾点法所施术的部位或穴位，多为直接点按不便或是某些特殊穴位，点按力量要适度。

**【手法特点】**

屈指如勾，点穴方便。

**【适用部位】**

天突、廉泉等穴位。

**【临床应用】**

多用于舌强语謇、口噤失语和喘、咳、喉痹等病症。

## 五、扫散法

用拇指桡侧缘和其余四指指端在颞、枕部做轻快的擦动，即为扫散法。

**【手法操作】**

以右手扫散法为例。受术者坐位。医者面对而立，以左手轻轻扶按其右侧头颞部，右手拇指伸直，以桡侧面置于额角发际头维穴处，其余四指并拢、微屈，指端置于耳后高骨处，食指与耳上缘平齐。腕关节放松，前臂主动摆动，带动拇指桡侧缘在头颞部额角至耳上之间做轻快的擦动，其余四指同时在耳后至乳突范围内做擦动，左侧做完做右侧（图4-117）。

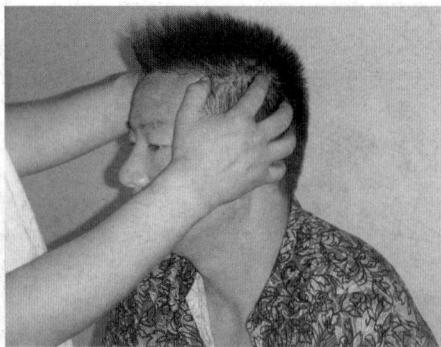

图4-117　扫散法

**【要领及注意事项】**

1. 扫散法必须在颞枕部操作。

2. 拇指偏峰与其余四指指端宜贴紧皮肤，动作轻快，轻度刺激，要体现"扫散"之意。

3. 对长发者，须将手指插入发间操作，以避免牵拉头发出现疼痛。

4. 操作时要固定好头部，避免受术者头部随手法操作而出现前后晃动。

**【手法特点】**

摆腕轻快，扫散舒适。

【适用部位】

颞、枕部。

【临床应用】

扫散胆经具有平肝潜阳、祛风止痛的作用，多作为治疗高血压、偏头痛、神经衰弱、外感等病证的辅助治疗手法。

## 六、捏脊法

用双手拇指、食指和中指在脊柱两侧进行捏、捻、提、推等多种手法组合的复合动作，即为捏脊法。捏脊法为儿科常用手法，对治疗"积滞"有奇效，故又称"捏积法"。捏脊法分为拇指前位捏脊法、拇指后位捏脊法两种。

【手法操作】

**1. 拇指前位捏脊法**　受术者俯卧位，后背裸露，背部肌肉放松。医者双手半握空拳状，腕关节背伸，拇指在上，以双手拇指指腹和食指的桡侧缘相对用力分别将棘突两侧皮肤捏起，并轻轻提捻，边提捻边向上慢慢推进，在向上慢慢推进的捏脊过程中，双手要交替进行，见图4-118（1）。

**2. 拇指后位捏脊法**　受术者俯卧位，后背裸露，背部肌肉放松。医者两手拇指伸直在下，用两手拇指桡侧缘抵住棘突两侧皮肤，双拇指指腹与食指、中指指腹顺势将皮肤捏起，并轻轻提捻，边提捻边向上慢慢推进。在向上慢慢推进的捏脊过程中，双手要交替进行，两手拇指要前推，而食、中指则要交替前按，共同完成捏提捻前行，见图4-118（2）。

捏脊法操作一般从龟尾穴开始，沿脊柱两侧向上终止于大椎穴为一遍，可连续操作3～5遍。为加强手法效应，常采用三捏一提法，即每捻移3次，双手同时用力向上捏提一次。

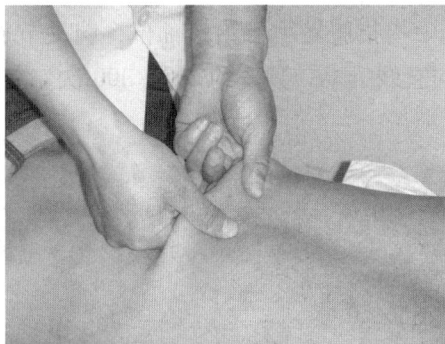
（1）

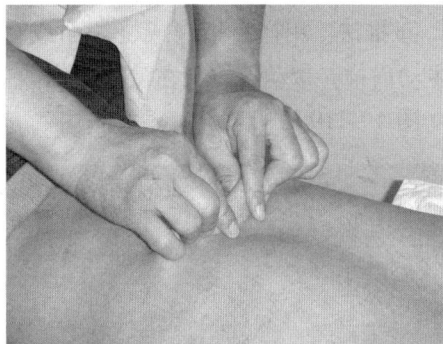
（2）

图4-118　捏脊法

【要领及注意事项】

1. 捏起的皮肤多少要因人而异。捏提肌肤过多，则动作呆滞不易向前推动，过少则宜滑脱。一般体胖者要多捏，体瘦者宜少捏。

2. 提拿用力大小要适当。用力过大宜疼痛；过小则刺激量不足，且不易捏提，易滑脱。

3. 捏脊法包含了推、捏、捻、提等多种手法动作，操作时动作衔接宜灵活协调。

4. 要用手指指腹着力，不可用指端挤捏，亦不可将肌肤拧转，以免产生不必要的疼痛。

5. 捻动向前时，须作直线前进，不可歪斜。

**【手法特点】**

成人体瘦者易操作，小儿推拿为治疳积之要法。

**【适用部位】**

脊柱两侧。

**【临床应用】**

捏脊法常用于小儿积滞、疳证以及腹泻、便秘、夜啼、佝偻病等病症。捏脊法对于成人的胃肠道疾病、神经衰弱及妇科的月经不调、痛经等均有较好的治疗作用。

# 第八节 小儿推拿常用手法

由于小儿脏腑娇弱，肌肤柔嫩，且小儿穴位具有点、线、面三方面特点，因此小儿推拿手法特别强调轻快柔和，平稳着实，适达病所而止。另外小儿推拿手法操作时，常用滑石粉、爽身粉、冬青膏等作推拿介质，不仅润滑肌肤，防止擦破皮肤，还有助于提高疗效。小儿推拿常用手法有推法、揉法、按法、摩法、掐法、运法、捣法。

## 一、推法

以拇指或食指、中指末节指腹部着力于治疗部位，做单向的直线、弧线或环形推动，称为推法。根据操作方向的不同，分为直推法、旋推法、分推法、合推法。

**【手法操作】**

**1. 直推法** 用拇指指腹或桡侧面或食、中指指腹着力于治疗部位，腕关节放松，前臂主动前推，带动着力部在治疗部位做单向直线推动，频率约 200～300 次左右／每分钟（图 4 - 119）。

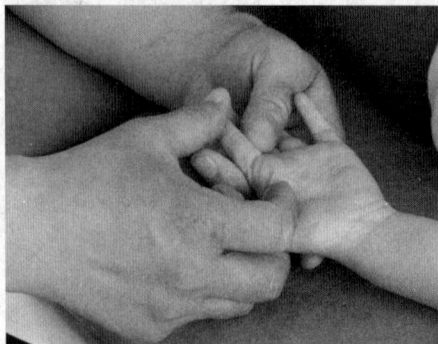
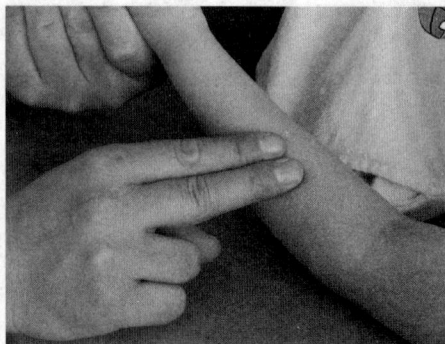

（1）拇指直推　　　　　　　　　（2）食、中指直推

图 4 - 119　直推法

**2. 旋推法**　以拇指指腹着力于治疗部位，拇指主动用力在治疗部位上做顺时针方向环形推动，频率约 200~300 次左右／每分钟（图 4-120）。

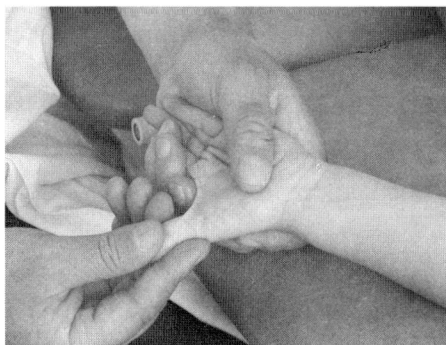

图 4-120　旋推法

**3. 分推法**　用拇指指腹或桡侧缘或食、中指末节指腹或双掌着力于治疗部位中间，前臂主动用力，使两手着力部自治疗部位中间向两旁做直线或弧线推动（图 4-121）。

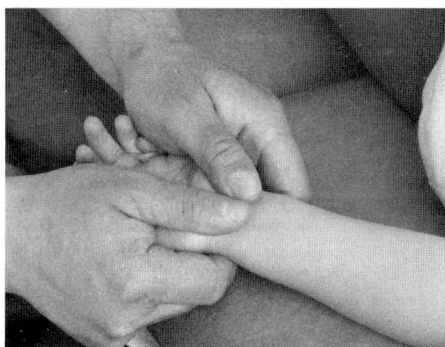
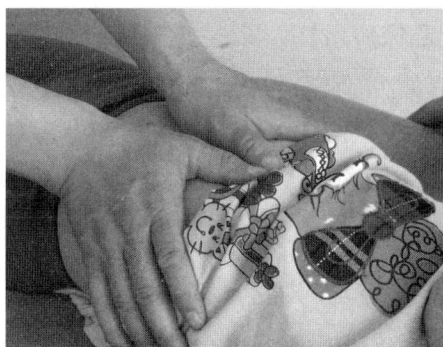

（1）　　　　　　　　　　　　　　　（2）

图 4-121　分推法

**4. 合推法**　用拇指末节指腹着力于治疗部位两旁，自治疗部位两旁向中间做直线或弧线推动（图 4-122）。

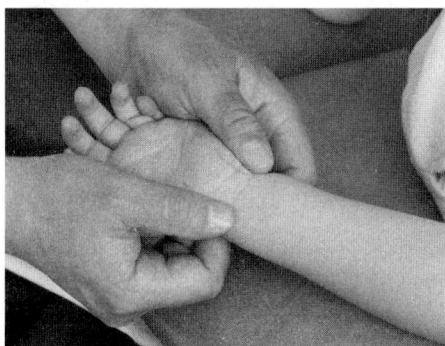
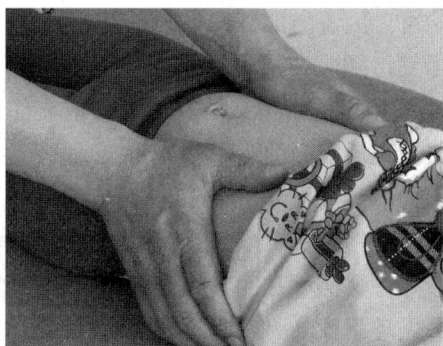

（1）　　　　　　　　　　　　　　　（2）

图 4-122　合推法

**【要领及注意事项】**

1. 直推法操作时宜作直线推动，不可歪斜，不可推破皮肤，一般需要手蘸推拿介质操作，用力均匀。

2. 旋推法类同摩法，仅在皮肤表面推动，不带动皮下组织。

3. 分推法作分向推动时，两手用力要均匀一致，应从治疗部位中间做直线的"←→"形，也可做"∧"形，分向推动操作。

4. 合推法操作方向与分推法相反。

5. 用力一般要均匀，轻快柔和，平稳着力于皮肤。

**【手法特点】**

接触面小，操作灵活。

**【适用部位】**

直推法适用于小儿特定穴的线状穴、五经穴等，多用于头面部、四肢部、脊柱部。旋推法主要用于手部五经穴、面状穴等部位。分推法多用于面状穴、线状穴及平面部位。合推法主要用于大横纹。

**【临床应用】**

直推法有调阴阳、和脏腑、理脾胃等作用，常用来推三关、推大肠、推脾经、推肺经等。在五经穴上推动的方向与补泻有关。旋推法常用于旋推肺经、旋推肾经等。分推法具有调阴阳、和脾胃、宣肺解表等作用，常用于分腹阴阳、分推大横纹、分推膻中、推坎宫、分推肩胛骨等。合推法主要用于大横纹部位，有行痰散结等作用。

## 二、揉法

以拇指或中指或掌根或大鱼际着力于治疗部位，做顺时针或逆时针方向的环形揉动，称揉法。根据操作着力部的不同，可分为指揉法、掌根揉法、鱼际揉法。

**【手法操作】**

**1. 指揉法**　用拇指或中指指端或指腹或食、中、无名指三指指腹同时着力于治疗部位，做轻快的小幅度环形揉动，使治疗部位皮肤及皮下组织一起揉动，顺时针或逆时针均可。因着力部分的不同，可分为拇指揉法，中指揉法，食、中指揉法或食、中、无名指三指揉法（图4－123）。

**2. 掌根揉法**　用掌根部着力于治疗部位，腕关节放松，前臂主动用力，带动腕部及掌根做灵活柔和的小幅度环形揉动，使治疗部位皮肤及皮下组织一起揉动，顺时针或逆时针均可（图4－124）。

**3. 鱼际揉法**　用大鱼际着力于治疗部位，腕关节放松，前臂主动用力，带动腕部及大鱼际做灵活柔和的小幅度环形揉动或左右摆动，使治疗部位皮肤及皮下组织一起揉动，做环形揉动时顺时针或逆时针均可（图4－125）。

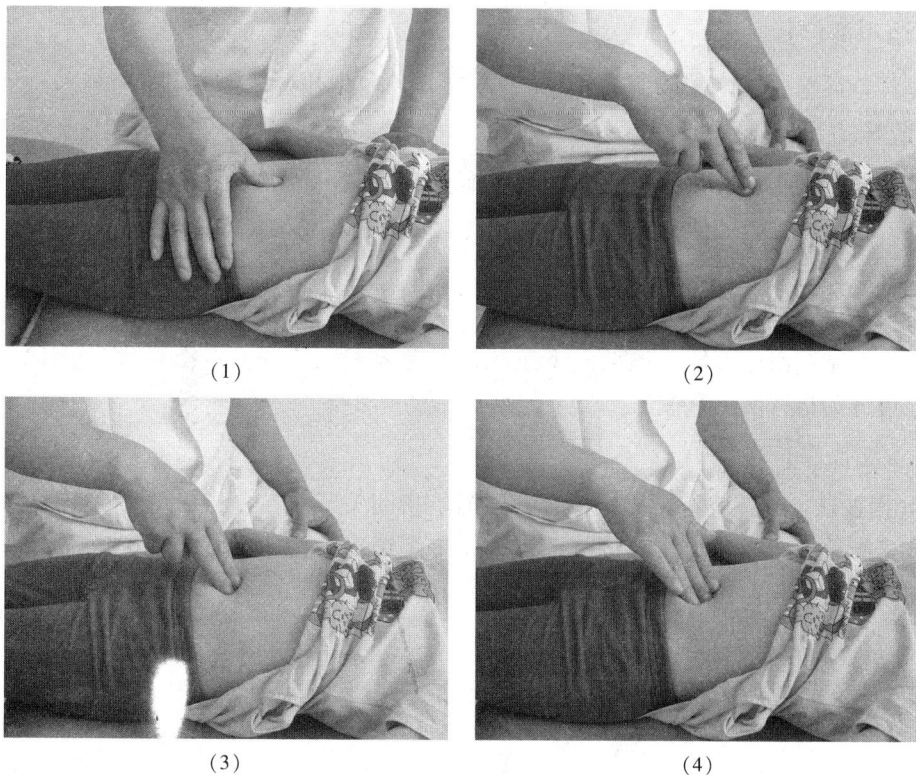

（1）

（2）

（3）

（4）

图 4 - 123 指揉法

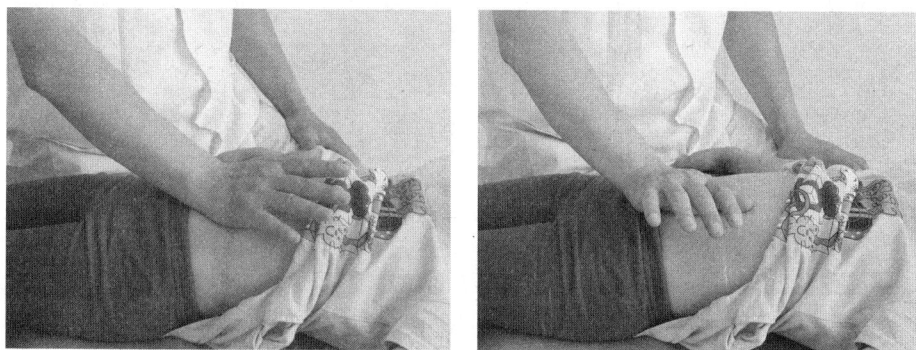

图 4 - 124 掌根揉法

图 4 - 125 鱼际揉法

## 【要领及注意事项】

1. 着力部一定要吸定，不能在皮肤上有摩擦移动，频率 200~300 次/分钟。

2. 压力轻柔而均匀。

3. 小儿皮肤娇嫩，注意不能揉破皮肤。

4. 小儿推拿的揉法较成人揉法轻快。

## 【手法特点】

轻快柔和。

【适用部位】

全身各部位或穴位。指揉法常用于点状穴，鱼际揉和掌揉法常用于面状穴。

【临床应用】

本法能消肿止痛、祛风散热、调和气血、理气消积。指揉法根据病情需要，可二指并揉或三指同揉，如揉二扇门以发汗解表，揉天枢以调理大肠。

## 三、按法

以指或掌在治疗部位上逐渐向下按压，可持续按压或一按一松节律性按压，称为按法。可分为指按法、掌按法。

【手法操作】

**1. 指按法** 手握空拳，拇指伸直，以拇指指间关节贴在食指中节桡侧缘，用拇指指腹或指端着力于小儿治疗部位，垂直于体表缓缓用力按压，可持续按压不松，也可缓缓一按一松反复操作，见图4-126（1）。指按法也可用中指指腹或指端着力，用力方式同拇指按法，见图4-126（2）。

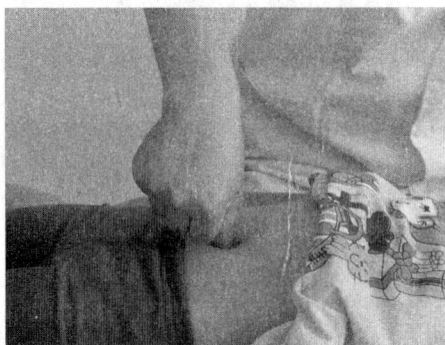 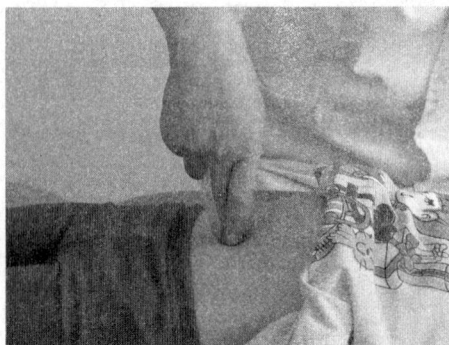

（1）　　　　　　　　　　（2）

图4-126　指按法

**2. 掌按法** 用掌或掌根着力于小儿治疗部位，垂直于体表缓缓用力按压，可持续按压不松，也可缓缓一按一松反复操作，见图4-127（1）（2）。

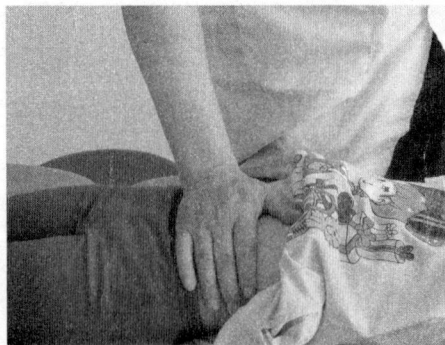 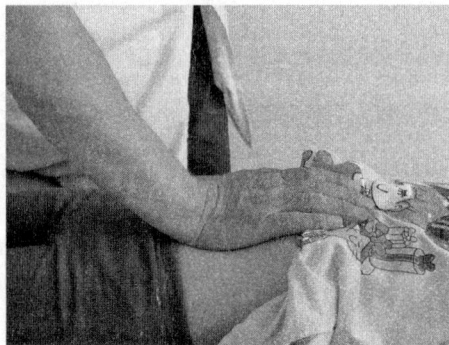

（1）　　　　　　　　　　（2）

图4-127　掌按法

**【要领及注意事项】**

1. 按压方向要垂直于体表，不可偏斜移动。

2. 按压力量要由轻到重逐渐增加，撤力时也要缓缓撤力。

3. 按压时切忌蛮力、猛然施力。

4. 临床应用时常和揉法配合应用，称按揉法。

**【手法特点】**

平稳按压，按而留之，缓缓松力。

**【适用部位】**

指按法适用于全身各部，掌按法多用于胸腹部、腰背部。

**【临床应用】**

本法多用于点状穴、面状穴等部位的操作，具有通经活络、祛寒止痛作用。

# 四、摩法

以掌面或食、中、无名指指腹在治疗部位做顺时针或逆时针方向环形移动摩擦，称摩法。可分为指摩法和掌摩法。

**【手法操作】**

**1. 指摩法**　食、中、无名指及小指四指伸直并拢，以四指指腹着力于小儿治疗部位，腕关节放松，前臂主动用力，做顺时针或逆时针方向的环形运动，通过腕部带动四指指腹在体表做环形摩擦（图4－128）。

**2. 掌摩法**　用掌面着力于小儿治疗部位，腕关节放松，前臂主动用力，做顺时针或逆时针方向的环形运动，通过腕部带动掌面在体表做环形摩擦（图4－129）。

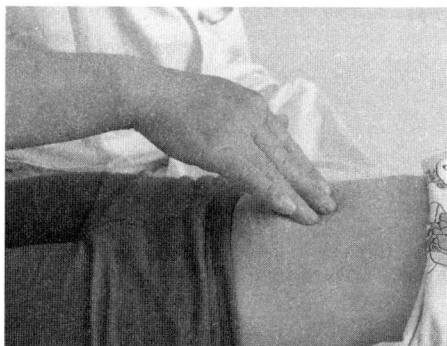

图4－128　指摩法　　　　　　　　　　图4－129　掌摩法

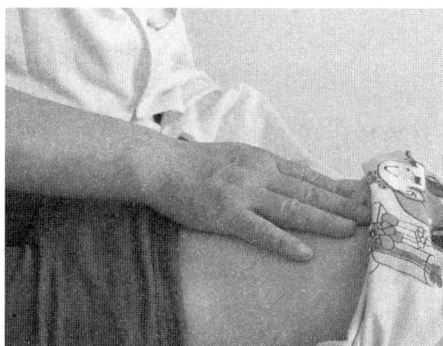

**【要领及注意事项】**

1. 操作时手法要轻柔，节律均匀，动作协调，压力大小适当，不带动皮下组织。

2. 前臂主动用力，通过放松的腕关节带动着力部进行摩擦。

3. 环形摩擦的方向、快慢与补泻有关，有"顺摩为泻，逆摩为补"和"缓摩为补，急摩为泻"之说。

## 【手法特点】

环形摩擦，轻柔均匀，不带动皮下组织。

## 【适用部位】

常用于小儿胸腹部。

## 【临床应用】

多用于胸腹部面状穴，具有理气活血、消积导滞、温中健脾等作用，如摩中脘、摩腹以治疗肠胃疾患。

## 五、掐法

以拇指指甲端重按穴位或治疗部位的方法，称掐法。

## 【手法操作】

用拇指指甲端着力于治疗部位或穴位，余指对应放置或协助固定助力，前臂或指掌逐渐加力，使拇指指甲端以较重的压力掐按治疗部位或穴位（图4-130）。

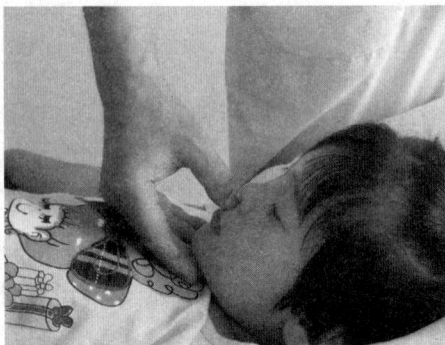

图4-130　掐法

## 【要领及注意事项】

1. 掐法刺激性较强，掐按时要求用力垂直，逐渐用力，达深透为止，注意不要掐破皮肤.

2. 临床上常与揉法配合应用，掐后轻揉局部，以缓解不适感。

3. 每处掐3~5次即可。

## 【手法特点】

刺激性较强。

## 【适用部位】

头面部、手足部。

## 【临床应用】

常用于救治小儿急性惊证，具有定惊醒神、通关开窍的作用，如掐人中，掐十王等。

## 六、运法

以拇指、食指或中指指腹在小儿穴位上做轻柔缓慢的弧形或环形推动,称运法。

**【手法操作】**

以小儿手掌运法为例。医者用一手托握小儿手背,另一手用拇指、食指或中指指腹轻按于小儿手掌穴位上,沿穴位做弧形或环形的缓缓移动(图4-131)。

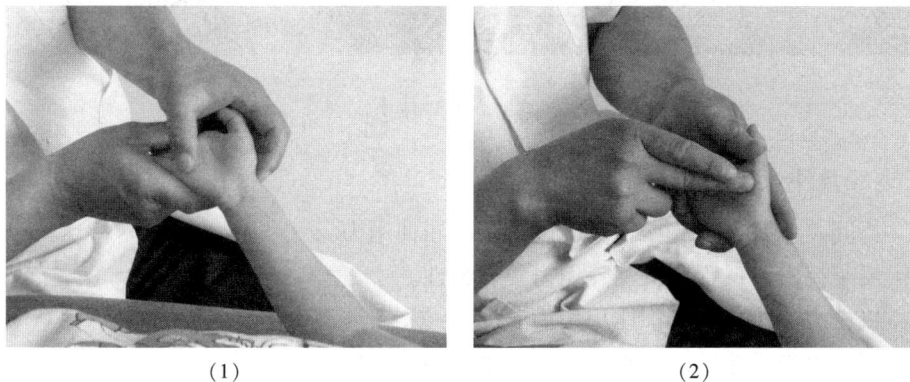

(1)　　　　　　　　　　　　　　(2)

图4-131　运法

**【要领及注意事项】**

1. 运法宜轻不宜重,压力较推法轻,不带动皮下肌肉组织运动。
2. 运法宜缓不宜急,速度较摩法、旋推法慢。
3. 运法幅度较旋推法大。

**【手法特点】**

弧线或环形推移,力轻而和缓。

**【适用部位】**

小儿头面、手部。

**【临床应用】**

常用于弧线形穴、面状穴、线状穴等特定穴的操作。在某些穴位上运法的方向与补泻有关,使用时应根据不同部位与穴位辨证选择。

## 七、捣法

用中指指端或食、中指屈曲的指间关节,在治疗部位做有节奏的叩击操作,称捣法。

**【手法操作】**

一手固定小儿操作部位,另一手指关节自然屈曲放松,用中指指端或屈曲的食指、中指第一指间关节背侧突起部为叩击部位,腕关节主动屈伸用力,带动叩击部位在小儿穴位上做有节奏的弹性叩击(图4-132)。

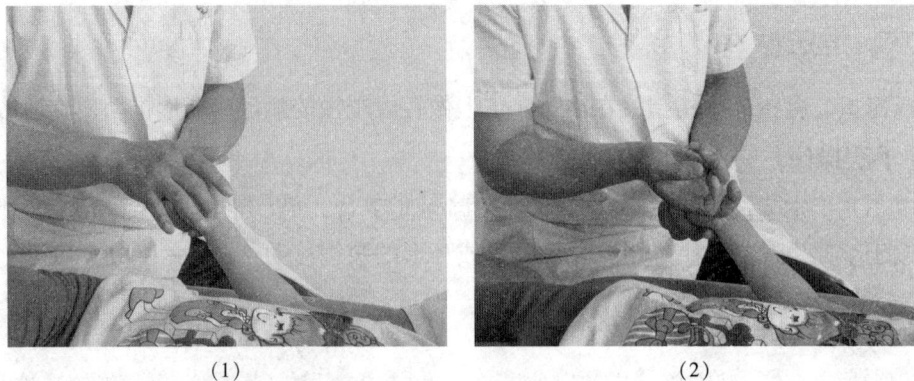

（1）　　　　　　　　　　　　　　　　（2）

图 4 - 132　捣法

**【要领及注意事项】**

1. 指间关节要自然放松，以腕关节主动屈伸用力。

2. 反复捣击时位置要准确，用力要有弹性。

3. 捣击力量要适当，不能用蛮力。

4. 指端捣击要注意修剪指甲，以免划伤小儿皮肤。

**【手法特点】**

实为指端或指间关节叩击法。

**【适用部位】**

手部点状穴。

**【临床应用】**

本法常用于捣小天心以安神宁志。

# 第五章　推拿功法

"推拿练功"是指以提高推拿手法技能和临床治疗效果为目的的锻炼方法。推拿功法是中医推拿学的重要组成部分。

推拿功法是推拿专业者在自身工作中，从实践到意识，逐渐产生、发展、完善而成的。推拿练功可以提高推拿临床治疗的效果，避免推拿专业者自身的筋肉损伤与疲劳。推拿手法操作的力，不是蛮力而是柔力，这种力需要推拿者通过后天的推拿功法练习、内外兼修来达到。

推拿手法中的功力技巧，直接影响到推拿的疗效，而功力技巧是需要通过推拿功法练习来提高的。推拿手法在患者体表操作时需要有持久性，通过进行较长时间的易筋经锻炼，可增强肌肉的持久性。推拿手法需要有深透性，通过推拿功法练习可以使推拿者周身内劲从手上发出，增强深透力。通过推拿功法的调神练习，可以改善推拿者的心态，提高推拿者的临床应对能力。推拿功法练习可以增强推拿者的力量，提高抗疲劳能力，避免身体的损伤。

推拿功法不仅适用于推拿医生练习，患者在接受推拿治疗期间也可以选择适合病情的推拿功法来进行锻炼，从而提高推拿治疗的疗效，加速机体康复。

推拿功法练习需要一个长期的过程。功力的锻炼不可能一蹴而就，需长期坚持、循序渐进，只有长期坚持，才会"功到自然成"。在学习中还要注意保留传统功法特色。

# 第一节　少林内功

少林内功原为少林武术的基本功，内功推拿流派将其引入到推拿练功之后，目前已经成为推拿专业人员练功的重要内容之一，是推拿专业人员必练的基本功。这一功法的特点是运动量较大、增劲明显、气感强。所以特别利于增强推拿医师的体力和体质，而且还可将其用于治疗多种病症。

## 一、基本要求

少林内功强调以力贯气，蓄劲于指端，即所说的"炼气不见气，以力带气，气贯四肢"。强调用"霸力"，下肢挺直，膝关节不可弯曲，两足踏实，五趾抓地，脚尖略内扣，两足成内八字；凝劲于肩、臂、肘、腕、指，两手拇指外展伸直，其他四指并拢伸直；躯干挺拔，挺胸收腹，精神贯注，目视前方，自然呼吸，舌抵上腭，刚柔相济。

练习此功法要先练习裆势，当裆势的动作掌握好后，再接着练基本动作。每天的训练量要由小到大，以微微汗出为度。

## 二、基本裆势

### 1. 站裆势

**【动作及要领】**

（1）并步直立，左足向左横迈一步，两足的距离稍比肩宽，足尖略内扣成内八字，五趾抓地，足跟踏实。

（2）躯干挺拔，挺胸收腹，臀内蓄。

（3）两臂伸直后伸，腕关节背伸，拇指外展伸直，其他四指并拢伸直。

（4）目视前方，自然呼吸，精神贯注，舌抵上腭。

（5）要做到三直四平。即臂、腰、腿要伸直；头、肩、掌、脚要尽量水平（图5-1）。

**【作用】**

（1）此势为少林内功的基本裆势，可固本强基。

（2）行气活血、调和脏腑、提高推拿者指、臂、腰、腿的功力。久练此势可感觉到经气在四肢末端的运行。

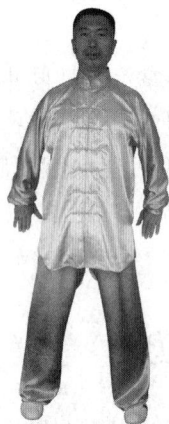 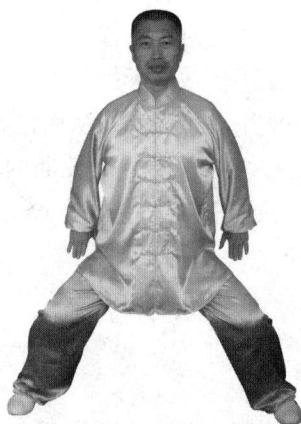

图5-1 站裆势　　　　　　　　　图5-2 马裆势

### 2. 马裆势

**【动作及要领】**

（1）并步直立，左足向左横迈一大步，屈膝下蹲成马步，两足跟距离大宽于肩，两足尖微内扣成内八字。挺胸收腹沉腰，上身微前倾，避免蹶臀。

（2）两臂伸直后伸，腕关节背伸，拇指外展伸直，其他四指并拢伸直，虎口朝内。

（3）目视前方，自然呼吸，精神贯注，舌抵上腭（图5-2）。

**【作用】**

（1）此势是锻炼下肢的基本功，可增强根基之稳定。

（2）可促进腰部的气血运行，补肾强腰，肝肾亏虚患者尤其适合练习本裆势。

## 三、基本动作

**1. 前推八匹马势**

**【动作及要领】**

（1）取站裆或指定裆势。屈肘，拇指外展伸直，指尖朝上，四指伸直，指尖朝前，掌心相对，直掌护于两胁。

（2）蓄劲于肩臂，贯于掌，达于指。两臂徐徐运劲前推，力发于腰，以肩、肘、掌推成一直线和地面平行为度，微挺胸。

（3）徐徐屈肘，边屈肘边握拳回收，最后收拳于两胁。由直掌化俯掌下按，两臂后伸，肘伸直，腕关节背伸，恢复原裆势。

（4）两目平视，呼吸自然，精神贯注（图5-3）。

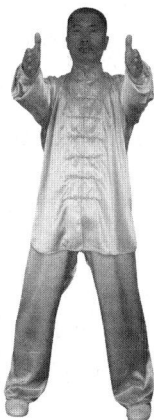

图5-3　前推八匹马势

**【作用】**

（1）可以增加腰部、上肢伸侧力量，增强指力和两臂蓄劲的功夫。

（2）宽胸理气、健脾和胃、强筋壮骨，可防治胸闷、气短、腰痛、脘胀、消化不良、食少纳呆等病症。

**2. 倒拉九头牛势**

**【动作及要领】**

（1）取站裆或指定裆势。屈肘，四指伸直并拢，拇指伸直、用力外展，四指朝前，掌心相对，直掌护于两胁。

（2）蓄劲于肩臂指端，两臂徐徐运劲前推，力发于腰，边推两臂边徐徐内旋，手臂完全伸直时，手背相对，拇指朝下。肩、肘、掌成一直线和地面平行。

（3）由掌化拳如握物状，劲注拳心，同时外旋腕部，拳眼朝上。徐徐屈肘，两臂后拉，收拳于两胁，化直掌护于两胁，掌心相对，身微前倾。由直掌化俯掌下按，两臂后伸，肘伸直，腕关节背伸，恢复原裆势。

（4）两目平视，呼吸自然，精神贯注（图5-4）。

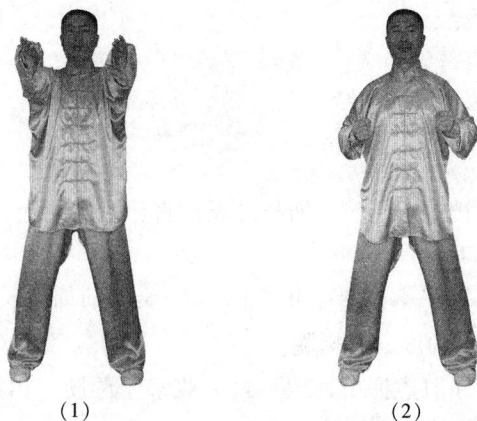

（1）　　　　　　　　　　　（2）

图 5 - 4　倒拉九头牛势

**【作用】**

（1）可通经络、调气血、平阴阳、和脾胃，内外兼顾。可防治消化不良、脘腹胀满、食少纳呆等病症。

（2）可增强两臂的悬劲、掌力和握力，对拿法、捏法、点法、理法的掌握大有益处。

**3. 凤凰展翅势**

**【动作及要领】**

（1）取大裆势或指定裆势。屈肘，两手置于两腰际，掌心朝上，四指伸直并拢，指尖朝前，拇指用力外展，徐徐上提至胸前呈立掌交叉，掌心朝向左右，食、中、无名、小指指尖朝上。

（2）立掌化为俯掌，蓄劲徐徐向左右推分，形如展翅，劲如开弓。头如顶物，上身微前倾。

（3）两手蓄劲，屈肘内收，掌心朝向左右，胸前立掌交叉。立掌化俯掌下按，两臂后伸，肘伸直，腕关节背伸，恢复原裆势。

（4）两目平视前方，呼吸自然，精神贯注（图 5 - 5）。

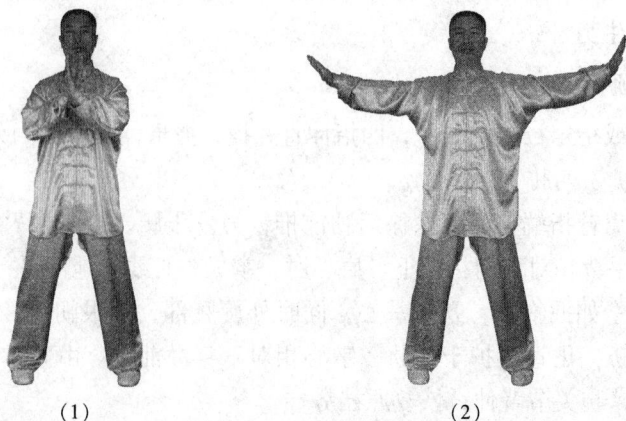

（1）　　　　　　　　　　　（2）

图 5 - 5　凤凰展翅势

【作用】

（1）宽胸理气、调和脏腑，常用于防治失眠、高血压、胸闷、胁肋胀痛、月经失调、善太息、咳、喘等病症。

（2）可增加上肢力量，尤其是增强手腕和手指的力量。

**4. 顺水推舟势**

【动作及要领】

（1）取大裆势或指定裆势。屈肘，四指伸直并拢，拇指用力外展，四指朝前，掌心相对，直掌护于两胁。

（2）两直掌蓄劲徐徐前推，边推边腕关节内旋，使虎口朝下，指尖相对，两臂似环状，挺肘形似推舟，掌、肘、肩成一直线和地面平行。

（3）腕关节慢慢外旋后伸直，恢复直掌，屈肘蓄力而收，两直掌置于两胁。由直掌化俯掌下按，两臂后伸，肘伸直，腕关节背伸，恢复原裆势（图5-6）。

【作用】

（1）宽胸理气、健脾和胃，可防治心脏病、脾胃不和等病症。

（2）增强腰部及上肢力量，着重于指、掌发力训练，有助于擦、按、点、揉、推等手法提高。可有效预防腰背部、肩部的肌肉劳损。

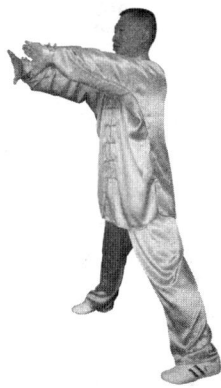

图5-6 顺水推舟势　　　　图5-7 怀中抱月势

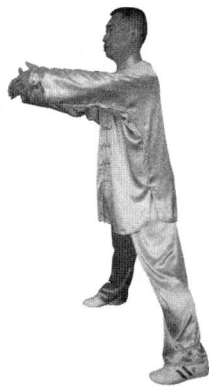

**5. 怀中抱月势**

【动作及要领】

（1）取大裆势或指定裆势。屈肘，两手置于两腰际，掌心朝上，四指伸直并拢，拇指用力外展。

（2）两仰掌徐徐上提，在胸前立掌交叉，缓缓向左右推分，推到尽头后，指端朝向左右下方，掌心朝前，掌、肘、肩成一直线和地面平行。

（3）两臂徐徐蓄劲相抱，掌心朝向内侧，如抱物状，上身略前倾，呼吸自然，两掌在正前方交叉，变为立掌，收于胸前。立掌化俯掌下按，两臂后伸，肘伸直，腕关节背伸，恢复原来的裆势（图5-7）。

**【作用】**

（1）反复抄举可以通利三焦、疏肝理气、滑利关节。

（2）防治肩、肘关节功能障碍一类的疾患。

**6. 风摆荷叶势**

**【动作及要领】**

（1）取大裆势或指定的裆势。屈肘，两手置于两胁部，掌心朝上，四指伸直并拢，拇指用力外展。

（2）双掌提到胸前，两掌相叠，左掌在右掌上。向前上方运劲推出，高与肩相平，然后徐徐向左右推分开，掌、肘、肩成一直线和地面平行。拇指外侧略用力，使两手掌面和地面平行。

（3）两仰掌同时蓄劲慢慢向正前方合拢，交叉相叠，右掌在下，左掌在上，缓缓收于两腰际。仰掌化俯掌下按，两臂后伸，肘伸直，腕关节背伸，恢复原裆势。

（4）头如顶物，两目平视，自然呼吸（图5-8）。

**【作用】**

（1）宽胸理气、调畅气机、平调阴阳、强心宣肺，可防治心、肺、肝等脏腑疾患。

（2）增强两臂臂力、指力，特别是悬劲。适合推、擦、点、捻等手法的训练。

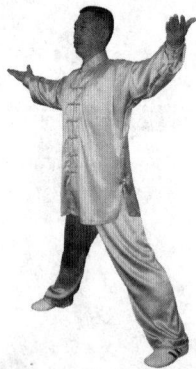

图5-8　风摆荷叶势　　　　　　图5-9　单凤朝阳势

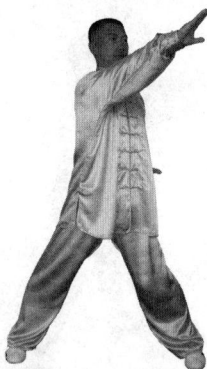

**7. 单凤朝阳势**

**【动作及要领】**

（1）取站裆势或指定裆势。屈肘，两手置于两腰际，掌心朝上，四指伸直并拢，拇指用力外展。

（2）右仰掌向左前方蓄劲伸出，边伸出边内旋腕关节和前臂变俯掌。

（3）缓缓呈半圆形运向右下方，收回变仰掌护于腰际。左手动作与右手相同，只是方向相反。由仰掌化俯掌下按，两臂后伸，肘关节伸直，腕关节背伸，恢复原裆势（图5-9）。

**【作用】**

（1）疏肝利胆、调理气机，可防治胸胁满闷、腹胀之肝气郁滞证。

（2）增强上肢及腰部的耐受力，适用于肩、肘功能障碍的患者练习。

**8. 顶天抱地势**

**【动作及要领】**

（1）取站裆势或指定裆势。屈肘，两手置于两腰际，掌心朝上，四指伸直并拢，拇指用力外展。

（2）仰掌缓缓上托，过于肩部，腕关节内旋，虎口相对，掌心朝上，犹托重物，蓄力徐徐上举。

（3）到尽端后，缓缓向左右外分下抄，同时上身前俯，两掌逐渐相叠，左手在下，右手在上。

（4）两掌如抱物状缓缓上提到胸部，下落于两腰际成仰掌护腰，两目平视。由仰掌化俯掌下按，两臂后伸，肘关节伸直，腕关节背伸，恢复原裆势（图5-10）。

**【作用】**

（1）补肾壮腰，通调督任脉气血。

（2）增强腰、腹、上肢力量，防治腰背部肌肉劳损。

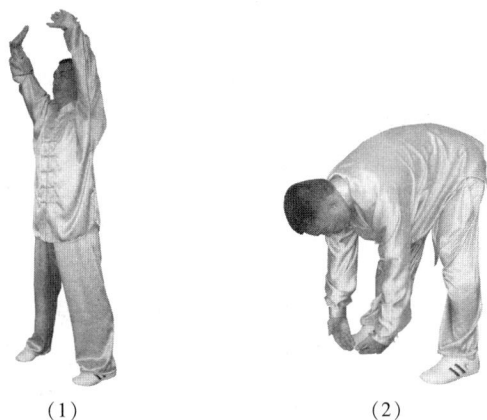

（1）　　　　　　　　　　　（2）

图5-10　顶天抱地势

**9. 力劈华山势**

**【动作及要领】**

（1）取大裆势或指定裆势。屈肘，两手置于两腰际，掌心朝上，四指伸直并拢，拇指用力外展。

（2）两手缓缓上提到胸前，在胸前立掌交叉，然后向左右分推，肘部微屈，掌心向前，两掌到左右侧方后，两臂同时用力连续下劈三次，头如顶物，两目平视，自然呼吸。

（3）两臂沿原路线缓缓收回，仰掌护于两腰际。由仰掌化俯掌下按，两臂后伸，肘关节伸直，腕关节背伸，恢复原来的裆势（图5-11）。

**【作用】**

（1）通利三焦气机，可防治胸闷、脘腹不适等病症。

（2）着重于增强肩臂力量，治疗肩臂痛、腰背痛。

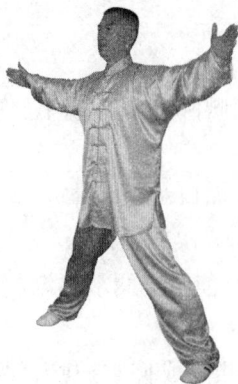
图 5 - 11　力劈华山势

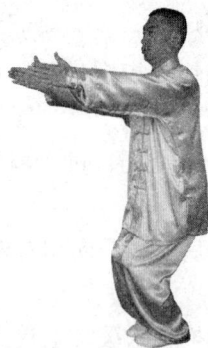
图 5 - 12　三起三落势

**10. 三起三落势**

**【动作及要领】**

（1）取并裆势或指定的裆势。屈肘，四指伸直并拢，指尖朝前，拇指用力外展，掌心相对，直掌护于两胁。

（2）屈膝下蹲，同时两手直掌前推。头不要前俯后仰，两目平视前方，呼吸自然。

（3）两掌蓄劲回收，同时缓缓站起，站直时两掌回收至两胁。前推后收往返三次。由直掌化俯掌下按，两臂后伸，肘关节伸直，腕关节背伸，恢复原裆势。

（4）前后往返三次（图 5 - 12）。

**【作用】**

（1）具有健脾和胃、祛邪外出的作用，可防治内脏虚弱、外感病症等。

（2）加强拇指力量和下肢力。有利于按、点、推、踩蹻等手法的训练。

（3）促进腰腿气血的运行，适用于肩、肘、膝关节功能障碍患者的锻炼。

**11. 饿虎扑食势**

**【动作及要领】**

（1）取弓箭裆势。两手置于两腰际，掌心朝上，四指伸直并拢，拇指用力外展。

（2）两仰掌前推，边推两臂边内旋，两臂推直后，两腕背伸，虎口朝下，掌心朝前，掌、肘、肩成一直线和地面平行，上身随势前俯。

（3）五指握拳，同时外旋腕关节，拳眼朝上，劲注拳心，屈肘用力回拉，仰掌护于腰际。由仰掌化俯掌下按，两臂后伸，肘伸直，腕关节背伸，恢复弓箭裆势（图 5 - 13）。

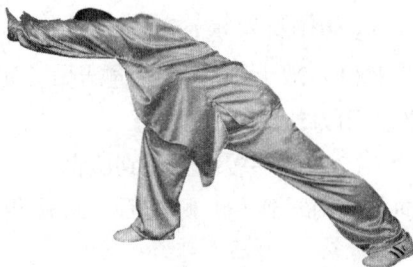
图 5 - 13　饿虎扑食势

**【作用】**

（1）滑利关节，尤其是肩部活动障碍以及各种慢性病症。

（2）增加腰腿部力量，增强身体稳定性。

# 第二节　易筋经

易筋经，是我国民间早已流传的健身锻炼方法，相传为天台紫凝道人所创。从易筋经的名称来看，"易"者，变易、改变也；"筋"指筋肉；"经"指规范、方法。因此"易筋经"就是通过形体的牵引伸展、抻筋拔骨来锻炼筋肉，调节脏腑经络，使之强健的锻炼方法。宋元以前仅流传于少林寺僧众之中，自明清以来才日益流行，且演变为数个流派。

易筋经是一套身心并练、内外兼修、外练筋骨皮、内练精气神的医疗养生功。练功中，要求每势动作尽量做到伸展、缓慢、柔和、放松，用力适度，不可用蛮力、僵力。神态上要安宁祥和、精神内守、排除杂念。初练者，以自然呼吸为佳，当练到一定程度后，可逐渐配合呼吸。练习完毕，注意保暖，不可当风。锻炼时，可根据每人具体情况，选其中一势或几势或整套进行，但必须循序渐进，持之以恒。练习的时间、强度要因人而异，一般以每天 1 次，每次练至微微汗出为佳。

易筋经不但是推拿工作者强身健体、提高体力的主要练功方法之一，而且也是人们防治疾病、延年益寿的常用养生功法。

**1. 韦驮献杵**

**【预备】**

并步直立。头正如顶物，目视前方。沉肩垂肘，含胸拔背，收腹，松腰。两臂自然下垂于体侧，掌心朝内。膝关节微屈，膝前缘不超过足尖。心平气和，精神内守，呼吸自然。

**【动作及要领】**

（1）左足向左迈开一步，与肩同宽。

（2）两臂伸直外展与肩相平，两掌心朝下，转掌心朝前，缓缓向正前方合拢，屈肘内旋前臂，指尖朝上，腕关节、肘关节与肩关节在同一水平面上。两前臂继续内旋，指尖指向天突穴。

（3）两手缓缓向左右分开，掌心相对，相距约 15cm，在胸前成抱球状，沉肩垂肘虚腋，脊背舒展，上虚下实，两目平视，身体微前倾。

（4）收势　先深吸一口气，然后缓缓呼出，两手同时下落于体侧，掌心朝内，收左足，成并步直立（图 5－14）。

**【作用】**

（1）本势可平心静气、安神定志、排除杂念、消除焦虑，对神经衰弱、心烦失眠、精神疲劳等有一定疗效。

（2）对增强推拿手法的手腕悬劲和持久力具有重要的作用。

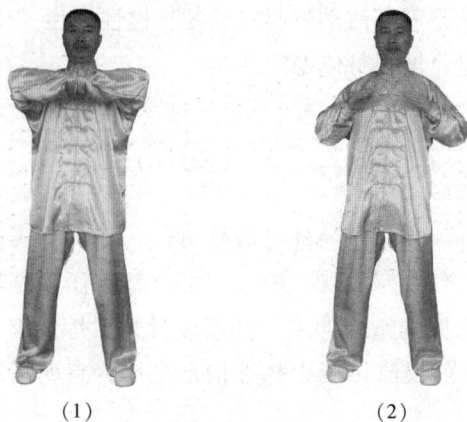

（1）　　　　　　　　　　　　　　（2）

图 5 - 14　韦驮献杵

**2. 横胆降魔杵**

本势又称为"韦驮献杵第二势"。

**【预备】**

和第一势相同。

**【动作及要领】**

（1）左足向左迈开一步，与肩同宽。

（2）两手下按，掌心朝下，指尖朝前，肘关节伸直。两手翻掌向上，指尖相对，上提到胸前，向前推出，指尖朝前，两臂与肩相平。

（3）两臂向左右分开，至正侧方，翻转掌心朝下，两膝挺直，足跟抬起，足尖着地，日久可仅用蹈趾侧着力，身体略前倾。

（4）收势　先深吸一口气，然后缓缓呼出，同时足跟下落，收左足，成并步直立（图 5 - 15）。

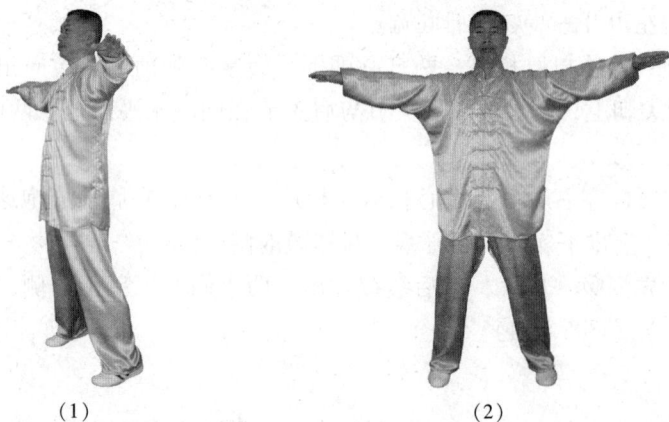

（1）　　　　　　　　　　　　　　（2）

图 5 - 15　横胆降魔杵

【作用】

（1）宽胸理气、疏通经络、平衡阴阳、改善心肺功能，对防治肺气肿、肺心病、共济失调等有一定效果。

（2）可增强臂力、腿力。是易筋经中锻炼两手臂悬劲和耐力的重要动作。

**3. 摘星换斗**

【预备】

和第一势相同。

【动作及要领】

（1）并足站立，两手握空拳，置于两腰际，拳心朝上。

（2）重心放在右腿上，左腿向左前方迈出一大步，成左弓步；同时，右手拳背置于命门穴处，左手由拳变掌，掌心朝上，伸向左前方，手指高与头顶相平，眼看左手。

（3）重心向后移，上身向右转，右腿膝关节屈曲，左腿膝关节伸直，左脚脚尖向上翘起；同时，左手随着上身向右转而向右平摆，眼随左手移动。

（4）上身向左转动，稍收回左脚，左脚尖点地，成左虚步；同时左手随着身体向左转动而向左摆动，变成勾手举在头前上方，指尖指向印堂穴成摘星状，目视钩手。上身转动要由腰来带动。钩手离前额约一拳远。

（5）收势：深深地吸一口气，然后缓缓呼出去，同时收回左脚，双手变掌落在身体两侧，并步站立。以上是左式动作，右式动作与左式相同，只是左右相反（图5-16）。

【作用】

（1）本势主要作用于中、下焦，上体转动幅度较大，使肝、胆、脾、胃等脏器受到柔和的自我按摩，促进胃肠蠕动，增强消化功能，可达到健脾和胃、疏肝利胆、壮腰健肾、延缓衰老的功效。常用来预防和治疗胸闷、腹胀、胁胀、胃脘部疼痛不适、中风后遗症等病症。

（2）可增强腕力、臂力、腰力、腿力，改善颈、肩、腰的活动功能。特别是对一指禅推法的疗效提高有一定的帮助。

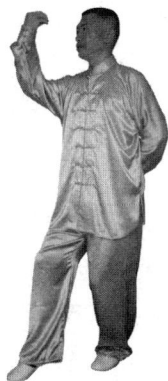

图5-16　摘星换斗　　　　　　　　　图5-17　出爪亮翅

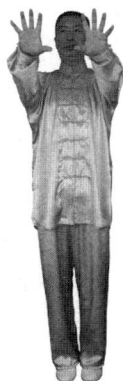

**【动作及要领】**

(1) 左足向前方迈进一大步，成左弓步。双手握拳由两腰际向前作扑伸，手与肩同一高度，掌心朝前，腕关节背伸，坐腕，双手手形呈虎爪形，前扑动作要显现出刚劲。要用躯干的蠕动带动双手前扑，力达指端。

(2) 双手十指撑地，置于左膝两侧，指端向前。后腿屈膝，脚趾着地；前脚跟稍微抬起。挺胸，抬头，瞪目，目视前方，塌腰，脊柱呈反弓形。

(3) 稍停片刻，收回右足于左足旁呈并步，缓缓起身，双手握拳收回于两腰侧。

(4) 收势：先深吸气，然后慢慢呼出，双手变掌落于体侧。以上为左式动作，右式与左式动作相同，惟方向相反（图5-20）。

**【作用】**

(1) 强腰壮肾、舒筋健骨。

(2) 久练可增加指力、臂力和下肢力量，并能锻炼腰腹肌群。

**【注意事项】**

高血压、心脏病患者，忌练此功。

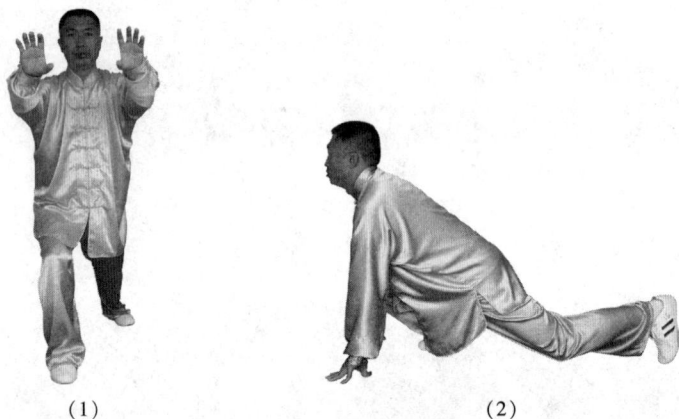

(1)　　　　　　　　　　　　　　(2)

图5-20　饿虎扑食

### 8. 打躬击鼓

**【预备】**

和第一势相同。

**【动作及要领】**

(1) 左足向左迈开一步，与肩同宽。

(2) 两臂外展，手心朝上，上举至头上方，两掌心相对，十指交叉相握，抱于脑后枕骨，与项争力，两肘要向后充分伸展，切勿屏气。屈膝下蹲成马步，目视前方。

(3) 伸直膝关节，弯腰，双手用力将头压向胯下，足跟不要抬起；双手掌心分别轻掩耳部，四指按在脑后枕骨上，食指附在中指上，食指从中指滑落在枕骨上，以此来弹击枕骨，此时耳内有"咚咚"响声，击24次（图5-21）。

**【作用】**

（1）醒脑明目、益聪固肾、强健腰腿，可增强头部的血液循环，改善腰背及下肢的活动功能，缓解脊背腰部肌肉的紧张、疲劳，防治耳鸣，增强听力。

（2）增强臂力、腰力、腿力。

**【注意事项】**

高血压患者，禁练本势。

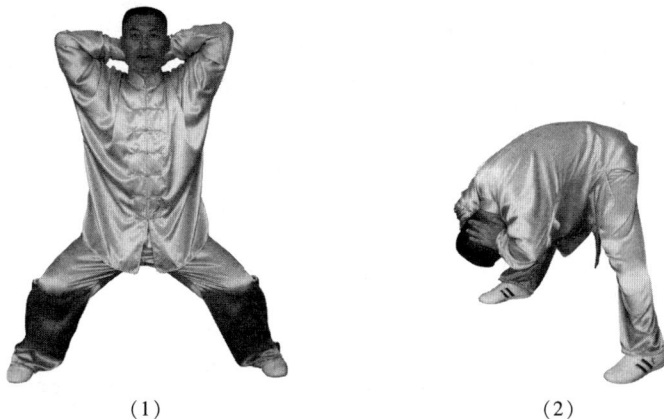

（1）　　　　　　　　　　　　　　　（2）

图 5 - 21　打躬击鼓

### 9. 掉尾摇头

**【预备】**

和第一势相同。

**【动作及要领】**

（1）并步站立。双手十指交叉相握，掌心朝上，置于小腹前，上托于胸前，前臂和腕掌内旋，掌心朝天，上托，托至肘关节挺直。

（2）双手臂、头极力后仰，两目上视，足不要离开地面，全身绷紧犹如拉紧的弓箭。

（3）身体前俯，随势推掌到两足的正前方，抬头，目视双手，膝关节挺直，肘要伸直，足跟不要离开地面。

（4）两手交叉不动。头向左后转，同时臀部向左前扭动，目视尾闾。稍停片刻，头向右后转，同时臀部向右前扭动，目视尾闾。稍停片刻，身体转正，抬头，目视双手。

（5）收势　深吸气，起身直腰；深呼气，双手分开，收回于身体两侧（图 5 -22）。

**【作用】**

（1）疏通经络、强健筋骨，增强腰、下肢和手臂的力量和柔韧性，改善脊柱各关节的活动功能。

（2）本势为结束动作，尚能通调十二经脉、奇经八脉，舒通气血。

# 第六章 治疗总论

## 第一节 针灸推拿治疗作用与原则

### 一、针灸推拿治疗作用

#### （一）疏通经络

《素问·举痛论》曰："经脉流行不止，环周不休"。《灵枢·邪客》写道："地有十二经水，人有十二经脉"《灵枢·五十营》言："人经脉上下左右前后二十八脉，周身十六丈二尺，以应二十八宿"。《灵枢·经脉》指出："经脉者，所以能决死生，处百病，调虚实不可不通也。"故而经络是中医学中人体重要组成部分，是气血运行的重要通道，若经脉通畅，人体就健康，而人体经脉若不通，那人体就会出现异常，所以，针灸推拿非常重视对于经脉的调整治疗。《灵枢·九针十二原》曰："于欲勿使被毒药，无用砭石，欲以微针通其经脉，调其血气，营其逆顺出入之会。"这表明了针灸刺激相对于砭石和药物具有更显著的疏通经络、调畅气血的作用。

#### （二）调和阴阳

《灵枢·根结》篇曰："用针之要，在于知调阴与阳。调阴与阳，精气乃光，合形于气，使神内藏。"故而对于阴阳的调和是针灸治疗非常重要的一部分。《灵枢·行针》篇记载："阴阳和调而血气淖泽滑利，故针入而气出，疾而相逢也。"这表明了针灸推拿治疗非常重视对于阴阳的调理，通过针灸推拿的刺激作用，能够对人体的阴阳进行调整，从而达到阴阳调和、疾病痊愈的目的。

#### （三）扶正祛邪

《素问·皮部论》认为"邪客于皮则腠理开，开则邪入客于络脉，络脉满则注于经脉，经脉满则入舍于府藏也"。在《灵枢·五邪》中则有"邪在肺，则皮肤痛""邪在肝，则两胁中痛""邪在脾胃，则病肌肉痛""邪在肾，则病骨痛阴痹，阴痹者按之而不得，腹胀腰痛，大便难，肩背颈项强痛""邪在心，则病心痛喜悲"。等论述，说明邪气侵入不同的经脉脏腑则会引起不同的病症。《素问·缪刺论》曰："邪客于臂掌之间，不可得屈，刺其踝后，先以指按之痛，乃刺之，以月死生为数""邪客于足太阳之络，令人拘挛背急，引胁而痛，刺之从项始数脊椎侠脊，疾按之应手如痛，刺之傍三痏，立已"。所以，可以认为，针灸具有确实的扶正祛邪治疗作用，通过针灸推拿的治疗能够有效地扶助正气而排除邪气。

#### （四）调节气机

《素问·六微旨大论》曰："出入废则神机化灭，升降息则气立孤危。故非出入，

以邪，刺此者，深而留之……婴儿者，其肉脆，血少气弱，刺此者，以毫刺，浅刺而疾拔针，日再可也。"《灵枢·行针》曰："百姓之血气各不同形，或神动而气先针行，或气与针相逢，或针已出气独行，或数刺乃知。"《灵枢·论痛》曰："人之骨强筋弱肉缓、皮肤者耐痛，其于针石之痛、火焫亦然……加以黑色而美骨者，耐火焫……坚肉薄皮者，不耐针石之痛，于火焫亦然。"《灵枢·逆顺》记载："刺之大约者，必明知病之可刺，与其未可刺，与其已不可刺。"由此可见，针刺、推拿的取穴、手法选择均需要与人的体质、疾病情况的不同来选取。医者应当根据患者个人情况，如年龄、体质、气血及皮肤等来选择相应的治疗手法。

**2. 因时制宜** 《灵枢·逆顺》云："气之逆顺者，所以应天地阴阳四时五行也"。《素问·阴阳应象大论》云："天有四时五行以生长收藏，以生寒暑燥湿风。人有五脏化五气，以生喜怒悲忧恐。"《灵枢·顺气一日分为四时》曰："夫百病之所始生者，必起于燥温寒暑，风雨，阴阳，喜怒，饮食居处，气合而有形，脏而有名，……四时之气使然"。《素问·八正神明论》记载："月生无泻、月满无补，月郭空无治"。所以，就一个疾病而言，在不同的季节时间里所表现出的生理病理状态都是不尽相同的，而人体在不同的时间季节里也有着不用的生理病理状态，所以，需要根据相应的时间机械来制定相应的针灸吐纳治疗手段方法。针刺治疗应当结合四时气候而有轻重深浅的分寸，如果违背了，不但病情不能够得到缓解，反而会加重病情。在临床上，历代医家根据因时制宜的原则，创立了子午流注、灵龟八法、飞腾八法等手段。

**3. 因地制宜** 《素问·异法方宜伦》认为人是依赖于天地之气来生存的，而五方的人民所处地域、地气各不相同，有着不同的生活习惯，所以，产生了五种不同的治疗方法。在临床中，需要根据不同的地理环境、气候条件和生活习惯的不同来采取相应的治疗措施。如南方多血热，需要采用针刺放血来治疗，北方寒冷，则多采用灸法来治疗。

## （四）治病求本

"标本"是一个相对的概念，有指症状为标、病因为本、先病为本、后病为标、正气为本、邪气为标等标本主次关系。《素问·至真要大论》说："是故百病之起，有生于本者，有生于标者。"《素问·标本病传论》曰："知标本者，万举万当，不知标本，是谓妄行。"又云"病有标本，刺有逆从"。标本指的是疾病发生发展过程中存在着病因与症状、原发与继发、主症与次症以及邪正消长等相互之间的关系，进而以此为依据，做出先后缓急的不同的治疗方案。《顾氏医镜》曰："标急则先治其标，本急则先治其本"。《医经余论》说："治病之难有二，一曰辨缓急"。明辨病之缓急为针灸推拿治疗中非常重要的原则。

**1. 急则治标** "腹胀由于湿者，其来必速，当利水除湿，则胀自止，是标急于本"，"若因脾虚渐成胀满，夜剧昼静……当益脾气，是病从本生，本急于标也"。临床上如果遇到了不及时处理则会危及生命或影响本来病症治疗的话，那么应该首先选择治标，为治本创造出有利的治疗条件。如在治疗高热惊厥的时候，应当先选用能够镇静止痉的针灸推拿方法来进行治疗，防止发生意外而耽误性命，待危险过后再进行针对高热的治疗，以达到治本的目的。

**2. 缓则治本**  《素问·标本病传论》云："病而后逆者治其本""先寒而后生病者治其本""先病而后生寒（或生泄）者治其本"。诸多病症所产生的症状都是与本病相关的，所以，将本病治愈，则可以把所有因本病所引起的症状全部消除。

**3. 标本兼治**  标本兼治指的是标病和本病同时治疗的原则。在标病并不急，不会危及生命，但又对患者有着较大影响的时候可以采取标病和本病同时治疗的手段进行治疗。

# 第二节  临床诊治特点

## 一、辨证与辨经相结合

中医学辨证论治内容丰富，就针灸学而言，辨证论治特点鲜明，不仅要辨病、辨证，还要辨经络，要将辨证论治与辨经论治相结合。《灵枢·厥病》谓："厥头痛，面若肿起而烦心，取之足阳明，太阴。""厥头痛，头脉痛，心悲，善泣，视头动脉反盛者，刺尽去血，后调足厥阴。""厥头痛，贞贞头重而痛，泻头上五行，行五，先取手少阴，后取足少阴。""厥头痛，项先痛，腰脊为应，先取天柱，后取足太阳。""厥头痛，头痛甚，耳前后脉涌有热，泻出其血，后取足少阳。"由此可见，针灸治疗非常重视中医的辨证、辨经施治。《灵枢·官能》曰："针所不为，灸之所宜……阴阳皆虚，火自当之。"这是针灸辨证中的辨阴阳。《素问·刺要论》云："病有浮沉，刺有浅深，各至其理，无过其道。"此为辨表里。《灵枢·经脉》提出了针灸治疗辨寒热与辨虚实，《灵枢·终始》记载："邪气来也紧而疾，谷气来也徐而和。"此为辨气。《灵枢·卫气》曰："能别营养十二经者，知病之所生，候虚实之所在者，能得病之高下。"《灵枢·刺节真邪》则说："用针者，必先察其经络之实虚，切而循之，按而弹之，视其应动者，乃后取之而下之。"经络遍布全身上下内外，不论内在的脏腑还是外在的肢节都有经络通过，故而对于有明确固定部位的病症都可以在辨经指导下进行临床治疗。《扁鹊心书》记载："昔人望而知病者，不过熟其经络故也。"《针经指南·标幽赋》认为："论脏腑虚实，须向经寻。"《经络考》则讲："脏腑阴阳各有其境，四肢筋骨各有其主，明其部以定经。"故而，临床上辨证与辨经相互结合，可以作为针灸推拿的主要的诊治方法之一。

## 二、辨证与辨病相结合

辨病是指对疾病的分析，以此来确定疾病的诊断，从而为治疗提供依据。经络内连脏腑，外络肢节。对于脏腑所患的疾病，可以通过相应脏腑的原穴、背俞穴和募穴进行治疗。《灵枢·九针十二原》云："凡此十二原者，主治五脏六腑之有疾也。"《灵枢·邪气脏腑病形》曰："合治内腑。"而疾病如果是与经络相关的那么通过针灸推拿刺激该经络上的相应穴位，或是与其经络相关的经络穴位进行治疗，亦可以达到良好的疗效，此即为辨病论治。"病"除了传统中医上的概念之外，还有西医学上"病"的含义。西医学的"病"是在解剖、生理病理、生化等基础上所形成的概念，而这些

**2. 上下配穴法**　上下配穴法是将人体的上肢、下肢、腰以上和腰以下穴位相配合使用治疗疾病的方法。《灵枢·终始》曰："病在头，取之足；病在腰者，取之腘。"《针灸甲乙经》云："气癃溺黄，关元及阴陵泉主之。""大便难，中渚及太白主之。"这些都是上下配穴的典型例子。

**3. 前后配穴法**　前后是指人体的前部和后部。前后配穴法是将前部腧穴与后部腧穴相结合使用的方法。前部为胸腹部，属阴，后部为腰背部，属阳。《灵枢·官针》称之为"偶刺。"偶刺法应用时是先以手在胸腹部探明痛点，然后向背腰部划一平行弧线，直对痛点，前后各斜刺一针。这种治疗方法多用在胸腹疼痛的疾患上。《针灸甲乙经》："腹满不能食，刺脊中。腹中气胀引脊痛，饮食多，身羸瘦，名曰食晦，先取脾俞，后取季肋。"另外，俞募配穴亦属于前后配穴法的典型使用方法。

**4. 左右配穴法**　《素问·阴阳应象大论》曰："故善用针者，从阴引阳，从阳引阴，以右治左，以左治右。"《针灸指南·标幽赋》云："交经缪刺，左有病而右畔取。"人体以前后正中线分为左侧和右侧，人体十二经脉为对称分布的穴位，临床上强调左右腧穴的协同作用来治疗疾病。《内经》中"巨刺"、"缪刺"就是左右配穴的应用，根据某些经络的循行交叉的特点，有左病右取、右病左取的方法，这种方法尤其适合于头面部的疾患。

**5. 内外配穴法**　内外配穴法是指肢体内侧的穴位与肢体外侧的穴位相配的配穴法。因内为阴、外为阳，故而内外配穴法是调整内外阴阳为主的方法。使用该法有主次之分，若阳经病，则选用外侧穴位为主穴，以内侧穴位为配穴；反之，阴经病选用内侧穴位为主穴，以外侧穴位为配穴。

**（二）按经配穴**

**1. 表里经配穴法**　表指阳经，里指阴经，阴经的病变可以在相表里的阳经取穴，阳经的病变可以同时在其表里的阴经取穴，此为表里配穴法。此配穴法可调整阴阳两经的经气，使脏腑协调。《灵枢·五邪》曰："邪在肾，则痛骨痛阴痹……取之涌泉、昆仑。"原络配穴法即是典型的一种表里配穴的方法。

**2. 本经配穴法**　为了增强穴位的主治作用，选取2个或2个以上的同一条经脉上的穴位相互配合，协调本经经气的一种配穴方法即为本经配穴法。本经配穴法中有五腧相配法，即按照五俞穴的五行与本脏腑的五行属性相生相克的关系，采取虚则补其母，实则泻其子的取穴和手法。《针灸甲乙经·五脏传病发寒热第一》云："唾血，时寒时热，泻鱼际，补尺泽。"此即为五俞穴相配取穴法。本经配穴法还有通经接气法，即同一条经脉上主治具有共同性的穴位，接受同一针灸推拿刺激后的感觉传导具有叠加性和趋病性，《席弘赋》曰："五般肘痛寻尺泽，太渊针后却收功。"添针引气法亦为本经配穴，《标幽赋》记载："气速至而速效，气迟至而不治。"即为在临床上一个穴位没有得气时应选择另一个穴位再作刺激，使其得气。

**3. 接经配穴法**　接经配穴法是根据"十二经脉，内属于脏腑，外络于肢节"的理论，选用经脉之间经气相通的经脉和腧穴进行配伍治疗的应用。《济生拔萃》记载："通经接气"或"接气通经"。《灵枢·终始》："凡刺之道，毕于终始，明知终始，五脏为纪，阴阳定矣。"十二经首尾相接，气血流注，如环无端，通过针刺经络的起止穴，激发本经经气，使经气上下一体，运行通常。

**4. 经筋接经法**　经筋接经法是根据经筋理论，在"经筋所通，主治所及"理论指导下，按循经局部、邻近、远端选穴的方法，选取本经筋上或下所接经筋的循经筋阿是穴治疗疾病的方法。经穴位于筋肉之中，经筋与经脉相辅相成，十二经脉的变化可以在经筋上找到相应的阳性反应点，一旦经筋反复损伤，形成了结块、条索，就会阻滞经脉的气血运行，产生相应的疾病。理筋推拿是治疗经筋病的有效手段。

**5. 同名经配穴法**　《素问·至真要大论》云："愿闻阴阳之三也何谓？岐伯曰：气有多少异用也。"《素问·阴阳类论》曰："阴阳经脉由此定太阳为三阳，阳明为二阳，少阳为一阳；太阴为三阴，少阴为二阴，厥阴为一阴。"手足相同名称的经脉穴位同时选用可以达到同气相求的治疗作用。《灵枢·逆顺肥瘦》曰："手之三阴，从脏走手；手之三阳，从手走头；足之三阳，从头走足；足之三阴，从足走腹。"在这样的经脉循行流注中，手足阴阳名称相同的经脉的交会都有规律可寻，手足阳经交会于头，手足阴经交会于胸，手足阳明经交会于鼻旁，手足少阴经交会于外目眦，手足太阳经交会于内目眦，手足太阴经交会于胸，手足厥阴经交会于胸中，手足少阴经交会于心中。由于有这样的经脉之间联系，手足同名的经脉之间的腧穴配伍，可以有效地提高临床治疗的疗效。如临床上对于痛症如肩周炎、手腕关节疼痛等治疗均有较好的作用，以同名经穴相应，有加强通经脉、止疼痛的作用。对于脏腑病的治疗，手足同名经穴配伍运用也有明显的作用。

**6. 子母经配穴法**　根据脏腑、经络的五行属性，在"虚则补其母，实则泻其子"的理论指导下，选取具有相应补泻关系的两条经脉或两条以上的经脉上相应穴位进行补泻治疗的配穴方法即为子母经配穴法。

## 三、针灸推拿方法和操作方法的选择

### （一）针灸推拿方法的选择

针刺治疗疾病的过程比推拿治疗更为量化，如子午捣臼法等具有明确的提插捻转次数要求。推拿手法的量化问题还处于研究阶段，没有统一的标准，有的以减轻患者疼痛为度，有的以推拿作用的局部有温热感为度。灸法与针刺推拿手法相比更具有温经通络和祛风散寒的作用，在治疗如风湿痹痛的时候更具有优势，然而灸法容易使皮肤烧伤，需要引起重视采取相应的保护措施，对于有皮肤溃疡等皮肤不适合的患者就不能使用灸法。推拿治疗较为方便，不受时间、地点、环境条件的限制。推拿治疗可以避免针刺带来的一些不便和疼痛。现在的一次性针具成本较高，并且具有弯针折针的风险。推拿手法能够进行理筋整复，对筋伤、关节紊乱与错位有较好的疗效。通过推、扳、旋转、拔伸、整复等可以纠正关节紊乱等，这是针灸所不具备的。所以，需要根据具体的疾病情况来选择相应的针灸推拿治疗方法。

### （二）操作方法的选择

针刺手法主要有提插捻转的操作，进针角度、进针深度、捻转方向和幅度能够产生相应的补泻的效果，通过对这些补写手法相互组合和运用，产生了青龙摆尾、白虎摇头、赤凤迎源、烧山火、透天凉等不同的操作手法。这些操作手法需根据临床的望闻问切获得的病情进行辨证论治。而灸法有瘢痕灸、悬灸、雀啄灸、隔物灸、温针灸、太乙神针等不同的灸法，临床上也需要根据病情的不同而选取相应的灸法。而推拿治疗具有多种操作手法，有一指禅推法、丁氏滚法、揉法、摩法、抹法、扫散法、扳法、弹拨法、拔伸法等，可根据病情选取相应的操作手法。

## 四、治疗时间

古代医家创立了多种以时间为根据的针灸推拿治疗方法，如子午流注法、灵龟八法等。一些疾病如五更泻等具有明显的时间发生规律，那么就根据时间规律进行治疗能够提高针灸疗效。《内经》中"热则疾之，寒则留之"指出了针灸时间的长短要根据病情来决定。一次针灸推拿需要多长的时间能够达到最佳的疗效与患者的个体差异、心理因素等多个方面有关，不是针灸推拿时间越长，效果就越好。一次针灸推拿治疗完成后，很多病症需要两次或多次治疗，每次针灸推拿间隔多长时间还没有定论。针灸推拿的治疗应当重视施术时间、间隔时间、疗程长短来进一步提高针灸推拿临床疗效。

# 第四节 特定穴的内容和应用

特定穴是十四经穴中具有一定特殊治疗作用并按特定称号归类的腧穴的总称，主要包括五输穴、郄穴、原穴、络穴、下合穴、背俞穴、募穴、八脉交会穴、八会穴、交会穴等。不同种类的特定穴的分布和作用各不相同，故其在临证时具有特殊的应用方法。

## 一、五输穴的内容和应用

五输穴是指十二经脉的经穴分布于肘膝关节以下的井、荥、输、经、合五类腧穴的简称。以上五类腧穴均分布在肘、膝关节以下的部位，并且具有从四肢末端按井、荥、输、经、合的次序向肘膝部位依次排列分布的特点。五腧穴每条经脉5穴，十二经脉共有60穴。五腧穴不仅归属于特定经脉，而且具有各自的五行属性。十二经脉的五腧穴及各自五行属性详见表6-1、表6-2。

**表6-1 六阴经五输穴表**

| 经脉名称 | 井（木） | 荥（火） | 输（土） | 经（金） | 合（水） |
|---|---|---|---|---|---|
| 手太阴肺经 | 少商 | 鱼际 | 太渊 | 经渠 | 尺泽 |
| 手少阴心经 | 少冲 | 少府 | 神门 | 灵道 | 少海 |
| 手厥阴心包经 | 中冲 | 劳宫 | 大陵 | 间使 | 曲泽 |
| 足太阴脾经 | 隐白 | 大都 | 太白 | 商丘 | 阴陵泉 |
| 足少阴肾经 | 涌泉 | 然谷 | 太溪 | 复溜 | 阴谷 |
| 足厥阴肝经 | 大敦 | 行间 | 太冲 | 中封 | 曲泉 |

表6-2　六阳经五输穴表

| 经脉名称 | 井（金） | 荥（水） | 输（木） | 经（火） | 合（土） |
| --- | --- | --- | --- | --- | --- |
| 手阳明大肠经 | 商阳 | 二间 | 三间 | 阳溪 | 曲池 |
| 手太阳小肠经 | 少泽 | 前谷 | 后溪 | 阳谷 | 小海 |
| 手少阳三焦经 | 关冲 | 液门 | 中渚 | 支沟 | 天井 |
| 足阳明胃经 | 厉兑 | 内庭 | 陷谷 | 解溪 | 足三里 |
| 足太阳膀胱经 | 至阴 | 足通谷 | 束骨 | 昆仑 | 委中 |
| 足少阳胆经 | 足窍阴 | 侠溪 | 足临泣 | 阳辅 | 阳陵泉 |

五输穴是十二经脉之气出、溜、注、行、入之所，具有治疗十二经脉及其所属络的五脏六腑病变的作用。依据古代文献，临床上一般把五输穴的应用归纳为以下三个方面。

**1. 按五输穴主病的特点进行相关应用**　论述最详细的《灵枢·顺气一日分为四时》中记载："病在脏者，取之井；病变于色者，取之荥；病时间时甚者，取之输；病变于音者，取之经；经满而血者，病在胃及以饮食不节得病者，取之于合。"而《灵枢·邪气脏腑病形》中记载："荥输治外经，合治内腑。"《难经·六十八难》又作了相关补充："井主心下满，荥主身热，输主体重节痛，经主喘咳寒热，合主逆气而泄。"

综合近代在临床上的具体应用，井穴多用于急救，如十二井穴点刺出血可用于抢救中风昏迷；荥穴主要用于治疗热证，如胃火牙痛可取内庭清泻胃火等；输穴主要用于治疗关节疼痛，如取束骨治疗膝关节疼痛；合穴则主要用于治疗脏腑病症，如胃脘痛可取足三里和胃止痛。

**2. 按五行生克关系进行选用**　十二经脉的五输穴都具有五行属性，临床上根据五行之间存在"生我""我生"的母子关系，结合其属络脏腑的五行关系，《难经·六十九难》提出了"虚则补其母，实则泻其子"的原则，即虚证用母穴、实证用子穴，故此种取穴方法亦称为子母补泻取穴法。

这种选取适当五输穴治疗疾病的方法，在临床上又具体可分为本经补母泻子法和他经补母泻子法。如足厥阴肝经属阴木，肝经的实证须泻本经的子穴，而"木生火"，故"火"为"木"之子，肝经的荥穴五行属性为火，故应选肝经的荥穴行间；肝经的虚证补须补本经的母穴，而"水生木"，故"水"为"木"之母，肝经的合穴五行属水，故应选肝经的合穴曲泉。以上是本经补母泻子法。又如肝经的实证应泻子经子穴，即泻心经（火）荥穴（火）少府；肝经的虚证应补母经母穴，即补肾经（水）合穴阴谷（水）。

**3. 按时选用**　天人相应是中医整体观念的重要内容，经脉的气血运行和流注也与季节和时辰的不同有十分密切的关系。《难经·七十四难》记载："春刺井，夏刺荥，季夏刺输，秋刺经，冬刺合。"其实就是根据手三阴经和足三阴经的五输穴均以井木为始，与一年之中的季节顺序相应而提出的按季节选用腧穴。

## 二、郄穴的应用

郄穴是人体经脉之气深聚的部位的腧穴。十二经脉各有 1 个郄穴，阴维脉、阳维脉、阴跷脉、阳跷脉也各有 1 个郄穴，共计 16 个郄穴。郄穴在临床上常用于治疗本经循行所过部位及所属脏腑的急性病痛。依据古代文献的相关记载，阴经郄穴多治疗相应脏腑的血证，阳经郄穴多治疗本经及所属脏腑的急性痛证。如肺病咳血，可选肺经的郄穴孔最；急性胃脘痛，可选胃经的郄穴梁丘等。郄穴除单独使用外，还常与八会穴配合使用，也被称为"郄会配穴"。如肺病咳血应用孔最配血会膈俞治疗效果尤佳，急性胃脘痛应用梁丘配腑会中脘治疗疗效更显等。各经郄穴详见表 6 - 3。

表 6 - 3　十六经脉郄穴表

| 经脉 | 郄穴 | 经脉 | 郄穴 |
|------|------|------|------|
| 手太阴肺经 | 孔最 | 手阳明大肠经 | 温溜 |
| 手厥阴心包经 | 郄门 | 手太阳小肠经 | 养老 |
| 手少阴心经 | 阴郄 | 手少阳三焦经 | 会宗 |
| 足太阴脾经 | 地机 | 足阳明胃经 | 梁丘 |
| 足少阴肾经 | 水泉 | 足太阳膀胱经 | 金门 |
| 足厥阴肝经 | 中都 | 足少阳胆经 | 外丘 |
| 阴维脉 | 筑宾 | 阳维脉 | 阳交 |
| 阴跷脉 | 交信 | 阳跷脉 | 跗阳 |

## 三、八会穴的应用

八会穴是指人体气、血、脏、腑、筋、脉、骨、髓等精气聚会处的 8 个腧穴。因八会穴与其所对应的脏腑组织器官有密切的关系，故可用于治疗相应的脏腑组织器官的病症。如中脘主治六腑病，其中以胃肠病为主；章门主治五脏病，其中以肝脾病为主；膈俞主治一切血病，其中以止血活血为主；膻中主治一切气病，其中以调气理气为主；太渊主治脉病，其中以调畅血脉为主；阳陵泉主治筋病，其中以痿痹挛瘫为主；大杼主治骨病，其中以骨节强痛为主；悬钟主治髓病，其中以瘫呆萎麻为主。《难经·四十五难》记载："热病在内者，取其会之气也。"说明八会穴还可以治疗某些热性病。八会穴与相应脏腑组织的对应关系详见表 6 -4。

表 6 -4　八会穴表

| 气会 | 血会 | 脏会 | 腑会 | 筋会 | 脉会 | 骨会 | 髓会 |
|------|------|------|------|------|------|------|------|
| 膻中 | 膈俞 | 章门 | 中脘 | 阳陵泉 | 太渊 | 大杼 | 绝骨 |

## 四、俞穴、募穴的应用

俞穴是脏腑之气输注于背腰部的腧穴，故又称背俞穴。募穴是脏腑之气汇集在胸腹部的腧穴，故又称腹募穴。在临床上，俞穴、募穴经常配合使用，故又合称为俞募穴。每一脏腑均有各自的俞穴和募穴，具体见表6-5。

表6-5　脏腑俞募穴表

| 脏腑 | 肺 | 心包 | 心 | 肝 | 脾 | 肾 | 胃 | 胆 | 膀胱 | 大肠 | 三焦 | 小肠 |
|------|-----|-----|-----|-----|-----|-----|-----|-----|------|------|------|------|
| 俞穴 | 肺俞 | 厥阴俞 | 心俞 | 肝俞 | 脾俞 | 肾俞 | 胃俞 | 胆俞 | 膀胱俞 | 大肠俞 | 三焦俞 | 小肠俞 |
| 募穴 | 中府 | 膻中 | 巨阙 | 期门 | 章门 | 京门 | 中脘 | 日月 | 中极 | 天枢 | 石门 | 关元 |

由于俞募穴与各自所属脏腑有着密切的关系，临床上常用于诊断、治疗相应的脏腑及组织器官的病症。

**1. 协助诊断**　五脏六腑发生病变时，常在背俞穴、募穴上出现阳性反应物，如压痛、敏感等。因此诊察按压背俞穴、募穴，可结合其他症状判断是否为相应脏腑的疾患。《灵枢·背俞》记载："欲得而验之，按其处，应在中而痛解，乃其俞也。"说明背俞穴往往是内脏疾患在背部的疾病反应点。《难经本义·六十七难》"阴阳经络，气相交贯，脏腑腹背，气相通应。"的记载又进一步补充说明了脏腑与俞募穴的关系，临床上俞募二穴可相互诊察疾病，即审募而察俞，察俞而诊募。

**2. 治疗相关疾病**　背俞穴不仅治疗相应的脏腑病症还能治疗与脏腑相关的五官九窍、皮肉筋骨等病症。如肝俞既能治疗肝病，又能治疗与肝脏有关的目疾、筋脉挛急等症。肾俞既能治疗肾病，又可治疗与肾有关的耳鸣、耳聋、阳痿及骨病等。募穴也可主治相应的脏腑病症。如心募巨阙治心病；胆募日月治胆病等。《难经·六十七难》曰："阴病引阳，阳病引阴。"脏属阴，腑属阳；腹为阴，背为阳。故一般五脏有病，常取背俞穴治之；六腑病变，多用募穴疗之。即《素问·阴阳应象大论》曰："从阴引阳，从阳引阴。"如肺病咳喘常选肺俞；心病怔忡常选心俞；胃病多选中脘；大肠病多选天枢等。

在临床上，俞募穴可以单独使用，也可相互配合应用。俞募相配同时选用又称为俞募配穴法，属前后配穴法的范畴。

## 五、原穴、络穴的应用

原穴是脏腑的原气输注、经过和留止的部位。十二经脉各有一个原穴，多分布于腕踝关节的附近。络穴是络脉从经脉别出部位的腧穴，可以联络互为表里的两条经脉。十二经脉各有一个络穴，皆位于肘、膝关节以下。此外，还有任脉的络穴鸠尾，督脉的络穴长强，脾之大络大包穴。十二经脉原、络穴详见表6-6。

表6-6　十二经脉原穴、络穴表

| 经脉 | 原穴 | 络穴 |
|------|------|------|
| 手太阴肺经 | 太渊 | 列缺 |
| 手厥阴心包经 | 大陵 | 内关 |
| 手少阴心经 | 神门 | 通里 |
| 足太阴脾经 | 太白 | 公孙 |
| 足少阴肾经 | 太溪 | 大钟 |

续表

| 经脉 | 原穴 | 络穴 |
|------|------|------|
| 足厥阴肝经 | 太冲 | 蠡沟 |
| 手阳明大肠经 | 合谷 | 偏历 |
| 手少阳三焦经 | 阳池 | 外关 |
| 手太阳小肠经 | 腕骨 | 支正 |
| 足阳明胃经 | 冲阳 | 丰隆 |
| 足少阳胆经 | 丘墟 | 光明 |
| 足太阳膀胱经 | 京骨 | 飞扬 |

临床上，原穴和络穴既可以单独应用，还可以相互配合应用。

**1. 单独应用**　原穴与所属脏腑有非常密切的关系，常用于诊断、治疗相应的脏腑病及经脉病证。五脏发生病变时，往往会在相应的原穴上出现异常反应（压痛、敏感、电阻改变、温度改变等），诊察原穴的反应变化，结合其他的临床体征，即可推断相关脏腑的病情。正如《灵枢·九针十二原》记载："五脏有疾也，应出十二原。十二原各有所出，明知其原，睹其应，而知五脏之害矣。"

原气通过三焦布散于原穴，故针灸原穴能通达三焦原气，具有调整相关脏腑的功能。所以当脏腑发生病变时，可选其相应的原穴，发挥其扶助正气、抗御外邪的作用，常用于治疗脏腑虚弱，经气运行无力等病症。正如《灵枢·九针十二原》记载："五脏六腑之有疾者，皆取其原也。"

络穴是经脉别出联系表里两经的部位。故十二经脉的络穴既可主治络脉病症，如手太阴肺经络脉，实则手部腕侧锐骨和掌中发热；虚则呵欠频作，小便失禁，或频数，治宜取其络穴列缺穴，随证补泻。又能疏调互为表里两经的经气，对表病及里或里病达表之表里两经病症具有独特疗效，如手太阴肺经的络穴列缺，既可以治咽喉肿痛、咳嗽、哮喘等肺经病症，又能疗头痛项强、齿痛等大肠经病症。至于督脉之络长强、任脉之络鸠尾、脾之大络大包，除治疗络脉病症以外，以治疗患部及内脏病为主。

**2. 配合应用**　原穴、络穴配合应用时，称为原络配穴法，又称主客配穴法，属表里经配穴法的范畴。此法以原发疾病经脉的原穴为主，以相表里经脉的络穴为客。二穴一主一客，相互配合，疏通内外，贯通上下，对相表里脏腑经脉的病症均有较好的疗效。如肺经的原穴太渊配大肠经的络穴偏历，主治咳嗽、气喘、上肢浮肿等；大肠经的原穴合谷配肺经的络穴列缺，主治外感咳嗽、偏正头痛等。

## 六、八脉交会穴的应用

八脉交会穴是十二正经与奇经八脉脉气相通的 8 个腧穴，是古人根据腧穴的主治特点总结而成，均分布于人体腕踝关节附近，又称为交经八穴。

临床应用时，八脉交会穴不仅主治本经脉循行所过的四肢躯干、头面五官病症，还可单独治疗各自相通的奇经病症。如通于督脉的后溪穴可以治疗脊柱强痛、角弓反张等督脉病症；通于冲脉的公孙穴可以治疗胸腹气逆而拘急的冲脉病症。八脉交会穴通过两穴配伍还可以治疗两脉相合部位病症。如公孙通冲脉，内关通阴维，两穴配伍可治疗冲脉与阴维脉相合部位（心、胸、胃部）的病症；后溪通督脉，申脉通阳跷脉，两穴配伍可治疗督脉与阳跷脉相合部位（目锐眦、颈项、耳、肩部）的病症，这属于上下配穴法范畴。八脉交会穴单独应用及配合应用的主治详见表6-7。

表6-7　八脉交会穴配伍及主治表

| 穴名 | 主治 | 相配合主治 |
|------|------|------------|
| 公孙 | 冲脉病症 | 心、胸、胃疾病 |
| 内关 | 阴维病症 | |
| 后溪 | 督脉疾病 | 目内眦、颈项、耳、肩部疾病 |
| 申脉 | 阳跷脉病症 | |
| 足临泣 | 带脉病症 | 目锐眦、耳后、颊、颈、肩部疾病 |
| 外关 | 阳维脉病症 | |
| 列缺 | 任脉病症 | 肺系、咽喉、胸膈疾病 |
| 照海 | 阴跷脉病症 | |

**［附］八脉交会八穴歌**

公孙冲脉胃心胸，内关阴维下总同。临泣胆经连带脉，阳维目锐外关逢。
后溪督脉内眦颈，申脉阳跷络亦通。列缺任脉行肺系，阴跷照海膈喉咙。

## 七、下合穴的应用

下合穴是指六腑之气下合于下肢三阳经的6个腧穴，故又称"六腑下合穴"。胃、胆、膀胱三腑的下合穴与本经五输穴中的合穴同名同位，大肠、小肠、三焦三腑的下合穴与本经五输穴中的合穴不同名不同位。《灵枢·邪气脏腑病形》记载："合治内腑"，概括了下合穴的主治功能。临床上，对于六腑的病症均可选用各自相应的下合穴进行治疗。如足三里主治胃脘痛、腹胀、饮食不化等；阳陵泉主治胁痛、呕吐、黄疸等；上巨虚主治腹痛肠鸣、泄泻痢疾等；下巨虚主治腹痛便溏、疝气等；委阳主治腹胀、水肿、带下等；委中主治小便异常等。六腑与下合穴的关系详见表6-8。

表6-8　六腑下合穴表

| 六腑 | 小肠 | 三焦 | 大肠 | 膀胱 | 胆 | 胃 |
|------|------|------|------|------|----|----|
| 下合穴 | 下巨虚 | 委阳 | 上巨虚 | 委中 | 阳陵泉 | 足三里 |

## 八、交会穴的内容和应用

交会穴是指两经或数经经脉交叉、会合部位的腧穴。根据"经脉所通，主治所及"的原理，交会穴可以主治所交经脉的病症。如足三阴经脉的交会穴三阴交穴，不仅可治足太阴脾经病，而且能疗足少阴肾、足厥阴肝经病等。任脉与足三阴经交会穴关元穴，不仅可治任脉病，而且能治疗足三阴经病等等。历代文献对交会穴的记载略有不同，但绝大部分内容出自《针灸甲乙经》。

# 第五节　针灸推拿常用的检查方法

## （一）望诊

**1. 脊柱部**　患者可以正立位、正坐位或俯卧位，暴露脊柱部，首先观察脊柱部的生理曲度有无改变，生理曲度的改变多见于脊柱的退行性病变、强直性脊柱炎病等椎体的病变。其次观察姿势有无异常，如脊柱侧弯、倾斜、驼背、骨盆歪斜等。脊柱前突畸形，多由于姿势不良或小儿麻痹症引起；脊柱后突畸形，表现为成角如驼峰状，多见于小儿佝偻病、脊柱结核、类风湿性脊柱炎、骨质退行性病变；脊柱侧弯畸形，多由于姿势不良、下肢不等长、肩部畸形、腰椎间盘纤维环破裂症、小儿麻痹症及慢性胸腔或胸廓病变。另外观察颈部有无侧向歪斜、胸锁乳突肌有无挛缩、有无先天性斜颈。尤其重视腰椎的观察，腰椎异常弯曲、角状后突畸形，则多见于单个椎体或 2 ~ 3 个椎体病变所致，如椎体的压缩性骨折、脱位、椎体结核或肿瘤而致椎体骨质破坏。腰椎弧形后凸畸形，则由多个椎体病变所致，如类风湿性关节炎、老年性骨质疏松症；腰椎生理前凸加大，可见于水平骶椎、下腰椎滑脱、小儿双侧先天性髋关节脱位等。

观察脊柱部皮肤的颜色是否正常，有无肿块、瘀斑。如直接外伤时，可见损伤部局部肿胀，并有青紫瘀斑；局部皮肤发红伴有肿胀，多由感染引起。腰背部有毛发斑，皮肤色浓，表明可能有脊椎裂存在；皮肤若见散在的咖啡色斑，可能是属于神经纤维瘤病继发的皮肤改变。腰部中线软组织肿胀，多为硬脊膜膨出。

观察有无疮疹、瘢痕、脓肿、窦口。腰椎骨髓炎、结核时可形成脓肿及窦口，以腰背筋膜、腹外斜肌、髂嵴所构成的腰三角处为好发部位。

**2. 肩部**　患者取坐位或站立位，并充分暴露肩部，需作两侧对比。观察双侧是否对称，高低是否一致。对比双侧三角肌的形态及锁骨上下窝是否对称。对比双侧肩胛骨高低是否一致，肩胛骨内侧缘与后正中线的距离是否相等。配合肩关节主动或者被动运动来观察其肌肉及关节的形态和功能状况。锁骨骨折时，患者为了缓解肩部肌肉牵拉所引起的疼痛，其肩部常向患侧倾斜，两侧不对称。肩锁关节脱位时可在肩上部出现高凸畸形。肩关节脱位时，肩峰突出，肩峰下空虚而出现"高肩"畸形。继发性肩关节半脱位日久也会出现类似"高肩"畸形。臂丛神经损伤引起肩部肌肉麻痹，可出现"垂肩"畸形。肩胛高耸多见于先天性高肩胛症，若双侧病变，颈部可呈现短缩畸形。"翼状肩胛"是由于前锯肌麻痹致肩胛胸壁关节松弛，肩胛骨向后突起而成。三角肌膨隆消失成"方肩"，多提示肩关节脱位。

观察肩关节有无肿胀、瘢痕、窦道、皮肤颜色改变等。局部肿胀，且皮肤青紫瘀斑，多见于骨折、脱位。肩关节肿胀，皮肤发红，多于肩关节急性化脓性炎症。皮肤紫暗、窦道多见于肩关节慢性化脓性炎症。

观察肩关节有无肌肉萎缩。肩关节周围肌肉的萎缩，多见于肩部疾病的晚期。如肩关节周围炎，疼痛日久、活动受限，则出现肩部肌肉的萎缩。肩部骨折，长期固定，则肩部肌肉出现废用性萎缩。肩部神经损伤，肌肉麻痹，失去运动功能，则肩部肌肉出现神经性萎缩。

另外，排除内脏相关的疾病引起的肩背部牵涉痛。神经的原因，体表部位的相应区域可引发牵涉痛。如左肩部疼痛要排除心脏疾病；右肩部疼痛要排除肝胆疾病。有一些肩部疼痛是由于颈椎疾病引起的，我们称之为颈肩综合征。

**3. 肘部**　正常的肘关节上臂的纵轴与前臂的纵轴在肘部形成一个外翻的携带角，男性为5°~10°，女性为10°~15°。因肘部骨骼先天性发育角异常、肱骨远端骨折复位不良，或损伤了肱骨远端骨骺，在生长中形成肘外翻畸形，携带角增大超过15°。因肱骨髁上骨折复位不良形成发育型畸形，或创伤中损伤了肱骨远端骨骺造成生长发育障碍，可引起肘内翻畸形，携带角变小、消失甚至出现内翻的角度。肱骨髁上骨折复位不良，使肱骨远端前倾角消失甚至骨折远端过伸，造成肘部后突畸形。类风湿性关节炎时，肘部可形成梭形畸形。肘后形成乒乓球样的囊性肿物，多见于尺骨鹰嘴滑囊炎患者。肘关节肿胀的患者，检查时必须认真区分是关节内肿胀还是关节外肿胀，全关节肿胀还是局限性肿胀。对肿胀的性质也要有所鉴别，区分是外伤性的肿胀还是病理性肿胀。外伤性损伤患者，出现局限性肿胀，说明局部损伤。肘关节局部出现肿胀，多见于外伤造成的撕脱性骨折，如肱骨内上髁撕脱性骨折，肿胀多发生在肘内侧；肱骨外上髁骨折、桡骨头骨折，肿胀多发生在肘外侧；尺骨鹰嘴骨折时，肿胀多出现在肘后方。因肘关节炎症，引起关节内积液时，在早期表现为肘后尺骨鹰嘴两侧正常的凹陷消失，变得饱满，积液较多时，则肱桡关节也出现肿胀；当大量积液时，肘关节呈现半屈位，肿胀严重。肘关节出现弥漫性肿胀，超出关节界线部位，多见于肘部骨折或严重的挤压伤。

**4. 腕掌部**　正常的腕关节休息位有轻度尺偏，10°~15°的背伸，拇指靠近食指旁，其余四指屈曲，从第2~5指各指的屈曲度逐渐增大，指尖端指向舟状骨。腕关节部位的餐叉样畸形，多发生于桡骨远端伸直型骨折，骨折后远端向背侧移位，从侧面观察形如餐叉。爪形手，可见于前臂缺血性肌痉挛而引起的损伤，掌指关节过伸，近端指间关节屈曲，形似鸟爪，当臂丛神经或尺神经损伤时，则掌指关节过伸，无名指、小指不能向中间靠拢且小鱼际肌骨间肌萎缩。猿形手见于尺神经和正中神经的合并损伤，表现为大鱼际肌、小鱼际肌萎缩，掌部的两个横弓消失，掌心变的扁平，亦称铲形手、扁平手。桡神经损伤时，前臂伸肌麻痹，不能主动伸腕形成"正垂腕"。锤状指，多由于手指伸肌腱止点及止点附近断裂，或手指伸肌腱止点处发生撕脱骨折。短指畸形、并指畸形、巨指畸形、缺指畸形、多指畸形则多与先天性遗传有关。匙状指甲多是霉菌严重感染的结果，整个手指呈杵状指，多为肺源性心脏病、支气管扩张等疾病。

全腕关节肿胀，多由于关节内损伤或病变，如关节囊或韧带撕裂、腕骨骨折或月骨脱位。腕部呈梭形肿胀，不红不热，多见于腕关节结核。双腕对称性肿胀，多见于风湿性关节炎。腕舟骨的骨折多可引起鼻烟窝的饱满肿胀。第2~5指指间关节梭形肿胀，多为类风湿性关节炎。沿着肌腱部位的肿胀多为腱鞘炎或者腱鞘周围炎。腱鞘囊肿多为孤立、局限的包块，有明显的界限。手指震颤，多见于甲状腺功能亢进、震颤麻痹、慢性酒精中毒者。震颤性麻痹患者，运动时震颤减轻或消失，静止时出现。如震颤轻微，可让患者闭眼，双手向前平举，在其双手背上放一张纸，可见纸的抖动。

**5. 髋部**　患者应取站立位。观察两侧髂前上棘、髂后上棘是否等高，即骨盆是否倾斜。如髂前上棘不等高，多由两侧下肢不等长继发骨盆倾斜所致。髂后上棘不等高，一侧向上移位或向后突出，表明有骶髂关节错位。观察骨盆区皮肤有无青紫瘀斑，肿胀等。从侧面观察腰臀部，腰椎部分前凸弧度消失，可能是由于椎旁肌肉痉挛所引起；如果弧度明显加大，可能是由于腹壁肌肉无力、髋部屈曲畸形或先天椎体滑脱引起；如弧度明显加大且臀部明显后突、髋部呈现屈曲位，则可能为髋关节结核等病变。

臀部后面有臀横纹，婴幼儿时期，臀横纹不对称，多由先天性髋关节脱位、肌肉萎缩、下肢不等长、骨盆倾斜等原因引起。髋关节的慢性疾病可导致臀部废用性肌萎缩；小儿麻痹后遗症可引起臀部神经性肌萎缩。

髋部的前面，注意观察腹股沟是否对称，如一侧饱满肿胀，多提示髋关节肿胀；如一侧出现凹陷空虚，多提示股骨头脱位或有严重的破坏。髋内翻畸形时，可引起患侧下肢短缩；髋外翻外旋畸形时，则患侧下肢内收、外展受限并较健侧下肢为长。

髋关节外上方突起，多由先天性脱位或者半脱位引起；外下方肿胀多属大转子病变或因腰骶部感染脓液流注引起。

**6. 膝部**　正常的膝关节有 5°～10° 的生理外翻角，伸直时，可以有 0°～5° 的过伸，佝偻病、脊髓灰质炎后遗症、骨折畸形愈合、骨骺发育异常等可使膝关节的外翻角改变，超过 15° 时，形成外翻畸形，单侧外翻时为 "K" 型腿；双侧外翻，称为 "X" 型腿；外翻角消失，形成小腿内翻畸形，两侧对称为 "O" 型腿。膝关节轻度肿胀的时候，表现为双膝眼消失，肿胀严重则整个膝关节肿大。肿胀最常见的原因是外伤，如膝关节扭伤、髌骨骨折等。膝关节滑膜炎、风湿性关节炎、膝关节结核、肿瘤等病变均可引起膝关节的肿胀。如肿胀时伴有局部皮肤发红，灼热而剧痛，多见于膝关节的急性化脓性炎症。在髌上囊部位出现局限性包块，多为髌上滑囊炎。在胫骨结节处出现明显的肿块，多为胫骨结节骨骺炎。膝关节后侧的囊性肿块多为腘窝囊肿。股骨下端或胫骨上端的内、外侧有局部隆突时，要注意是否为骨软骨瘤。在膝关节检查时，尤其要注意股四头肌的萎缩，任何引起下肢活动障碍的病变，如膝关节半月板的损伤、膝关节结核、腰椎间盘突出症、下肢骨折的长期固定等，均可引起股四头肌的萎缩。

**7. 踝部**　观察踝部有无畸形，如内翻足、外翻足、扁平足、高弓足、垂足、跟足等。踝关节的肿胀，多由踝部的外伤所引起。肿胀明显，早期以踝部前方为主，进而发展为全关节的肿胀，多见于内、外踝骨折或胫骨下端骨折。若肿胀形成缓慢，多见于踝关节结核或骨性关节炎。内外踝下方及跟腱两侧的正常凹陷消失，兼见波动感，可能是关节内积液形成。足后部肿胀多属于跟腱炎、滑囊炎、骨质增生等。全踝关节肿胀多为关节内严重骨折、脱位、肿瘤。局限性肿胀，见于关节外骨折、关节扭伤。

**8. 头面部**　观察头颅的大小形状是否与其年龄相称，如头形过大者常见于脑积水，亦可见于呆小病；头形过小者见于大脑发育不良。额骨及颞骨双侧凸出，顶部扁平，呈方形，为方头畸形，多见于佝偻病患儿，头发多稀疏不华。正常时眼睑裂两侧对称，大小相宜，睑裂变小多见于动眼神经麻痹、颈交感神经损害以及面肌痉挛；眼睑裂变大多见于面神经麻痹。眼球单侧突出多见于眶内肿瘤，双侧突出多见于颅内压增高等，眼球震颤多见于脑部病变。头轻度前倾、姿势牵强，多为颈椎病、落枕。小儿头倾向患侧，额面转向健侧，呈倾斜状态，多见于小儿肌性斜颈。一侧不能闭眼，额部皱纹消失，作露齿动作时，口角斜向健侧，鼻唇沟消失，多为面神经麻痹。头部不自主震颤，可见于老年人或震颤麻痹患者。下颌关节强直，发生于单侧时，则见颏部偏斜于患侧，患侧丰满，健侧扁平；发生于双侧时，则见整个下颌骨发育不良，颏部后缩。口呈半开状，咬合困难，常见于下颌关节脱位的患者。外伤患者注意头面部是否有血肿及淤青，是否有局部压痛，鼻骨是否在正常位，眼眶周围有无水肿及淤青，是否有视物模糊，瞳孔对光反射是否存在。

观察头面部的色泽和形态变化。譬如，小儿蛔虫病，面上可出现灰白色圆形的"虫斑"。小儿惊风或癫痫发作时，面色多为青而晦暗。风寒头痛和受寒腹痛，疼痛剧烈时，面色苍白而带青。

**9. 胸腹部**　充分暴露胸腹部，观察胸廓前面两侧是否对称，若一侧隆起，另一侧变平，而胸廓后面亦一侧隆起，另一侧变平，胸椎棘突连线变成弯曲弧线，往往是由胸椎侧弯而成畸形。正常胸廓横径长，前后经短，上部窄，下部宽，近似圆锥形。如胸廓高度扩大，尤其是前后径扩大，外形似桶状，俗称"桶状胸"，多见于肺气肿及支气管哮喘患者。如胸骨，尤其是胸骨下部显著前突，胸廓的前后径扩大，横径缩小，形似鸡胸，多见于佝偻病患者。胸椎的畸形，亦可使胸廓发生改变，如脊柱结核，老年驼背，造成脊柱后凸，使胸部变短，肋骨互相接近或重叠，胸廓牵向脊柱；如发育畸形，脊柱的某些疾患或者脊柱旁一侧肌肉麻痹，使脊柱侧凸，脊柱突起的一侧胸廓膨隆，肋间隙加宽，而另一侧胸廓下陷，肋骨互相接近或重叠，两肩不等高。观察胸腹部有无照显凹陷或膨隆，如站立时，见患者上腹凹陷，而脐部及下腹部隆起，多为胃下垂患者。若胸部发生多发性肋骨骨折，伤侧胸部可明显塌陷，并出现反常呼吸，胸部严重损伤时，患者为减轻疼痛而采用腹式呼吸。腹部膨隆并见静脉曲张时，多见于肝硬化腹水。

注意观察皮肤的颜色，有无皮肤红肿、淤青及青筋暴露。若胸部外伤，皮肤可见青紫瘀斑。乳腺癌患者可见"橘皮样"改变。

**（二）触诊**

**1. 脊柱部**　触摸脊柱部的体表标志，从枕骨开始，枕外隆凸成半圆形隆起，位于枕部中线上。第七颈椎、第一胸椎棘突比其余颈椎棘突长，触摸时，以一手掌轻按连续的三个长的突起，另一手转动患者头部，在手掌后感觉滑动与不滑的分别为第七颈椎棘突和第一胸椎棘突，亦有患者在低头时很明显地有一长的突起，这就是第七颈椎棘突。

检查脊柱的棘突的情况，患者取俯卧位，医者站立于一旁，以一手的食、中二指挟压于脊柱的棘突两旁，另一手加压叠于食、中二指上，从上向下拖动食、中二指，如两指运动为一直线，则棘突无偏歪为正常；反之，棘突则偏向一侧，说明脊柱有侧弯或棘突有偏歪。另外，医者以食指和无名指挟压于棘突两侧，中指指面压于棘突上，从上往下运动，如中指在两棘突之间有阶梯状感觉，可能有椎体的滑脱，最常见的是第五腰椎在第一骶椎上方向前滑脱或第四腰椎在第五腰椎上方向前滑脱。若在胸椎部，感觉到棘突有明显的滑脱，多表明胸椎体有压缩性骨折或胸椎结核、肿瘤等。

用手触摸各部肌肉的张力、大小、形状等，并做两侧对比。肌张力减低，多见于劳损性的损伤；肌张力增高，多见于急性损伤、炎症刺激等。如落枕时，胸锁乳突肌、斜角肌张力增高。在胸锁乳突肌上触摸到结节状的硬块多为肌性斜颈。压痛点的检查在脊柱部有重要意义。在检查压痛点时，分为浅压痛、深压痛、间接压痛，轻轻按压时，患者即感疼痛为轻压痛，多表明病变部位比较表浅，如棘上韧带、棘间韧带的损伤等，其压痛点多位于棘突上或棘突与棘突之间。在一些部位，用力重按压时，患者感觉疼痛，且感疼痛位置较深，称为重压痛。用力重压时，在所压部位无疼痛，而在与所压点相关的部位出现疼痛称为间接压痛。有时推拿临床检查时用相关的叩击痛来表示，医者一手掌轻置于检查部位，另一手握拳，轻叩其手背，如患者在叩击部或与叩击相关的部位出现疼痛，说明叩击痛存在，深压痛、间接压痛、叩击痛均表明深部的组织，如椎体、小关节、椎间盘等组织病变。在用拳叩击腰部时，部分患者反觉舒适，多表明有子宫后倾、肾下垂、神经衰弱等症状性腰痛。压痛检查时在部位上的要求常常是先上后下，先健侧后患侧，先脊柱两旁，后脊柱中央。背腰部的压痛点，应注意区别是否为内脏疾病在背腰部的反射性疼痛点。如心脏疾病患者可在左侧心俞处有压痛，肝、胆疾病患者则可表现为右侧肝俞、胆俞处压痛。

脊柱部触诊还须注意各部有无肌痉挛或肌萎缩，是否有肿块存在等。

**2. 肩部**　触摸时，医者用手指沿锁骨滑动触摸，先触摸锁骨内侧2/3的凸面，再触摸其外侧1/3有凹面，注意有无骨突出、骨擦音或骨折而引起的骨中断。在锁骨凹面的最深处，离锁骨前缘约2.5厘米，医者手指向下，往后外侧斜向压迫，可以触摸到喙突，注意喙突处有无压痛或异常的活动。在锁骨外侧端可触摸到肩锁关节，让患者伸屈活动肩关节数次，即可触到肩锁关节的活动，注意有无压痛、摩擦音和锁骨外端的弹性活动。在肩外侧的最高点的骨性突起为肩峰，检查有无压痛、异常活动。肩峰下方的骨性高突处为肱骨大结节，检查有无压痛、异常活动。肩峰向后、向内触摸，肩峰和肩胛冈形成一个连续的弓形，依次检查肩胛骨的脊柱缘、外缘、内上角、下角的骨轮廓，两侧进行对比，注意有无压痛。肩肱关节脱位时，在肩峰的外侧向下可触及明显的凹陷和空虚感，在腋窝部或肩前方能触摸到球形的肱骨头。肌腱袖由冈上肌、冈下肌、小圆肌和肩胛下肌四块肌肉组成。前三块肌肉止于肱骨大结节，可以触及，检查肌腱袖时医者以一手固定肩部上方，另一手握住患者肘关节，使肩关节被动后伸，肌腱袖滑向肩峰前下方，此时肩峰前下方即可触摸到半圆形肌腱袖，肌腱袖撕裂或在止点处撕脱，触摸时有压痛，以冈上肌最易发生撕裂，尤其易发生在靠近其止点处。肩峰下滑囊在肩峰和喙肩韧带的下方，检查时，使患者肩关节被动后伸，滑液囊从肩峰下旋向前面，以利于触摸，注意滑囊有无肥厚、肿块；肩峰下滑囊炎时，可以有触痛和肩关节活动受限。腋窝中有血管和神经通向上肢，医者站于患侧前方，将其上肢外展，用食指与中指轻柔地触摸腋窝部，然后将患者上肢放在体侧以使周围软组织松弛，手指向腋窝的内侧壁移动，当手指压在肋骨上时，可触及前锯肌，注意压痛和两侧对比。触诊外侧的肱骨结节间沟时，在腋窝外侧壁的喙肱肌和二角肌之间，用手指对着肱骨干向下扣压，可触及一博动，此为肱动脉博动。使患者上肢外展，可触及腋窝的胸大肌、背阔肌，注意有无压痛及肌肉的张力、形状、大小。触摸胸大肌、肱二头肌、三角肌等肩胛带肌肉，两侧对比，以了解肌肉的张力、形状等有无异常。外旋患者肩关节，检查肱骨近端的结节间沟及穿过该沟的肱二头肌长头腱，如触及到明显压痛，多为肱二头肌长头肌腱炎；如触摸到异位的长头肌腱，多为肱二头肌肌腱的滑脱；长头肌腱撕裂时，在上臂前中部可触及到隆起的球形。三角肌构成了肩部明显的外观形状，肩部外伤或腋神经的损伤，均可使三角肌萎缩。

**3. 肘部**　肘部触摸时，医者一手握住患者前臂的外侧，另一手握住上臂，使上臂成一定角度的外展，肘关节屈曲近90°，此时尺骨鹰嘴突起明显可见，触摸尺骨鹰嘴，如鹰嘴骨折，大多数可触及连续性中断，局部有明显压痛。尺骨鹰嘴的内侧可触及肱骨内上髁、外侧可触及肱骨外上髁，如触及压痛，多见于肱骨内上髁炎、肱骨外上髁炎。肱骨外上髁远端有一凹陷，桡骨头位于该凹陷深部，触摸桡骨头，并嘱患者慢慢转动前臂，了解有无位置的异常及压痛。肘关节屈曲成90°时，尺骨鹰嘴、肱骨内上髁、肱骨外上髁构成一等腰三角形，临床称为肘后三角，当肘关节位于伸直位时，则以上三点在一条直线上；肘后三角关系的破坏，多见于肘关节脱位，尺骨鹰嘴、肱骨内上髁或肱骨外上髁骨折移位，但当肱骨髁上发生骨折时，以上三点间的关系不发生改变。在肘后部如触摸到软而肥厚的囊性包块，多见于尺骨鹰嘴滑囊炎。如在尺骨鹰嘴的两侧触摸到可移动的结节或硬块，多见于关节内的游离体。

**4. 腕掌部**　触压桡骨茎突和尺骨茎突，以判断其骨轮廓是否正常，是否存在压痛。桡骨茎突处压痛明显，多见于拇短伸肌或拇长展肌腱鞘炎。鼻烟窝处如有压痛，应考虑腕舟骨的骨折。内生软骨瘤发生在指骨最多，骨体向外肿大变粗，呈梭形，触之坚硬，无移动。手腕背侧中央触摸，如有空虚感，并在腕掌侧中央能触摸到向前移动的骨块，多提示为月骨脱位。掌指关节掌侧压痛，多见于1、2、3、4指腱鞘炎。尺骨茎突高凸且有松弛感，下尺桡关节处压痛，多为下尺桡关节分离。腕部背侧触摸到局限性肿块，且肿块可顺肌腱的垂直方向轻微移动，但不能平行移动者，多为腱鞘囊肿。指间关节侧方压痛或伴有侧向活动，多为侧副韧带损伤。腕掌部的骨折时，多在其骨折断端有明显的肿胀、压痛、畸形、轴心叩击痛等。其发生率最高的第五掌骨、第一掌骨基底部骨折也较常见。按压腕管部，如患者正中神经分布区皮肤麻木加重，并有疼痛放射至中指、食指，多见于腕管综合征。

**5. 髋部**　患者取仰卧位，医者沿腹股沟内侧斜向下方移动，如触及腹股沟间的肿胀，多见于腰大肌脓肿流注。在腹股沟韧带中点下2厘米处，用力按压，如引起患者髋关节疼痛，多提示髋关节有病变。在股三角区有肿块、压痛，多提示为急性化脓性髋关节炎、髋关节结核、股骨颈骨折。触摸两侧股骨大转子，若浅表压痛，并有柔软的波动感，多提示有大转子滑囊炎；如局部有深压痛，多提示大转子骨折、结核或肿瘤等；若大转子有增厚感，髋关节屈伸活动时大转子处有弹响声，多提示大转子处髂胫束增厚。轻叩大转子，髋关节产生疼痛，多见于股骨颈、股骨头、髋臼骨折。在股骨颈骨折有移位或髋关节脱位时，大转子的位置可上移。患者取俯卧位，触摸髂后上棘，如两侧髂后上棘不等高，骶髂关节处有压痛，多提示有骶髂关节的半脱位。若外伤引起尾骨部疼痛，直肠指诊检查尾骨位置有改变，多提示有尾骨的骨折或脱位。按压臀大肌区，如压痛明显，多见于臀大肌筋膜炎。在大转子和坐骨结节连线中点用力下压，如产生深压痛或压痛沿坐骨神经放射，多见于梨状肌综合征。患者取侧卧位，尽量屈曲髋关节和膝关节，可触摸到坐骨结节表面，如该处有明显压痛，则提示有坐骨滑囊炎；如该处触摸到囊性肿物，多提示有坐骨结节囊肿。

**6. 膝部**　检查膝关节的前面，在屈膝位时，髌骨位于膝关节前面，位置固定，不能移动，在伸膝位时，髌骨可以移动，髌骨下面的内侧与外侧的一部分可以摸清，如触摸到髌骨边缘凹凸不平时，多见于继发性骨关节炎。按压髌骨，如髌骨下脂肪垫出现触痛，多提示有脂肪垫肥厚或挫伤。股四头肌腱越过髌骨上缘和内缘，形成髌韧带，当髌韧带撕裂时，可触摸到缺损，并在其附着点有明显压痛。

膝关节的内侧副韧带是膝关节囊的一部分，经常在膝关节受到外翻力量时发生撕裂，检查时从起点向止点依次触摸，是否有连续中断或触痛。若内侧副韧带从内上髁处撕裂，常附带有撕裂的小骨片；若内侧副韧带从中点处断裂，则可触摸到局部缺损。

检查膝关节外侧，患者膝关节屈曲，医者用拇指按压外侧关节间隙，触摸外侧半月板有无压痛。髂胫束位于膝关节外侧的稍前方，触摸髂胫束的紧张度及有无挛缩。

检查膝关节后面，对腘窝深部进行触摸，如摸及囊性肿块，多为腘窝囊肿。

膝关节的压痛点及临床意义如下：

髌骨边缘——髌骨软化症

关节间隙——半月板损伤

侧副韧带附着点——侧副韧带损伤

髌骨下极——髌下韧带病

髌韧带两侧——髌下脂肪垫病变

胫骨结节——胫骨结节骨骺炎

**7. 踝部**　踝关节触摸时，为便于检查姿势的变换，一般让患者坐于检查床边，两小腿自然下垂，医者一手握住足跟，固定住足部。先在足底前部触摸第一跖骨头和第一跖趾关节，注意跖骨头周围是否有骨疣；跖趾关节是否肿胀、变型、皮肤颜色是否异常、有无滑囊增厚等，此处为痛风和滑囊炎好发部位。触摸足内、外踝，注意压痛，异常活动等。紧靠内踝远端的后面可摸到距骨内侧结节，是踝关节内侧副韧带后侧部的附着点，注意该处有无压痛。在足外侧面触摸第五跖骨粗隆，该部位易发生骨折。沿骨外侧缘向近端摸，可摸到跟骨，注意压痛点，在跟骨周围的压痛点往往就是病灶的位置。如压痛位于跟腱上，可能是腱本身或腱膜的病变；在跟腱的止点处，可能是跟腱后滑囊炎；如果 8～12 岁的小孩，跟部后下方压痛，可能是跟骨骨骺炎（塞渥病）；压痛点在跟骨的跖面正中偏后，可能是跟骨棘或脂肪垫的病症，靠前部可能是跖腱膜的疼痛；压痛点在跟骨的内外侧，可能是跟骨本身的病变；压痛点在跟骨两侧靠内、外踝的直下方，则可能是距下关节病变。踝关节肿胀。当踝关节有积液的时候，可触及波动感，关节周围压痛。无肿胀的跟骨周围痛，如果在跟骨结节部，则为跟腱炎。

**8. 头面部**  婴儿的前囟门一般在出生后 12～18 个月闭合，检查时两手掌分别放在左右颞部，拇指按在额部，用中指和食指检查囟门，正常未闭时，囟门与颅骨平齐，稍有紧张感，前囟门可触及与脉搏一样的跳动，小儿哭闹时，高热或颅内出血等颅内压增高可使前囟隆起。囟门迟闭，多见于佝偻病。前囟凹陷，多见于吐泻后津液大伤的患儿。落枕，颈椎病患者常可摸到肌肉的强硬痉挛。

头部触诊时尚需注意压痛，如：额窦、筛窦或上颌窦等压痛多见于鼻窦炎等。头部外伤的患者，重点触摸颅骨有无塌陷、有无皮下血肿，有无开放性伤口。

**9. 胸腹部**  先在胸部沿肋骨走行方向进行触摸，如有明显压痛点，提示有肋骨骨折，在触摸肋软骨部时，有如高凸、压痛，多提示有肋软骨炎。在沿肋间隙触摸时，如找到疼痛点，多因肋间神经痛引起。胸壁有皮下气肿时，用手按压可有捻发或握雪感，多由于胸部外伤后，使肺或气管破裂，气体逸至皮下所致。腹部内脏病变按照该脏器的解剖位置，在相应的体表有疼痛反应及压痛，如阑尾炎发作时，在右髂前上棘与脐连线的中、外 1/3 交点处有压痛，此点在临床上叫麦克伯尼（McBurney）点；在足三里直下 2 寸的阑尾穴常有压痛或酸胀感，以右侧较为明显。胆囊炎时在右季肋缘与腹直肌右缘的交角处有压痛。剑突下两指，再向右旁开两指有明显的的压痛，为胆总管压痛点，常见于胆道蛔虫症。胃溃疡时在上腹部正中和偏左有范围较广的压痛。十二指肠溃疡时在上腹部偏右有明显的局限压痛点。若腹腔内实质性脏器损伤出血时，腹部有广泛压痛，移动性浊音，肝浊音界消失。肝、脾包膜下破裂或系膜、网膜内出血，可触摸到腹部包块。

胃肠道、胆道等空腔脏器破裂，因漏出的胃液或胆汁造成对腹膜的强烈刺激，产生腹膜炎，腹膜炎患者有腹肌紧张、全腹压痛和反跳痛，称为腹膜刺激征。触摸时，腹肌紧张，腹壁强硬如板，称为板状腹。

下腹部触痛应进一步了解盆腔脏器中有无膀胱、输尿管、尿道、直肠等的损伤，如在腹部触摸到肿块时，应进一步了解肿物的大小、界限、质地的软硬程度，表面是光滑还是结节感，有无波动及博动，有无活动度，触痛是否敏感等，以判断损伤的性质。

## （三）关节运动功能检查

**1. 颈椎**  颈椎的活动有屈伸、旋转、侧弯。虽然整个颈椎都参与了颈部的活动，但 50% 的前屈、后伸活动发生在枕骨与第一颈椎之间，其余则分布在其它各颈椎之间；50% 的旋转活动发生在第一颈椎（寰椎）和第二颈椎（枢椎）之间，其余的旋转活动则分布在其他颈椎之间；侧弯时往往伴有了颈椎的旋转，因此，它是整个颈椎的联合活动。

屈伸运动：正常时颈椎可以前屈 35°～45°，后伸 35°～45°。检查时让患者头部尽量前屈，下颌部可以触及胸部。

旋转运动：正常时颈椎的左旋和右旋可分别达到30°～40°。检查时让患者尽量向一侧转动头部，其下颌可以接近肩部。

侧弯运动：正常时头部能向每侧的肩部倾斜45°。检查时嘱患者将耳朵向肩部靠近，防止抬高肩部靠近耳朵以代偿颈部的运动。

**2. 腰椎**　腰椎因没有肋骨的制限，其活动范围较大，主要的运动有屈伸、旋转、侧弯等。

屈伸运动：正常时腰部的前屈可达80°～90°，后伸可达30°。检查时患者取站立位，医者站立于患者的一侧，一手扶住胸前部，另一手扶胸背部，嘱患者向前弯腰，观察患者的棘突运动，是否有节律地逐渐形成均匀弧形。亦可嘱患者站立位时前屈弯腰，正常时，手指尖可触及足趾。检查过程中必须注意防止患者膝关节和髋关节的屈曲。后伸检查时，患者取站立位，医者站立于患者身后，扶住其肩背部，嘱患者向后作腰部后伸。

旋转运动：正常时腰部的左右旋转运动可分别达到30°。检查时一般两侧对比。嘱患者取站立位，医者立于其前，以两手固定住患者两侧髂嵴，保持骨盆平衡，患者转动躯干。

侧弯运动：正常时腰部的左右侧弯可分别达到20°～30°。临床检查时两侧进行对比。嘱患者取站立位，医者站立于其后，以双手固定住患者髂嵴部，防止骨盆向一侧倾斜，患者尽量向一侧侧弯，然后再向另一侧作侧弯运动。

**3. 肩关节**　肩关节的运动以上臂自由下垂时作为中立位，其运动有外展、内收、外旋、内旋、前屈、后伸等。

外展运动：肩部正常外展可达90°。检查时患者取坐位或站立位，医者站立于其后方，嘱患者屈肘90°，然后作肩关节的外展。

内收运动：肩部正常内收可达40°。检查时患者取坐位或站立位，医者站立于其被检查的一侧，嘱患者屈肘，上臂于胸前部向内移动。

外旋运动：正常时肩部的外旋运动可达30°。检查时患者取坐位或站立位，医者站于其前方，嘱患者屈肘90°，肘部贴紧躯干侧方，以固定肢体，前臂于中立位开始作外展动作，前臂外展活动范围，即肩部外旋运动幅度。

内旋运动：正常时肩部的内旋运动可达80°。与外旋运动相同，使患者的前臂于中立位开始作内收动作，其前臂内收活动范围，即为肩关节内旋范围。

前屈运动：正常时肩部的前屈可达90°。检查时患者取坐位或站立位，医者站立于被检查的一侧，一手固定其肩部，嘱其屈肘90°，再前屈肩关节。

后伸运动：正常时肩部的后伸可达45°。检查时患者取坐位或站立位，医者站立于其被检查的一侧，一手固定其肩部，嘱患者屈肘关节，再后伸上臂。

此外，肩部还有提肩、缩肩、伸肩等运动。

**4. 肘关节**　肘关节的运动主要有屈肘、伸肘、前臂旋前、前臂旋后等四种。

屈肘运动：肘关节以伸直位为0°，正常时屈曲可达140°。检查时患者取坐位或站立位，医者位于其前方，嘱患者伸直肘关节后屈肘，其手指可摸到同侧肩部。

伸肘运动：正常时肘关节有0°~5°的伸肘运动。检查时患者取坐位或站立位，医者位于其前方，嘱患者作最大限度的屈肘，然后伸直。

旋前运动：以前臂中立位为0°，正常时肘关节有约80°的旋前范围。临床上两侧进行对比。检查时患者取坐位或站立位，医者位于其前方，屈肘90°，两上臂紧贴胸壁侧面，两手半握拳，拇指向上，嘱患者前臂作旋前运动。

旋后运动：以前臂中立位为0°，正常时肘部的旋后运动可达90°。应用时两侧进行对比。检查体位与旋前运动相同，嘱患者前臂作旋后运动。

**5. 腕关节**　腕关节以掌骨与前臂成一直线为中立位0°，有伸腕、屈腕、桡偏、尺偏等运动。掌指关节与远、近端指间关节以掌骨、指骨是一直线为中立位0°，有屈指、伸指、外展、内收等运动。

伸腕运动：正常时腕关节可伸腕60°。检查时患者取坐位，医者位于其前方，嘱患者屈肘90°，前臂位于旋前位，掌心向下，作伸腕运动。

屈腕运动：正常时腕关节可屈腕60°。检查时患者取坐位，医者位于其前方，嘱患者屈肘90°，前臂旋前位，掌心向下，作屈腕运动。

桡偏运动：正常时桡偏运动幅度可达30°。检查时同前体位，嘱患者手向桡侧作桡偏。

尺偏运动：正常时尺偏运动幅度可达40°。检查时同前体位，嘱患者手向尺侧作尺偏。

**6. 髋关节**　髋部的运动有前屈、后伸、外展、内收、外旋、内旋运动等。

前屈运动：正常髋关节前屈可达145°。检查时患者取仰卧位，两下肢中立位、放平骨盆，使两髂前上棘之间的连线与身体长轴垂直。医者站立于其一侧，一手放于患者腰椎下面，并固定骨盆，嘱患者作屈髋运动。

后伸运动：正常时髋关节可后伸30°~40°。检查时患者取俯卧位，双下肢伸直。医者位于其一侧，以一手按于患者的髂嵴和下部腰椎上，固定骨盆，嘱患者尽量主动后伸大腿。

外展运动：正常时髋关节外展可达45°。检查时患者取仰卧位，两下肢置于中立位。医者位于其一侧，一手按住髂骨，固定骨盆，另一手握膝部缓缓地向外移动，当移动到一定角度或达到最大限度时，医者一手可感到骨盆开始移动，此时外展运动的度数即为髋关节外展运动度。

内收运动：正常时髋关节的内收可达30°。检查时患者取仰卧位，下肢置于中立位。医者位于其一侧，一手按住髂骨，固定骨盆，嘱患者下肢内收，从另一侧下肢前方越过中线继续内收，至骨盆开始运动为止，此时的角度即为髋关节内收运动角度。

外旋运动：正常时髋关节的外旋可达30°。检查时患者取仰卧位，下肢置于中立位。医者位于其一侧，嘱患者作下肢的外旋运动，当外旋至最大限度时，足底与检查床面垂直的纵轴的夹角即为外旋角度。

内旋运动：正常时髋关节的内旋可达35°。检查时患者取同前体位，下肢作内旋运动，当旋至最大限度时，足底纵轴与床面垂相纵轴的夹角即为内旋角度。

**7. 膝关节** 膝关节的运动主要有屈曲，伸直、外旋、内旋等。

屈曲运动：正常时膝关节的屈曲度可达 145°。检查时患者取俯卧位，下肢伸直。医者位于其一侧，一手握住患者足踝部，另一手按住其大腿下端，嘱患者作屈膝运动。

伸直运动：正常时膝关节的伸直角度为 0°，青少年及女性有 5°~10° 的过伸。检查时患者坐于检查床边，两小腿自然下垂。医者立于一侧，嘱患者主动伸膝。

外旋、内旋运动：正常时膝关节在伸直位时无外旋、内旋运动，但在屈曲 90° 时，有 10°~20° 的内、外旋运动。检查时患者取仰卧位，屈膝 90°。医者位于一侧，一手握住患者足踝部，另一手扶住其膝部，做外旋、内旋运动。

**8. 踝关节** 踝关节的主要运动有踝背伸，踝跖屈，踝内、外翻等运动。踝关节检查时以足长轴与小腿纵轴成 90° 角为中立位。

踝背伸运动：正常时踝关节的背伸可达 30°。检查时患者坐于检查床边，两小腿自然下垂。医者站于其前方，一手托住足跟，踝关节置于中立位，嘱患者作踝关节的背伸运动。

踝跖屈运动：正常时踝跖屈运动可达 45°。检查时医者、患者体位同前，嘱患者作踝关节的跖屈运动，两侧对比检查。

踝内翻运动：踝内翻运动主要发生在跟距关节，正常时可达 30°。检查时医者、患者体位同前，嘱患者作踝内翻运动，两侧对比检查。

踝外翻运动：正常时踝外翻可达 30°。检查时医者、患者体位同前，嘱患者作踝外翻运动，两侧对比检查。

## （四）特殊检查

**1. 椎间孔挤压试验**

检查方法：患者取坐位。医者位于其后方，双手手指互相嵌夹相扣，以手掌面下置于患者头顶，两前臂掌侧夹于患者头两侧保护，向各个不同的方向挤压。

阳性体征：当挤压时，颈部或上肢出现疼痛加重。

临床意义：本试验阳性，提示颈椎有病变。

**2. 叩顶试验**

检查方法：患者取坐位。医者站立于其后方，以一手掌面置于患者头顶，另一手握拳轻叩于手掌背。

阳性特征：叩击时患者颈部或上肢部出现疼痛或麻木。

临床意义：本试验阳性，提示颈椎有病变。

**3. 屈颈试验**

检查方法：患者取坐位或仰卧位，两下肢伸直。医者位于一侧，患者作主动或被动的屈颈 1~2 分钟。

阳性体征：腰部疼痛，下肢放射性痛。

临床意义：本试验阳性，提示腰神经根受压。

**4. 臂丛神经牵拉试验**

检查方法：患者坐位，头微屈。医者立于患者被检查侧头部，一手推头部向对侧，同时另一手握该侧腕部作相对牵引，使其臂丛神经受牵拉。

阳性体征：患肢出现放射痛、麻木。

临床意义：本试验阳性，提示颈椎综合征。

**5. 直腿抬高试验**

检查方法：患者仰卧位，两侧下肢伸直靠拢。医者位于其一侧，嘱患者先将一侧下肢伸直抬高到最大限度，然后放回检查床面，再将另一侧下肢伸直抬高到最大限度，两侧作对比，正常时，腿和检查床面之间的角度应大于60°，且两侧对等。

阳性体征：两侧抬高不等且小于60°，一侧腿抬高过程中出现下肢放射性疼痛。

临床意义：本试验阳性，提示腰椎间盘突出症、梨状肌综合征、椎管内肿瘤、髂胫束挛缩等病变。

**6. 直腿抬高加强试验**

检查方法：患者取仰卧位。医者位于其一侧，一手握患者踝部，在直腿抬高中如患者出现腰部、下肢的疼痛，将患腿放低5～10°，直至疼痛减轻或消失，突然将足背屈起。

阳性体征：患者腰部疼痛及下肢放射痛再度出现。

临床意义：本试验阳性，提示单纯性坐骨神经受压。

**7. 挺腹试验**

检查方法：患者取仰卧位。医者站立于一侧，并嘱患者以足及肩着力，挺起腹部，使腰部、骨盆部离开床面，同时作一声咳嗽。

阳性体征：腰部疼痛，下肢放射性痛。

临床意义：本试验阳性，提示腰部神经根受压。

**8. 仰卧屈膝屈髋试验**

检查方法：患者仰卧位，两腿靠拢。医者位于一侧，并嘱患者尽量屈髋、屈膝。医者双手按压患者双膝，使大腿尽量靠近腹壁。

阳性体征：腰骶部出现疼痛。

临床意义：本试验阳性，提示腰骶韧带损伤或腰骶关节病变。

**9. 骨盆挤压试验**

检查方法：患者仰卧位。医者站立于一侧，两手分别于髂骨翼两侧同时向中线挤压骨盆。

阳性体征：骨盆或骶髂关节部位发生疼痛。

临床意义：本试验阳性，提示有骨盆骨折或骶髂关节病变。

**10. 骨盆分离试验**

检查方法：患者仰卧位。医者两手分别置于两侧髂前上棘前面，两手同时向外下方推压。

阳性体征：骨盆或骶髂关节部位发生疼痛。

临床意义：本试验阳性，提示骨盆骨折或骶髂关节的病变。

**11. 床边试验**　本试验又称盖斯兰（Gaenslen）试验。

检查方法：患者仰卧，医者将患者移至检查床边，使其患侧的下肢放置于床外下垂，健侧下肢屈曲，一手固定骨盆，同时以一手按压下垂之大腿，使髋后伸。

阳性体征：骶髂关节发生疼痛。

临床意义：本试验阳性，提示骶髂关节有病变。

**12. "4"字试验** 本试验又称帕切高（Patrick）试验。

检查方法：患者仰卧，被检查一侧下肢膝关节屈曲，髋关节屈曲、外展、外旋，将足架在另一侧的膝关节上，双下脚呈"4"字形。医者一手放在屈曲的膝关节内侧，另一手放在该侧髂前上棘前面，然后两手同时向下压。

阳性体征：骶髂关节处出现疼痛。

临床意义：本试验阳性，提示骶髂关节有病变。

**13. 跟臀试验**

检查方法：患者取俯卧位，两下肢伸直。医者站于一侧，一手握患者踝部，使其屈膝并使患者足跟部触及到臀部。

阳性体征：腰骶部出现疼痛，甚至骨盆、腰部随着抬起。

临床意义：本试验阳性，提示腰骶关节有病变。

**14. 搭肩试验** 本试验又称杜加（Dugas）试验。

检查方法：患者取坐位或站立位。医者立于患者前方，嘱患者将患侧上肢屈肘，并将手搭于对健侧肩上。

阳性体征：手能搭到对侧肩部，肘部不能贴近胸壁；或肘部能贴近胸壁，手不能搭到对侧肩部。

临床意义：本试验阳性，提示肩关节脱位。

**15. 落臂试验**

检查方法：检查时患者取站立位。嘱患者将患肢外展90°，然后令其缓慢地放下。

阳性体征：不能缓慢放下，并出现突然直落到体侧。

临床意义：本试验阳性，提示肩部肌腱袖有撕裂或断裂。

**16. 肱二头肌抗阻力试验**

检查方法：患者取坐位。医者位于其前方，嘱患者屈肘90°，医者一手扶住患者肘部，一手扶住腕部，给予阻力同时嘱患者用力屈肘。

阳性体征：出现肱二头肌腱滑出，或肱骨结节间沟处产生疼痛。

临床意义：出现肱二头肌腱滑出，多提示有肱二头肌长头腱滑脱；出现疼痛，多提示为肱二头肌长头肌腱炎。

**17. 肩关节外展活动试验**

检查方法：患者取坐位或站立位。医者位于一侧，观察患者肩关节的外展活动，对肩部疾病作大致鉴别。其体征和临床意义如下：

肩关节功能丧失，并伴有剧痛时，多提示有肩关节的脱位或骨折。

肩关节从外展到上举过程中皆有疼痛，多提示有肩关节炎。

肩关节外展开始时不痛，越接近水平位时，肩部越痛，多提示有肩关节粘连。

肩关节外展30°~60°时，可以看到患侧三角肌明显收缩，但不能外展上举上肢，越用力越耸肩。若被动外展患肢越过60°，则患者又能主动上举上肢，多提示有冈上肌肌腱的断裂或撕裂。

肩关节外展过展中疼痛，上举时反而不痛，多提示有三角肌下滑囊炎。

肩关节外展开始时不痛，在60°~120°范围内出现疼痛，越过此范围后，疼痛消失，多提示冈上肌肌腱炎。

肩关节外展时，动作小心翼翼，并有锁骨部位突然疼痛者，多提示有锁骨骨折。

**18. 网球肘试验** 本试验又称密耳（Mill）试验。

检查方法：患者取坐位或站立位。医者位于其前面，嘱患者前臂稍弯曲，手半握拳，腕关节尽量屈曲，然后将前臂完全旋前，再将肘伸直。

阳性体征：在肘伸直时，肱桡关节的外侧发生疼痛。

临床意义：本试验阳性，提示肱骨外上髁炎，即网球肘。

**19. 握拳试验** 本试验又称芬格斯坦（Finket-stein）试验。

检查方法：患者取坐位，屈时90°，前臂中立位握拳，并将拇指握在掌心中。医者位于其前方一手握住前臂远端，另一手握住患者手部使腕关节向尺侧屈腕。

阳性体征：桡骨茎突部出现剧烈疼痛。

临床意义：本试验阳性，提示桡骨茎突狭窄性腱鞘炎。

**20. 屈腕试验**

检查方法：患者取坐位。医者位于其前方，嘱患者将腕关节极度屈曲。

阳性体征：出现手指部的麻木，疼痛。

临床意义：本试验阳性，提示腕管综合征。

**21. 髋关节承重机能试验** 本试验又称站立位屈髋屈膝试验，也称存德林伯（Trendelenburg）试验。

检查方法：患者取站立位。医者位于其后，嘱患者单腿站立，并保持身体直立，当一腿离开地面时，负重侧的臀中肌立即收缩，将对侧的骨盆抬起，表明负重侧的臀中肌功能正常。

阳性体征：不负重一侧的骨盆不抬高，甚至下降。

临床意义：本试验阳性，提示负重侧臀中肌无力或功能不全。此试验须两侧对比检查，常用于诊断脊髓灰质炎后遗症、先天性髋关节脱位、陈旧性髋关节脱位、髋内翻、股骨头坏死等疾病的检查。

**22. 髋关节屈曲挛缩试验** 本试验又称托马（Thormas）试验。

检查方法：患者取仰卧位，双下肢伸直。医者位于检查床一侧，一手握住患者的踝关节，另一手扶住膝部，嘱患者一侧屈髋屈膝，使大腿贴近腹壁，腰部贴近床面。

阳性体征：伸直一侧的腿自动离开床面，大腿与床面之间形成夹角。

临床意义：本试验阳性，提示髋关节屈曲挛缩畸形，多由于髋关节结核、类风湿性关节炎等疾病所引起。

**23. 髋关节过伸试验** 本试验又称腰大肌挛缩试验。

检查方法：患者俯卧位，屈膝90°。医者位于一侧，一手握踝部，将下肢提起，使髋关节过伸。

阳性体征：骨盆亦随之抬起。

临床意义：本试验阳性，提示腰大肌脓肿、髋关节早期结核、髋关节强直等。

**24. 掌跟试验**

检查方法：患者取抑卧位，下肢伸直。医者位于一侧，嘱患者将足跟放在医者的掌面上。

阳性体征：足侧向一侧，呈外旋位。

临床意义：本试验阳性，提示股骨颈骨折、髋关节脱位或截瘫。

**25. 足跟叩击试验**

检查方法：患者仰卧位，两下肢伸直。医者位于一侧，一手将患者患肢稍作抬起，另一手以拳叩击其足跟。

阳性体征：叩击足跟时髋关节处疼痛。

临床意义：本试验阳性，提示髋关节有病变。

**26. 屈膝屈髋分腿试验**

检查方法：患者仰卧位。医者位于一侧，嘱患者两下肢屈曲外旋，两足底相对，两下肢外展外旋。

阳性体征：两下肢不易完全分开，被动分开时即产生疼痛。

临床意义：本试验阳性，提示股内收肌综合征。

**27. 研磨提拉试验** 又称阿普莱（Apley）试验。

①挤压或研磨试验：检查方法：患者俯卧位，膝关节屈曲90°。医者一手固定腘窝部，另一手握住患者足部，向下压足，使膝关节面靠紧，然后作小腿旋转动作。

阳性体征：膝关节有疼痛。

临床意义：本试验阳性，提示半月板破裂或关节软骨损伤。

②提拉试验：检查方法：本试验有助于鉴别损伤发生在半月板还是在侧副韧带。患者俯卧，膝关节屈曲90°。医者一手按住大腿下端，另一手握住患肢足踝部，提起小腿，使膝离开检查床面，作外展、外旋或内收、内旋活动。

阳性体征：出现膝外侧或内侧疼痛。

临床意义：本试验阳性，提示有内侧或外侧副韧带损伤。

**28. 膝侧副韧带损伤试验**

检查方法：检查时患者仰卧位，膝关节伸直。医者一手扶膝侧面，另一手握住踝部，然后使小腿作被动的内收或外展动作。如检查内侧副韧带，则一手置患者膝外侧推膝部向内，另一手拉小腿外展。若检查外侧副韧带，则一手置膝内侧推膝部向外，另一手拉小腿内收。

阳性体征：膝关节产生松动感，内侧（外侧）有疼痛。

临床意义：本试验阳性，提示膝关节内侧（外侧）副韧带损伤或断裂。

**29. 抽屉试验**

检查方法：检查时患者仰卧位，双膝屈曲90°。医者坐在床边，用大腿压住患者的足背，双手握住小腿近端用力前后推拉。

阳性体征：关节内疼痛或小腿近端向前移动或向后移动。

临床意义：本试验阳性，提示膝关节前或后交叉韧带损伤或撕裂。

**30. 浮髌试验**

检查方法：检查时患者腿伸直。医者一手压在髌上囊部，向下挤压使积液局限于关节腔。然后用另一手拇、中指固定髌骨内、外缘，食指按压髌骨。

阳性体征：可感觉髌骨有漂浮感，重压时下沉，松指时浮起。

临床意义：本试验阳性，提示膝关节腔内有积液。

**31. 回旋挤压试验（膝关节旋转试验）**　本试验又称麦克马丽（Mc Murray）试验。

检查方法：患者仰卧。医者位于一侧一手握足，一手固定膝关节，使患者膝关节极度屈曲，尽力使胫骨长轴内旋，医者固定膝关节的手放在膝外侧推挤膝关节使其外翻，小腿外展，慢慢伸直膝关节。按上述原理作相反方面动作，使膝关节外旋内翻，小腿内收，然后伸直膝关节。

阳性体征：膝关节有弹响和疼痛。

临床意义：本试验阳性，提示外或内侧半月板损伤。

**32. 足内、外翻试验**

检查方法：患者取坐位或仰卧位。医者一手固定小腿，另一手握足，将踝关节极度内翻或外翻。

阳性体征：出现同侧或对侧疼痛。

临床意义：本试验阳性，提示内踝或外踝的软组织损伤或骨折。

**33. 张口度测定**

检查方法：张口时，上下颌牙齿之间的距离，相当于自己食、中、无名指三指并拢时末节的宽度。

阳性体征：上下颌牙齿之间的距离减小。

临床意义：本试验阳性，提示下颌关节强直。

**34. 压胸试验**

检查方法：患者取坐位。医者一手抵住患者脊柱，另一手按压其胸骨，两手轻轻地相对挤压。

阳性体征：胸壁处出现疼痛。

临床意义：本试验阳性，提示肋间肌损伤或肋骨骨折。

**35. 下肢短缩试验（艾利斯征）**

检查方法：患者仰卧，双侧髋、膝关节屈曲，足跟平放于床面上。

阳性体征：正常两侧膝顶点等高、若一侧较另一侧低。

临床意义：本试验阳性，提示股骨或胫腓骨短缩或髋关节脱位。

### 36. 单腿下蹲试验

检查方法：患肢单腿站立，逐渐下蹲。

阳性体征：出现膝软、膝痛、髌下出现磨擦音。

临床意义：该实验阳性，提示髌骨软化症。

### 37. 膝过伸试验

检查方法：患者仰卧，膝关节伸直平放。医者一手握伤肢踝部，另一手按压膝部，使膝关节过伸。

阳性体征：髌下脂肪垫处有疼痛。

临床意义：该试验阳性，提示髌下脂肪垫损伤。

### 38. 颈椎间孔分离试验

检查方法：检查者一手托住患者颏下部，另一手托住枕部，然后逐渐向上牵引头部

阳性体征：感到颈部和上肢的疼痛减轻，即为阳性。

临床意义：本试验阳性，提示颈椎有病变

### 39. 椎动脉扭曲试验

检查方法：患者坐位、头颈放松，检查者站在患者身后，双手抱住患者头枕两侧，将患者头向后仰的同时转向一侧。

阳性体征：若出现眩晕则为阳性。

临床意义：本试验阳性，提示椎动脉型颈椎病。

### 40. 深吸气试验

检查方法：患者取坐位，双臂自然下垂，医生首先触摸桡动脉，对比双侧桡动脉力量，然后嘱尽力后伸颈部并深吸气、头转向患侧同时下压肩部。相反，抬高肩部，头面转向前方，则搏动恢复，疼痛缓解。

阳性体征：桡动脉搏动减弱或消失，疼痛加重，即为阳性。

临床意义：本试验阳性，提示颈肋和前斜角肌综合征。

### 41. 提睾反射

检查方法：用钝头竹签由上向下轻划股内侧上方皮肤，可引起同侧提睾肌收缩，使睾丸上提。

临床意义：提睾反射双侧消失见于腰 1～2 神经节段病变，一侧反射减弱或者消失见于锥体束损害。

# 第七章　治疗各论

## 第一节　内科疾病

### 一、感冒

感冒是由于感受风邪，邪犯卫表而出现的鼻塞、咳嗽、头痛、恶寒发热等为主要表现的外感性疾病。病情轻者称为伤风；重者多感受非时之邪气，称重伤风；在某一时期内流行，病情类似的称为时行感冒。

【诊断】

（1）风寒证　恶寒重发热轻，头痛，无汗，鼻塞，或鼻痒喷嚏，周身酸痛，流清涕，咽痒，咳嗽，痰稀薄色白，口不渴，舌苔薄白，脉浮紧。

（2）风热证　发热重恶寒轻，头胀痛，有汗，面赤，咳嗽，咽痛，痰黄稠，口渴欲饮，流黄浊涕，舌边尖红，脉浮数。

夹湿者头重如裹，胸闷纳呆；夹暑者汗出不畅，心烦口渴。

【治疗】

［治则］祛风解表。风寒者，治以祛风散寒；风热者，治以祛风散热；夹湿者治以祛风化湿；夹暑者治以祛风解暑。

**1. 针灸治疗**

［主穴］风池、太阳、列缺、外关、合谷、迎香。

［配穴］风寒者加风门、肺俞；风热者加曲池、尺泽；夹湿者加阴陵泉；夹暑者加内关。

［操作］毫针刺，用泻法。每日1次，每次留针约30分钟。

［方义］风池、外关、合谷祛风解表，与太阳穴合用可疏通经络之气，清利头目；列缺可通调肺经，宣肺利窍；迎香可通窍利咽。

**2. 推拿治疗**

［部位及取穴］前额、颞部、颈项、颈肩部，印堂、太阳、前顶、风池、风府、天柱、肩井、肺俞、风门、曲池、迎香。

［手法］一指禅推法、按揉法、㨰法、拿法、抹法、扫散法、点按法。

［操作］患者取坐位。医者用拇指按揉或点按太阳、迎香、风池、肺俞，合谷、迎香每穴1分钟。从印堂用抹法至太阳往返3~5遍。拿肩井、颈项部约2分钟。用㨰法在颈肩部、肩背部操作3分钟。风寒者，加扫散前额、颞部，按揉风府、天柱2分钟；风热者，加按揉曲池1分钟，拿肩井1分钟；夹湿者，配合摩腹部2分钟；夹暑者，加按揉内关1分钟。

**3. 其他治疗**

（1）耳针　选肺、鼻、额、下屏尖。毫针刺，每日 1 次；或用压丸法，3 天更换 1 次。

（2）拔罐　选肩井、大椎、肩中俞、风门、肺俞。时间据拔罐的气压而定，一般留罐 5 ~ 10 分钟，或在介质配合下循背部两侧膀胱经予游走罐治疗，以皮肤发红为度。

**【注意事项与按语】**

（1）感冒后多饮水，注意休息。

（2）感冒与某些传染性疾病的早期症状类似，需注意鉴别。

（3）适当参加体育锻炼，增强体质。

（4）应排除流脑、麻疹、猩红热、百日咳、白喉等急性传染性疾病。

（5）感冒高热持续不退，应以药物治疗，以防并发症；对时行感冒，需做好隔离工作。

## 二、咳嗽

咳嗽是指有痰有声的一种肺系疾病，可分为外感咳嗽和内伤咳嗽两大类。外感咳嗽乃感受外邪所致；内伤多因脏腑功能失调所致。

**【诊断】**

（1）外感风寒　起病较急，咳嗽声重，或喉痒，痰液稀白，恶寒发热，肢体酸楚，头痛，鼻塞流清涕，舌苔薄白，脉浮紧。

（2）外感风热　气粗，咽干，咳痰黏稠，身热，汗出恶风，口渴欲饮，舌苔薄黄，脉浮数。

（3）痰湿侵肺　咳嗽，痰多黏稠，喉中痰鸣，胸脘痞闷，舌白，苔薄白，脉滑。

（4）肝火灼肺　气逆咳嗽，引胁作痛，痰少而粘，咽干面红，舌黄，少津，脉弦数。

（5）肺阴亏虚　干咳，咳声短促，少痰，或喉中带血，盗汗，形体消瘦，两颧潮红，舌红，苔少，脉细数。

**【治疗】**

［治则］外感咳嗽治以祛风解表，宣肺止咳；内伤咳嗽治以宣肺理气，止咳化痰。

**1. 针灸治疗**

［主穴］天突、肺俞、中府、尺泽。

［配穴］外感风寒者，加风池、风门；外感风热者，加曲池、合谷；痰湿侵肺者，加丰隆、阴陵泉；肝火灼肺者，加行间、鱼际；肺阴亏虚者，加膏肓、太溪。

［操作］毫针刺，虚证用补法，可加灸；实证用泻法。每日 1 次，每次留针约 30 分钟。

［方义］天突可疏通局部经络之气，以利气机；肺俞、中府分别为肺经之背俞穴与募穴，可宣肺止咳；中府为肺经合穴，可调理本脏虚实。

**2. 推拿治疗**

［部位及取穴］颈项部、胸背部、膀胱经、胁肋等；中府、风池、风府、肩井、定喘、大椎、肺俞、肾俞、天突、尺泽、中脘、足三里、丰隆、气海、太溪。

［手法］一指禅推法、揉法、㨰法、推法、按法、拿法、擦法、点揉法、按揉法等。

［操作］患者取坐位或仰卧位，医者以一指禅推法结合中指揉法，在天突、肺俞穴操作，每穴 1 分钟。以两拇指自胸骨剑突沿肋弓分推两胁肋部 3 ~ 5 遍。循手太阴肺经施予㨰法。风寒袭肺者，加指按风池、风府穴，每穴 2 ~ 3 分钟，擦背部膀胱经，拿颈项部及肩井 3 分钟；风热犯肺者，加按揉大椎、尺泽各 3 分钟；痰浊侵肺者，加摩腹部 3 分钟，点揉足三里、丰隆穴各 1 分钟；肝火犯肺者，加点揉行间、鱼际各 1 分钟；肺阴亏虚者，加按揉膏肓、太溪各 1 分钟。

**3. 其他治疗**

（1）耳针 选肺、肾、下屏尖、皮质下。毫针刺，每日 1 次；或用压丸法，3 天更换 1 次。

（2）穴位注射法 选定喘、大杼、风门、肺俞。用核酪注射液，每次每穴注射药液 0.5 ~ 1ml，每日注射 1 次，适用于内伤咳嗽。

**【注意事项与按语】**

（1）本病见于多种疾病，待症状缓解后，需积极治疗原发病。

（2）注意防寒保暖。

（3）严重咳嗽或症状持续不缓解，需积极配合药物治疗。

# 三、哮喘

哮喘是指呼吸急促，喘鸣有声甚至张口抬肩，不能平卧的一种发作性痰鸣气喘症。本病多因感受风邪、痰浊阻肺、肺肾气虚所致，当天气寒冷或气候急剧变化时容易诱发。

**【诊断】**

（1）风寒袭肺证 起病较急，咳嗽频剧，或喉痒，痰液稀白，咯吐不畅，恶寒发热，肢体酸楚，头痛，鼻塞流清涕，舌苔薄白，脉浮紧。

（2）风热犯肺证 气粗，咽干，咯痰不爽，痰黄质粘，头胀痛，身热恶风，汗出不畅，口渴欲饮，舌苔薄黄，脉浮数。

（3）痰浊阻肺证 病程较长，气喘咳嗽，痰多黏稠，喉中痰鸣，舌白，苔薄白，脉滑。

（4）肺气虚证 喘促气短，自汗畏风，咳声低弱，舌淡，苔白，脉细弱。

（5）肾气虚证 喘促日久，呼长吸短，动则喘息更甚，形寒肢冷，小便不利，舌淡，苔白，脉弱。

**【治疗】**

［治则］虚证治以补益肺肾，止咳平喘；实证治以宣肺祛邪，化痰平喘。

**1. 针灸治疗**

[主穴] 肺俞、定喘、膻中、天突。

[配穴] 肺虚者，加列缺、气海；肾虚者，加太溪、肾俞、关元。风寒袭肺者加风池、风门、列缺；风热犯肺者加大椎、尺泽、鱼际；痰浊阻肺者加中脘、丰隆。

[操作] 毫针刺，虚证用补法，可加灸；实证用泻法。每日 1 次，每次留针约 30 分钟。

[方义] 肺俞、肾俞、太溪补益肺肾；定喘为平喘要穴；膻中为气之会，可宽胸理气、调畅气机；天突局部取穴，疏通局部经络之气。

**2. 推拿治疗**

[部位及取穴] 颈项部、胸背部、膀胱经、胁肋等，风府、风池、肩井、中府、定喘、大椎、肺俞、肾俞、天突、尺泽、中脘、足三里、丰隆、气海、太溪。

[手法] 一指禅推法、揉法、推法、摩法、㨰法、擦法、点揉法、按揉法等。

[操作] 患者取坐位或仰卧位。医者以一指禅推法结合中指揉法，在天突、膻中每穴 1 分钟。以两拇指由胸骨剑突沿肋弓分推两胁肋部 3 ~ 5 遍。自风门至肾俞施予擦法，以透热为度，往返 3 ~ 5 遍。斜擦两胁 3 ~ 5 遍。循手太阴肺经施予㨰法；点揉膻中、天突 2 分钟。风寒袭肺者，加指按风池、风府穴，每穴 2 ~ 3 分钟，擦背部膀胱经，拿颈项部及肩井 3 分钟；风热犯肺者，加按揉大椎、尺泽各 3 分钟；痰浊阻肺者，加摩腹部 3 分钟，点揉足三里、丰隆穴 3 分钟；肺气虚者，加点揉中府、气海 3 分钟；肾气虚者，加按揉肾俞、太溪 3 分钟。

**3. 其他治疗**

（1）耳针　选平喘、肺、肾、下屏尖、皮质下。毫针刺，每日 1 次；或用压丸法，3 天更换 1 次。

（2）穴位埋线法　选肺俞、膻中、定喘。常规消毒后，局部浸润麻醉，以羊肠线埋于穴位肌肉层，每 10 天左右更换一次。

【注意事项与按语】

（1）本病见于多种疾病，待症状缓解后，需积极治疗原发病。

（2）注意防寒保暖。

（3）严重哮喘或症状持续不缓解，需积极配合药物治疗。

## 四、心悸

心悸是指自觉心中悸动、惊惕不安伴有气短、胸闷，甚至眩晕、喘促、晕厥为表现的一种病症。本病多因体质虚弱、饮食劳倦及七情所致。

【诊断】

（1）心虚胆怯证　心悸，善惊易恐，坐卧不安，少寐多梦，舌苔薄白，脉细数。

（2）心血不足证　心悸头晕，面色不华，倦怠无力，舌质淡红，脉细弱。

（3）心阳不振证　心悸不安，胸闷气短，面色苍白，形寒肢冷，舌质淡白，脉虚弱。

（4）阴虚火旺证　心悸不安，心烦失眠，五心烦热，盗汗，头晕目眩，腰膝酸软，舌红少津，脉细数。

（5）水饮凌心证　心悸不宁，眩晕，胸脘痞满，形寒肢冷，小便短少，或下肢浮肿，渴不欲饮，恶心吐涎，舌苔白滑，脉弦滑。

（6）心血瘀阻证　心悸不安，胸闷不舒，心痛时作，或见唇甲青紫，舌质紫暗或有瘀斑，脉涩或结代。

【治疗】

［治则］安神定悸。心虚胆怯者，治以镇静安神；心血不足者，治以养血安神；心阳不振者，治以温心安神；阴虚火旺者，治以滋阴安神；水饮凌心者，治以振阳利水；心血瘀阻者，治以化瘀安神。

**1. 针灸治疗**

［主穴］厥阴俞、膻中、内关、神门。

［配穴］心虚胆怯加心俞，胆俞；心血不足加心俞，脾俞；心阳不振加关元、百会；阴虚火旺加太溪、肾俞；水饮凌心加三焦俞，水分；心血瘀阻加膈俞、血海。

［操作］毫针刺，虚证用补法，可加灸；实证用泻法。每日 1 次，每次留针约 30 分钟。

［方义］厥阴俞与膻中分别为心包经之背俞穴与募穴，可宁心定悸；内关可调心气；神门乃心经原穴，可补益心血、宁心安神。

**2. 推拿治疗**

［部位及取穴］胸腹部、小腹部、胁肋部、膀胱经第一侧线，风池、心俞、脾俞、厥阴俞、膻中、巨阙、章门、期门、大包、中脘、内关、神门、郄门、气海、关元、肾俞、足三里、三阴交、太溪、行间、太冲等。

［手法］一指禅推法、摩法、擦法、按法、按揉法、擦法、点法。

［操作］用拇指自上而下推桥弓，每侧约 1 分钟。用一指禅推法推心俞、膈俞各 1 分钟。揉膻中 1 分钟。拇指按揉双侧内关、神门，每穴 2 分钟。拿揉双侧手少阴心经 3～5 遍。心虚胆怯者，加按揉郄门、巨阙，拿风池各约 1 分钟；心血不足者，加揉中脘、足三里、脾俞、心俞各 1 分钟；阴虚火旺者，加按揉肾俞、太溪、太冲、行间各 1 分钟；水饮凌心者，加分推胸部 2 分钟，拇指按揉章门、期门各 1 分钟，搓两胁，以透热为度；心阳气不振者，加摩小腹 2 分钟，按中脘，一指禅推关元、气海，每穴约 1 分钟；心血瘀阻者，加拇指按揉大包、章门、膈俞、内关、心俞、三阴交各 1 分钟，擦热背部两侧膀胱经，以透热为度。

**3. 其他治疗**

（1）耳针　选心、神门、脾、肝、胆、肾。毫针刺，每日 1 次；或用压丸法，3 天更换 1 次。

（2）穴位注射法　选关元、三阴交、肾俞。用丹参或红花注射液，每次每穴选注一种药液 0.5ml，每日注射 1 次。

**【注意事项与按语】**

（1）保持心态平和，劳逸结合，适当进行体育锻炼。

（2）针灸对功能性心悸效果较佳，对器质性病变所致心悸，需综合治疗。

**附：冠心病**

冠心病是指由于冠状动脉血管发生痉挛或粥样硬化致使管腔变窄或堵塞，引起心肌细胞缺血缺氧而导致的心脏病症。本病多因胸阳痹阻和阳气虚衰所致。

**【诊断】**

（1）胸阳痹阻证　胸前绞痛，或痛闷交作，胸痛可引及左肩、左臂，唇舌紫暗，舌暗边有瘀血点，苔薄白，脉弦涩。

（2）阳气虚衰证　心胸隐痛或胸闷气短，头晕、心悸，神疲乏力，畏寒肢冷，面色苍白，动则汗出，舌淡胖边有齿印，脉沉细或结代。

**【治疗】**

［治则］虚证者，以温补心阳为主；实证者，以化瘀通痹为主。

**1. 针灸治疗**

［主穴］膻中、心俞、厥阴俞、内关。

［配穴］胸阳痹阻者，加曲泽、膈俞；阳气虚衰者，加百会、关元、气海。

［操作］毫针刺，虚证用补法，可加灸；实证用泻法。每日 1 次，每次留针约 30分钟。

［方义］厥阴俞与心俞分别为心包经之背俞穴与心之募穴，可通阳化痹，濡养心系。膻中乃气之会，配合内关，可通心脉。

**2. 推拿治疗**

［部位及取穴］心经、心包经、胸部任脉及背部膀胱经循行部位，膻中、心俞、厥阴俞、内关。

［手法］一指禅推法、揉法、摩法、擦法。

［操作］患者取坐位或仰卧位。以一指禅推法沿上肢心经、心包经循行部位操作 3~5 遍。指揉膻中、内关穴各 3 分钟。配合介质，沿胸部任脉施予擦法，以透热为度。患者俯卧位。以一指禅推法结合指揉心俞、厥阴俞各 3 分钟。配合介质，沿背部膀胱经施予擦法，以透热为度。胸阳痹阻者，加重擦胸部任脉及背部太阳经；阳气虚衰者，手法用力宜轻，加轻摩心俞、厥阴俞、关元、气海约 10 分钟。

**3. 其他治疗**

（1）耳针　选心、神门、心包、脾。毫针刺，每日 1 次；或用压丸法，3 天更换 1 次。

（2）穴位注射法　选关元、三阴交、肾俞。用丹参或红花注射液，每次每穴选注一种药液 0.5ml，每日注射 1 次。

**【注意事项与按语】**

（1）保持心态平和，劳逸结合，适当进行体育锻炼，增强体质。

（3）针灸对冠状动脉痉挛所致的功能性冠心病效佳，对冠状动脉粥样硬化所致的器质性冠心病，需综合治疗。

# 五、失眠

失眠又称不寐，是指以经常不能获得正常睡眠为特征的疾病。本病以经常不能入睡，或睡后易醒不能再寐，或时寐时醒为主要表现。

## 【诊断】

（1）心脾两虚证　多梦易醒，面色少华，头晕目眩，心悸健忘，神疲倦怠，饮食无味，舌质淡，苔薄，脉细弱。

（2）心肾不交证　心烦不寐，头晕耳鸣，心悸健忘，颧红潮热，口干少津，手足心热，腰膝酸软，舌质红，少苔，脉细数。

（3）痰热扰心证　不寐多梦，头重心烦，头晕目眩，口苦痰多，胸闷脘痞，不思饮食，舌质红，苔黄腻，脉滑数。

（4）肝火扰心证　心烦不能寐，急躁易怒，头痛面红，目赤口苦，胸闷胁痛，不思饮食，口渴喜饮，便秘尿黄，舌质红，苔黄，脉弦数。

## 【治疗】

［治则］平衡阴阳，镇静安神。

**1. 针灸治疗**

［主穴］印堂、百会、安眠、神门、申脉、照海。

［配穴］心脾两虚者，加心俞、脾俞；心肾不交者，加心俞、肾俞；痰热扰心者，加丰隆、内庭；肝火扰心者，加行间、阳陵泉。

［操作］毫针刺，虚证用补法，可加灸；实证用泻法。每日1次，每次留针约30分钟。

［方义］印堂、百会可调理元神，安神利眠；神门乃心经原穴，配合安眠穴可镇静安神；申脉、照海分别通阳跷、阴跷，可补阴泻阳，调整虚实。

**2. 推拿治疗**

［部位及取穴］头部、颈项部、腹部、胸胁部，印堂、神庭、四神聪、心俞、脾俞、肾俞、中脘、鸠尾、章门、期门、内关、三阴交、太溪、太冲、丰隆。

［手法］一指禅推法、扫散法、拿法、摩法、按揉法、揉法、搓法。

［操作］患者坐位或仰卧位。医者行一指禅从印堂穴向上推至神庭；再从印堂向两侧沿眉弓推至太阳穴来回3~5遍。用扫散法在头两侧胆经循行部位治疗。拿五经、拿风池及颈项部、拿肩井约2分钟。按揉四神聪、安眠、神门各1分钟。心脾两虚者，加指按揉心俞、脾俞、足三里每穴1分钟，摩中脘1分钟；心肾不交者，加推两侧桥弓各20次，按揉肾俞、太溪；肝火扰心者，加指揉期门、章门、太冲、膻中，每穴1分钟；搓两胁，约1分钟；痰热扰心者，加指揉内关、丰隆、足三里、鸠尾，每穴1分钟。

**3. 其他治疗**

（1）耳针　选心、肾、脾、神门、皮质下、内分泌。毫针刺，每日1次；或用压丸法，3 天更换 1 次。

（2）走罐疗法　选背部膀胱经两侧线。在介质的润滑下，自肩背部至腰部膀胱经两侧线施予游走罐，以背部潮红为度。

**【注意事项与按语】**

（1）保持心情舒畅，注意精神调摄。

（2）作息规律，养成良好的睡眠习惯。

（3）适当参加体育锻炼，增强体质。

# 六、头痛

头痛是以自觉头部头痛的一种病症。本病可见于多种急慢性疾病，各种外感及内伤所致的阴阳失调、气血失和、经脉不通或脑络痹阻等因素均可导致头痛。

**【诊断】**

（1）风寒头痛证　头痛，颈项部酸痛，恶风畏寒，遇寒加重，舌淡，苔薄白，脉浮紧。

（2）风热头痛证　头胀痛，发热，面红，渴喜热饮，大便干，小便短黄，苔薄黄，脉浮数。

（3）风湿头痛证　头重如裹，肢体困重，心烦欲呕，纳呆，或伴大便稀溏，苔白腻，脉濡。

（4）肝阳头痛证　头昏胀痛，心烦易怒，面红耳赤，夜寐不安，舌淡红，苔薄，脉弦数。

（5）肾虚头痛证　头空痛，眩晕，腰酸耳鸣，或遗精，带下，舌红，少苔，脉沉细。

（6）血虚头痛证　头隐痛，心悸，面色少华，神疲乏力，夜寐不安，劳则加重，舌淡，苔薄白，脉细弱。

（7）痰浊头痛证　头昏痛，胸闷脘痞，纳呆欲呕，舌白腻，脉弦滑。

（8）瘀血头痛证　头部刺痛，痛有定处，痛如针刺，舌暗，脉弦涩。

**【治疗】**

［治则］补虚泻实，通络止痛

**1. 针灸治疗**

［主穴］百会、太阳、风池、率谷。

［配穴］风寒头痛者，加风门、合谷；风热头痛者，加曲池、外关；风湿头痛者风门、阴陵泉；肝阳头痛者，加太冲、曲泉；肾虚头痛者加肾俞、太溪；血虚头痛者，加气海、足三里；痰浊头痛者，加丰隆、中脘；瘀血头痛者，加阿是穴、血海。

［操作］毫针刺，虚证用补法，可加灸；实证用泻法。每日 1 次，每次留针约 30 分钟。

［方义］百会为诸阳之会，配合太阳可疏通局部经络之气；风池长于活血通络；率

谷可活血止痛，清利头目。

**2. 推拿治疗**

[部位及取穴] 头部、背部膀胱经、督脉、四肢部，太阳、印堂、阳白、风门、头维、风池、玉枕、桥弓、肝俞、肾俞、中脘、气海、肩井、曲池、外关、合谷、足三里、太冲、行间、太溪、丰隆、血海。

[手法] 一指禅推法、抹法、扫散法、拿法、按揉法、擦法、点按法。

[操作] 以一指禅从印堂至头维、太阳往返 3～5 遍。用抹法分抹前额 1 分钟。以扫散法在两侧颞部操作各 20 次。拿五经 5～10 遍，拿风池、颈项部及肩井 3 分钟。按揉风池、太阳穴各 1 分钟。风寒头痛者，加按揉玉枕、外关、合谷各 1 分钟，擦背部膀胱经 3～5 遍；风热头痛者，加按揉曲池、合谷各 1 分钟；风湿头痛，按揉风门、阴陵泉各 1 分钟。肝阳头痛者，加按揉肝俞、太冲、行间各 1～2 分钟，推两侧桥弓 10 次，扫散胆经 3～5 遍；血虚头痛者，加按揉中脘、气海、足三里各 1 分钟，擦热督脉，以透热为度；痰浊头痛者，加按揉中脘、天枢各 1 分钟，点按丰隆、足三里各 1 分钟；肾虚头痛者，加按揉肾俞、太溪各 1 分钟，擦热督脉，以透热为度；瘀血头痛者，加分抹阳白、太阳，指揉合谷、血海各 1 分钟。

**3. 其他治疗**

（1）耳针　送后、神门、脾、枕、皮质下。毫针刺，每日 1 次；或用压丸法，3 天更换 1 次。

（2）皮肤针　用皮肤针循头部督脉、太阳经、胆经分经叩刺，重点叩刺太阳、百会、玉枕及阿是穴，适用于外感头痛。

**【注意事项与按语】**

（1）针灸推拿对功能性头痛疗效明显，对器质性病变者，需针对原发病进行治疗。

（2）治疗期间需调情志，适当参加体育锻炼。

# 七、眩晕

眩是指眼花或眼前发黑，晕是指头晕或感觉外界景物旋转。二者常同时并见，故统称为"眩晕"。轻者闭目即止，重者如坐车船，旋转不定，不能站立，或伴有恶心、呕吐、汗出，甚则昏倒等症状。本病多为阴虚则肝风内动，血少则脑失濡养，精亏则髓海不足，或痰浊壅遏、上蒙轻窍所致。

**【诊断】**

（1）气血亏虚证　眩晕动则加剧，劳累继发，伴面色苍白，唇甲不华，心悸失眠，神疲懒言，食欲不振，舌质淡，脉细弱。

（2）肾精不足证　眩晕伴神疲健忘，腰膝酸软，遗精耳鸣。偏于阴虚者，五心烦热，舌质红，脉弦细。偏于阳虚者，四肢不温，舌质淡，脉沉细。

（3）肝阳上亢证　眩晕耳鸣，头痛且胀，每因恼怒而头晕、头痛加剧，面时潮红，急躁易怒，少寐多梦，口苦，舌质红，苔黄，脉弦。

（4）痰浊中阻证　眩晕而头重如蒙，少食多寐，舌苔白腻，脉濡滑。

## 【治疗】

[治则] 虚实补泻，调整阴阳。

### 1. 针灸治疗

[主穴] 百会、风池、太阳、印堂。

[配穴] 气血亏虚加脾俞、足三里；肾精不足加肾俞、太溪；肝阳上亢加肝俞、肾俞、三阴交、太冲；痰浊中阻加足三里、丰隆、太白。

[操作] 毫针刺，按虚实补泻进行操作。

[方义] 百会通督安神；风池清泻肝胆，潜阳止眩；太阳祛风止眩；印堂止眩安神。

### 2. 推拿治疗

[取穴] 百会、太阳、印堂、鱼腰、风池、肩井等。

[手法] 一指禅推法、按揉法、拿法、推法、摩法、擦法、扫散法。

[操作] 患者取坐位。从印堂开始向上沿发际至头维、太阳穴施以一指禅推法。于印堂、鱼腰、阳白、太阳、百会穴施以按揉法。从前额至风池穴施以五指拿法，从风池穴至大椎两侧膀胱经施以一指禅推法和拿法，两侧肩井穴施以拿法。气血亏虚者，加背部督脉、膀胱经擦法，腹部摩法，脾俞、胃俞、足三里穴按揉法；肾精不足者，加肾俞、命门穴按揉法，腰骶部和涌泉穴擦法，以透热为度；肝阳上亢者，加桥弓穴推法，颞侧扫散法，期门、章门、肝俞、胆俞按揉法；痰浊中阻者，加按揉中脘。天枢穴，摩腹部。

### 3. 其他疗法

（1）头针 眩晕伴耳鸣、听力减退者，取晕听区。取坐位或仰卧位，局部常规消毒后，用消毒之 28～32 号 2.5 寸长的不锈钢毫针，与头皮呈 30°左右夹角，用夹持进针法刺入帽状腱膜下，达到该区的应用长度后，用食指桡侧面与拇指掌侧面夹持针柄，以食指掌指关节连续屈伸，使针身左右旋转，每分钟捻转 200 次左右，捻转 2～3 分钟，留针 5～10 分钟，每日或间日针 1 次。

（2）耳针 选神门、枕、内耳，用中、强刺激，每日 1 次，每次留针 20～30 分钟。

## 【注意事项与按语】

（1）针灸推拿治疗眩晕有较好疗效。如配合西医检查方法查明原因，则有利于治疗。

（2）现代研究表明，针刺风池穴可使患者椎—基底动脉供血明显改善，针刺百会可改善脑循环，这些作用有利于眩晕的改善。

（3）颈源性眩晕者可使用颈椎拔伸等推拿微调手法治疗，有良好的临床效果。

（4）平素以清淡饮食为主，禁食肥甘厚腻之品。眩晕发作时，嘱患者闭目或平卧，保持安静，如有呕吐应注意勿使呕吐物呛住气管。

### 附：高血压

高血压病是以安静状态下持续性动脉血压增高（BP：140/90mmHg）为主要表现的一种常见的慢性疾病。高血压病临床上可分为原发性和继发性两类，病因不明者为原发性高血压病；若高血压是某一种明确而独立的疾病所引起者称为继发性高血压病。

【诊断】

本病以头痛、头晕、头胀、眼花、耳鸣、心悸、失眠、健忘等为主要症状。严重者会出现心、肾、眼底等器质性损害和功能障碍。

（1）肝火亢盛证　兼见心烦易怒，面红耳赤，口苦，舌红，苔黄，脉弦。

（2）阴虚阳亢证　兼见头重脚轻，耳鸣，五心烦热，失眠，健忘，舌红，苔少，脉弦细数。

（3）气虚血瘀证　兼见面色萎黄，惊悸怔忡，气短乏力，唇甲青紫，舌质紫黯或有瘀点，脉细涩。

（4）阴阳两虚证　兼见面色晦暗，耳鸣，腰膝酸软，夜间多尿，时有浮肿，舌淡或红，苔薄，脉沉细。

（5）痰湿壅盛证　兼见头重如蒙，食少脘痞，呕恶痰涎，舌淡，苔白腻，脉弦滑。

【治疗】

［治则］平肝安神，化痰降浊，补肾益精，调补气血。

**1. 针灸治疗**

［主穴］风池、太冲、百会、合谷、曲池、三阴交。

［配穴］肝火亢盛配行间，曲泉；阴虚阳亢配肾俞、肝俞；气虚血瘀配足三里、膈俞；阴阳两虚配关元、肾俞；痰湿壅盛配丰隆、中脘。

［操作］毫针刺，按虚实补泻进行操作。太冲可向涌泉穴透刺。

［方义］风池可以疏调气机、平肝潜阳；太冲疏肝理气；百会与肝经相通，针之可泻诸阳之气，平降肝火；曲池、合谷清泻阳明，理气降压；三阴交可调补肝脾肾。

**2. 推拿治疗**

［主穴］印堂、太阳、睛明、攒竹、神庭、百会、风池、风府、头维、关元、气海、中脘、肾俞、命门、涌泉等。

［手法］一指禅推法、抹法、按揉法、扫散法、拿法、捏法、掌推法等。

［操作］①头面及颈肩部操作：患者仰卧位。医者行轻柔的一指禅"小∞字"和"大∞字"推法，分推3～5遍。轻度指按揉印堂、攒竹、睛明、太阳、神庭，每穴1分钟。抹前额3～5遍。从前额发际处至风池处做五指拿法，反复3～5遍。轻推桥弓，每侧100～200遍。行双手扫散法，约1分钟。指尖击前额部至头顶，反复3～6遍。②腰背部操作：患者取俯卧位。自上而下捏脊，3～4遍。自上而下掌推背部督脉，3～4遍。肝火亢盛者，重拿风池穴2～3分钟，掐太冲、行间穴各2～3分钟，摩揉肝俞、肾俞、涌泉穴；痰浊壅盛者，一指禅推法结合指按揉丰隆、解溪穴，推擦足三里，摩中脘穴；气虚血瘀者，加按揉血海、足三里，推中脘、心俞、脾俞、胃俞；肾精不足者，加点按肾俞穴，按揉太溪、涌泉穴。

**3. 其他治疗**

（1）三棱针　取耳尖、百会、大椎、肝俞、太冲。每次选1～2穴，点刺出血3～5滴。

（2）耳针 取降压沟、肾上腺、耳尖、交感、神门、心。每次选 3～4 穴，用压丸法或埋针。

（3）皮肤针 取项后、腰骶部和气管两侧，叩刺以皮肤潮红或微出血为度。

**【注意事项与按语】**

（1）针灸推拿针对Ⅰ Ⅱ期高血压有较好效果，对Ⅲ期高血压可改善症状，但应配合高血压药治疗。

（2）长期服用降压药者，针灸推拿治疗时不要突然停药，待血压降至正常或接近正常者，再逐渐调整药量。

（3）生活规律，不宜过度疲劳，忌食肥甘厚腻之品，调畅情志，避免精神刺激。

# 八、中风

中风是以突然昏扑，不省人事，口眼㖞斜，半身不遂，或轻者不经昏扑，仅以口眼㖞斜、半身不遂、语言艰涩为主症的一种疾病。本病多因为心、肝、脾、肾等脏腑阴阳失调，加上忧思恼怒，或者饮酒暴食，或房事劳累，或外邪侵袭等诱因导致气血运行受阻，肌肤筋脉失于濡养；或阴虚阳亢，阳亢化风，气血逆行，窜行于经脉而形成。

**【诊断】**

**1. 中经络** 病在经络，病情比较轻。症见半身不遂，口眼㖞斜，语言謇涩，肌肤不仁，吞咽障碍，脉弦滑。络脉空虚者，可见手足麻木、肌肤不仁，或突然口眼㖞斜、语言謇涩、口角流涎，甚则半身不遂，或兼恶寒发热、肢体拘急、关节酸痛等症状，舌苔薄白，脉浮弦或弦细。肝肾空虚者，常头晕耳鸣、头痛目眩、腰酸腿软，突然发生口眼㖞斜、舌强语涩、半身不遂，舌质红或苔黄，脉弦细而数或弦滑。

**2. 中脏腑** 病在脏腑，病情急重。症见突然昏扑，神志不清，半身不遂，口蜗流涎，舌强失语。根据病因病机不同，可以分为闭症和脱症。

（1）闭症 多因气火冲逆，血气上冲于上，肝风妄动，痰浊壅盛所致。症见神志不清，牙关紧闭，两手紧握，喉中痰鸣，面红耳赤，二便闭塞，脉滑数或弦数。

（2）脱症 由于真气衰微、元阳暴脱所致。症见昏沉不省人事，目合口张，手撒遗尿，鼻鼾息微，四肢厥逆，脉细弱或沉。甚则冷汗如油，面赤如妆，脉微欲绝或浮大无根，是真阳外越之危候。

**【治疗】**

[治则] 中经络者，治以疏通经络、镇肝息风；中脏腑者，治以开窍醒神、回阳固脱。

**1. 针灸治疗**

（1）中经络

[主穴] 百会、曲池、合谷、八风、环跳、阳陵泉、足三里、地仓、颊车、颧髎、迎香。

［配穴］气血亏虚、风邪侵袭者，加关元、气海、风池；肝肾亏虚、风阳上扰者，加太冲、三阴交、肝俞、期门。

［操作］毫针针刺，半补半泻，以得气为要。

［方义］肢体运动障碍，其病在阳，故取手足三阳经穴位为主。阳明经为多气多血之经脉，阳明经气血通畅，则运动功能能改善，少阳、太阳经脉的旺盛能够辅助治疗，故治疗运动功能障碍应取阳明经穴位，辅以少阳、太阳经脉穴位。另外，口眼㖞斜是经脉瘀滞不通、气血失养的表现，故治宜疏通经脉，选用地仓、颊车、颧髎、迎香以疏通经络。

（2）中脏腑

①闭症

［主穴］十二井穴、水沟、劳宫、涌泉、百会。

［配穴］神志不清者，加四神聪；二便不通者，加天枢、大横、关元、中极；牙关禁闭者，加双侧下关。

［操作］十二井穴点刺出血，余穴可用泻法。

［方义］闭证由肝阳化风，心火旺盛，气血上冲，上犯于脑，上扰神明，蒙蔽清窍所致。十二井穴放血，可以通经络之气，开窍醒神；督脉连贯脑络，水沟为督脉要穴，亦有开窍醒神之功用；肝经原穴太冲，平肝熄风，重镇降逆；劳宫穴为心包经荥穴，泻之可清心火安神；丰隆为阳明经络穴，为祛痰化浊之要穴。

②脱症

［主穴］关元、神阙。

［配穴］气海、三阴交。

［操作］用灸法

［方义］元阳外脱，必从阴以救阳。关元为任脉、足三阴的交汇，为三焦元气所出之地；神阙在脐中，为生命的根蒂，灸关元、神阙穴能够回阳固脱。

**2. 推拿治疗**

［部位及取穴］腰骶部、患侧上肢部和下肢部，曲池、合谷、手三里、环跳、委中、阳陵泉、承山、伏兔、足三里。

［手法］㨰法、按揉法、拔伸法、四肢关节被动活动。

［操作］患者仰卧位。患侧上肢内外侧施以㨰法，并配合肩部的被动活动。在曲池、手三里、合谷施以按揉法。患侧肩部施拔伸法。在患侧下肢部阳陵泉、伏兔、足三里穴施以按揉法，以酸胀感为度。患者俯卧位。在腰骶部、患侧下肢部位施以㨰法并合拔伸法，以及屈伸等被动活动，在患侧下肢部环跳、委中、承山穴施以按揉法，以酸胀感为度。

**3. 其他治疗**

（1）头针　取病变对侧病变区为主，可配合运动感觉区、失语区，平补平泻，快速捻转，持续3分钟，以患者酸胀感得气为度。

（2）电针　取穴同体针，采用疏密波或断续波，每次20~30分钟，每天1次。

（3）穴位注射法 取夹脊穴 5～14、足三里、阳陵泉、悬钟、解溪等穴位，每次 3 穴，用 5% 防风注射液，或人参注射液，两天 1 次。

**【注意事项与按语】**

（1）针灸推拿疗法对中风有明显的疗效。急性期采用中西医结合治疗，恢复期以针灸推拿治疗为主，并配合功能康复训练。

（2）现代研究表明，针灸推拿能够明显改善中风患者的脑循环，提高肌力，协调肢体的运动功能，改善吞咽功能，改善面瘫的症状。

（3）肝阳上亢、肝气上逆患者自觉头晕乏力、肢体麻木。宜注意饮食，避免情绪波动，可以针刺头针运动区、太冲、肝俞等穴位预防中风的发生。

## 九、面瘫

面瘫是以口眼㖞斜为主要症状的一种疾病，多由络脉空虚，感受风邪，使面部经脉失养，肌肉功能僵硬所致。

**【诊断】**

（1）风寒证 有面部受凉因素，如迎风而睡，对着电风扇而吹一侧面部引起的风邪入侵的症状。

（2）风热证 多继发于感冒发热后，常常伴有耳道疱疹、口渴、舌苔黄、脉数等症状。

**【治疗】**

［治则］祛风活血通络。

**1. 针灸治疗**

［主穴］风池、翳风、牵正、地仓、颊车、阳白、合谷。

［配穴］风寒加风门；风热加曲池、大椎。

［操作］急性期用平补平泻法，恢复期用补法，面部穴位可以用透刺法，如地仓透颊车；也可以用灸法，如温和灸灸翳风、阳白、牵正。

［方义］风池、翳风、牵正、地仓、颊车、阳白可疏调头面部气血，合谷活血通络。

**2. 推拿治疗**

［部位及取穴］面部、上肢部，印堂、阳白、迎香、太阳、四白、下关、颧髎、承浆、风池、合谷等。

［手法］按揉法、拿法、抹法。

［操作］患者仰卧位，于患侧印堂、阳白、迎香、太阳、四白、下关、颧髎、承浆、风池、合谷等穴位施以按揉法，以酸胀得气为度。印堂至神庭和印堂至太阳穴之间施以抹法。患者坐位，拿双肩井、风池。

**3. 其他治疗**

（1）电针 选择地仓、颊车、太阳、阳白，实行疏密波或连续波，每 2 天 1 次，每次 20 分钟。适用于病程较长者。

（2）穴位注射法　患者仰卧位，在牵正、翳风等穴位用维生素 $B_{12}$ 或者维生素 $B_1$ 注射液，每穴位注射 $0.5\sim1ml$，两天 1 次。

（3）皮肤针　用梅花针叩刺患者翳风、承浆、地仓、颊车、下关、太阳、阳白、印堂、颧髎等面部穴位，使面部穴位微红或微微出血，用消毒过的火罐进行闪罐两遍，2 天 1 次，每次约 30 分钟。

**【注意事项与按语】**

（1）本病用针灸推拿效果较好。急性期宜中西医结合治疗，早期治疗宜小量刺激为主，使用电针刺激宜小，刺宜浅刺。

（2）现代研究表明，针灸推拿治疗面瘫疗效确切，但是面神经损伤不同，治疗的方法和疗效也不同。周围性面瘫的预后与面神经损伤程度有密切关系。

（3）平时注意面部的保暖，针灸推拿治疗的同时宜配合面部运动，保持愉悦心情。

## 十、面痛

面痛是以眼、面颊部抽搐性疼痛为主要症状的一种疾病。多由于风邪侵袭，阳明火盛，肝阳上亢，气血运行不畅导致。

**【诊断】**

（1）风寒外袭证　疼痛为阵发性的掣痛，痛势剧烈，面色苍白，遇冷则剧，得温则缓，多由面部受寒因素引起，舌淡苔白，脉浮紧。

（2）风热浸淫证　痛势剧烈，呈阵发性，为烧灼样或者刀割样的疼痛，痛时面红目赤，口渴汗出，遇热则加剧，得寒则缓，舌质红，苔黄，脉数。

（3）瘀血阻络证　面痛反复发作，经久不愈，发作时痛如锥刺，面色晦暗，少气懒言，语言低微，舌质紫暗，苔薄，脉细涩。

**【治疗】**

［治则］疏通经络，活血止痛。

**1. 针灸治疗**

［主穴］百会、合谷、攒竹、阳白、印堂、颧髎、下关、颊车、迎香、翳风。

［配穴］风寒外袭加风池；风热浸淫加曲池、大椎；瘀血阻络加血海。

［操作］毫针刺，用泻法。

［方义］本病以经络受阻于面部，导致面部疼痛。治疗以近部穴位为主，远部穴为辅，旨在疏通面部经络气血，活血通络止痛。

**2. 推拿治疗**

［部位及取穴］头面部、上肢部，阿是穴、合谷、头维、攒竹、阳白、颧髎、下关、颊车、迎香、翳风。

［手法］一指禅推法、按揉法、点按法、揉法。

［操作］患者取仰卧位。从太阳至印堂、太阳至头维、依次实行一指禅推法，往返操作 6 遍。阿是穴、阳白、颧髎、颊车实行按揉法。于前额及面部用大鱼际揉法。在

合谷实行点按法。

**3. 其他治疗**

耳针 选面颊、上颌、下颌、神门等穴位。每次 2 穴，毫针刺，强刺激，留针 20 ~ 30 分钟，或者用埋针法。

**【注意事项与按语】**

（1）临床表明，面痛患者用针灸推拿技术效果好。

（2）平时注意避免受寒和不良情绪刺激。

（3）针刺治疗时应采取静以久留的方法，以痛为腧，采用针刺和推拿手法缓解疼痛。

# 十一、胃痛

胃痛又称胃脘痛。是指患者上腹胃脘部反复发作性疼痛为主的一类病症。因其疼痛部位近心窝处，中医学中素有"胃心痛""心下痛"等别名。

**【诊断】**

本病以上腹部心下胃脘处疼痛为主要表现。

（1）寒邪客胃证 急性疼痛，畏寒喜暖，痛感剧烈，得温痛减，遇寒加重，喜热饮，苔白，脉浮紧。

（2）食积伤胃证 痛感胀满、胀闷，嗳腐吞酸，呕吐未消化食物，呕吐或矢气后痛减，苔厚腻，脉滑。

（3）肝气犯胃证 痛感胀满、连及两胁肋部，常因情志原因诱发，嗳气，善太息，苔薄白，脉弦。

（4）瘀血停胃证 疼痛剧烈，拒按，痛处固定，进食后疼痛明显，舌紫暗，舌下络脉曲张，脉涩。

（5）脾胃虚寒证 疼痛缠绵，痛感隐隐，时轻时重，喜温喜按，纳呆便溏，神疲乏力，脉沉细或迟缓。

（6）胃阴不足证 痛感灼热，饥不欲食，大便干结，口渴咽干，舌红少津，脉数。

**【治疗】**

[治则] 理气，和胃，止痛。

**1. 针灸治疗**

[主穴] 内关、中脘、足三里、梁丘、公孙。

[配穴] 寒邪客胃者，加胃俞、脾俞、气海、关元等穴，并用灸法；食积伤胃者，加上脘、下脘、天枢、梁门等穴；肝气犯胃者，加太冲、阳陵泉、膻中等穴；瘀血停胃者，加胃俞、血海、膈俞等穴；脾胃虚寒者，加气海、关元等穴，并用灸法；胃阴不足者可加三阴交、内庭等穴。

[操作] 毫针刺，虚证用补法，实证用泻法。寒邪客胃、脾胃虚寒者可加灸法，胃阴不足者慎用灸法。

［方义］中脘为胃之募穴，足三里为足阳明胃经合穴、下合穴，两穴均有和胃健胃、止痛的功效，两穴相配更可通调胃腑之气，达到理气和胃止痛的功效。梁丘为足阳明胃经郄穴，治疗胃痛。内关、公孙均为八脉交会穴，分别通于阴维脉和冲脉，"阴维为病苦心痛""冲脉为病，逆气里急"，两穴可调理脾胃，治疗胃痛。

**2. 推拿治疗**

［部位及取穴］腹部、下肢部、胁肋部、背部督脉和膀胱经等，合谷、内关、上脘、中脘、下脘、膻中、气海、天枢、期门、胃俞、命门、八髎、梁丘、足三里、三阴交、太冲等穴。

［手法］一指禅推法、摩法、按法、按揉法、搓法、抹法、推法、擦法、拨法。

［操作］患者仰卧位。医者用摩法摩胃脘6～10分钟。指揉法揉合谷、内关、上脘、中脘、下脘、梁丘、足三里等穴，每穴1～2分钟。一指禅推法推下肢脾经、胃经。患者俯卧位。医者以一指禅推法或拨法作用于背部督脉及膀胱经第一侧线。按揉背俞穴，着重按揉胃俞、脾俞、膈俞。搓两胁，由上至下搓3遍。抹两胁，由上至下抹3遍。寒邪犯胃者，可增加脾俞、胃俞按揉时间，并用擦法直擦左侧背部；食积伤胃者，可延长顺时针摩腹操作，加强中脘、天枢等穴位的按揉时间；肝气犯胃者，可增加按揉期门、太冲、肝俞、胆俞、膈俞等穴操作，并用指推法或一指禅推法自天突穴向中脘穴操作；脾胃虚寒者，可加一指禅推法推气海、关元穴，并加擦法擦背部督脉和横擦腰骶部，透热为度；胃阴不足者，可加一指禅推法或拨法，就足三阴经的循经部位操作3～5遍。

**3. 其他治疗**

（1）耳针 选胃、肝、脾、神门、交感、内分泌。毫针刺，每日1次；或用压丸法，3天更换1次。

（2）穴位注射法 选足三里、胃俞、膈俞。用维生素$B_1$注射液或当归注射液，每次每穴选注一种药液0.5ml，每日注射1次。

**【注意事项与按语】**

（1）养成良好的生活、饮食习惯，饮食有节，定时定量，戒烟酒、浓茶、浓咖啡。饮食清淡，忌食生冷，少食肥甘厚腻、辛辣之物。增加身体锻炼，培养生活兴趣，保持情绪乐观，避免过度劳累。

（2）注意此病与心脏疾病、肝胆疾病及胰腺疾病的鉴别。

（3）慎用水杨酸、肾上腺皮质激素等药物。使用药物治疗疾病时也应注意药物性质和剂量，避免药物伤胃。

（4）对消化道溃疡出血期患者，慎用推拿操作。

# 十二、呕吐

呕吐是指胃失和降，胃气上逆，导致胃中内容物从口中吐出的一种病症。有声有物称为呕，无声有物称为吐。呕和吐常同时出现，故合称呕吐。本病常因外邪犯胃、饮食不节、情志失调等因素侵犯胃腑而导致。

**【诊断】**

本病以呕吐食物、痰饮、水液或者干呕无物，持续或者反复发作为主要症状。

（1）外感寒邪证　呕吐发作突然，胸脘满闷，兼有恶寒发热、头身疼痛等外感症状，苔白，脉迟。

（2）食滞内停证　常因饮食不节，暴饮暴食而诱发。呕吐酸腐，脘腹满闷，吐后反快，苔厚腻，脉滑。

（3）肝气犯胃证　呕吐多因情志不畅诱发或加重。嗳气吐酸，善叹息，胸胁胀痛，苔白，脉弦。

（4）痰饮内阻证　呕吐清水痰涎，常可见眩晕心悸，脘腹闷胀，纳差，苔白腻，脉滑。

（5）脾胃虚弱证　饮食不慎则呕吐发作，呕吐无力，时作时止，纳差便溏，倦怠乏力，少气懒言，面色无华，舌淡苔薄，脉弱。

（6）胃阴不足证　呕吐黏沫，饥不欲食，口渴咽干，大便干结，舌红少津，脉数。

**【治疗】**

［治则］和胃理气，降逆止呕。

**1. 针灸治疗**

［主穴］内关、中脘、足三里、公孙。

［配穴］外邪犯胃加大椎、外关、合谷；食滞内停加下脘、天枢、梁门；肝气犯胃可加太冲、期门；痰饮内阻可加丰隆、公孙；脾胃虚弱可加胃俞、脾俞；胃阴不足者可加三阴交、阴陵泉。

［操作］常规毫针刺法，虚证用补法，外感用泻法。外感寒邪、痰饮内阻、脾胃虚弱者可加灸法，胃阴不足者慎用灸法。

［方义］中脘为胃之募穴，足三里为足阳明胃经合穴、下合穴，两穴均有和胃健胃降逆止呕的功效，两穴相配更可通调胃腑之气，达到理气和胃止呕之功。内关、公孙均为八脉交会穴，分别通于阴维脉和冲脉，"阴维为病苦心痛""冲脉为病，逆气里急"，两穴可调理脾胃，降逆胃气，达到止呕的目的。

**2. 推拿治疗**

［部位及取穴］腹部、下肢部、胁肋部，合谷、内关、外关、上脘、中脘、下脘、膻中、气海、天枢、期门、足三里、三阴交、太冲等穴。

［手法］一指禅推法、推法、摩法、按法、按揉法、搓法、抹法等。

［操作］患者仰卧位。医者以指推法或一指禅推法自天突穴向中脘穴操作，重复3～5遍。指揉法揉合谷、内关、上脘、中脘、下脘、足三里等穴，每穴1～2分钟。一指禅推法推下肢脾经、胃经，操作4～5遍。外感寒邪者，可加强中脘、合谷、内关按揉时间，并用擦法直擦左侧背部。食滞内停者，可增加顺时针摩腹操作，增加中脘、天枢等穴位的按揉时间。肝气犯胃者，可增加按揉期门、太冲等穴操作，可搓两胁，由上至下搓3遍。痰饮内阻者，可增加按揉膻中、丰隆等穴操作。脾胃虚寒弱者，可加一指禅推法推气海、关元穴，并加擦法擦背部督脉和横擦腰骶部，透热为度。胃阴不

足者，可加一指禅推法或拨法，就足三阴经的循经部位操作 3~5 次。

**3. 其他治疗**

（1）耳针 选胃、贲门、食管、交感、神门、肝、脾。每次选 4~6 穴，毫针刺，每日 1 次；或用压丸法，3 天更换 1 次。

（2）穴位注射法 选足三里、胃俞、脾俞。用维生素 B₁ 注射液或当黄芪注射液，每次每穴选注一种药液 0.5ml，每日注射 1 次。

**【注意事项与按语】**

（1）养成良好的生活习惯，保持情绪乐观，避免过度劳累。饮食有节，忌食生冷，少食肥甘厚腻、辛辣之物。注意防寒保暖，避免寒冷刺激。

（2）针灸推拿治疗呕吐的疗效较好。但需注意对于上消化道严重梗阻、癌性呕吐、脑源性呕吐等严重性疾病，需要重视原发病的治疗。

# 十三、胃下垂

胃下垂是指胃的位置下降，在人体站立时，胃的下缘降至盆腔，胃小弯切迹最低点低于两髂嵴水平连线以下的一种疾病。

**【诊断】**

轻者可无症状，重者有上腹坠胀感、疼痛，多在久站、劳累及餐后加重，平卧时减轻。常伴有乏力、眩晕、厌食、恶心、嗳气、腹泻、形体消瘦等症状，经产妇和消耗性疾病多见。现代医学中 X 线，钡餐造影可以帮助诊断。

**【治疗】**

［治则］健脾益气，升阳举陷。

**1. 针灸治疗**

［主穴］百会、脾俞、胃俞、中脘、气海、关元、足三里。

［配穴］伴胃部症状如胀满不适、恶心、疼痛，加公孙、内关；嗳气，善太息，加太冲、期门。

［操作］毫针刺，用补法，配穴用平补平泻法。百会和背俞穴可加用灸法。

［方义］本病病位在胃，故取胃之募穴胃俞、下合穴中脘以调胃。百会为升阳举陷的要穴，气机下陷，脏腑下垂均可取之。气海、关元固本培元温下元之气。

**2. 推拿治疗**

［部位及取穴］腹部、下肢部、胁肋部、背部督脉和膀胱经等，百会、合谷、内关、膻中、上脘、中脘、下脘、气海、关元、脾俞、胃俞、命门、八髎等穴。

［手法］一指禅推法、拨法、按法、按揉法、擦法、振法、托法、插法。

［操作］患者仰卧位。医者用一指禅推法沿任脉由膻中穴开始操作至关元穴 3~5 遍。用托法托胃脘部 8~10 遍。依次按揉百会、上脘、中脘、下脘、气海、关元、足三里等穴，每穴 3~5 分钟。指振法振百会穴、上脘、中脘、下脘穴，每穴 3~5 分钟。患者俯卧位。医者以一指禅推法或拨法作用于背部督脉及膀胱经第一侧线，自上而下，

操作4~5遍。用插法分别插左右两侧肩胛骨内侧，每侧插5~8次。按揉背俞穴，着重按揉胃俞、脾俞、肾俞。擦法擦背部督脉和横擦腰骶部，透热为度。

**3. 其他治疗**

（1）耳针 选胃、脾、肝、交感、内分泌。毫针刺，每日1次；或用压丸法，3天更换1次。

（2）穴位注射法 选脾俞、胃俞、足三里。用黄芪注射液或生脉注射液，每次每穴选注一种药液0.5ml，每日注射1次。

**【注意事项与按语】**

（1）养成良好的生活习惯，加强身体锻炼，培养生活兴趣，保持情绪乐观，避免过度劳累。饮食有节，定时定量，戒烟酒、浓茶、浓咖啡，饮食清淡，忌食生冷，少食肥甘厚腻、辛辣之物。

（2）针灸推拿对轻度胃下垂患者疗效较好，对中、重症患者治疗过程较长，治疗需坚持。

# 十四、胁痛

胁痛是以单侧或两侧胁肋部疼痛为主要临床表现的病症。肝之疏泄不利，致肝气郁滞，脾土壅滞，湿自内生；或气郁日久，气滞则血瘀；或肝肾亏虚，血不荣络等，皆可导致胁痛。

**【诊断】**

（1）肝气郁结证 胸胁胀闷，走窜不定，多与情志变化相关，暴怒或抑郁时加重，喜叹息，得叹气、嗳气或矢气则舒，纳呆食少，苔薄，脉弦。

（2）瘀血阻络证 胸胁刺痛，痛处不移，入夜尤甚，胁下或见痞块，舌质紫暗，脉沉涩。

（3）湿热蕴结证 胁痛明显，口苦，胸闷纳呆，恶心呕吐，目赤或黄、身黄，苔黄腻，脉弦滑而数。

（4）肝阴不足证 胸胁疼痛隐隐，缠绵不断，遇劳加重，口干咽燥，心烦，头晕目眩，舌红少苔，脉弦细而数。

**【治疗】**

［治则］疏肝利胆，行气止痛。肝气郁结者，治以疏肝理气；瘀血停者，治以活血化瘀；湿热蕴结者，治以清利湿热；肝阴不足者，治以养阴柔肝。

**1. 针灸治疗**

［主穴］期门、阳陵泉、支沟、丘墟、足三里。

［配穴］肝气郁结者可加合谷、太冲、行间等穴；瘀血阻络者可加膈俞、胆俞等穴；湿热蕴结者可加中脘、胃俞、脾俞等穴；肝阴不足者可加太溪、肝俞、肾俞等穴。

［操作］毫针刺，虚证用补法，可加灸；实证用泻法。每日1次，每次留针约30分钟。

[方义] 期门为肝之募穴，又近胸胁与远端胆经丘墟、阳陵泉相配，疏利肝胆气机，行气以止痛。支沟疏通三焦之气，配合其他穴位达到疏肝利胆止痛之功。足三里为强壮保健要穴，行和胃消痞之功，取"见肝之病，当先实脾"之意。

**2. 推拿治疗**

[部位及取穴] 背部、腹部、胁肋部、下肢部、督脉和膀胱经、下肢肝胆经循行部位，期门、章门、日月、中脘、阳陵泉、阴陵泉、足三里、丘墟、膈俞、肝俞、胆俞、血海、合谷、上脘、下脘、三阴交、太冲、太溪等。

[手法] 一指禅推法、摩法、按揉法、点法、拨法、按法、搓法等。

[操作] 患者仰卧位。患者仰卧位，医者用摩法摩腹部与胁肋部 6 ~ 10 分钟。指按揉法按揉期门、章门、日月、中脘，每穴 1 ~ 2 分钟。一指禅推法或拨法作用于下肢肝、胆经循行部位，反复操作 3 – 5 遍。按揉阳陵泉、阴陵泉、足三里、丘墟各 1 ~ 2 分钟。患者坐位或俯卧位。点按膈俞、肝俞、胆俞各 1 ~ 2 分钟。一指禅推背部膀胱经 2 ~ 3 遍。擦背部膀胱经，以透热为度。肝气郁结者，可延长按揉穴位时间，并在治疗结束时搓擦两胁 1 分钟；瘀血阻络者，可延长按揉部分背俞穴如膈俞、胆俞时间，并可加按揉血海、合谷；湿热蕴结者，可延长摩腹与按揉脾俞、胃俞、肝俞时间，并加按揉上、中、下脘；肝阴不足者，可加按揉三阴交、太冲、太溪。

**3. 其他治疗**

（1）耳针 选肝、胆、心、胸、交感、内分泌。毫针刺，每日 1 次；或用压丸法，3 天更换 1 次。

（2）皮肤针 用梅花针轻轻叩击胁肋部疼痛部位及痛点相对应水平的背俞穴。

**【注意事项与按语】**

（1）针灸推拿治疗胁痛效果较为理想，但因胁痛病因较多，严重程度不定，故治疗止痛后还应查明病因，针对原发病进行诊断和治疗。如遇肝炎等传染病，还需注意防护。

（2）少食辛辣肥甘之品，保持心情舒畅，避免过度疲劳，适当参加体育锻炼。

# 十五、呃逆

呃逆是指气逆上冲，喉间呃呃连声，声音短而频，难以自我控制为主要表现的病症。古称"哕""哕逆"，俗称"打嗝"。其发生多与饮食不当、外邪入侵、情志不畅、脏腑功能失调等因素引起的气机升降失常有关。

**【诊断】**

自觉胃气上冲，喉间呃呃连声，声音短促而频繁，间歇时间不定，不能自止。

（1）寒邪犯胃证 常伴胃脘不舒，急性胃痛，喜温喜按，得温则减，遇寒更甚，苔白，脉迟缓。

（2）胃火上逆证 呃逆声音洪亮，烦渴，喜冷饮，常伴有口臭，腹胀，大便秘结，小便短赤，苔黄，脉滑数。

（3）肝气犯胃证 呃逆连声，常因情志不畅而诱发或者加重，常伴胸胁胀痛，嗳气纳呆，苔薄白，脉弦。

（4）脾胃虚弱证  呃声低长无力，气不得续，泛吐清水，脘腹不舒，喜按喜温，乏力，食少，舌质淡，脉细弱。

（5）胃阴不足证  呃声短促而不得续，饥不欲食，口渴咽干，大便干结，舌红少津，脉数。

## 【治疗】

[治则]  和胃，降逆止呃。

### 1. 针灸治疗

[主穴]  中脘、内关、足三里、膻中、膈俞。

[配穴]  胃火上逆配内庭；肝气犯胃配太冲、期门；脾胃虚弱配胃俞、脾俞；胃阴不足配三阴交、阴陵泉。

[操作]  常规毫针刺，虚证用补法，实证用泻法。寒邪犯胃、脾胃虚寒者可加灸法，肝气犯胃、胃火上逆、胃阴不足者慎用灸法。

[方义]  本病基本病机为胃气上逆动膈。中脘为胃之募穴，足三里为足阳明胃经合穴、下合穴，两穴均有和胃健胃、止痛的功效，两穴相配更可通调胃腑之气，达到理气和胃止痛的功效。内关通于阴维脉和冲脉，宽胸利膈，通调三焦气机。膻中为气会穴，可理气降逆。膈俞利膈止呃。

### 2. 推拿治疗

[部位及取穴]  腹部、下肢部、胁肋部、背部督脉和膀胱经等，合谷、内关、上脘、中脘、下脘、膻中、期门、脾俞、胃俞、梁丘、足三里、三阴交、太冲等穴。

[手法]  一指禅推法、摩法、按法、按揉法、搓法、抹法等。

[操作]  患者仰卧位，医者用摩法摩胃脘部，6～10分钟。指推法或一指禅推法自天突穴向中脘穴操作，重复3～5遍。指揉法揉内关、膻中、上脘、中脘、下脘、足三里，每穴1～2分钟。一指禅推法推下肢脾经、胃经。寒邪犯胃者，可加强摩法及按揉脾俞、胃俞时间，并用擦法直擦左侧背部；胃火上逆者，可加强按揉足三里，并可用掐法掐内庭穴；肝气犯胃者，可加强按揉期门、太冲、肝俞、胆俞、膈俞等穴，并搓胁肋部，由上至下搓3遍；脾胃虚弱者，可加一指禅推法推气海、关元穴，并加擦法擦背部督脉和横擦腰骶部，透热为度；胃阴不足者，可加一指禅推法或拨法，就足三阴经的循经部位操作3～5次。

### 3. 其他治疗

（1）耳针  选胃、神门、肺、肝、肾、脾。毫针刺，每日1次；或用压丸法，3天更换1次。

（2）穴位敷贴法  取吴茱萸10g，研细末，醋调至膏状，晚睡前贴敷于双侧涌泉穴，每日1次。

## 【注意事项与按语】

（1）注意防寒保暖，少食生冷食物，避免寒冷刺激，防止寒邪外侵。

（2）针刺对急性呃逆疗效较好，但对反复发作的慢性、顽固性呃逆，应积极查明病因并针对原发病治疗。

（3）呃逆如发生于危重病后期，多为病情转危、胃气衰败之象，需高度重视。

# 十六、腹泻

腹泻也称"泄泻"，是指大便次数增多，便质稀薄或完谷不化，或如水样。其发生多与感受外邪、饮食不洁、饮食不节、脾胃虚弱、情志不畅等因素有关。

【诊断】

主要症状：发病势急，可伴有腹痛，大便次数增多，便质稀，甚如水样或完谷不化。

（1）外感证　根据外感不同的邪气，症状有所不同。外感寒邪：大便清稀或如水样，肠鸣腹痛，喜温，恶寒或兼有发热，苔白或白腻，脉濡缓。外感湿热：泄泻腹痛，拒按，泻下急迫或泻而不爽，粪便秽臭，肛门灼热，烦热口渴，小便短黄，舌苔黄腻，脉濡数或滑数。

（2）食滞肠胃证　常因为暴饮暴食后发作，腹痛拒按、泻后痛减，大便臭如败卵，嗳腐吞酸，苔厚腻，脉滑。

（3）肝气乘脾证　素有胸胁胀闷，嗳气食少，泄泻发作常可伴有情志因素，舌红，脉弦。

（4）脾胃虚弱证　大便时溏时泻或完谷不化，迁延反复，稍有进食油腻或生冷等饮食则大便次数增多，腹部隐痛喜按，神疲乏力，面色萎黄，舌淡，苔薄白，脉细。

（5）肾阳虚衰证　泄泻常发生于黎明时分，作时腹冷痛，泻下完谷，泻后则安，形寒肢冷，面色㿠白，舌淡苔白，脉沉细。

【治疗】

［治则］健脾利湿，温阳固本，调肠止泻。

**1. 针灸治疗**

［主穴］天枢，大肠俞，上巨虚，曲池，足三里。

［配穴］外感寒邪可配神阙；外感湿热可配内庭；食滞肠胃可配梁门、中脘；肝气乘脾可配太冲、期门；脾胃虚弱可配脾俞、胃俞、大肠俞；肾阳虚衰可配肾俞、命门、大肠俞。

［操作］毫针刺，虚证用补法，实证用泻法。外感寒邪、脾胃虚弱、肾阳虚衰者可加灸法或采用温针灸。外感寒邪、脾胃虚弱者可隔姜灸，肾阳虚衰者可隔附子饼灸。

［方义］天枢为大肠募穴、大肠俞为大肠背俞穴，两穴结合为俞募配穴法，调理大肠功能。曲池为大肠合穴，上巨虚为大肠下合穴，两穴可调通大肠腑气，腑气通则有益于大肠传导功能。"肚腹三里留"，足三里起健胃调肠作用。

**2. 推拿治疗**

［部位及取穴］腹部、背部、下肢部，中脘、天枢、气海、关元、脾俞、胃俞、肾俞、大肠俞、命门、上巨虚、足三里等穴。

［手法］一指禅推法、摩法、按法、按揉法、拨法等。

[操作] 患者仰卧位。医者以摩法摩腹 6～10 分钟。一指禅推法或指按揉法施于曲池、中脘、天枢、气海、关元、上巨虚、足三里，每穴 1～2 分钟。一指禅推法推下肢脾经、胃经循行部位。患者俯卧位。医者以一指禅推法或拨法作用于背部督脉及膀胱经第一侧线，按揉背俞穴。外感者，可延长摩腹时间。外感风寒者，可加擦法擦前额、背部督脉、膀胱经和横擦腰骶部，透热为度；外感湿热者，可加按揉合谷、曲池、内庭；食滞肠胃者，可延长摩腹时间，并以大肠运行同方向为主进行摩腹；肝气乘脾者，加指按揉或一指禅推期门、章门、太冲和两胁搓擦；脾胃虚弱或肾阳虚衰者，延长气海、关元及背俞穴操作时间，并用擦法擦背部膀胱经第一侧线、督脉，横擦八髎穴。

**3. 其他治疗**

（1）耳针　选大肠、小肠、胃、脾、神门。毫针刺，每日 1 次；或用压丸法，3 天更换 1 次。

（2）穴位注射法　选天枢、上巨虚、曲池。用维生素 $B_1$ 注射液或黄连注射液，每次每穴选注一种药液 0.5ml，每日注射 1 次。

（3）穴位敷贴法　取神阙穴，用五倍子研末食醋调为膏状敷于穴位上，2～3 天更换。

**【注意事项与按语】**

（1）针灸推拿对泄泻的治疗效果较好，如反复出现泄泻应考虑原发病的治疗以及防止脱水和电解质失衡。

（2）治疗期间的饮食需注意清淡，平素生活中需要注意饮食卫生。

# 十七、腹痛

腹痛是指胃脘以下、耻骨毛际以上的部位发生以疼痛为主要表现的疾病。本病多与感受外邪、饮食不节、情志不畅、体虚劳倦等因素有关。

**【诊断】**

以胃脘以下、耻骨毛际以上的部位疼痛为主。如发病急骤，痛势剧烈，拒按，多为实证；若病程较长，疼痛隐隐、缠绵，喜按，多为虚证。

（1）寒邪内阻证　腹痛急暴，痛势剧烈，得温痛减，遇寒更甚，四肢欠温，大便溏稀，小便清长，舌淡苔白，脉沉紧。

（2）湿热壅滞证　腹痛拒按，胀满不舒，大便干结或溏滞不爽，烦渴，小便短赤，舌苔黄腻，脉数。

（3）气滞血瘀证　腹部胀闷痛，走窜不定，痛及少腹部，得嗳气或矢气后痛可减轻，遇情志不畅者可有加重，舌紫暗，舌下络脉曲张，脉弦涩。

（4）中虚脏寒证　腹痛隐隐，缠绵不断，时作时止，喜温喜按，饥饿劳累后常加剧，大便溏薄，神疲乏力，四肢不温，舌淡苔白，脉沉细。

**【治疗】**

[治则] 通调腑气，缓急止痛。

**1. 针灸治疗**

［主穴］天枢、关元、足三里、三阴交。

［配穴］寒邪内阻配神阙；湿热壅滞配梁门、内庭、阴陵泉；气滞血瘀配期门、太冲、血海；中虚脏寒配脾俞、胃俞、肾俞。

［操作］毫针刺，虚证用补法，实证用泻法。寒邪内阻、中虚脏寒者可加灸法，湿热壅滞者慎用灸法。神阙穴禁针。

［方义］天枢为大肠募穴，又位于腹部脐旁，行通调大肠腑气之功。关元为小肠募穴，位于腹部脐下，配合天枢运转腹部腑气，又可结合灸法起到固本温阳的作用。足三里为胃的下合穴，四总穴歌中有"肚腹三里留"的说法，可起到调腑止痛的功效。三阴交为足三阴经交汇之处，可起到调畅足三阴气血，通调气机，通经止痛的作用。

**2. 推拿治疗**

［部位及取穴］腹部、背腰部、下肢部，曲池、中脘、天枢、大横、气海、脾俞、胃俞、大肠俞、梁丘、足三里穴等。

［手法］一指禅推法、摩法、按法、按揉法、拨法等。

［操作］患者仰卧位。医者以摩法摩腹，6～10分钟。一指禅推或指按揉曲池、中脘、天枢、大横、梁丘、足三里，每穴1～2分钟。一指禅推下肢脾经、胃经。患者俯卧位。医者以一指禅推法或拨法作用于背部督脉及膀胱经第一侧线，按揉背俞穴。寒邪内阻者、中虚脏寒者，可延长摩腹时间，加一指禅推法推气海、关元穴，并加擦法擦背部督脉、膀胱经和横擦腰骶部，透热为度；湿热壅滞者，可延长摩腹时间，并以大肠运行同方向为主进行摩腹；气滞血瘀者，可延长按揉背部背俞穴及下肢足三里和血海等穴时间。

**3. 其他治疗**

（1）耳针　选脾、胃、大肠、小肠、神门等。毫针刺，每日1次；或用压丸法，3天更换1次。

（2）穴位注射法　选天枢、足三里。用维生素 $B_1$ 注射液或当归注射液，每次每穴选注一种药液0.5ml，每日注射1次。

**【注意事项与按语】**

（1）注意防寒保暖，少食生冷食物，避免寒冷刺激，防止寒邪外侵。

（2）引起腹痛的原因很多，如果腹痛久治未有好转，应积极查明病因并针对原发病治疗。

# 十八、便秘

便秘是指大便秘结不通，粪便难以排出或排便时间延长，或欲大便而艰涩不畅的一类病症。本病基本病机是大肠的传导不利。其发生多与饮食不节、食积停滞、情志失调、劳倦体虚、外邪侵袭等因素有关。

**【诊断】**

大便秘结不通，排便困难，或者数日一行为本病的特征。

（1）热秘　大便干结，腹胀满痛，常伴口渴、口臭，心烦，喜冷饮，小便短赤，舌红，苔黄或燥，脉滑数。

（2）气秘　欲便而不行，腹胀满痛，嗳气频发，遇情志不畅便秘加重，纳呆，胸胁满闷，口苦，苔薄腻，脉弦。

（3）冷秘　大便排出困难，小腹冷痛，面色㿠白，四肢不温，小便清长，畏寒喜暖，舌淡苔白，脉沉迟。

（4）虚秘　欲便而不行，虽有便意，但排出困难，便后疲乏，大便不干硬，神疲乏力，少气，舌淡苔薄，脉细弱。

## 【治疗】

[治则]　调肠理胃，行滞通便。

### 1. 针灸治疗

[主穴]　天枢、大肠俞、曲池、上巨虚、支沟。

[配穴]　热秘者配合谷、水道；气秘者配膻中、中脘、太冲、期门；冷秘者配关元、神阙；虚秘者配足三里、关元、大肠俞。

[操作]　常规毫针刺，虚证用补法，实证用泻法。冷秘、虚秘可加用灸法。热秘慎用灸法。

[方义]　天枢为大肠募穴、大肠俞为大肠背俞穴，两穴结合为俞募配穴法，调理大肠功能。曲池为大肠合穴，上巨虚为大肠下合穴，两穴可调通大肠腑气，腑气通则有益于大肠传导功能。支沟可宣通三焦气机，三焦之气通畅则腑气畅通。

### 2. 推拿治疗

[部位及取穴]　上肢部、腹部、背部、下肢部，合谷、曲池、支沟、天枢、气海、脾俞、大肠俞、命门、上巨虚、足三里等穴。

[手法]　一指禅推法、摩法、按法、按揉法、拨法等。

[操作]　患者仰卧位。医者以摩法摩腹6~10分钟。一指禅推法或指按揉法施于合谷、曲池、支沟、中脘、天枢、气海、关元、上巨虚、足三里，每穴1~2分钟。一指禅推法推上肢大肠经、下肢脾经、胃经循行部位。热秘者，延长摩腹时间，并以顺大肠运行方向摩腹为主。延长合谷、支沟、曲池、足三里、上巨虚等穴的按揉时间。虚秘、冷秘者，延长摩腹时间，使摩腹热力渗透到腹部，并加背部督脉、膀胱经、腰骶部擦法；气秘者，加指按揉法按揉期门、章门、太冲，每穴1~2分钟；两胁搓擦。

### 3. 其他治疗

（1）耳针　选大肠、直肠、交感、皮质下。常规毫针刺，每日1次；或用压丸法，3天更换1次。

（2）穴位注射法　选大肠俞、上巨虚。用维生素$B_1$注射液，每次每穴注射0.5ml，每日注射1次。

## 【注意事项与按语】

（1）养成良好的生活习惯，加强身体锻炼，培养生活兴趣，保持情绪乐观，避免过度劳累。饮食有节，定时定量，戒烟酒、浓茶、浓咖啡。注意饮食结构，避免偏食，可适量食用蔬果，养成定时排便的习惯。

（2）针灸推拿对于便秘的治疗效果较好，如多次治疗仍无疗效应考虑其他病因。

# 十九、癃闭

癃闭是指排尿困难、尿量减少甚或小便闭塞不通为主要表现的疾患。癃闭两者有轻重、缓急之分。病势缓，小便不利，点滴而下者谓之"癃"；病势急，小便不通，欲溲不下者谓之"闭"。"癃"和"闭"常合称为"癃闭"。多见于产后妇女、手术后患者以及老年男性。

**【诊断】**

（1）湿热内蕴证　小便闭塞不痛，小腹拘急而痛，烦躁口渴，或渴而不欲饮，或大便不畅，舌质红，苔黄腻。

（2）肝气郁滞证　小便不畅，烦躁易怒，胸胁苦满，默默不欲饮食，舌红苔黄，脉弦。

（3）淤血阻滞证　有手术史或外伤史，小便不通，小腹痛满，舌紫暗，脉涩。

（4）脾肾亏虚证　小便淋漓不畅，排出无力，甚则点滴不尽，精神疲惫，气短纳差，大便不坚，小腹坠胀，腰膝酸软，畏寒乏力，舌淡苔白，脉沉细。

**【治疗】**

［治则］通调膀胱。

**1. 针灸治疗**

［主穴］八髎、肾俞、膀胱俞、三焦俞、三阴交、秩边、中极、关元。

［配穴］湿热内蕴者，加尺泽、足三里；肝气郁滞者，加太冲；淤血阻滞者，加次髎、血海；中气不足者，加气海、关元、百会；肾气亏虚者，加太溪。

［操作］毫针刺，实证用泻法，虚证用补法。

［方义］秩边是膀胱经穴位，可调理膀胱功能；关元是任脉与三阴经的交汇穴，可以调理气血，为补益要穴；中极为膀胱募穴，可以调理膀胱的功能，膀胱俞是膀胱经的背俞穴，与中极相配合，俞募配穴，通调水道，三焦俞通调三焦，有调节膀胱的功能。

**2. 推拿治疗**

［部位及取穴］腰背部、下腹部、下肢部，八髎、肾俞、膀胱俞、三焦俞、三阴交、秩边、中极、关元。

［手法］按揉法、摩法、擦法。

［操作］患者仰卧位。在下腹部试行摩法。在中极、气海、关元穴位上施行按揉法，以酸胀为度。患者俯卧位。在腰背部施行擦法，以透热为度。

**3. 其他治疗**

（1）耳针　选膀胱、肾、三焦、交感、腰骶椎。每次2~3穴，用毫针强刺激，留针20分钟，或者用埋线针刺激，或者压丸法。

（2）穴位敷贴法　用适量葱白、冰片、鲜青蒿捣碎，在患者神阙穴上贴敷，外用纱布固定，也可加热敷，加快药物的吸收，增强疗效。

**【注意事项与按语】**

（1）针灸推拿治疗癃闭有一定的疗效，特别是对于功能性病变所引起的癃闭效果最好。

（2）每日可治疗 2~3 次，用针灸推拿治疗时应确定膀胱是否过度充盈，如果针灸推拿 1 小时后患者还没有排尿，或者患者中风急性期、昏迷状态，应及时采取导尿措施。

（3）令患者有意识地进行腹部收缩运动以及缩肛运动帮助排尿。患者宜少喝水。

## 二十、消渴

消渴是以多饮、多食、多尿、乏力、消瘦，或尿有甜味为主要临床表现的一种疾病。上消主要表现为烦渴引饮，中消主要表现为消谷善饥，下消主要表现为小溲如膏。消渴病病变的脏腑主要在肺、胃、肾，其病机主要在于阴津亏损，燥热偏胜，而以阴虚为本，燥热为标。

**【诊断】**

（1）上消 烦渴多饮，口干舌燥，尿频量多，舌边尖红，苔薄黄，脉洪数。

（2）中消 多食善饥，形体消瘦，大便干燥，口渴，尿多，苔黄，脉滑实有力。

（3）下消 肾阴亏虚者，尿频量多，混浊如膏脂，或尿甜，口干唇燥，舌红少苔，脉沉细。阴阳两虚者，小便频数，混浊如膏脂，甚至饮一溲一，面色黧黑，耳轮焦干，腰膝酸软，形寒畏冷，男性可有阳痿不举，女性可有阴部瘙痒，舌淡，苔白而干，脉沉细无力。

**【治疗】**

［治则］清热润燥、养阴生津。上消者，治以清热润肺、生津止渴；中消者，治以清胃泻火，养阴增液；下消者，肾阴亏虚治以滋阴固肾，阴阳两虚治以滋阴温阳、补肾固涩。

**1. 针灸治疗**

［主穴］胰俞、肺俞、脾俞、肾俞、三阴交。

［配穴］上消者，加太渊、少府；中消者，加内庭、地机；下消者，加复溜、太冲。烦渴、口干舌燥者，加廉泉、承浆或金津、玉液；多食善饥者，加合谷、上巨虚、丰隆、中脘；便秘者，加天枢、腹结、阳陵泉、大敦；多尿、盗汗者，加复溜、关元；阴阳两虚者，加关元、命门；合并视物模糊者，加光明、头维、攒竹；头晕者，加上星；上肢疼痛或麻木者，加肩髃、曲池、合谷；下肢疼痛或麻木者，加风市、阴市、阳陵泉、解溪；皮肤瘙痒者，加风池、大椎、曲池、血海、照海。

［操作］主穴用毫针补法或平补平泻法。注意严格消毒。

［方义］胰俞为奇穴，是治疗本病的经验效穴。肺俞培补肺阴。肾俞、太溪滋补肾阴。三阴交滋补肝肾。脾俞健脾而促进津液的生化。

**2. 推拿治疗**

［部位及取穴］腹部、胁肋部，肺俞、胰俞、肝俞、胆俞、脾俞、胃俞、三焦俞、肾俞、中脘、气海、关元、曲池、三阴交、足三里、神阙、命门、心俞、膈俞、阳陵泉、中府、云门、膻中、期门、章门、血海、太溪、然谷、八髎。

［手法］一指禅推法、按揉法、按法、揉法、摩法、搓法、擦法、点法。

［操作］患者仰卧位。医者掌摩腹部约 3 分钟。以一指禅推法或按揉法施于中脘、气海、关元穴，每穴约 1 分钟。掌揉神阙穴约 2 分钟。患者俯卧位。以一指禅推法或按揉法施于肺俞、胰俞、肝俞、胆俞、脾俞、胃俞、肾俞、三焦俞穴，重点在胰俞，每穴约 1 分钟。横擦肾俞、命门穴，以透热为度。患者坐位。用拇指按曲池、足三里、三阴交穴各约 1 分钟。掌搓两胁肋部约 1 分钟。上消者，加拇指按揉心俞、膈俞各约 1 分钟，拇指点阳陵泉、足三里穴各约 1 分钟，指摩中府、云门、膻中各约 2 分钟；中消者，加拇指按揉期门、章门各 2 分钟左右，用拇指点按血海、三阴交、太溪各约 1 分钟；下消者，加拇指按揉三阴交、太溪、然谷各约 2 分钟，掌擦骶部八髎穴，以透热为度。

**3. 其他治疗**

（1）耳针法　选胰胆、内分泌、肾、三焦、耳迷根、神门、心、肝、肺、屏尖、胃等穴。每次选 3 ~ 4 穴，用毫针轻刺激，或用揿针埋藏或用压丸法。

（2）穴位注射法　选心俞、肺俞、脾俞、胃俞、肾俞、三焦俞或相应夹脊穴、曲池、足三里、三阴交、关元、太溪。每次选取 2 ~ 4 穴，以当归或黄芪注射液，或以生理盐水，或用小剂量的胰岛素进行穴位注射，每穴注射液为 0.5 ~ 2.0ml。

**【注意事项与按语】**

（1）合理安排作息时间，生活要有规律，冷热要适宜，保证充足睡眠，以防止感冒及肺部感染，减少并发症等。

（2）适当参加体力劳动和体育锻炼，不宜食后即卧、终日久坐，以增强抗病能力。

（3）节制饮食和情欲，多食粗粮和蔬菜，节制肥甘厚味和面食，严禁烟酒，心情保持舒畅，节制房事。

（4）坚持持久调养，即使"三多"症状消除，体重恢复正常，也不能立即中断。

（5）因糖尿病患者的皮肤容易化脓感染，用穴要少而精，注意严格消毒。

（6）目前消渴病基本上是不能根治的，治疗的目的是尽可能长地保持无合并症。推拿治疗消渴病无毒副作用、疗效确切，尤其对非胰岛素依赖型有相当不错的效果，可作为治疗消渴病的一种长期疗法，这种疗法能够改善和缓解患者的各种症状，预防各种合并症，要根据病情决定是否单独运用或作为多种疗法之一。

# 二十一、痹证

痹证是指人体受风、寒、湿、热等邪气侵袭，闭阻经络，影响气血运行，引起肢体筋骨、关节、肌肉等处发生疼痛、麻木、重着、酸楚，或关节僵硬、肿大、变形、屈伸不利等为主要症状的一类疾病。轻者病在肢体关节肌肉，重者病可内舍于脏。临床上有渐进性或反复发作性的特点。发病与感受风寒湿邪或风湿热邪、劳逸不当、久病体虚、饮食不节等因素有关。

【诊断】

（1）风寒湿阻证　关节肌肉呈游走性疼痛，不局限于一处，常伴有低热或不发热，关节肿胀，恶冷喜暖，关节屈伸不利，身重，舌苔白腻或薄白，脉濡。

（2）湿热蕴结证　关节肌肉肿痛，周身酸重或红肿疼痛，或风湿结节硬痛红肿，或红斑痒甚，或伴发热，全身困重，烦闷不安，局部触之发热，口渴不欲饮，溲黄浊，舌质红，苔黄厚，脉濡数或滑数。

（3）痰瘀痹阻证　关节红肿疼痛，痛处固定不移，不可屈伸，或疼痛麻木，得寒痛甚、得热痛减，日轻夜重，晨僵，肢体常有冷感，胸闷痰多，舌质紫暗，苔薄白，脉弦或紧或细或沉迟或涩。

（4）肝肾两虚证　痹证日久不愈，骨节酸痛，关节僵硬畸形，肌肉瘦削，冷感明显，时轻时重，面黄少华，心悸乏力，气短，自汗，尿多便溏，腰膝酸痛，头晕耳鸣，舌淡，苔白或无苔，脉象濡弱或细微。

（5）气阴两虚证　肌肉、关节酸痛无力，活动后疼痛加重，或挛急，肌肤无泽，触之发热，或关节肿大变形，或肌萎着骨，气短，困乏，口干不欲饮，低热，午后无力，舌质偏红或有裂纹，舌苔少或无，脉沉细无力。

【治疗】

［治则］通经活络止痛。风寒湿阻证兼温经散寒；湿热蕴结证兼除湿化热；痰瘀痹阻证兼化痰祛瘀；肝肾两虚证兼补肝肾；气阴两虚证兼滋阴补气。

**1. 针灸治疗**

［主穴］肩部：肩髃、肩髎、肩贞、臑俞。

　　　　肘部：曲池、天井、尺泽、小海、少海。

　　　　腕部：养老、腕骨、阳池、外关。

　　　　髀部：环跳、秩边、居髎。

　　　　膝部：膝眼、膝阳关、阳陵泉。

　　　　踝部：丘墟、照海、昆仑、申脉。

［配穴］风寒湿阻者，加肾俞、关元；湿热蕴结者，加阴陵泉、足三里；痰瘀痹阻者，加膈俞、血海；肝肾两虚者，加肝俞、肾俞；气阴两虚者，加气海、三阴交；各部位均可加阿是穴。

［操作］风寒湿阻证、痰瘀痹阻证针灸并用，泻法；肝肾两虚证、气阴两虚证针灸并用，补法；湿热蕴结证只针不灸，泻法。每日1次，每次留针约30分钟。

［方义］循经取穴及病痛局部取穴可疏通经络气血，使营卫调和，风、寒、湿、热等邪气无所依附，即"通则不痛"，痹痛得解。

**2. 推拿治疗**

［部位及取穴］背部、腰骶部、腹部，风池、肩井、天宗、曲池、合谷、外关、委中、肾俞、阿是穴、神阙、风府、阳池、膈俞、血海、足三里、劳宫、公孙、夹脊、

大椎、章门、期门、云门、三阴交、命门、八髎、关元、涌泉、内关、神门、曲泽、中脘、心俞、脾俞、胃俞等。

［手法］滚法、按揉法、拿法、搓法、捻法、拔伸法、摇法、擦法、抖法、拍法、一指禅推法、推法、揉法、击法、压法、摩法、捏脊法等。

［操作］

关节痹证操作：病变关节较大者，医者在关节周围用滚法往返治疗 3～5 分钟，同时配合该关节的被动运动。按揉病变关节周围穴位，重点在阿是穴，以有酸胀感或疼痛能够忍受为度，约 8 分钟。用拿法施于病变关节，约 5 分钟。如病变关节较小者，用捻法或一指禅推法治疗约 2 分钟。病变关节较大者，用搓法治疗约 2 分钟。病变关节活动受限者，做幅度由小到大的摇法 1～2 分钟。最后在病变关节周围用擦法，以透热为度。

肌肉痹证操作：医者用滚法在病变部位及其周围返治疗 3～5 分钟。按揉病变部位及其周围穴位，重点在阿是穴，以有酸胀感或疼痛能忍受为度，约 5 分钟。用拿法施于病变部位约 5 分钟。施拍法于病变部位，以微红为度。施擦法于病变部位，以透热为度。对病变部位的肢体用抖法操作约 1 分钟。

风寒湿痹者，加用一指禅推法或拇指按揉法施于风府、肩井、天宗、膈俞、曲池、阳池、血海穴，每穴约 1 分钟。掌擦膀胱经，横擦腰骶部，以透热为度。风湿热痹者，加用拇指按揉风池、风府、肩井、曲池、外关、合谷、劳宫、膈俞、委中、足三里、公孙穴，每穴约 1 分钟。用推法推督脉、推夹脊，击大椎，约 3 分钟。痰瘀痹阻者，加按揉章门、期门、云门、膈俞、三阴交，每穴约 1 分钟。肘压背部膀胱经约 2 分钟。拿肩井约 1 分钟。搓两胁约 1 分钟。横擦肩背部及腰部肾俞、命门、八髎穴，直擦背部督脉，均以透热为度。肝肾两虚者，加用拇指按揉关元、肾俞、足三里、涌泉穴各约 1 分钟。用掌摩神阙穴约 2 分钟。用擦法直擦督脉及脊柱两侧膀胱经，横擦肾俞、命门、八髎穴，均以透热为度。气阴两虚者，加指按揉曲池、曲泽、内关、神门、中脘、血海、足三里穴，每穴约 1 分钟。摩腹部，约 3 分钟。用一指禅推法推心俞、脾俞、胃俞穴，约 3 分钟。捏脊三遍。直擦背部督脉，横擦肾俞、命门穴，均以透热为度。

**3. 其他治疗**

（1）电针 选穴同针刺选穴。针刺得气后，接通电针仪，连续波刺激 20 分钟。

（2）穴位注射法 选穴同针刺选穴。用防风或当归注射液，每次选取 3 个穴位，每穴注射药液 0.5ml，每日注射 1 次。

**【注意事项与按语】**

（1）患者应注意保暖，避免风寒湿热之邪侵袭。坚持体育锻炼，调节情志，忌食生冷寒性之品。

（2）有关节功能障碍者，需加强关节功能锻炼。

（3）一般来说，痹证初发，正气尚在，病邪轻浅，采取及时有效的针灸推拿治疗痹证有明显疗效，多可痊愈。但若病久痰瘀痹阻，或痹证反复发作，或失治、误治等，往往可使病邪深入，由肌肤而渐至筋骨脉络，出现关节畸形，甚至损及脏腑，引起心痹，使病情缠绵难愈，则疗效较差。

# 二十二、痿证

痿证是指肢体筋脉弛缓，软弱无力，局部或全身出现肌收缩无力，不能随意运动，严重者出现肌肉萎缩的一种病症。临床以下肢痿弱较为常见，故称"痿躄"。其发病与感受温毒、湿热浸淫、饮食毒物所伤、久病房劳、跌仆瘀阻等因素有关。

【诊断】

（1）肺热津伤证 发病急，病起发热，或热退后突然肢体软弱无力，皮肤枯燥，可较快发生肌肉瘦削，心烦口渴，咽干不利，咳呛少痰，小便黄赤或热痛，大便秘结，舌质红，苔黄，脉细数。

（2）湿热浸淫证 起病较缓，逐渐出现肢体困重，继而手足痿弱无力，尤以下肢为甚，兼见微肿，手足麻木，扪及微热，喜凉恶热，或有发热，胸脘痞闷，小便赤涩热痛，大便粘浊，舌质红，舌苔黄厚腻，脉滑数而濡。

（3）脾胃虚弱证 起病缓慢，肢体软弱无力逐渐加重，肌肉萎缩，伴有神疲肢倦，少气懒言，纳呆便溏，面目虚浮无华，舌淡，苔薄白，脉沉细或沉弱。

（4）肝肾亏损证 起病缓慢，渐见肢体痿软无力，感觉障碍或消失，尤以下肢明显，腰膝酸软，不能久立，甚至步履全废，常伴有头晕耳鸣，遗精或遗尿，或妇女月经不调，舌淡红，少苔，脉沉细数。

（5）脉络瘀阻证 久病体虚，四肢软弱无力，肌肉瘦削，四肢青筋显露，麻木不仁，甚者萎枯不用，可伴有肌肉活动时隐痛不适，舌痿不能伸缩，舌质暗淡或有瘀点、瘀斑，脉细涩。

【治疗】

[治则] 肺热伤津、湿热浸淫者，清热祛邪、通行气血；脾胃虚弱、肝肾亏虚者，补益气血、濡养筋脉；脉络瘀阻者，活血祛瘀。

**1. 针刺治疗**

[主穴] 上肢：肩髃、曲池、手三里、外关、合谷、颈夹脊、胸夹脊。

下肢：髀关、伏兔、足三里、丰隆、风市、阳陵泉、三阴交、腰夹脊。

[配穴] 肺热津伤者，加肺俞、尺泽、鱼际；湿热浸淫者，加阴陵泉、中极；脾胃虚热者，加脾俞、胃俞、章门、中脘；肝肾亏虚者，加肝俞、肾俞、太冲、太溪；脉络瘀阻者，加膈俞、血海。

[操作] 毫针刺，虚证用补法，可加灸；实证用泻法。上肢肌肉萎缩手阳明经排刺；下肢肌肉萎缩足阳明经排刺。每日1次，每次留针约30分钟。

[方义] 上下肢阳明经穴位，可疏通经络，调理气血，阳明经多气多血，取"治痿独取阳明"之意；夹脊穴调脏腑阴阳，通行气血；外关、风市分属手足少阳经，助阳明经通行气血；阳陵泉为筋会，通调诸筋；三阴交健脾补肝肾，达到强筋壮骨的目的。

**2. 推拿治疗**

［部位及取穴］胸腹部、背腰部、四肢部，中府、云门、膻中、风池、中脘、气海、关元、肺俞、肝俞、胆俞、脾俞、胃俞、肾俞、命门、腰阳关、八髎、肩髃、臂臑、肩髎、肩井、曲池、手三里、合谷、外关、列缺、阴陵泉、解溪、阳陵泉、环跳、承扶、风市、委中、承山、风门、太溪、太冲、三阴交、足三里、涌泉等。

［手法］一指禅推法、拿法、按揉法、摩法、擦法、㨰法、搓法、振法、捻法、压法、推法、按法、捏脊法等。

［操作］

胸腹部操作：患者仰卧位。医者用手指抹胸前正中线，往返操作约半分钟。用按揉法或一指禅推法施于中府、云门、膻中、中脘、气海、关元穴，每穴约1分钟，以酸胀为度。用掌摩腹部约5分钟。

腰背部操作：患者俯卧位。医者用㨰法在腰背部膀胱经及督脉施治约2分钟。用拇指按揉风门、肺俞、肝俞、胆俞、脾俞、胃俞、肾俞、命门，每穴约1分钟，以酸胀为度。用掌推法自上而下推膀胱经及督脉，反复操作约2分钟。用擦法自上而下直擦腰背部膀胱经及督脉，以透热为度。

上肢部操作：患者仰卧位。医者用㨰法施治于肩及上肢部，同时配合患肢的被动运动，反复操作约3分钟。拿肩井约1分钟。用拇指按揉肩髃、臂臑、曲池、手三里、外关、合谷穴，每穴约1分钟，以酸胀为度。用按揉法、捻法在腕关节、掌指关节、指关节操作约2分钟。搓上肢、抖上肢1分钟左右。

下肢部操作：患者仰卧位。医者用㨰法施治于下肢前侧、外侧和内侧，同时配合下肢关节的被动运动，反复操作3~5分钟。用拿法拿上述部位肌肉，约3分钟。用拇指按揉阳陵泉、解溪穴，每穴约2分钟，以酸胀为度。患者俯卧位。用㨰法施治于腰部、患侧臀部、下肢后侧、外侧、内侧，同时配合下肢关节的被动运动，反复操作3~5分钟。用拇指按揉环跳、承扶、风市、委中、承山，每穴约1分钟，以酸胀为度。用掌擦法擦腰骶部、足阳明胃经下肢部，以透热为度。

肺热津伤者，加用按法和拿法施于风池、肩井穴，每穴约1分钟，以酸胀为度。延长按揉中府、云门、膻中、肺俞的时间。湿热浸淫者，加延长按揉肝俞、胆俞、脾俞、胃俞、中脘穴的时间。用掌摩法顺时针方向摩腹约3分钟。指按揉阴陵泉、足三里、三阴交穴，每穴约1分钟，以酸胀为度。脾胃虚弱者，加用拇指按揉阳陵泉、足三里、三阴交穴，每穴约1分钟，以酸胀为度。延长拇指按揉中脘、脾俞、胃俞的时间。在胃脘部逆时针方向摩腹2分钟。掌振胃脘部约1分钟。捏脊3~5遍。沿足阳明胃经下肢循行线施掌擦法，以透热为度。肝肾亏损者，加用拇指按揉阴陵泉、足三里、三阴交、太溪、太冲，每穴约1分钟，以酸胀为度。延长拇指按揉肝俞、肾俞、命门、腰阳关的时间。用擦法横擦腰骶部肾俞、命门、八髎穴，斜擦涌泉穴，均以透热为度。

**3. 其他治疗**

（1）皮肤针　选肺俞、脾俞、胃俞、膈俞和手阳明、足阳明经循行部位。皮肤针叩刺上述穴位及部位，隔日1次。

（2）电针 选取肌肉瘫痪处穴位。针刺后加电针断续波中强度刺激，每日1次，每次20分钟。

**【注意事项与按语】**

（1）起居有常，劳逸适度，节制房事，调节情志，避免不良情绪的影响。

（2）平时进行适当身体锻炼，保持气血通畅，避免风寒湿邪侵袭。

（3）患者应加强营养，学会科学饮食，禁食烟酒辛辣及少食肥甘之品。

（4）针灸推拿治疗对痿证康复有一定的效果，但一定要配合中西药物治疗，同时适当的身体锻炼对痿证的康复极为重要。年老体衰发病者，预后较差。

# 二十三、肥胖症

肥胖症多是由于摄食热量超过消耗量，从而导致体内脂肪堆积的病症。体重超过标准体重的20%时，称为肥胖症。肥胖症分为两类：单纯性肥胖和继发性肥胖。单纯性肥胖临床上最为常见，占肥胖症的95%以上，不伴有明显神经或内分泌系统功能变化；继发性肥胖常常继发于神经、内分泌和代谢疾病，或与遗传、药物有关。肥胖症是心脑血管疾病的危险致病因素，严重损害患者身心健康。现代医学中，对单纯性肥胖的成因，目前尚未完全清楚，一般认为与遗传、饮食、环境等多因素相互作用有关。传统医学中，认为与以下原因有关：年老体弱、饮食不节、缺乏运动、情志因素、先天禀赋。肥胖属于本虚标实之证。本节主要介绍单纯性肥胖症的针灸推拿治疗方法。

**【诊断】**

主症 体重超出标准体重的20%以上；或体重质量指数［体重质量指数 = 体重（kg）/身高$^2$（m$^2$）］超过24kg·m$^{-2}$为肥胖，排除肌肉发达或水分潴留因素。

初期轻度肥胖常无明显症状。中重度肥胖常伴随神疲乏力，气短气喘，少气懒言，腹大胀满等。

（1）胃肠腑热证 形体肥胖，伴怕热多汗，口渴喜饮，消谷善饥，大便秘结，小便短赤，舌质红，苔黄腻，脉弦滑而数。

（2）脾虚湿阻证 形体肥胖，伴肢体困重，腹满纳差，小便少，舌淡胖边有齿痕，苔薄白或薄腻，脉濡数。

（3）肝郁气滞证 形体肥胖，伴胸胁胀满，心烦易怒，善太息，得嗳气或矢气则舒，失眠多梦，便秘，舌暗红或有瘀斑瘀点，脉沉涩或弦。

（4）脾肾阳虚证 形体肥胖，伴颜面虚浮，神疲乏力，嗜卧气短，腰膝酸软，下肢浮肿，小便昼少夜频，舌淡胖，苔薄白，脉沉细。

肥胖评估方法

标准体重测定：男性标准体重（kg）= ［身高（cm）- 100 × 0.9］，女性标准体重（kg）= ［身高（cm）- 100 × 0.9］，婴儿（1～6个月）标准体重（g）= 出生时体重（g）+ 月龄×600，幼儿（7～12个月）标准体重（g）= 出生时体重（g）+ 月龄×500，儿童（1岁以上）标准体重（kg）= 年龄 × 2 + 8。实测体重超过标准体重，<20%者为超重；实测体重超过标准体重，20%～30%者为轻度肥胖；实测体重超过

标准体重，30%～50%者为中度肥胖；实测体重超过标准体重，>50%者为重度肥胖。

体重指数（BMI）测定：体重质量指数 = 体重（kg）/身高$^2$（m$^2$），体重指数（BMI）24～28kg·m$^{-2}$为超重；28～32kg·m$^{-2}$为肥胖，超过32kg·m$^{-2}$，为非常肥胖。

脂肪百分率测定：正常成人男性脂肪组织重量约占体重的15%～18%，女性约占20%～25%。男性：25%～30%，女性：30%～35%，属于超重；男性：30%～35%，女性：35%～40%，属于轻度肥胖；男性：35%～45%，女性：40%～50%，属于轻度肥胖；男性：高于45%，女性：高于50%，属于重度肥胖。

## 【治疗】

[治则] 健脾祛湿，化痰消浊，疏肝理气，补肾益精。

**1. 针刺治疗**

[主穴] 中脘、天枢、曲池、足三里、三阴交、丰隆。

[配穴] 胃肠实热加上巨虚、内庭；脾虚湿盛加脾俞、阳陵泉；肝郁气滞加章门、太冲；肾阳亏虚加肾俞、关元；腹部肥胖加大横、滑肉门；腰部肥胖加带脉、京门；上肢肥胖加臑会、支沟；下肢肥胖加血海、梁丘。

[操作] 毫针刺，虚证用补法，实证用泻法。每日1次，每次留针约30分钟。

[方义] 中脘为胃之募穴，八会穴之腑会，是脾胃生化输布之枢纽；天枢为大肠之募穴，主疏调肠腑，是腹部要穴；曲池属大肠经的合穴，可转化脾土之热，燥化大肠湿热；足三里为胃经的合穴，"合治内腑"，具有调理脾胃、祛湿化痰的作用；三阴交为足三阴经的交会穴，可健脾利湿，化脂降浊；丰隆为胃经的络穴、祛痰湿之要穴。

**2. 推拿治疗**

[部位及取穴] 腹部、背部、腰部、臀部、四肢部，上脘、中脘、下脘、天枢、气海、关元、脾俞、胃俞、肝俞、肾俞、大肠俞、环跳、臂臑、曲池、手三里、外关、风市、伏兔、梁丘、足三里、丰隆、三阴交、承扶、委中、承山、内庭、合谷、太冲、期门、膻中、太溪、命门。

[手法] 推法、拿法、按揉法、擦法、点法、按法、搓法、摩法、振法、抖法。

[操作]

腹部操作：患者取仰卧位。医者掌揉腹部，顺时针方向，由脐周至全腹，操作2分钟；一指禅推或按揉腹部任脉、双侧足阳明胃经及足太阴脾经各1分钟；点揉上脘、中脘、下脘、天枢、气海、关元穴各半分钟；摩神阙穴2分钟；掌推腹部，全掌轻置于一侧腰部，掌根着力，向腹部迅速交替用力推按，推完一侧换另一侧，每侧推3～5分钟；提拿腹部3～5次，以患者耐受为度；掌振小腹1分钟；掌摩全腹，先顺时针方向后逆时针方向，各2分钟。

背部操作：患者俯卧位。医者推按背部3～5次；点揉脾俞、胃俞、肝俞穴，各半分钟；掌擦督脉与双侧足太阳膀胱经，透热为度；自下而上捏脊3～5遍；叩击背部10～20次。

腰部操作：患者俯卧位。医者掌推腰部，掌根着力于一侧腰部，向腰部正中迅速交替用力推按，推完一侧换另一侧，每侧推3～5分钟；点揉肾俞、大肠俞穴，各半分钟；大鱼际旋揉腰部，皮肤发热为度；轻叩腰部，虚握拳，交替叩击 10～20 次；按揉腰部，皮肤发热为度。

臀部操作：患者俯卧位。医者向上推按臀部 10～20 次；双手前后交错推按臀部 10～20 次；点揉环跳穴半分钟；旋揉臀部，皮肤发热为度；叩击臀部 10～20 次。

上肢部操作　患者取仰卧位。医者拿揉上肢，先手三阳经后手三阴经，各 3～5 遍；点揉臂臑、曲池、手三里、外关穴各半分钟；搓揉上肢 3～5 次；抖上肢 3～5 次。

下肢部操作：患者取仰卧位。医者掌推下肢前、内、外侧，各 3～5 遍；点揉风市、伏兔、梁丘、足三里、丰隆、三阴交穴半分钟；搓揉腿部 3～5 遍；拿下肢前、内、外侧，各 3～5 遍；叩击下肢前、内、外侧 10～20 次。患者俯卧位。医者掌推下肢后侧 3～5 遍；点揉承扶、委中、承山穴，各半分钟；拿揉下肢后侧 3～5 遍；叩击下肢后侧 10～20 次。

胃肠腑热者，加指按揉内庭、合谷穴，每穴各 1 分钟。脾虚湿阻者，加指按揉合谷、足三里穴，每穴各 1 分钟。肝郁气滞者，加指按揉太冲、期门、膻中穴，每穴各 1 分钟。掌擦胁肋部，透热为度。脾肾阳虚者，加指按揉脾俞、肾俞、太溪、命门穴，每穴各 1 分钟。掌擦胁肋部，透热为度。

**3. 其他治疗**

（1）耳针　选三焦、内分泌、脾、胃、大肠、食道、饥点、神门等，每次选 4～6 穴，可针刺，也可选用压丸法。

（2）皮肤针　按照上述主穴及配穴、局部阿是穴，用皮肤针进行叩刺。若为虚证，手法宜轻，以皮肤潮红为度；若为实证，则手法偏重，以皮肤渗血为度。

**【注意事项与按语】**

（1）坚持自我推拿保健，加强体育锻炼，多进行慢跑、快走等适当运动，贵在坚持，加强新陈代谢，促进能量消耗。

（2）养成良好的饮食习惯，忌暴饮暴食；科学调摄饮食，忌肥甘厚味，多食蔬菜、水果等富含纤维、维生素的食物，适当补充蛋白质，宜低脂、低盐、低糖饮食。

（3）建立健康的生活方式，保证睡眠充足。

（4）善于调节心理压力，保持稳定的情绪、愉悦的心情。

（5）针灸推拿治疗前嘱患者不能空腹、憋尿。

（6）针灸推拿治疗单纯性肥胖疗效好，对于内分泌功能紊乱引起的肥胖或产后肥胖也有良好疗效。治疗本病应持之以恒，坚持多个疗程，长时间治疗，疗效方可稳定。

# 二十四、颤证

颤证是以头部或肢体、手足摇动、颤抖等为主要症状的一种病症。轻者头摇或手足微颤，重者头部、四肢、手足震摇大动，甚者痉挛，四肢拘急。主要由于邪扰风动，筋脉失养或气血虚损，不荣于脑所致。

**【诊断】**

（1）肝肾不足证　头及四肢颤动，筋脉拘急，动作笨拙，头目眩晕，耳鸣，多梦失眠，腰膝酸软，舌体偏瘦，舌质黯红，少苔，脉弦细或沉细。

（2）气血亏虚证　肢体震颤，四肢乏力，神情疲倦，头晕眼花，面色无华，舌淡，脉细弱。

（3）痰热动风证　肢体颤动，发热口干，头晕体倦，咳痰色黄，胸脘痞闷，苔腻，脉滑。

【治疗】

［治则］平肝息风，活血通络。

**1. 针灸治疗**

［主穴］前顶、悬颅、风池、风府、曲池、合谷、足三里、三阴交、太冲。

［配穴］肝肾不足加肾俞、肝俞、太溪；气血亏虚加血海、气海、太白；痰热风动加丰隆、脾俞、中脘。

［操作］毫针刺，用平补平泻。

［方义］头颈部取前顶、悬颅、风池、风府以疏风止颤；合谷、足三里活血祛风，三阴交与太冲滋阴平肝。

**2. 其他治疗**

（1）头针　选舞蹈震颤控制区。一侧病变针对侧，两侧病变针双侧，快速捻转，每分钟 200 次，每次行针 1~2 分钟，间歇 10 分钟，共行针 3 次。

（2）电针　头部和上肢穴位针刺后，选 2~3 对穴加用电针，用疏波强刺激 20~30 分钟。

【注意事项与按语】

（1）针灸治疗本病仅可以改善症状。

（2）应早期诊断、治疗。

（3）保持愉悦情志，避免不良情绪刺激；起居规律，饮食有度，减少房事。适当参加体育锻炼，例如太极拳、气功、散步等。

# 二十五、癫狂

癫狂是以精神错乱、言行失常为主要症状的一种疾病。癫证以沉默痴呆、语无伦次、忧郁苦闷、静而多喜为特征；狂证以喧扰不宁、躁妄打骂、哭笑无常、动而多怒为特征。癫属阴、狂属阳，两者可以互相转换，故统称"癫狂"。癫狂主要是由于七情内伤、痰气上扰、气血凝滞，使机体阴阳平衡失调，不能互相维系，心神被扰，神明逆乱所致。

【诊断】

癫证　沉默痴呆，精神抑郁，表情淡漠，或喃喃自语，语无伦次，或时喜时悲，哭笑无常，不知饮食，不知秽洁，舌苔薄腻，脉弦细或弦滑。

狂证　性情急躁，头痛失眠，面红目赤，不分亲疏，毁物伤人，登高而歌，弃衣而走，数日不食但精神不倦，舌质绛红，苔黄腻，脉弦滑。

**【治疗】**

[治则] 癫证治以豁痰开窍，养心安神；狂证治以清心豁痰。

**1. 针灸治疗**

（1）癫证

[主穴] 肝俞、脾俞、心俞、神门、丰隆。

[配穴] 痰气郁结加膻中、太冲；心脾两虚加三阴交、大陵；不思饮食加足三里、中脘；心悸易惊加内关。

[操作] 毫针刺，痰气郁结可用泻法，心脾两虚用补法。

[方义] 取肝俞以疏肝解郁，脾俞以健脾化痰，心俞以宁神开窍，神门以醒神宁心，丰隆以豁痰化浊。

（2）狂证

[主穴] 大椎、风府、内关、丰隆、印堂、水沟。

[配穴] 痰火上扰加劳宫；火盛伤阴加大钟。

[操作] 毫针刺，用泻法。

[方义] 取大椎、水沟能清热醒神；风府、印堂醒脑宁神；内关、丰隆祛痰开窍、宁心安神。

**2. 推拿治疗**

[部位及取穴] 背部脊柱两侧膀胱经，心俞、厥阴俞、肝俞、脾俞、印堂、太阳、百会、膻中、内关、章门、期门。

[手法] 擦法、一指禅推法、按揉法、分推法、抹法、拿法、擦法等。

[操作] 患者取俯卧位。于背部脊柱两侧膀胱经施以擦法。于心俞、厥阴俞、肝俞、脾俞施以一指禅推法。沿心俞至脾俞一线施以擦法，以透热为度。患者取仰卧位。于膻中、章门、期门施以按揉法。沿膻中至两胁施以分推法。患者取坐位，于印堂至神庭、印堂至太阳、沿两眼眶呈"∞"字形，依次施以一指禅推法，再依次施以双手抹法，各往返5~6次。于印堂、太阳、百会穴施以按揉法。头顶至风池、颈项、肩井及双上肢分别施以拿法。于内关、合谷施以按揉法。

**3. 其他治疗**

（1）穴位注射法　选心俞、巨阙、间使、足三里、三阴交。每次用1~2穴，用25~50mg氯丙嗪注射液，每日注射1次，各穴交替使用。本法适用于狂证。热重加大椎、百会；狂怒加太冲、支沟。

（2）耳针　取皮质下、肾、枕、额、神门、心。毫针刺，每次选用3~4穴，留针30分钟。癫证用轻刺激，狂证用强刺激。

（3）头针　选运动区、感觉区、足运感区。用1.5寸毫针沿皮刺入，左右捻转1分钟，留针20~30分钟。

**【注意事项与按语】**

（1）针灸推拿治疗本病有一定效果，但需要家属陪同。

（2）应结合心理治疗，对患者进行心理疏通。

## 二十六、痴呆

痴呆又称呆病，是以呆傻愚笨为主要临床表现的神志病。自幼痴呆多因先天禀赋不足、或产伤等损伤脑髓，瘀血阻滞清窍所致；中老年人多因七情内伤、精气不足、五脏皆虚，或外伤、中毒脑髓空虚、神机失用所致。

【诊断】

轻者神情淡漠，寡言少语，善忘、迟钝；重者可见闭门独居，终日不语，或口中喃喃，言词颠倒，或哭笑无常，不分昼夜，或不知饥饿，二便失禁，生活不能自理。

（1）髓海不足证　头晕耳鸣，怠惰思卧，智力减弱，神情呆滞愚笨，记忆、判断力下降，或半身不遂，步履艰难，语言蹇涩，齿枯发焦，骨软萎弱，舌瘦色淡红，脉沉细弱。

（2）脾肾亏虚证　表情呆滞，沉默寡言，记忆减退，口齿含糊不清，气短懒言，肌肉萎缩，食少纳呆，流涎，腰膝酸软，或四肢不温，腹痛喜按，泄泻，舌淡胖苔白，或舌红少苔或光，脉沉细弱。

（3）痰浊阻窍证　表情呆钝，智力减退，或哭笑无常，喃喃自语，或终日无语，倦怠思卧，不思饮食，脘腹胀满，口多涎沫，头重如裹，舌淡苔白腻，脉濡滑。

（4）瘀血内阻证　神情呆滞，智力衰退，言词颠倒，惊恐善忘，思维异常，行为古怪，口干不欲饮，或伴肢体麻木，肌肤甲错，两目及皮肤晦黯，舌黯或有瘀斑、瘀点，脉细涩。

【治疗】

[治则] 填精补髓，活血通络，醒脑开窍。

**1. 针灸治疗**

[主穴] 印堂、四神聪、百会、神庭、上星、风池、太溪、合谷、太冲。

[配穴] 髓海不足配命门、关元；脾肾亏虚配肝俞、肾俞；痰浊阻窍配丰隆、中脘、足三里；瘀血内阻配内关、膈俞。

[操作] 四神聪透百会，神庭透上星。合谷、太冲用泻法，太溪用补法，其他穴平补平泻。头部穴位间歇捻转行针或加用电针，配穴按虚实补泻操作。

[方义] 督脉入络脑，四神聪为健脑益聪要穴。百会、神庭、上星及印堂醒脑开窍。风池通调头部气血，促进脑络气血运行。太溪补益脑髓。合谷、太冲开"四关"，活血通络。

**2. 推拿治疗**

[部位及取穴] 头部、腹部、四肢、项部、印堂、神庭、太阳、百会、风池、风府、肩井、气海、关元、下脘、足三里、内关、曲池、涌泉、三阴交、阴陵泉、中脘、天枢、命门、肾俞、心俞、脾俞、胃俞、攒竹、鱼腰、四白、四神聪等。

[手法] 推法、按揉法、摩法、拿法、捏脊法、一指禅偏峰推、按法、扫散法、振法、击法等。

［操作］

（1）虚证 患者仰卧位。医者用拇指指腹从印堂推至神庭穴，单向运动36次，用拇指指腹从印堂单向推至太阳穴36次。以拇指按揉百会、风池、风府，以拿法拿肩井，每穴约1分钟。按揉内关、曲池、足三里、阴陵泉、三阴交、涌泉穴各1分钟。施以拿法于上下肢各10次。以拇指按揉气海、关元、中脘、下脘、天枢各1分钟。以手掌掌面顺时针方向摩腹3~5分钟。患者取坐位或俯卧位。捏脊7~9遍。按揉命门、肾俞、心俞、脾俞、胃俞各1分钟。

（2）实证 患者取坐位或仰卧位。医者行"8字"一指禅推眼眶，反复操作3~5遍。按揉印堂、神庭、攒竹、鱼腰、四白、太阳、四神聪、百会，每穴0.5分钟。分推前额3~5遍。拇指按头部督脉、胆经、膀胱经3~5遍。从前额发际处至风池穴做五指拿法3~5遍。从风池穴沿着项部两侧肌肉拿至肩井穴3~5遍。在头颞部行扫散法，约1分钟。掌振百会、指振印堂0.5分钟。指击前额部及头部3~5遍。

**3. 其他治疗**

（1）耳针 选皮质下、额、枕、颞、心、肝、肾、内分泌、神门。每次选取2~4穴，毫针轻刺，留针20~30分钟，隔日1次。或用压丸法，两耳交替，每日更换1次。

（2）头针 选顶中线、顶颞前斜线、顶颞后斜线。将2寸长毫针刺入帽状腱膜下，快速行针，使局部有热感，或用电针刺激，留针40分钟。

【**注意事项与按语**】

（1）痴呆应积极查明病因，及时治疗。

（2）病程大多较长，宜有良好生活环境和饮食习惯，注重精神调摄、智能训练。

（3）对重症患者应防止感染、自伤或伤人。

# 二十七、郁证

郁证是由于情志不舒、气机郁滞所引起的一类病症。主要表现为心情抑郁、情绪不宁、胸部满闷、胁肋胀痛，或易怒喜哭，或咽中如有异物梗阻，失眠等症。情志不舒，气机郁滞，会导致脏腑功能不调，可出现血瘀、痰结、食积、火郁等证。

【**诊断**】

（1）肝气郁结证 精神抑郁，情绪不宁，胸部满闷，善太息，胁肋胀痛，痛无定处，脘闷嗳气，不思饮食，大便不调，女子月事不行，苔薄腻，脉弦。

（2）气郁化火证 急躁易怒，胸胁胀满，口苦而干，或头痛，目赤，耳鸣，或嘈杂吞酸，大便秘结，舌质红，苔黄，脉弦数。

（3）痰气郁结证 精神抑郁，胸部闷塞，或胁胀痛，咽中不适，如有物梗阻，吞之不下，咯之不出，苔白腻，脉弦滑。

（4）心神失养证 精神恍惚，心神不宁，多疑易惊，悲忧善哭，喜怒无常，时时欠伸，多见于女性，常因精神刺激而诱发，舌质淡，脉弦细。

（5）心脾两虚证 多思善疑，头晕神疲，心悸胆怯，失眠健忘，食少纳呆，面色不华，舌质淡，苔薄白，脉细。

（6）阴虚火旺证 心悸，眩晕，少寐多梦，健忘，心烦易怒，口咽干燥，或遗精腰酸，妇女则月经不调，舌质红少津，脉细数。

【治疗】

［治则］疏通气机，怡情易性。肝气郁结证者，治以疏肝理气解郁；气郁化火证者，治以清肝泻火，解郁和胃；痰气郁结证者，治以行气化痰开郁；心神失养证者，治以养心安神；心脾两虚证者，治以健脾养心，补益气血；阴虚火旺证者，治以滋阴清热，补心安神。

**1. 针灸治疗**

［主穴］内关、神门、太冲、水沟。

［配穴］肝气郁结者，加膻中、期门；气郁化火者，加行间、侠溪；痰气郁结者，加丰隆、阴陵泉、天突；心神失养者，加心俞、太溪；心脾两虚者，加心俞、脾俞、足三里、中脘；阴虚火旺者，加肾俞、气海、关元、三阴交、涌泉。

［操作］毫针刺，补虚泻实；每日1次，每次留针约30分钟。

［方义］水沟可醒脑调神；神门和内关可调理心神、安神定志；内关又可宽胸理气；太冲可疏肝解郁。

**2. 推拿治疗**

［部位及取穴］头部、背腰部、胁肋部、腹部及下肢部，本神、神庭、肝俞、脾俞、胃俞、章门、期门、太冲、行间、胆俞、三焦俞、阳陵泉、丰隆、天突、中脘、心俞、神门、足三里、内关、外关、肾俞、气海、关元、三阴交、涌泉等。

［手法］擦法、一指禅推法、按揉法、摩法、抹法、搓法、拿法、揉法、擦法等。

［操作］患者仰卧位。医者掌摩腹部约3分钟。用指按揉法施于章门、期门穴各约2分钟。指摩胁肋部约3分钟。双拇指分抹前额3分钟。用指按揉法施于本神、神庭穴各约2分钟。患者俯卧位。用擦法施于脊柱两侧膀胱经约5分钟。用一指禅推法推肝俞、脾俞、胃俞穴，每穴约2分钟。肝气郁结者，加拇指按揉太冲、行间穴，每穴约2分钟。搓胁肋部约1分钟。气郁化火者，加拇指按揉胆俞、三焦俞、阳陵泉穴，每穴约1分钟。用拿法施于大腿内侧肌肉，约3分钟。痰气郁结者，加拇指按揉胆俞、丰隆穴，每穴约1分钟。用勾点法勾点天突穴约1分钟。掌揉中脘穴5分钟左右。心神失养者，加拇指按揉心俞、神门、足三里，每穴约1分钟。用拿法拿下肢内侧和前侧的肌肉，约5分钟。心脾两虚者，加拇指按揉心俞、内关、外关、足三里，每穴约1分钟。掌揉中脘5分钟左右。阴虚火旺者，加拇指按揉肾俞、气海、关元、三阴交，每穴约2分钟。擦涌泉，以透热为度。

**3. 其他治疗**

（1）耳针 选神门、心、交感、肝、脾。毫针刺，每日1次；或用压丸法，3天更换1次。

（2）穴位注射法 选风池、心俞、内关。用丹参注射液，每次每穴注射药液0.5ml，每日注射1次。

**【注意事项与按语】**

（1）必须注意精神治疗，劝导患者，使患者心情愉快，思想开朗。

（2）适当参加体育活动，以增强体质，减轻症状。

（3）应做各系统检查排除器质性疾病，注意与癫狂痫以及脑动脉硬化、脑外伤等产生的精神症状鉴别。

（4）对郁证的治疗，需要耐心的找到病因，对症治疗。

（5）针灸推拿治疗郁证有一定的疗效，如果配合心理、中医功法等治疗，更可以达到事半功倍的效果。

# 二十八、痫证

痫证又称癫痫、痫病，俗称"羊痫风"，是一种发作性神志失常的疾病。临床以突然仆倒，昏不识人，口吐涎沫，两目上视，四肢抽搐，或口中鸣声，发过即苏，醒后神志一如常人为特征。原发痫证多与先天因素有关，或有家族遗传史；继发痫证多与精神因素、脑部外伤、感染六淫邪气、饮食失调、中毒、肿瘤等有关。

**【诊断】**

**1. 发作期**

（1）大发作　猝然昏倒，不省人事，手足搐弱，面色苍白，两目上视，牙关紧闭，口吐涎沫，喉中发出如猪、羊等鸣声，二便失禁，脉弦滑；短暂即清醒，醒后疲乏无力，精神恍惚，饮食起居一如常人。时发时止，发无定时，发作前常有头晕头痛、胸闷不舒等预兆。

（2）小发作　瞬间神志模糊，一时性失神，或动作突然中断，手中物件掉落，或头突然前倾而迅速抬起，或见目睛直视，或口角牵动、呡嘴等动作。多在数秒至数分钟恢复，患者对症状发作全然不知。

**2. 间歇期**

（1）痰火上扰证　突然昏仆，四肢抽搐，两目上翻，口吐涎沫，或有吼叫。平素急躁易怒，心烦失眠，咯痰不爽，咽干口苦，目赤，大便干结，舌红，苔黄腻，脉弦滑数或洪大。

（2）风痰闭阻证　突然昏仆，四肢抽搐，双目呆滞，口吐涎沫，喉间痰鸣。平素常感眩晕、胸闷、多痰，发作前有加剧征兆，舌红，苔白腻，脉弦滑有力。

（3）心脾两虚证　痫病日久，神疲乏力，心悸，面色苍白，体瘦，纳呆，大便溏薄。舌淡边有齿印，苔白腻，脉沉弱。

（4）肝肾阴虚证　痫病日久，神志恍惚，面色晦黯，头晕目眩，两目干涩，健忘失眠，腰膝酸软，舌红，少苔，脉细数。

（5）瘀阻脑络证　多为头部外伤或脑血管疾病后出现，发作症状固定，多有头痛、肢体麻木等症状，亦与月经周期有关，舌紫黯有瘀斑，脉弦涩。

**【治疗】**

［治则］发作期：涤痰镇惊、熄风定痫、活血化瘀、醒脑开窍治其标；间歇期：健

脾益心、滋补肝肾、息风化痰、固本培元治其本。

**1. 针灸治疗**

（1）发作期

［主穴］水沟、内关、百会、大椎、后溪、腰奇。

［配穴］大发作症见昏迷配十宣、涌泉；牙关紧闭配下关、颊车；夜间发作配照海；白天发作配申脉；小发作配内关、神门、神庭、丰隆。

［操作］水沟用雀啄法，以眼球充泪为度。其他穴位毫针泻法，发作时手法宜重。

［方义］水沟、大椎、百会为督脉穴，后溪通督脉，督脉入络脑，可醒脑开窍；内关为心包经络穴，可调理心神；腰奇为经外奇穴，是治疗本病的经验穴。

（2）间歇期

［主穴］印堂、大椎、鸠尾、间使、太冲、丰隆。

［配穴］痰火上扰配曲池、神门、内庭；风痰闭阻配合谷、阴陵泉、风池；心脾两虚配心俞、脾俞、足三里；肝肾阴虚配肝俞、肾俞、三阴交；瘀阻脑络配膈俞、内关；发作频繁、神疲倦怠可加灸气海；智力减退、表情呆滞灸肾俞、关元。

［操作］主穴毫针泻法。配穴按补虚泻实操作。

［方义］印堂调神开窍；大椎为督脉穴，可调神通督；鸠尾为任脉络，任脉为阴脉之海，可调理阴阳，平抑风阳；间使为心包经穴，可调心神，理气血；太冲平肝息风；丰隆豁痰化浊。

**2. 推拿治疗**

（1）小儿痫证

［取穴］脾经、肾经、肝经、心经。

［手法］推法为主。

［操作］顺时针按揉小儿拇指指腹，再顺时针按揉小儿小指指腹，再以大拇指从小儿指尖向指根方向直推，最后，再以大拇指从小儿中指指尖向指根方向直推。每个穴位直推或按揉200～300次，每天早中晚各1次。

（2）惊痫

［取穴］脾经、肾经、二马、人中、脊柱、承山、百虫、丰隆、天门、小天心。

手法：指揉法、点揉法、拿法、掐法等。

操作：补脾经300次，补肾经500次，揉二马200次，捏脊5遍，掐人中10次，拿承山10次，拿百虫10次，揉丰隆2～5分钟，开天门100次，捣小天心200次。

（3）风痫

［取穴］风池、天河水、总筋、脊柱、人中、承山、百虫、天门、小天心。

［手法］指揉法、点揉法、拿法、掐法等。

［操作］拿风池10次，清天河水200次，揉总筋50次，推脊柱100次，掐人中10次，拿承山10次，拿百虫10次，开天门100次，捣小天心200次。

（4）痰痫

［取穴］脾经、膻中、内八卦、人中、承山、百虫、丰隆、天门、小天心。

［手法］指揉法、点揉法、拿法、掐法等。

［操作］补脾经200次，擦膻中1分钟，运内八卦100次，掐人中10次，拿承山10次，拿百虫10次，揉丰隆2~5分钟，开天门100次，捣小天心200次。

（5）瘀血痫

［取穴］脾经、合谷、肾经、膊阳池、脊柱、人中、承山、百虫、丰隆、天门、小天心。

［手法］指揉法、点揉法、拿法、掐法等。

［操作］推脾经300次，揉合谷300次，补肾经300次，揉膊阳池200次，捏脊5遍，掐人中10次，拿承山10次，拿百虫10次，揉丰隆2－5次，开天门100次，捣小天心200次。

**3. 其他治疗**

（1）耳针　选胃、皮质下、神门、心、枕、肝、脾、肾。每次选取2~3穴，毫针刺，中等强度，留针20~30分钟，隔日1次。或用压丸法，3日更换1次。

（2）穴位注射法　选间使、丰隆、太冲、足三里、大椎。每次选取2~3穴，用维生素$B_1$和100μg维生素$B_{12}$注射液，每穴0.5~1ml，每日1次。

**【注意事项与按语】**

（1）平时要保持精神愉快，避免恐吓受惊。饮食宜清淡有营养，多食新鲜果蔬，忌食油腻肥厚、酒类及辛辣刺激之品。

（2）发作期间要注意安全，避免颅脑外伤。

（3）孕妇要及早筛查遗传性疾病，注意产前与围产期保健，避免产伤与患儿脑缺氧、感染，婴儿期要防治低钙惊厥。

（4）癫痫要重视病因诊断，找出原发疾病对症治疗。选择有效安全药物，切忌频繁更换或随便停药。

# 第二节　妇科、男科疾病

## 一、痛经

痛经是指妇女在经行前后或时值经期出现周期性小腹疼痛，或痛引腰骶，重则剧痛难忍，甚至晕厥，亦称为"经行腹痛"。

**【诊断】**

（1）气滞血瘀证　经前或经期小腹胀痛，拒按，行经量少，行而不畅，血色紫暗有块，血块下后痛减，情志不畅，胸闷不舒，胸胁乳房胀痛，舌质暗紫，或边有瘀斑、瘀点，脉弦或涩。

（2）寒湿凝滞证　经前或经期小腹冷痛，甚则牵连腰脊疼痛，拒按，得热痛减，行经量少，血色紫暗有块，畏寒身痛，舌暗，苔白腻，脉沉紧。

（3）脾肾亏虚证　经期或经后1~2天内小腹绵绵作痛，喜按，按之痛减，伴有腰骶酸痛作胀，经少、色暗、质稀，或伴眩晕耳鸣，面色无华，神疲乏力，心悸气短，失眠健忘，颧红潮热，纳少便溏，舌淡，苔薄白或薄黄，脉沉细。

（4）湿热蕴结证　经前或经期小腹胀痛，有灼热感，拒按，或小腹疼痛，经来加剧，或痛连腰骶，行经量多，色暗红，质稠有块，小便赤黄，低热起伏，舌紫红，苔黄腻，脉滑数或弦。

【治疗】

［治则］实证行气活血，散寒止痛；虚证补气养血，调理冲任。主要取任脉及足太阴经穴为主。

**1. 针灸治疗**

［主穴］中极、关元、三阴交、地机、足三里、次髎。

［配穴］气滞血瘀者，加太冲、血海；寒湿凝滞者，加归来、关元；气血虚弱者，加气海、血海、足三里；肝肾亏虚者加肝俞、肾俞、太溪、太冲。

［操作］毫针刺，虚证用补法，可温灸；实证用泻法，寒邪者可艾灸，每日1次，每次留针约30分钟。

［方义］中极为任脉穴，与足三阴经交会，可调理冲任，散寒止痛；关元补充元气；三阴交可调节肝脾肾；地机为脾经郄穴可调经止痛；足三里可补养气血；次髎乃治疗痛经的经验穴。

**2. 推拿治疗**

［治则］气滞血瘀者，治宜行气化瘀；寒湿凝滞者，治宜散寒祛湿；脾肾亏虚者，治宜补脾益肾；湿热蕴结者，治宜清热利湿。

［部位及取穴］腹部、背部、腰骶部、胁肋部、百会、天突、曲池、膻中、中脘、神阙、气海、关元、章门、期门、命门、肝俞、膈俞、脾俞、胃俞、肾俞、八髎、足三里、血海、三阴交、阴陵泉、太冲、太溪、涌泉、丰隆。

［手法］一指禅推法、滚法、摩法、揉法、搓法、擦法、按揉法、拿法、推法。

［操作］患者仰卧位。医者用掌摩法摩腹约5分钟。用一指禅推法推任脉，自天突穴至关元穴，约5分钟。掌揉中脘、气海、关元穴各约1分钟。患者俯卧位。用一指禅推法推脾俞、胃俞、肾俞、命门、八髎穴各约1分钟。用滚法滚背部膀胱经约3分钟。用掌横擦八髎穴，以透热为度。气滞血瘀者，加按揉膻中、章门、期门、肝俞、膈俞、太冲穴各约1分钟。拿血海、三阴交各约1分钟，以酸胀为度。搓擦胁肋部，以透热为度。寒湿凝滞者，加按揉神阙、关元、血海、足三里、命门穴各约1分钟。横擦肾俞、命门穴，以透热为度。脾肾亏虚者，加指按揉百会、脾俞、胃俞、肾俞、命门、太溪、涌泉穴各约1分钟。直推督脉，以透热为度。湿热蕴结者，加按揉曲池、血海、阴陵泉、丰隆、三阴交穴各约1分钟。搓擦涌泉穴，以透热为度。

**3. 其他治疗**

（1）耳针　取内分泌、交感、内生殖器、子宫、肝、脾、肾、神门。每次选3~5穴，毫针刺法或埋针法或用压丸法，每日1次，3天更换1次。

（2）皮肤针　选背部督脉、膀胱经，下腹部任脉、脾经、肾经。循经叩刺，中等刺激，隔日一次，每次 10 ~ 15 分钟。

**【注意事项与按语】**

（1）须了解患者的全身情况及进行妇科检查，以判断有无器质性病变、属原发性痛经还是继发性痛经。

（2）痛经是一种有规律的急性发作性病症，应遵循"急则治标，缓则治其本"的原则，急性期以止痛为主，缓解期以治本为主。

## 二、月经不调

月经不调是指月经的经期、经量、经色、经质等出现异常改变，并伴有其他症状的一种病证。临床上包括月经先期、月经后期、月经先后不定期、月经过多、月经过少等几种情况。

**【诊断】**

（1）气血亏虚证 经期提前或延后，经量过少、色淡、质稀，伴神疲肢倦，气短懒言，头晕眼花，失眠多梦，小腹空坠或绵绵作痛，纳少便溏，面色苍白或萎黄，唇舌淡，苔薄白，脉细弱。

（2）寒凝证 经期延后，经量少、色暗红、有瘀块。实寒者小腹拒按冷痛，得热痛减，四肢不温，面色青白，舌质暗淡，苔白，脉沉紧。虚寒者小腹隐痛，喜温喜按，小便清长，大便溏，舌淡，苔白，脉沉迟或细弱

（3）血热证 经色红，质黏稠。实热者经期提前，经量多，经色鲜红或深红，伴心烦易怒，口干唇燥，小便短赤，大便干结，舌红，苔黄，脉数或滑数。虚热者经量少，色红，伴五心烦热，两颧潮红，腰膝酸软，舌红，少苔，脉细数。

（4）肝郁证 经量或多或少，经色或暗红或紫红，经行不畅，伴乳房及两胁胀痛，胸闷不舒，食少嗳气，喜叹息，舌红、苔薄黄，脉弦涩。

（5）肾虚证 经期或前或后、经量少，经色淡暗、质清，伴有面色晦暗，头晕耳鸣，腰膝酸软，舌淡，苔薄、脉沉细。

**【治疗】**

［治则］调气和血为总则。气血虚者，治宜益气生血；血寒者，治宜温经散寒；血热者，治宜清热凉血；肝郁者，治宜疏肝理气；肾虚者，治宜补肾调经。

**1. 针灸治疗**

（1）月经先期

［主穴］关元、三阴交、血海。

［配穴］实热配行间；虚热配太溪；气虚配足三里、脾俞。

［操作］毫针刺，实证用泻法；虚证用补法，可加灸。每日 1 次，每次留针约 30 分钟。

［方义］关元属任脉，为足三阴经之交会穴，是调理冲任要穴；三阴交是调理肝脾肾之要穴；血海调理血分，可清血热。

（2）月经后期

［主穴］气海、归来、三阴交。

［配穴］实寒证者可加神阙、子宫；虚寒证者可加命门、腰阳关。

［操作］毫针刺，实证用泻法；虚证用补法，可加灸。每日1次，每次留针约30分钟。

［方义］气海可益气温阳；归来可调经活血；三阴交可调理肝脾肾，养血调经。

（3）月经先后不定期

［主穴］关元、三阴交。

［配穴］肝郁配肝俞、太冲；肾虚配肾俞、太溪。

［操作］毫针刺，主穴用补法，肝俞、太冲用泻法，肾俞、太溪用补法，可加灸。每日1次，每次留针约30分钟。

［方义］关元属任脉，为足三阴经之交会穴，是调理冲任要穴；三阴交是调理肝脾肾之要穴。

**2. 推拿治疗**

［部位及取穴］腹部、胁肋部、腰背部；中脘、神阙、气海、关元、中极、膻中、章门、期门、膈俞、肝俞、脾俞、胃俞、肾俞、八髎、血海、合谷、足三里、三阴交、太溪、大敦、行间、隐白、涌泉。

［手法］一指禅推法、摩法、推法、擦法、按揉法、点法、按法、搓法、擦法。

［操作］患者仰卧位。医者摩腹约5分钟。用一指禅推法推中脘、神阙、气海、关元、中极穴各约1分钟。搓擦胁肋部，以透热为度。患者俯卧位。点按肝俞、脾俞、肾俞穴各约1分钟。掌推背部膀胱经及督脉，自大椎至大肠俞，约1分钟。横擦八髎穴，以透热为度。气血亏虚者，加按揉脾俞、胃俞、血海、足三里、三阴交穴各约1分钟。掌擦脾俞、胃俞穴，以透热为度。血寒证：按揉神阙、气海、关元穴各约1分钟。沿脐以掌分推腹部，以透热为度。血热者，加按揉大椎、血海、三阴交、大敦、行间、隐白穴各约1分钟。搓擦涌泉穴，以透热为度。肝郁者，加按揉合谷、膻中、章门、期门、肝俞、膈俞、太冲穴各约1分钟。搓擦胁肋部，以透热为度。肾虚者，加按揉气海、关元、三阴交、太溪、涌泉、肾俞穴各约1分钟。掌擦肾俞、命门穴，以透热为度。

**3. 其他治疗**

（1）耳针 取内分泌、皮质下、内生殖器、子宫、肝、脾、肾。每次选3~5穴，毫针刺法或埋针法或压丸法，每日1次，3天更换1次。

（2）穴位注射法 选肝俞、脾俞、肾俞、三阴交、血海、足三里、关元。每次选2~3穴，用5%当归注射液或者10%丹参注射液，每穴注射0.5ml。

**【注意事项与按语】**

（1）慎起居，节饮食，畅情志，避免过度疲劳或剧烈活动，注意个人卫生。

（2）月经不调的治疗一般多在经前5~7天开始至下次月经来潮前，若经行周期不规律，可于月经净止之日起治疗直到月经来潮时为止。连续治疗3~5个月，直至病愈。

（3）推拿对月经不调有很好的疗效，但应注意鉴别诊断，切勿将早孕、宫外孕等误诊为月经不调。此外，生殖系统器质性病变引起的月经不调，应及早作恰当的处理，以免延误病情。

## 三、经闭

经闭，又称闭经。是指女子过 18 岁，月经尚未来潮，或月经来潮后已形成周期，又连续中断 6 个月以上者，称为"经闭"。前者为原发性经闭，后者为继发性经闭。主要是冲任气血失调而致。

**【诊断】**

**1. 虚证**

（1）肾虚证　月经初潮来迟，或月经后期量少，渐至经闭，头晕耳鸣，腰酸腿软，或小便频数，性欲淡漠，或手足心热，潮热盗汗，颧红唇赤，或畏寒肢冷，小便清长，大便溏薄，面色晦暗，舌淡或红，苔薄白或少苔，脉沉细或细数。

（2）脾虚证　月经停闭数月，神疲肢倦，食欲不振，脘腹胀满，大便溏薄，面色淡黄，舌淡胖有齿痕，苔白腻，脉缓弱。

（3）血虚证　月经停闭数月，头晕眼花，惊悸怔忡，少寐多梦，面色萎黄，舌淡，苔少，脉细。

**2. 实证**

（1）气滞血瘀证　月经停闭数月，小腹胀痛拒按，烦躁易怒，胸胁胀满，嗳气叹息，舌紫黯或有瘀点，脉沉弦或涩而有力。

（2）寒凝血瘀证　月经停闭数月，小腹冷痛拒按，得热则痛缓，形寒肢冷，面色青白，舌紫黯，苔白，脉沉紧。

（3）痰湿阻滞证　月经数月不行，带下量多，色白质稠，形体肥胖，面浮肢肿，神疲倦怠，头晕目眩，心悸气短，胸脘满闷，舌淡胖，苔白腻，脉滑。

**【治疗】**

［治则］实证者以清热除湿，活血化瘀，固冲止血为主。虚证者以健脾益气，滋阴补肾，固冲摄血为主。

**1. 针灸治疗**

［主穴］关元、气海、三阴交、足三里、肾俞、隐白、公孙。

［配穴］寒凝血瘀者，配血海；痰湿阻滞者，配阴陵泉、丰隆；气滞血瘀者，配太冲、地机。脾虚者，配百会、脾俞；肾阳虚者，配腰阳关、命门；肾阴虚者，配然谷、太溪；血虚者，配心俞、肝俞。

［操作］毫针刺。关元、气海用补法；三阴交、足三里用平补平泻法；背俞穴用灸法；其他穴位用泻法；隐白可艾柱直接灸。留针 20～30 分钟，隔日 1 次。

［方义］关元为任脉与冲脉、足三阴经交会穴，公孙通冲脉，二穴配合可通调冲任，固摄经血。三阴交为足三阴经交会穴，可清泻三经之湿、热、瘀等病邪，又可疏

肝理气，健脾益肾，邪除则脾可统血，可从本而治以澄源。气海是任脉穴，又为气之海，可补充气血，增强摄血功能，升提固脱以塞流止血。气海、三阴交二穴相须为用，使过多之经水塞流，澄源复旧。隐白为脾经的井穴，是脏腑、经气之根本，直接灸能温补脾阳，统摄止血，是治疗崩漏的经验穴。足三里是胃经合穴，能益气健脾，使经血化生有源。肾俞有加强补肾固摄作用。

**2. 推拿治疗**

（1）一指禅推拿

［取穴］小腹部，关元、气海、血海、三阴交、八髎、肝俞、肾俞等。

［手法］推法、揉法、摩法、按揉法、旋推法等。

［操作］患者取仰卧位。医者以手掌掌面施术于患者小腹部，行摩法 3 ~ 5 分钟。按揉血海、三阴交各 1 分钟，再推肝俞、肾俞、八髎各 1 分钟。

肾虚者，加抹阴阳、眉弓、太阳、拿风池；揉肾俞、命门各半分钟。血虚者，加抹阴阳、眉弓、太阳，按揉足三里各半分钟；或推心俞、肺俞，揉肾俞、命门各半分钟。气滞血瘀者，加揉膻中，按揉章门、期门各半分钟，搓两胁，按揉膈俞、肝俞各半分钟。痰湿阻滞者，加拿内关、推心俞，拿肩井、风池各半分钟。寒凝血瘀证者，加推大横，抹阴阳、眉弓，推睛明，拿风池，推心俞、大肠俞，按揉八髎，拿曲池、内关各半分钟。

（2）内功推拿

［取穴］中府、云门、气海、关元、肾俞、命门、血海、三阴交、足三里、章门、期门、太冲、八髎等。

［手法］推法、揉法、摩法、擦法等。

［操作］

肾虚证和气血虚弱：加强胸部平推，用大鱼际横向平推透温为度。按揉中府、云门。重点平推少腹以温热为度。按揉气海、关元。在背部用小鱼际直向平推督脉及两侧膀胱经，以透热为度。腰部肾俞、命门用小鱼际横向平推，以透热为度。按揉血海、三阴交、足三里。

气滞血瘀证：加强两胁平推，尤以右胁肝区为主，以温热为度。重点平推少腹，以温热为度。按揉章门、期门、关元、气海、太冲、行间。

寒凝血瘀证：加强少腹平推以透热为度，配合按揉关元、气海，用小鱼际直向平推背部督脉，横向平推骶部，以透热为度。按揉八髎。

痰湿阻滞证：加强胸部平推，配合按揉天突、璇玑，平推两胁，尤以左侧为主，多推脾胃区，以温热为度。按揉肺俞、脾俞、胃俞、八髎、足三里。

**3. 其他治疗**

（1）耳针　选内生殖器、内分泌、皮质下、肝、脾、肾、卵巢。每次选取 2 ~ 4 穴，毫针刺，中等强度，留针 20 ~ 30 分钟，隔日 1 次。或用压丸法，3 日更换 1 次。

（2）穴位注射法　选气海、关元、足三里、三阴交、肝俞、肾俞、脾俞。每次选取 2 ~ 3 穴，用 5% 当归注射液或维生素 $B_{12}$ 注射液，每穴 0.5 ~ 1ml，隔日 1 次。

（3）皮肤针 选腰骶部、夹脊穴、足三阴经循行部位。用皮肤针自上而下，轻或中等强度叩刺至皮肤潮红为度，每次10分钟左右，隔日1次。

**【注意事项与按语】**

（1）平时保持心情舒畅，常做保健体操或打太极拳以增强体质。注意饮食及水盐摄入，可多食肉类、禽蛋类、牛奶及新鲜果蔬，少食辛辣刺激食品，在加强营养的同时控制体重。

（2）经期要注意保暖，避免受寒，不涉冷水，禁食生冷瓜果，避免重体力劳动，注意劳逸结合。

（3）经闭的原因错综复杂，有发育、遗传、内分泌、免疫、精神异常等多种原因所致，在治疗上宜针对不同病因、病理生理机制等而制定方案。

## 四、崩漏

崩漏是指妇女非周期性阴道大量出血。暴下如注，来势急骤者为"崩"；淋漓下血不尽，出血量少，病势缓慢者为"漏"。若经期长达2周以上者，称为"经崩"或"经漏"。崩与漏虽出血情况不同，但其致病机理一致，在疾病发展过程中容易互为演变。崩漏的发生多因冲任不固，以致经血失于制约而从胞宫非时妄行。常与阳盛体质、过食辛辣、外感热邪、思虑过劳、七情内伤、房事过度等有关。

**【诊断】**

（1）血热证 经血非时而下，暴注无期，或淋漓不尽，血色深红，气味臭秽，质稠，烦热少寐，口渴喜饮，头晕面赤，便秘，舌红，苔黄，脉滑数。

（2）湿热证 经血非时而下，量多如注，或淋漓不断，色紫，黏腻，或带下色黄臭秽，阴部搔痒难耐，口渴烦热，舌红，苔黄腻，脉濡数。

（3）血瘀证 经血非时而下，量多或少，或淋漓日久，或经闭数月突然崩中，继则漏下，血色紫黯，有块，小腹疼痛拒按，下血后疼痛减轻，舌质黯紫或舌边有瘀斑、瘀点，脉弦细或弦涩。

（4）肝郁证 经血非时而下，量多或少，或淋漓无期，血色正常，或有血块，烦躁易怒，或时欲叹息，小腹胀痛，舌质黯，苔薄白，脉弦。

（5）肾阴虚证 经血非时而下，量多或少，或淋漓不绝，绵绵无期，经血鲜红，质稠，头晕，腰酸耳鸣，手足心热，颧红唇赤，舌质红，苔少，脉细数。

（6）肾阳虚证 经血非时而下，量多如崩或淋漓，血色淡红，质稀，面色晦暗，畏寒肢冷，腰痛如折，小便清长，大便稀溏，舌质黯淡，苔薄白，脉沉细或沉弱。

（7）脾虚证 经血非时而下，量多如崩，或淋漓不净，色淡质稀，神疲乏力，气短懒言，肢体倦怠，面色淡黄，或面浮肢肿，纳呆，舌质淡胖，苔薄白，脉缓弱或沉细无力。

**【治疗】**

［治则］调理冲任、止血调经。实证者以清热除湿、活血化瘀、固冲止血为主。虚

证者以健脾益气、滋阴补肾、固冲摄血为主。

**1. 针灸治疗**

［主穴］关元、气海、三阴交、足三里、肾俞、隐白、公孙。

［配穴］血热者，配血海；湿热者，配阴陵泉；肝郁者，配太冲；血瘀者，配地机；脾虚者配百会、脾俞；肾阳虚者配腰阳关、命门；肾阴虚者配然谷、太溪。

［操作］毫针刺。关元、气海用补法；三阴交、足三里用平补平泻法；背俞穴用灸法；其他穴位用泻法；隐白可艾柱直接灸。留针20～30分钟，隔日1次。

［方义］关元为任脉与冲脉、足三阴经交会穴，公孙通冲脉，二穴配合可通调冲任、固摄经血。三阴交为足三阴经交会穴，可清泻三经之湿、热、瘀等病邪，又可疏肝理气、健脾益肾，邪除则脾可统血，可从本而治以澄源。气海是任脉穴，又为气之海，可补充气血，增强摄血功能，升提固脱以塞流止血。气海、三阴交二穴相须为用，使过多之经水塞流，澄源复旧。隐白为脾经的井穴，是脏腑、经气之根本，直接灸能温补脾阳，统摄止血，是治疗崩漏的经验穴。足三里是胃经合穴，能益气健脾，使经血化生有源。肾俞有加强补肾固摄作用。

**2. 推拿治疗**

［部位及取穴］腹部，心俞、胆俞、肝俞、膈俞、行间、隐白、阳陵泉、三阴交。

［手法］按法、揉法、搓法、推法、拿法、掐法等。

［操作］患者取仰卧位。医者用两手拇指和食指同时拿两侧行间穴1～2分钟。用两手拇指甲缘同时掐两侧隐白穴1～2分钟。用拇指或中指同时按压两侧阳陵泉穴1分钟。用拇指或中指同时按压两侧三阴交穴1分钟，然后在腹部行环形掌推法。在下腹部行轮状掌揉法和横形掌搓法，使其下腹部有温热感，约10分钟。

**3. 其他治疗**

（1）耳针 选内生殖器、内分泌、皮质下、肝、脾、肾、卵巢。每次选取2～4穴，毫针刺，中等强度，留针20～30分钟，隔日1次。或用压丸法，3日更换1次。

（2）穴位注射法 选气海、关元、足三里、三阴交、肝俞、肾俞、脾俞。每次选取2～3穴，用5%当归注射液或维生素$B_{12}$注射液，每穴0.5～1ml，隔日1次。

（3）皮肤针 选腰骶部、夹脊穴、足三阴经循行部位。用皮肤针自上而下，轻或中等强度叩刺至皮肤潮红为度，每次10分钟左右，隔日1次。

**【注意事项与按语】**

（1）经血量过多时，应劳逸结合，减轻工作负担，多卧床休息，避免剧烈运动，精神放松，不要过于担忧，保证睡眠充足。

（2）注意经期卫生，保证洁具干净，忌性生活。经前、经期尽量不接触冷水，饮食调理得当，不食生冷、辛辣刺激之品。

（3）针灸推拿治疗本病有较好疗效，但疗程较长，须坚持。若大量出血有虚脱现象，应立即急诊全面救治。

（4）本病以无周期性阴道出血为特点，临证时医者要结合经血量的多少、颜色、气味、舌苔、脉象及全身证候，辨明寒、热、虚、实。治疗当采用"急则治其标，缓则治其本"的原则，以止血为先。

（5）如更年期妇女出现反复多次出血，需进一步明确诊断，排除生殖系统癌变。

# 五、不孕症

不孕症是指育龄妇女有正常的性生活，未采取任何避孕措施，与配偶同居 1 年以上，而未受孕者；或曾有过孕育史，而后未采取避孕措施，连续 1 年以上未再受孕者。前者称"原发性不孕症"，后者称"继发性不孕症"。不孕症是一种常见的疾病，大约影响到至少 10% ~15% 的育龄夫妇。

【诊断】

（1）肾虚证　婚久不孕，月经量少，甚至停经，腰膝酸软。肾气虚者，月经不调，色暗淡，神疲乏力，小便清长，舌淡苔薄，脉沉细；肾阴虚者，月经提前，经色鲜红，形体消瘦，头晕耳鸣，五心烦热，心悸失眠，舌红，苔少，脉细数；肾阳虚者，月经迟发，经色暗淡，性欲冷淡，带下量多，清稀如水样，小腹冷痛，夜尿频，舌淡暗，苔白，脉沉细尺弱。

（2）肝气郁结证　婚久不孕，月经先后不定期，量或多或少，色紫暗有血块，经前乳房及胸胁胀痛，烦躁易怒或精神忧郁，舌暗或舌边有瘀斑，脉弦细。

（3）冲任血虚证　婚久不孕，月经延后、量少、色淡，甚至停经，面色少华，神疲乏力，少气懒言，头晕眼花，失眠多梦，舌淡，苔薄，脉沉细而弱。

（4）痰湿阻滞证　婚久不孕，形体多为肥胖，月经延后，量或多或少，甚至停经，带下量多、色白质黏无臭，胸闷呕恶，肢体昏重，舌淡胖，苔白腻，脉滑。

【治疗】

［治则］调理冲任。肾虚者，治宜补肾益精；肝气郁结者，治宜疏肝理气；冲任血虚者，治宜益气养血、调理冲任；痰湿阻滞者，治宜化痰祛湿通络。

**1. 针灸治疗**

［主穴］肾俞、关元、三阴交、太溪。

［配穴］肾虚胞寒加复溜、命门；肝气郁结加太冲、期门；冲任血虚加血海、足三里；痰湿阻滞加阴陵泉、丰隆。

［操作］毫针刺，虚证用补法，可加灸；实证用泻法。每日 1 次，每次留针约 30分钟。

［方义］肾俞、太溪补益肾气；关元在任脉上，针可调理冲任，灸可温暖胞宫；三阴交补益肝肾、健运脾气。

**2. 推拿治疗**

［部位及取穴］腰背部、腹部，百会、天突、膻中、章门、期门、神阙、气海、关元、子宫、归来、大赫、气冲、四满、膈俞、脾俞、胃俞、肝俞、肾俞、命门、腰阳关、关元俞、八髎、血海、合谷、内关、足三里、昆仑、地机、三阴交、丰隆、太溪、然谷、太冲。

［手法］一指禅推法、按揉法、揉法、擦法、推法、掐揉法、振法、颤法。

　　[操作] 患者仰卧位。医者用一指禅推法推或用按揉法按揉气海、关元、足三里、三阴交穴各约 1 分钟。指推任脉，自天突至神阙穴，约 2 分钟。掌揉子宫、归来、大赫穴约 5 分钟。以神阙穴为中心，施以掌振颤法 2 ~ 3 分钟。患者俯卧位。按揉肾俞、气海俞、关元俞穴各约 1 分钟。掌推腰部脊柱两侧的膀胱经，自肾俞至关元俞，约 5 分钟。横擦命门、腰阳关、八髎穴，以透热为度。肾气虚者，加按揉肾俞、气海、然谷穴各约 1 分钟。肾阴虚者，按揉百会、地机、太溪穴各约 1 分钟。肾阳虚者，加按揉命门、腰阳关、昆仑穴各约 1 分钟。肝气郁结证：按揉章门、期门、膻中、太冲、肝俞、膈俞穴各约 1 分钟。冲任血虚者，加按揉血海、足三里、三阴交、脾俞、胃俞、肾俞穴各约 1 分钟。痰湿阻滞者，加按揉丰隆、气冲、四满、次髎穴各约 1 分钟。掐揉合谷、内关穴各约 1 分钟。

**3. 其他治疗**

　　(1) 耳针　取内分泌、皮质下、内生殖器、肝、脾、肾。每次选 3 ~ 5 穴，毫针刺法或埋针法或压丸法，每日 1 次，3 天更换 1 次。

　　(2) 穴位注射法　选脾俞、肾俞、三阴交、血海、关元。每次 2 ~ 3 穴，用 5% 当归注射液或者胎盘注射液，每穴注射 0.5ml，从月经第 12 天开始，每日一次，连续治疗 5 次。

【注意事项与按语】

　　(1) 婚后不育，夫妇都应进行检查。

　　(2) 分析病因，辨证施治。

　　(3) 治疗应持之以恒。治疗时间宜早不宜晚。

　　(4) 房事有节制，起居规律，保持心情舒畅。

## 六、带下病

　　带下病是指女性白带明显增多，色、质、味异常的一种病症。带下病的发生常与感受湿邪、饮食劳倦、素体虚弱等因素有关。

【诊断】

　　(1) 脾虚湿困证　带下量多，色白或淡黄，质稀薄，或如涕如唾，绵绵不断，无臭，面色㿠白或萎黄，四肢乏力，脘闷不舒，食少便溏，四肢浮肿，舌淡胖，苔白或腻，脉细缓。

　　(2) 湿热下注证　带下量多，色黄或成脓性，质粘稠，有臭气，或色白、质黏稠，呈豆腐渣样，外阴瘙痒，有秽臭，口腻口苦，胸闷纳呆，小腹作痛，小便短赤，舌红，苔黄腻，脉滑。

　　(3) 肾虚不固证　带下量多，色黄或赤白相间，质稠，有气味，阴部灼热感或瘙痒，腰膝酸软，头晕耳鸣，五心烦热，失眠多梦，口燥咽干，舌质红，少苔，脉细数。

【治疗】

　　[治则] 脾虚湿困者，治宜健脾化湿；肾虚不固者，治宜补肾益精；湿热下注者，

治宜清利湿热。

**1. 针灸治疗**

［主穴］中极、带脉、三阴交、白环俞。

［配穴］脾虚者加脾俞、足三里；肾虚者加肾俞、关元、太溪；湿热下注者，加阴陵泉、水道、行间。

［操作］毫针刺，带脉平补平刺；余穴虚证用补法，可加灸；实证用泻法。每日1次，每次留针约30分钟。

［方义］中极利湿化浊；带脉固摄止带、调理经气；三阴交健脾利湿、调理肝肾；白环俞助膀胱气化、利下焦湿热。

**2. 推拿治疗**

［部位及取穴］腹部、背部督脉和脊柱两侧膀胱经、下肢足厥阴肝经，中脘、气海、关元、梁门、气冲、肝俞、脾俞、胃俞、肾俞、气海俞、关元俞、白环俞、八髎等。

［手法］一指禅推法、按揉法、㨰法、擦法、摩法、弹拨法、推法、叩法等。

［操作］患者仰卧位。医者掌摩腹部约3分钟。用一指禅推法推中脘、气海、关元穴各约1分钟。按揉双侧梁门穴至气冲穴约3分钟。用掌心劳宫穴对准神阙穴，施以震颤法，约2分钟。患者俯卧位。用㨰法、弹拨法、推法在腰部脊柱两侧的膀胱经上操作，从肾俞穴开始向下至白环俞穴为止，约5分钟，以微发热为宜。用一指禅推肝俞、肾俞、气海俞、关元俞、白环俞穴各约1分钟。用掌按揉法、叩法施于整个背部约2分钟。掌横擦八髎穴，以透热为度。

**3. 其他治疗**

（1）耳针 选肾、肝、脾、内生殖器、内分泌。毫针刺，每日1次；或用压丸法，3天更换1次。

（2）穴位注射法 选中极、血海、水道、关元、三阴交、肾俞。用当归注射液，每次选2~3穴，每穴注射0.5ml，每日1次。

**【注意事项与按语】**

（1）嘱患者保持心情舒畅，平时饮食宜清淡，注意生活起居的调适。

（2）带下过多经及时治疗，多可痊愈，预后良好，注意排除宫颈及宫内的恶性病变。带下过少非器质性的病变者，经及时正确治疗，一般可好转，预后良好。

# 七、子宫脱垂

子宫脱垂是指子宫从正常解剖位置下降，宫颈外口达坐骨棘水平以下，甚至子宫全部脱出于阴道口外，常伴有阴道前、后壁的膨出，属于中医学"阴挺"的范畴，亦称"阴脱""阴菌"，好发于多产妇女。子宫脱垂属冲任与带脉功能失常，但与脾肾关系密切。

**【诊断】**

（1）气虚下陷证 自觉有物下垂或脱出阴户之外，小腹及会阴部有下坠感，动则加重，面色少华，神疲气短，倦怠乏力，小便频数，带下量多、色淡、质稀，舌淡，苔白，脉缓弱。

（2）肾虚不固证 子宫脱垂，日久不愈，腰膝酸软，头晕耳鸣，小腹下坠，小便频数，夜间尤甚，带下质稀，舌淡红，脉沉弱。

（3）湿热下注证 子宫脱出阴户外，红肿灼热，或已溃烂，小腹下坠，带下黏色黄，口干烦热，小便短赤，大便干结，舌苔黄腻，脉滑数。

**【治疗】**

［治则］以固摄胞宫为原则。气虚者，治宜补中益气、升阳举陷；肾虚者，治宜补肾固脱、益气升提；湿热者，治宜补气健脾、清热祛湿。

**1. 针灸治疗**

［主穴］百会、气海、关元、足三里、三阴交、提托、子宫。

［配穴］肾虚者，加太溪；湿热下注者，加阴陵泉。

［操作］毫针刺，百会用灸法；虚证用补法；实证用泻法。每日1次，每次留针约30分钟。

［方义］百会可升阳固脱；气海、关元补气固脱；足三里、三阴交健脾益气，冲任固摄则胞位升提复位；提托穴为经外奇穴可提升下垂内脏；子宫穴可维持子宫正常位置。

**2. 推拿治疗**

［部位及取穴］腹部、背部、腰骶部，百会、神阙、气海、关元、脾俞、肾俞、气海俞、大肠俞、关元俞、小肠俞、命门、八髎、足三里、三阴交、太溪、丰隆、阴陵泉、太冲、涌泉、维道、带脉。

［手法］一指禅推法、按揉法、摩法、㨰法、擦法、推法、叩法等。

［操作］患者仰卧位。医者用掌按揉脐部约2分钟。在小腹部做逆时针方向摩腹3分钟。用一指禅推法推气海、关元穴各约2分钟。用拇指按揉百会、维道、带脉穴各约1分钟。患者俯卧位。用㨰法、拨法、平推法在脊柱两侧的膀胱经上操作，自脾俞至小肠俞，约5分钟。用一指禅推法推脾俞、肾俞、气海俞、大肠俞、关元俞、小肠俞各约1分钟。用擦法横擦命门、八髎穴，直擦督脉，均以透热为度。气虚下陷者，加按揉百会、足三里、涌泉穴各约1分钟。医者双手擦热，烫熨神阙穴约3分钟。肾虚不固者，加按揉足三里、三阴交、太溪、涌泉穴各约1分钟。用拇指推法或掌推法平推，从脾俞至小肠俞穴，约2分钟。湿热下注者，加按揉丰隆、阴陵泉、三阴交、太冲穴各约1分钟。轻叩脊柱两侧及腰骶部约1分钟。

**3. 其他治疗**

（1）耳针 选肝、脾、肾、交感、内生殖器、皮质下。毫针刺法或用压丸法，每日1次，3天更换1次。

（2）穴位注射法 选足三里、三阴交。用三七注射液或当归注射液，每次每穴2～3ml，每日1次。

**【注意事项与按语】**

（1）本病受心理因素影响很大，须对患者做好解释工作，消除紧张情绪，注意生活起居的调适。

（2）坚持新法接生，注意产褥期卫生保健，保持大便通畅，避免重体力活动。

（3）坚持卫生保健、配合中药治疗，患者坚持配合呼吸做收腹提肛运动，病情可好转或治愈。对于病程长，反复发作，保守治疗无效或病情严重者，可选择适当的手术方式治疗。

## 八、围绝经期综合征

妇女在绝经前后由于精神、心理、神经、内分泌和代谢变化而出现月经紊乱、情绪不定、烦躁易怒、潮热汗出、眩晕耳鸣、心悸失眠等症状，称为围绝经期综合征。属于经断前后诸证范畴，又称更年期综合征，常见于 49 岁左右的妇女。属于中医学"绝经前后诸证"的范畴。

**【诊断】**

（1）心肾不交证　绝经前后，月经紊乱，量或多或少，惊悸怔忡，失眠多梦，烦躁健忘，潮热汗出，头晕耳鸣，腰膝酸软，口干唇燥，或见口舌生疮，舌红而干，苔少或无苔，脉细数。

（2）肝肾阴虚证　绝经前后，月经紊乱，经量或少或多或淋漓不尽，色淡质稀，头晕目眩，耳鸣，心烦易怒，潮热汗出，五心烦热，心悸不安，记忆减退，腰膝酸软，倦怠乏力，情志异常，恐惧不安，胸闷胁胀，或皮肤瘙痒如蚁爬，口燥咽干，小便短赤，大便干结，舌红，少苔或无苔，脉细数。

（3）脾肾阳虚证　绝经前后，白带清稀量多，月经量多或淋漓不尽，色淡质稀，面色晦暗，精神不振，头昏作胀，形寒肢冷，腰膝酸冷，腰酸如折，面浮肢肿，纳少便溏，小便清长而频，舌胖大，苔白滑，边有齿印，脉沉迟无力。

（4）气郁痰结证　情绪不稳，精神忧郁，善疑多虑，失眠，胸部闷塞，喉中异物感，吞之不下，咯之不出，体胖乏力，嗳气频作，腹胀不适，舌淡，苔白腻，脉弦滑。

**【治疗】**

［治则］心肾不交者，治宜滋阴降火、交通心肾；肝肾阴虚者，治宜滋肾柔肝、育阴潜阳；脾肾阳虚者，治宜温肾健脾；气郁痰结者，治宜解郁化痰、行气散结。

**1. 针灸治疗**

［主穴］肾俞、关元、三阴交、太溪。

［配穴］肾阳虚者，加命门；肾阴虚者，加照海；心肾不交者加心俞、神门、内关。

［操作］毫针刺，主穴用平补平泻，配穴按虚实补泻操作。每日 1 次，每次留针约 30 分钟。

［方义］肾俞、太溪补益肾气，关元可益肾元、调冲任，三阴交疏肝、健脾、益

肾，理气开郁，调补冲任。

**2. 推拿治疗**

［部位及取穴］头面部、腹部、腰部、脊柱两侧膀胱经，百会、风池、太阳、攒竹、四白、支沟、肩井、天突、膻中、期门、中脘、天枢、气海、关元、中极、心俞、肝俞、脾俞、胃俞、肾俞、命门、八髎、合谷、内关、曲池、血海、足三里、阳陵泉、阴陵泉、丰隆、三阴交、悬钟、太溪、太冲、涌泉、桥弓等。

［手法］按揉法、一指禅推法、拿法、揉法、抹法、弹拨法、摩法、擦法、搓法、按揉法等。

［操作］患者仰卧位。医者用鱼际揉法施于前额，约3分钟。用分抹法施于前额、眼眶和鼻翼两旁，约2分钟。用拇指按揉太阳、攒竹、四白穴各约1分钟。用一指禅推法推膻中、中脘、气海、关元、中极穴各约1分钟。患者俯卧位。拿风池、肩井各约1分钟。用一指禅推法或拇指按揉法施于心俞、肝俞、脾俞、胃俞、肾俞、命门、八髎穴各约1分钟。用弹拨法在腰部脊柱两侧的膀胱经上操作约2分钟。患者坐位。用拇指按揉百会穴约1分钟。拿五经约2分钟。心肾不交者，加指按揉合谷、内关、血海、足三里、三阴交、太溪、涌泉、肺俞、肾俞、心俞穴各约1分钟。用拇指推法或掌推法平推，从心俞至肾俞穴，约2分钟。搓擦涌泉，以透热为度。肝肾阴虚者，加指按揉血海、阴陵泉、三阴交、太溪、太冲穴各约1分钟。以神阙为中心，用掌摩法顺时针或逆时针方向摩腹约3分钟。推桥弓穴约1分钟。脾肾阳虚者，加掌振关元穴约2分钟。按揉三阴交、太溪穴各约2分钟。用掌横擦命门、八髎穴，以透热为度。气郁痰结者，加按揉天突、膻中、期门、足三里、丰隆、太冲穴各约1分钟。横擦八髎穴，斜擦涌泉，以透热为度。

**3. 其他治疗**

耳针　选肾、神门、交感、内生殖器、皮质下、内分泌。毫针刺，每日1次；或用压丸法，3天更换1次。

**【注意事项与按语】**

（1）做好心理疏导，调节情绪。

（2）嘱患者注意起居的调适，劳逸结合，保证睡眠充足，舒畅情志，避免受寒，饮食有节，加强锻炼，增强体质。

（3）定期咨询妇女围绝经期门诊，进行体格检查、妇科检查，以便及时治疗和预防器质性病变。

（4）对于40岁之前的妇女出现月经后期量少甚至闭经者，要警惕卵巢早衰，及早治疗。

（5）围绝经期是妇女正常的生理过程。因此，围绝经期妇女应建立良好的心态，客观、积极对待这一生理过程，消除忧虑。

（6）针灸推拿治疗对本病疗效明显，适合围绝经期出现的各种植物神经功能紊乱症状。

## 九、乳少

乳少是指产后哺乳期内，产妇乳汁甚少或乳汁全无，不够喂养婴儿。又称"产后缺乳""乳汁不足""乳汁不行"。乳少的发生常与素体气血亏虚或肥胖、产后情志不畅、分娩失血过多、产后营养缺乏等因素有关。

【诊断】

（1）气血虚弱证　产后乳汁不充或全无，不够喂养婴儿，乳汁清稀，乳房柔软无胀感，面色无华，倦怠乏力，食欲不振，舌淡，苔白，脉细弱。

（2）肝郁气滞证　产后乳汁甚少或全无，或平时乳汁正常或偏少，伤于情志后，乳汁骤减或点滴全无，乳汁稠，乳房胀硬而痛，或有微热，精神抑郁，胸胁胀痛，食欲减退，舌暗红，苔薄黄，脉弦细或弦数。

（3）痰浊阻滞证　乳汁甚少或无乳可下，乳房硕大或下垂不胀满，乳汁不稠，形体肥胖，胸闷痰多，纳少便溏，或食多乳少，舌淡胖，苔腻，脉沉细。

【治疗】

［治则］气血虚弱者，治以补气养血通乳；肝郁气滞者，治以疏肝解郁、通络下乳；痰浊阻滞者，治以健脾化痰通乳。

**1. 针灸治疗**

［治则］气血亏虚者补益气血，针灸并用，补法；肝郁气滞者疏肝解郁、通络下乳，只针不灸，泻法。

［主穴］膻中、乳根、少泽、足三里。

［配穴］气血虚弱者，加脾俞、足三里；肝郁气滞者，加太冲、内关；痰浊阻滞者，加丰隆、中脘。

［操作］气血亏虚者，针灸并用，补法；肝郁气滞者，只针不灸，泻法。气血不足、痰浊阻滞，可加灸，留针20～30分钟。

［方义］膻中位于两乳房之间，为气之会穴，补法则能益气养血生乳，泻法则能理气开郁

通乳；乳根属多气多血的足阳明经，位于乳下，既能补益气血，化生乳汁，又能行气活血，通常乳络；少泽为手太阳小肠经的井穴，小肠经主液所生病，为生乳、通乳的经验效穴；足三里属足阳明胃经合穴，既益气生血，又疏肝解郁。

**2. 推拿治疗**

［治则］气血虚弱者，治以补气养血通乳；肝郁气滞者，治以疏肝解郁、通络下乳；痰浊阻滞者，治以健脾化痰通乳。

［部位及取穴］乳房及其周围、胃脘部及下腹部、背部督脉和膀胱经，乳根、天谿、食窦、屋翳、膺窗、膻中、中脘、气海、关元、肝俞、脾俞、胃俞。

［手法］揉法、摩法、振法、㨰法、按揉法、擦法。

［操作］患者仰卧位。医者用揉、摩法施于乳房及周围的乳根、天谿、食窦、屋翳、膺窗、膻中穴，约10分钟。用手掌轻按乳房上部或两侧施以振法2分钟。按揉中

脘、气海、关元等穴，每穴 1 分钟。用顺时针揉摩法施于胃脘部及下腹部，分别为 5 分钟。用擦法或拇指按揉法施于肝俞、脾俞、胃俞穴，每穴 1 分钟。用小鱼际擦法擦背部督脉和背部膀胱经，以透热为度。

**3. 其他治疗**

（1）耳针 选胸、内分泌、皮质下、交感、胃、肝、脾、肾。毫针刺，每日 1 次；或用压丸法，3 天更换 1 次。

（2）皮肤针 选取背部从肺俞至三焦俞及乳房周围。背部从上而下每隔 2cm 叩刺一处，并可沿肋间向左右两侧斜行叩刺，乳房周围做放射状叩刺，乳晕部做环形叩刺，以局部潮红为度。

（3）穴位注射法 取乳根、膻中、肝俞、脾俞。用黄芪注射液或当归注射液，每次选 2~3 穴，每穴注射 1ml。

**【注意事项与按语】**

（1）针灸推拿治疗产后乳少的效果较好。

（2）患者宜保持心情舒畅，避免过度疲劳，保证充足睡眠。

（3）掌握正常哺乳方法，可多食高蛋白质流质食物。

（4）对因乳汁排出不畅而有乳房胀痛者应嘱其挤压排乳，以免罹患乳腺炎。

# 十、胎位不正

胎位不正是指妊娠 7 个月（28 周）后，经产前检查发现胎儿在宫内位置异常。孕妇无任何不适感觉，多在产前例行检查时发现。因胎位不正是造成难产重要原因，分娩时易危及母婴生命，所以必须引起重视。本病虚证者多因气血亏虚，胎气不足，中阳不振所致；实证者多为气滞血瘀，气机不畅，胞宫内血循瘀滞，胎位辗转不定所致。

**【诊断】**

（1）虚证 神疲乏力，少气懒言，面色萎黄，心悸气短，舌淡苔薄白，脉滑无力或细弱。

（2）实证 情志抑郁，烦躁易怒，胸胁胀满，苔薄白，脉弦滑。

**【治疗】**

［治则］益气养血、疏肝理气、调整胎位。

**1. 针灸治疗**

［主穴］至阴。

［配穴］虚证配足三里、三阴交；实证配内关、太冲。

［操作］至阴用艾条或艾炷温和灸，或用氦－氖激光照射。操作时嘱孕妇排空小便，松开腰带，仰卧屈膝，艾灸双侧至阴穴，每次 15~20 分钟，以温热感为度，每日 1~2 次；也可用艾炷灸，用黄豆大艾炷放置于双侧至阴穴，燃至局部有灼热感，即除去艾灰，每次 7~10 壮，每日 1~2 次。施灸 3 日后复查，至胎位转正为止。

［方义］至阴为调正胎位之经验要穴，是足太阳经井穴，与足少阴经相连，具有疏

经通络、调整阴阳、纠正胎位功能，灸之能助肾水、调肾气，气顺血和，胎正产顺。配足三里、三阴交能健脾益气；配内关、太冲能疏肝解郁。

**2. 推拿治疗**

［取穴］至阴穴。

［手法］指切法等。

［操作］医者在患者双侧至阴穴指切数十下，使局部产生胀痛感，每隔5分钟重复操作1次，直至产生热感沿经络上行。

**3. 其他治疗**

穴位激光照射法　选至阴穴。用医用氦－氖激光仪，功率5mw，直接照射，每侧5~8分钟，每日1次，3~5次为一疗程。

【注意事项与按语】

（1）孕妇要定期做好产前检查，预先诊断出胎位不正，及时治疗。一旦查出胎位不正，不必惊慌，要放松心情，首先可以尝试通过一些运动来纠正胎位不正，以降低风险。

（2）胎位不正要查明原因。

（3）要注意治疗时机。妊娠7~8个月（30~32周）是转胎最佳时机，过早矫正，胎儿活动度大，有可能反复，8个月后，胎头固定，胎儿部分入盆，则影响疗效。

（4）胎位不正常见于经产妇或腹壁松弛孕妇，且临床大多无自觉症状。

# 十一、乳癖

乳癖是乳腺组织的既非炎症也非肿瘤的良性增生性疾病，以单侧或双侧乳房疼痛并出现肿块为主症，乳痛和肿块与月经周期及情志变化密切相关，又称"乳痰""乳中结核""乳痞"。乳房肿块大小不等，形态不一，边界不清，质地不硬，活动度好。好发于25~45岁的中青年妇女。本病的发生常与情志内伤、忧思恼怒等因素有关。

【诊断】

（1）肝郁痰凝证　多见于青壮年女性，乳房肿块随喜怒消长，伴有胸闷胁胀，善郁易怒，失眠多梦，心烦口苦，舌苔薄黄，脉弦滑。

（2）冲任失调证　多见于中年妇女，乳房肿块月经前加重，经后缓减，伴有腰酸乏力，神疲倦怠，月经失调，量少色淡，或闭经，舌淡苔白，脉沉细。

【治疗】

［治则］肝郁痰凝者，治以疏肝解郁、化痰散结；冲任失调者，治以调摄冲任。

**1. 针灸治疗**

［主穴］乳根、人迎、足三里、期门、膻中。

［配穴］肝郁痰凝者，加内关、太冲；冲任失调者，加关元、三阴交。

［操作］肝郁痰凝者，以针刺为主，泻法；冲任失调者，以针刺为主，平补平泻。每日1次，每次留针20~30分钟。

［方义］乳根、人迎、足三里可疏导阳明胃经经气，疏通局部气血，且人迎穴近乳

房，故人迎穴对本病尤为要穴；期门为肝之募穴，膻中为气之会穴，且肝经络于膻中，二穴均位近乳房，故用之既可疏肝理气，且与乳根同用，又可通乳散结。

**2. 推拿治疗**

[部位及取穴] 颈肩部、乳房及其周围、背部督脉和膀胱经、上肢、缺盆、风池、肩井、背俞穴、中府、乳中、乳旁、乳根、章门、期门、环跳、委中、足三里、三阴交、承山。

[手法] 揉法、拿法、按揉法、擦法、按法、抖法、搓法。

[操作] 患者取仰卧位。医者以患者乳房疼痛最甚处为中心，施以揉法，随之向四周遍揉整个乳房，约 8 分钟，按揉乳中、乳旁、乳根、章门、期门，每穴 1 分钟。患者取俯卧位。医者用擦法施术于患者背部膀胱经，约 3 分钟，肘按环跳，指揉委中、足三里、三阴交、承山，每穴 1 分钟。患者取坐位，医者以擦法、拿法于肩颈部施术，按揉缺盆、中府、云门，对双侧上肢进行搓抖法，约 8 分钟。

**3. 其他治疗**

（1）耳针　选内分泌、交感、皮质下、乳腺、垂体、卵巢、肝。毫针刺，每日 1 次；或用压丸法，3 天更换 1 次。

（2）皮内针　选屋翳穴。将皮内针由内向外平刺入皮下，以患者活动两臂不觉胸部疼痛为宜，用胶布固定，留针 2～3 天，留针期间每日按压 2～3 次。

【注意事项与按语】

（1）应保持心情舒畅，情绪稳定。

（2）应适当控制脂肪类食物摄入。

（3）及时治疗月经失调等妇科疾患和其他内分泌疾病。

（4）对发病高危人群要重视定期检查。

（5）少数患者有癌变的可能，必要时应手术治疗。

# 十二、乳痈

乳痈是发生于乳房部的急性化脓性疾病，一般发生于哺乳期妇女，尤以初产妇最为多见。初起乳房焮红肿痛，同时伴有发热、恶寒、头痛等全身症状，日久作脓溃烂。乳痈发于妊娠期称为内吹乳痈，发于哺乳期称为外吹乳痈。本病的主要发病机制是乳汁瘀滞，乳络不畅，败乳蓄久成脓。

【诊断】

（1）气滞热壅证（初期）　乳房肿胀疼痛，结块或有或无，皮色不变或微红，排乳不畅，伴恶寒发热，头痛骨楚，胸闷泛恶，食欲不振，大便秘结，舌质正常或红，苔薄白或薄黄，脉浮数或弦数。

（2）热毒炽盛证（成脓期）　乳房肿痛加重，结块增大，皮肤焮红灼热，继之结块中软应指，或切开排脓后引流不畅，红肿热痛不消，有"传囊"现象，壮热不退，口渴喜饮，舌质红，苔黄腻，脉洪数。

（3）正虚邪恋证（溃脓期）　溃脓后乳房肿痛虽轻，但疮口流脓清稀，淋漓不尽，日久不愈，或乳汁从疮口溢出，形成乳漏，面色少华，神疲乏力，或低热不退，食欲不振，舌质淡，苔薄，脉弱无力。

（4）胎旺郁热证　发生于妊娠期，乳房肿痛结块，皮色不红或微红，恶寒发热，头痛骨楚，胸闷不舒，纳少呕吐，大便干结，舌质红，苔薄白或薄黄，脉弦数。

（5）气血凝滞证　大量使用抗生素或过用寒凉中药后乳房结块，质硬不消，微痛不热，皮色不变或暗红，日久不消，无明显全身症状，舌质正常或瘀紫，苔薄白，脉弦涩。

## 【治疗】

［治则］肝胃郁热者，治以疏肝清胃、通乳消肿；热毒炽盛者，治以清热解毒、托里透脓；正虚邪恋者，治以补益气血、托毒生肌；胎旺郁热者，治以疏肝清胃、理气安胎；气血凝滞者，治以理气活血、温阳散结。

**1. 针灸治疗**

［治则］初期清热散结、通乳消肿，成脓期泻热解毒、通乳透脓，均以针刺为主，泻法；溃脓期补益气血、调和营卫，针灸并用，补法或平补平泻。

［主穴］膻中、乳根、期门、肩井。

［配穴］气滞热壅者，加合谷、太冲、曲池；热毒炽盛者，加内庭、大椎；正虚邪恋者，加胃俞、足三里、三阴交；乳房胀痛甚者，加少泽、足临泣；恶寒发热者，加合谷、外关、曲池；烦躁、口苦者加行间、内关。

［操作］初期、成脓期均以针刺为主，泻法；溃脓期针灸并用，补法或平补平泻。每日1次，每次留针约30分钟，病情较重者每日治疗2次。灸法可选肩井、乳根、曲池、手三里、足三里。用艾条温和灸患侧穴位，每次每穴5~10分钟，每日1~2次。或是阿是穴，用葱白或大蒜捣烂，铺于乳房患处，用艾条熏灸20分钟左右，每日1~2次。用于乳痈初期未成脓时。

［方义］膻中、乳根均位于乳房局部，膻中为气之会穴，乳根属于胃经，刺之可宽胸理气，消除患处气血之阻遏；期门临近乳房，又为肝之募穴，善疏肝理气、化滞消肿；肩井清泻肝胆之火，为治疗乳房肿痛的经验效穴。

**2. 推拿治疗**　推拿治疗一般在乳痈初起尚未成脓时为好。

［部位及取穴］乳房及其周围、颈肩部、上肢、背部膀胱经，天谿、食窦、屋翳、膺窗、乳根、中脘、天枢、气海、风池、肩井、少泽、合谷、肝俞、脾俞、胃俞。

［手法］摩法、揉法、按法、拿法、擦法。

［操作］患者仰卧位。医者先施揉、摩法于患乳周围的乳根、天谿、食窦、屋翳、膺窗等穴，约8分钟。再摩、揉腹部，重点在中脘、天枢、气海，约4分钟。按、揉其风池，再沿颈椎两侧向下到大椎两侧，往返按揉数十次。拿风池、肩井及少泽、合谷，约3分钟。患者正坐位。用擦法沿背部膀胱经往返治疗，重点在肝俞、脾俞、胃俞，约6分钟。再按、揉上述穴位，以患者感觉酸胀为度。

**3. 其他治疗**

（1）耳针　选乳腺、胸椎、内分泌、肾上腺、神门、心、胃、肝、脾。毫针刺，每日1次；或用压丸法，3天更换1次。

（2）挑治  在肩胛骨下部或脊柱两旁找压之不褪色的瘀血点，用三棱针挑破，使之出血少许。若背部瘀血点不明显，可在患侧膏肓穴上 2 横指处挑治。

（3）刺络拔罐  选大椎、第 4 胸椎夹脊、乳根（患侧）。在所取穴处用三棱针点刺出血，后加拔火罐。每日 1 次。

**【注意事项与按语】**

（1）妊娠期五个月后应经常用 75% 酒精棉球擦乳头。

（2）哺乳时宜避免露乳当风，注意胸部保暖，哺乳后应轻揉乳房。

（3）每日按时哺乳，养成良好习惯，注意婴儿口腔清洁，不可含乳而睡。

（4）哺乳前后保持乳房清洁，若乳头破裂应及早治疗。

（5）断乳时应逐渐减少哺乳时间，再行断乳。

（6）保持心情舒畅，避免情志刺激。

（7）推拿治疗本病时，手法宜轻快柔和，不可损伤皮肤，运用手法时宜先从乳痈周围着手，逐步移向肿块中央。

（8）在饮食方面，既要注意有足够的营养，又要避免过食肥甘厚味之品，要多饮汤水，使乳源充足而不致乳汁浓稠难出。

# 十三、阳痿

阳痿是指成年的男子在性交时，由于阴茎痿软不举，或举而不坚，或坚而不久，无法进行正常性生活的病症。又称"阴痿""阴器不用"。而过劳、发热等引起的一时性阴茎勃起障碍不可视为病态。阳痿患者常常伴有抑郁、自卑等表现。本病多由于命门火衰、心脾两虚、肝经湿热或肝气郁结，使宗筋失养而致。

**【诊断】**

（1）命门火衰证  阴茎勃起稀少或举而不坚，神疲乏力，头晕耳鸣，健忘，耳鸣，气短自汗，甚至动则气喘，腰膝酸软，舌淡胖，苔薄白，脉沉细。

（2）心脾两虚证  阳事不举，精神不振，失眠多梦，心悸，胃纳不佳，腹胀，便溏，面色不华，舌质淡，苔薄腻，脉细弱。

（3）肝经湿热证  阴茎痿软，阴囊潮湿、臊臭，睾丸坠胀作痛，下肢酸困，小便黄赤，苔黄腻，脉濡数。

（4）肝气郁结证  阳事不举或举而不坚，心情抑郁，烦躁易怒，脘闷，善太息，胸胁胀满，咽干或咽中有异物堵塞感，意志消沉或猜疑心重，舌淡红，苔薄白，脉沉弦。

**【治疗】**

［治则］命门火衰者，治以益肾壮阳；心脾两虚者，治以补益心脾；肝经湿热者，治以清利湿热；肝气郁结者，治以疏肝理气。

**1. 针灸治疗**

［主穴］肾俞、关元、三阴交、太溪。

[配穴] 肾阳虚者，加命门；湿热下注者，加阴陵泉。

[操作] 毫针刺，虚证用补法，可加灸；实证用泻法。每日 1 次，每次留针约 30 分钟。

[方义] 肾俞、太溪补益肾气，关元补充元气，三阴交补益肝肾、健运脾气。

**2. 推拿治疗**

[部位及取穴] 腹部、腰骶部、背部督脉和膀胱经、胁肋、大腿内收肌，神阙、气海、关元、中极、肾俞、命门、腰阳关、八髎、足三里、三阴交、太溪、涌泉、膻中、长强、心俞、脾俞、内关、太冲、肝俞、阴陵泉、丰隆、章门、期门。

[手法] 一指禅推法、摩法、擦法、按法、按揉法、擦法、点法。

[操作] 患者仰卧位。医者用一指禅推法在腹部气海、关元、中极穴操作 6 ~ 8 分钟。以掌摩法在下腹部操作约 5 分钟。用三指按揉气海、关元、中极穴，每穴约 1 分钟。患者俯卧位。用擦法在腰骶部上下来回滚动约 3 分钟。用点法点肾俞、命门、腰阳关、八髎穴各约 1 分钟。指按足三里、三阴交、太溪穴各约 1 分钟。擦腰骶部，以透热为度。命门火衰者，加指按揉膻中、长强穴，每穴约 1 分钟；掌振神阙穴约 2 分钟；擦肾俞、命门、八髎、涌泉穴，以透热为度。心脾两虚者，加指按揉心俞、脾俞、肾俞、内关穴，每穴约 1 分钟；直擦背部督脉及膀胱经，以透热为度。肝经湿热者，加用点法点肝俞、阴陵泉、丰隆、太冲，每穴约 1 分钟；用拿法拿腹直肌和大腿内收肌约 3 分钟。肝气郁结者，加指按揉章门、期门、太冲穴，每穴约 1 分钟；擦两胁肋部，以透热为度。

**3. 其他治疗**

（1）耳针 选肾、心、脾、内生殖器、内分泌。毫针刺，每日 1 次；或用压丸法，3 天更换 1 次。

（2）穴位注射法 选关元、三阴交、肾俞。用维生素 $B_1$ 注射液或当归注射液，每次每穴选注一种药液 0.5ml，每日注射 1 次。

**【注意事项与按语】**

（1）适度节制房事。性生活时，患者宜保持镇静，不要紧张。

（2）少食辛辣肥甘之品，保持心情舒畅，避免过度疲劳，适当参加体育锻炼。

（3）对原发性阳痿针灸推拿治疗可取得较好的效果，对继发性阳痿要积极治疗原发病，如糖尿病、甲状腺功能亢进等。

（4）本病多属于功能性病变，医者要做好患者的心理疏导工作，使患者对此病有正确的认识，充满信心。在治疗中取得患者夫妻双方的配合，让妻子从心理上对丈夫进行安慰。

# 第三节 儿科疾病

## 一、发热

发热是指体温高于正常范围，为小儿常见病症。常因风寒风热等邪气太盛或小儿体质偏弱，致邪气侵袭体表，卫阳被郁导致发热；或由于外感误治失治或乳食所伤，肺胃壅实而致发热；或因小儿先天不足、后天失养，或素体虚弱、重病久病，气阴耗伤而致发热。

【诊断】

（1）外感风寒证　发热，无汗，头痛，恶寒，鼻塞，喷嚏，流清涕，舌淡，苔薄白，指纹浮红，脉浮紧。

（2）外感风热证　发热，微汗，头痛，口干，咽痛，鼻塞，喷嚏，流浊涕，舌红，苔薄黄，指纹浮紫，脉浮数。

（3）肺胃实热证　高热，气促，面赤，烦躁，不思饮食，口渴喜饮，便秘，舌红，苔黄燥，指纹紫滞，脉数有力。

（4）阴虚发热证　午后发热，手足心热，盗汗，食欲不佳，形瘦，舌红，苔少或花剥，指纹淡紫，脉细数。

【治疗】

［治则］清热为主，兼解表宣肺、泻热消食、益气滋阴。

**1. 针灸治疗**

［主穴］大椎、肺俞、曲池、合谷。

［配穴］外感风寒加风门、列缺；外感风热加鱼际、少商；肺胃实热加尺泽、内庭；阴虚发热加肾俞、三阴交。

［操作］各穴用毫针泻法，大椎可行点刺放血或刺络拔罐，少商用点刺放血，三阴交用补法。

［方义］大椎属督脉，能宣散体内阳热；肺俞功能宣肺散热；肺与大肠相表里，曲池为手阳明经合穴，与手阳明经原穴之合谷相配，可宣肺清热。

**2. 推拿治疗**

（1）外感发热

处方　开天门、推坎宫、揉太阳、清肺经、清天河水。风寒加推三关、掐揉二扇门、拿风池；风热加推脊、掐少商。

（2）肺胃实热

处方　清肺经、清胃经、清大肠、揉板门、运内八卦、打马过天河、退六腑、摩腹（顺时针）、推下七节骨、揉龟尾。

（3）阴虚发热

处方　补脾经、补肺经、补肾经、揉二人上马、清天河水、水底捞月、揉足三里、擦涌泉。

兼咳嗽者，加揉天突、推揉膻中、分推肺俞；有痰者加运内八卦、揉丰隆；脘腹胀满者，加揉板门、揉中脘、分推腹阴阳；呕吐者，加推天柱骨、横纹推板门；烦躁者，加清心经、清肝经、掐揉小天心、掐揉五指节。

**3. 其他治疗**

（1）拔罐　选大椎、风门、肺俞。拔罐后留罐10~15分钟。

（2）耳针　选用肾上腺、神门、肺和耳尖。毫针刺法或用压丸法，强刺激；亦可单独耳尖放血。

**【注意事项与按语】**

（1）小儿发热针灸推拿效果良好。高热者可每日推拿 2 次，一般发热者每日 1 次治疗。若出现高热持续难退，宜综合治疗。

（2）发热期间的饮食应易消化且富含营养，避免肥甘厚腻之品。

（3）鼓励少量频频饮水的方式。

（4）注意休息，衣着宽松，室内空气流通，温度适宜。

## 二、咳嗽

咳嗽是以咳嗽为主症的小儿常见肺系病症。外感内伤皆可致小儿咳嗽，尤以外感多见。

**【诊断】**

（1）风寒咳嗽证　咳嗽频作，声重，痰白清稀，鼻塞，流清涕或白黏涕，或伴恶寒无汗，头痛，舌淡红，苔薄白，指纹浮红，脉浮紧。

（2）风热咳嗽证　咳嗽不爽，痰黄黏稠，难咯，咽痛口渴，鼻塞，流浊涕，常伴发热恶风，头痛微汗出，舌红，苔薄黄，指纹浮紫，脉浮数。

（3）痰湿咳嗽证　咳声重浊，痰多，色白质稀，喉间痰声漉漉，气粗胸闷，食欲不振，舌淡红，苔白腻，指纹色滞，脉滑。

（4）气虚咳嗽证　咳嗽无力，痰白质稀，气短乏力，语声低微，面色㿠白，自汗畏寒，食欲不振，舌淡嫩，常伴齿痕，苔薄白或白腻，指纹色淡，脉细无力。

（5）阴虚咳嗽证　干咳少痰或无痰，口渴咽干，咽痒声嘶，午后潮热或手足心热，或伴盗汗，舌红，少苔或花剥苔，指纹色淡，脉细数。

**【治疗】**

[治则] 宣降肺气。外感咳嗽以疏散外邪、宣发肺气为基本原则，据风寒、风热兼散寒或清热；内伤咳嗽中，若痰湿者健脾化痰，气阴虚者健脾益肺或养阴润燥。

**1. 针灸治疗**

[主穴] 肺俞。

[配穴] 外感咳嗽加合谷、列缺；内伤咳嗽加三阴交、脾俞；痰多者加丰隆、足三里；咽痛者加少商点刺放血。

[操作] 除少商点刺外，余穴均用毫针刺法，实泻虚补。

[方义] 肺俞为肺气所注之处，可调理肺脏气机，泻之宣肺，补之益肺；列缺为肺经之络穴，可宣肺解表散邪，并与大肠经原穴之合谷相配，加强宣肺止咳之效；丰隆为足阳明胃经之络穴，为化痰要穴，与足三里相配，可增强健脾化痰之效。

**2. 推拿治疗**

（1）外感咳嗽

处方　开天门，推坎宫，揉太阳，清肺经，运内八卦，揉掌小横纹，揉天突，揉膻中，揉肺俞。风寒者加揉外劳宫，推三关，擦肺俞；风热者加清天河水，退六腑。

（2）内伤咳嗽

处方 补脾经，补肺经，运内八卦，揉掌小横纹，揉膻中，推膻中，揉肺俞，按揉足三里，捏脊。痰湿者，加揉天突，揉丰隆，掐揉小横纹；气虚者，加补肾经，推三关，擦肺俞；阴虚者，加补肾经，揉二人上马。

**3. 其他治疗**

（1）耳针 可取肺、支气管、交感、肾上腺和咽喉。每次选 2～3 穴，用毫针刺或用压丸法，左右交替，每日按压数次。

（2）拔罐 可选用肺俞、脾俞、足三里。留罐 5～10 分钟。

**【注意事项与按语】**

（1）小儿咳嗽首选推拿治疗，常配合拔罐。

（2）注意保持居室内空气流通，温度和湿度要适宜。

（3）清淡饮食，频频少量喝水，少食肥甘厚腻或辛辣香燥之品。

（4）注意休息，注意气候变化和保暖。

（5）避免呼吸道刺激物，如灰尘、烟雾或香味浓厚之物。

（6）平日积极进行户外运动，加强锻炼，增强体质。

# 三、食积

小儿食积是以不思乳食、脘腹胀满、嗳气酸腐、大便不调为主要临床表现的一种病症。其主要源于喂养不当或饮食不节或脾胃素虚而致乳食内积、运化失调所致。

**【诊断】**

（1）乳食内积证 不思乳食，脘腹胀满，口气酸臭，嗳气酸腐，大便酸臭或夹不消化食物，干稀不调，舌淡或红，苔厚腻，脉弦滑。

（2）脾胃虚弱证 食欲不振，食则饱胀，便溏，甚则呕吐酸馊，面色萎黄，形体消瘦，神疲肢倦，舌淡，苔白腻或厚腻，脉细弱。

**【治疗】**

［治则］健脾和胃、消积化滞。

**1. 针灸治疗**

［主穴］四缝、天枢、足三里、脾俞。

［配穴］呕吐加内关、中脘。

［操作］四缝穴三棱针点刺，挤出黄白色黏液或少许血液；脾俞、足三里、天枢毫针刺法，平补平泻法。

［方义］足三里为胃经合穴，合脾俞可健脾和胃助运、消食化滞；天枢为大肠募穴，可调理肠道以导食滞；四缝为治疗食积的要穴。

**2. 推拿治疗**

处方 补脾经、揉板门、运内八卦、掐揉四横纹、清大肠、揉中脘、顺时针摩腹、按揉足三里、捏脊。

脾胃虚弱者，可去清大肠，加推三关、揉外劳宫、揉脾俞、揉胃俞。

**3. 其他治疗**

耳针　取脾、胃、大肠、神门、交感。每次选 2～3 穴，用毫针刺或用压丸法，左右交替，每日按压数次。

**【注意事项与按语】**

（1）食积首选推拿治疗，严重者常配合点刺四缝穴。

（2）注意饮食调理，合理喂养，营养均衡。进食应定时定量，荤素搭配得当，少食生冷及油腻厚味之品，纠正挑食和偏食等不良习惯。

（3）增加户外运动，促进胃肠蠕动，改善食欲。

# 四、呕吐

呕吐为乳食由胃中经口而出的一种脾胃系常见病症。感受外邪、乳食积滞或脾胃素虚，均可致胃气上逆而出现呕吐。

**【诊断】**

（1）寒吐　进食稍多即吐，时作时止，呕吐物酸臭不甚，腹痛喜暖，大便溏薄，面色苍白，四肢欠温，舌淡红，苔薄白，指纹色红，脉浮缓。

（2）热吐　食入即吐，呕吐物酸臭，身热，口渴，烦躁，大便臭秽或便秘，小便短赤，舌红，苔黄腻，指纹色紫，脉滑数。

（3）伤食吐　呕吐频频，呕吐物酸馊，口臭，拒食拒乳，脘腹胀满或疼痛，大便酸臭，常矢气频频，或溏或秘结，苔厚腻，指纹滞，脉滑实。

**【治疗】**

［治则］和胃降逆为基本原则，依据不同证型，兼温中散寒、清热泻火、消食导滞。

**1. 针灸治疗**

［主穴］内关，中脘，足三里。

［配穴］寒吐者，加胃俞；热甚者，加合谷；食积甚，加梁门、天枢。

［操作］毫针刺法，平补平泻法。寒吐可加用温和灸。

［方义］内关为手厥阴经之络穴，可宽胸理气、降逆止呕；足三里为足阳明经之合穴，可和胃理肠；中脘为胃之募穴，能理气和胃止呕。

**2. 推拿治疗**

（1）寒吐

处方　推天柱骨，补脾经，横纹推向板门，运内八卦，揉外劳宫，推三关，揉中脘。

（2）热吐

处方　清补脾经，清肝经，清胃经，清大肠，横纹推向板门，运内八卦，推天柱骨，退六腑，推下七节骨。

（3）伤食吐

处方　补脾经，横纹推向板门，揉板门，运内八卦，掐揉四横纹，揉中脘，揉天枢，分推腹阴阳，按揉足三里，推天柱骨，推下七节骨，按弦走搓摩。

**3. 其他治疗**

（1）耳针　选肝、胃、皮质下、交感、神门。每次选2~3穴，毫针刺或王不留行籽贴压，左右交替，每日按压数次。

（2）拔罐　选取脾俞、足三里、上巨虚。留罐5~10分钟。

**【注意事项与按语】**

（1）小儿呕吐首选推拿治疗。

（2）呕吐较严重时应禁食4~8小时，根据情况及时配合中西医综合治疗。

（3）呕吐较轻者，可进食少量易消化流质或半流质食物。

（4）呕吐时应取坐位或侧卧位，以防呕吐物吸入气管。

（5）婴幼儿哺乳不宜过急，以防空气吞入；哺乳后，将小儿竖抱，轻拍背部至胃中气体排出，然后再使其平卧。

# 五、腹泻

腹泻以大便次数增多、便质变稀为临床特点，是婴幼儿常见病症之一。小儿腹泻尤以1岁以内的婴儿更为多见，且夏秋季节多发。本病常因感受外邪、内伤乳食或脾胃虚弱，脾胃运化失职，水谷难化，升降失职，清浊不分所致。

**【诊断】**

（1）寒湿泻　大便清稀，夹泡沫，臭味不甚，肠鸣腹痛，面唇色淡，口不渴，小便清长，舌淡，苔白腻，指纹色淡红，脉濡。

（2）湿热泻　大便水样，或如蛋花汤样，或夹黏液，泻下急迫，气味臭秽，量多次频，腹痛阵作，身热烦躁，口渴喜饮，食欲不振，或伴恶心呕吐，小便短黄，舌红，苔黄腻，指纹色紫，脉滑数。

（3）伤食泻　便稀夹乳凝块或食物残渣，量多，气味酸臭或如败卵，脘腹胀满，泻后痛减，口臭，嗳气酸馊，不思饮食，矢气频作，夜卧不宁，或伴呕吐，苔厚腻，指纹滞涩，脉滑。

（4）脾虚泻　大便稀溏，色淡不臭，夹未消化食物，常食后即泻，反复发作，时轻时重，食欲不振，形体消瘦，面色萎黄，神疲倦怠，舌淡，苔白，指纹淡红，脉缓弱。

**【治疗】**

［治则］运脾化湿，理肠止泻为基本原则，依据不同证型，兼温中散寒、清热利湿、消食导滞或健脾益气。

**1. 针灸治疗**

［主穴］天枢、三阴交、大肠俞、上巨虚。

［配穴］兼寒湿加神阙，兼发热加曲池，兼呕吐加内关，兼伤食加四缝点刺。

［操作］主穴用毫针刺法，平补平泻法。神阙用隔盐灸或隔姜灸，曲池用泻法。

［方义］天枢为大肠募穴，大肠俞为大肠背俞穴，俞募相配，再与大肠下合穴之上巨虚合用，以理肠止泻；三阴交可化湿止泻。

**2. 推拿治疗**

（1）寒湿泻

处方　补脾经，补大肠，揉外劳宫，推三关，逆时针摩腹，按揉足三里，推上七节骨，揉龟尾。

（2）湿热泻

处方　清补脾经，清胃经，清大肠，清小肠，退六腑，顺时针摩腹，揉天枢，推下七节骨，揉龟尾。

（3）伤食泻

处方　补脾经，清胃经，清大肠，揉板门，运内八卦，揉中脘，揉天枢，顺时针摩腹，推下七节骨，揉龟尾，捏脊。

（4）脾虚泻

处方　补脾经，补大肠，揉外劳宫，推三关，揉中脘，揉脐，逆时针摩腹，按揉足三里，按揉脾俞，按揉胃俞，推上七节骨，揉龟尾，捏脊。

身热甚者，加推脊；肠鸣腹痛甚者，加揉一窝风，拿肚角；烦躁不安者，加掐揉五指节，掐揉小天心。

**3. 其他治疗**

耳针　可选用脾、胃、大肠、肝、肾、交感。每次取 3～4 穴，用毫针刺或用压丸法，左右交替，每日按压数次。

**【注意事项与按语】**

（1）小儿腹泻首选推拿治疗。

（2）注意饮食卫生，饮食宜清淡，可少食多餐，忌生冷油腻或辛辣之物，忌暴饮暴食，饭前便后洗手，注意乳具和餐具的洁净。

（3）如患儿已出现脱水或电解质紊乱等状况，应立即采取针对性的处理措施，待情况好转后再行针灸推拿治疗。

（4）呕吐严重者可暂时禁食。

（5）注意臀部护理，保持清洁干燥。

# 六、便秘

便秘是指大便秘结，排便时间延长，或排便次数减少，或欲大便而排出困难的一种儿科常见病症。便秘既可单独出现，也可继发于其他疾病之中。单独出现的便秘，多与小儿的饮食习惯及其体质有关。饮食不节致胃肠积热，大肠传导失常可致便秘；素体虚弱或病后体虚，耗气伤阴，大肠传导不利也可致便秘。

**【诊断】**

（1）实秘 大便干结或秘结不通，腹胀或腹痛，口干口臭，纳食少，面红，燥热，小便短赤，舌红，苔黄厚或黄燥，指纹色紫，脉滑或沉。

（2）虚秘 大便排出不畅，或虽有便意，却努挣难排，挣则汗出。气虚者常伴乏力气短，面色苍白，舌淡苔薄，指纹色淡，脉细；阴虚者常伴大便干结，口干，潮热，盗汗，舌红，苔少或剥脱，指纹色淡，脉细数。

**【治疗】**

［治则］通调大便为基本原则。实证兼调脾胃消食积；虚证兼健脾益气养阴。

**1. 针灸治疗**

［主穴］天枢、支沟。

［配穴］实证加用合谷、曲池、上巨虚；虚证加用脾俞、足三里、三阴交；脱肛加长强、百会。

［方义］天枢为大肠募穴，可理肠腑气机；支沟可宣通三焦气机，而使腑气通调。合谷与曲池合用，可泻大肠之热，再配大肠之合穴上巨虚，可疏通肠腑气机；脾俞、足三里、三阴交，为脏腑经络表里配穴法，以培土生源、益气养阴。

**2. 推拿治疗**

（1）实秘

处方 清补脾经，清胃经，清大肠，揉板门，运内八卦，按揉膊阳池，退六腑，揉天枢，顺时针摩腹，按揉足三里，推下七节骨，揉龟尾，捏脊，按弦走搓摩。

（2）虚秘

处方 补脾经，清大肠，按揉膊阳池，顺时针摩腹，按揉足三里，捏脊。气虚加补肺经，推三关，揉肺俞、揉脾俞；阴虚加补肾经，揉二人上马，揉肾俞、揉涌泉。

**3. 其他治疗**

耳针 可选取大肠、直肠。用毫针刺或用压丸法，左右交替，每日按压数次。

**【注意事项与按语】**

（1）小儿便秘首选推拿治疗。

（2）合理膳食，荤素搭配，多摄入富含粗纤维的食物。

（3）起居有时，训练并养成定时排便的习惯。

（4）积极进行户外锻炼，增加胃肠蠕动。

（5）非功能性便秘者，积极治疗原发疾病，如先天性巨结肠症。

# 七、遗尿

小儿遗尿又称"尿床""遗溺"，是因神经发育尚未成熟，大脑皮质或皮质下中枢功能失调而造成的，以3岁以上小儿睡眠中小便自遗，醒后方知为主症的一种病症。主要由于肾气不足、肝经湿热、脾肺两虚等导致膀胱约束失常而发生。

**【诊断】**

有面色痿黄，智力减退，精神不振，头晕腰酸，白天过度疲劳和饮水过多病史。

以睡中不自主排尿，醒后方知为主要症状，每周超过 2 次，并持续 6 个月以上。尿常规及尿培养无异常发现；部分患儿腰骶部 X 线摄片可见隐性脊柱裂。

（1）肾气不足证 睡中遗尿，醒后方觉，一夜可发生 1~2 次或更多，面色㿠白，精神萎靡，小便清长而频数，甚则肢冷恶寒，舌淡苔白，脉沉迟无力。

（2）脾肺气虚证 睡中遗尿，尿频而量少，面白神疲，四肢无力，食欲不振，大便稀溏，舌淡，脉缓或沉细。

（3）肝经湿热证 睡中遗尿，但尿量不多，气味腥臊，尿色较黄，伴有性情急躁，梦语啮齿，舌红，苔黄腻，脉弦。

【治疗】

［治则］温补肾阳、补益脾肺、清肝利湿。

**1. 针灸治疗**

［主穴］中极、膀胱俞、三阴交。

［配穴］肾气不足者，加关元、肾俞；脾肺气虚者，加肺俞、脾俞、足三里；肝经湿热者，加曲池、太冲；睡眠深沉者，加百会、神门。

［操作］主穴毫针刺，用补法。中极、关元直刺或向下斜刺，使针感达到阴部为佳，肾俞、关元可行温针灸或隔附子饼灸。其余配穴用平补平泻手法。

［方义］中极、膀胱俞是膀胱的募穴和俞穴，可调理膀胱以增收涩固脱之力；三阴交为足三阴经交会穴，疏调肝脾肾而止遗尿。

**2. 推拿治疗**

［操作］补脾经，补肾经，清肝经，揉外劳宫，按揉百会，揉丹田，推箕门，按揉肾俞，擦腰骶部、按揉三阴交。

加减 肾气不足者，加揉关元、二马；脾肺气虚者，加补肺经，揉足三里；肝经湿热者，加清肝经，揉曲池、太冲。

**3. 其他治疗**

（1）耳针 选肾、膀胱、皮质下、尿道区、敏感点。每次取 2~3 穴，毫针中等强度刺激，每日 1 次，留针 20 分钟；或用压丸法。

（2）皮肤针 选肾俞、关元、气海、曲骨、三阴交、夹脊（11~22 椎）。梅花针叩刺，中等刺激。

【注意事项与按语】

（1）注意劳逸结合，白天不要过度疲劳，睡前不要过度兴奋。

（2）治疗期间家属应密切配合，睡前 2 小时患儿最好不要饮水，饮食少盐。

（3）积极鼓励患儿消除自卑、怕羞心理，树立战胜疾病的信心。

（4）针灸推拿治疗单纯功能性小儿遗尿效果良好，但某些器质性病变引起的小儿遗尿应该治疗原发病。

## 八、夜啼

小儿夜啼，俗称"哭夜郎"，是因腹部受寒、饮食不调或暴受惊恐等造成的，以小儿白天如常，入夜则啼哭不眠，甚至通宵达旦为主症的常见病症。本病多见于半岁以内的婴幼儿。

【诊断】

有腹部受寒、饮食不调或暴受惊恐的病史。以白天如常，入夜啼哭，或每夜定时啼哭为主要症状。大小便常规及其他实验室检查均为正常。

（1）脾脏虚寒证　睡喜俯卧，屈腰而啼，啼哭声弱，四肢欠温，食少便溏，面色青白，鼻唇周围色青尤甚，唇色淡白，舌苔薄白，指纹青红，脉沉细。

（2）心经积热证　睡喜仰卧，见灯火则啼哭愈甚，面赤唇红，烦躁不安，小便短赤，或大便秘结，舌尖红，苔薄白，指纹青紫，脉数有力。

（3）惊恐伤神证　睡中时作惊惕，唇与面色乍青乍白，紧偎母怀，脉舌多无变化，或夜间脉来弦数。

（4）饮食积滞证　腹部胀满，泻前哭闹，泻后痛减，大便不调，量多酸臭，口臭纳呆，舌红苔厚，指纹紫滞。

【治疗】

［治则］温中健脾、清心导赤、镇静安神、消食导滞。

**1. 针灸治疗**

［主穴］大陵、神门、太白、三阴交、足三里。

［配穴］脾脏虚寒者，加脾俞、肾俞、关元；心经积热者，加阴郄、内关；惊恐伤神者，加内关、通里；乳食积滞者，加中脘、梁门、四缝。

［操作］主、配穴均用毫针刺，快速点刺不留针。

［方义］大陵为手厥阴心包经原穴，神门为手少阴心经原穴，二穴相配清心安神，镇惊止骇；太白为足太阴脾经原穴，配三阴交温中健脾；足三里补中益气、消食导滞。

**2. 推拿治疗**

［操作］

（1）脾脏虚寒　补脾土，揉外劳宫，捣小天心，推三关，摩腹，揉中脘。

（2）心经积热　清心经，清肝经，清小肠，清天河水，揉总筋，揉内劳宫。

（3）惊恐伤神　开天门，推坎宫，揉太阳，清肝经，捣小天心揉，掐揉五指节。

（4）乳食积滞　清板门，顺运内八卦，清大肠，捣小天心，摩腹，揉中脘，推下七节骨。

**3. 其他治疗**

（1）三棱针法　医者握住患儿中指，常规消毒后，用三棱针点刺中冲穴，出血3～5滴。

（2）耳针法　取心、肝、脾、神门、内分泌、交感。每次选2～3穴，毫针刺或用压丸法。

【注意事项与按语】

（1）平时注意腹部保暖，居室安静，饮食有节，以减少夜啼的诱因。

（2）针灸推拿治疗小儿夜啼有较好疗效，但因其他疾病引起患儿啼哭不止，需及时诊治，以免延误病情。

# 九、惊风

小儿惊风又称"惊厥"，俗称"抽风"，是因高热、大脑发育不全或中枢神经系统异常引起的以四肢痉挛抽搐，角弓反张，两目上视，口噤不开，意识不清为主要表现的一种常见病症。以 5 岁以下婴幼儿多见。临床上分为急惊风和慢惊风两类，急惊风是因外感时邪，内蕴痰热积滞，暴受惊恐而致热闭心窍、热盛动风、气机逆乱而引发；慢惊风则多因禀赋不足、久病正虚而致脾肾阳虚或肝肾阴虚而发病。

**【诊断】**

（1）急惊风　有接触疫疬之气、乳食积滞或暴受惊恐病史，以高热惊厥、四肢抽搐、牙关紧闭、角弓反张、神志不清为主要症状。

（2）慢惊风　有久泻、久吐、初生不啼或急惊风失治误治病史，以抽搐无力、时作时止、昏睡露睛、囟门低陷为主症。

必要时可做大便常规、脑脊液、脑电图、脑 CT 等相关检查。

**【治疗】**

［治则］急惊风：豁痰开窍、镇惊息风；慢惊风：健脾益肾、镇惊息风。

**1. 针灸治疗**

［主穴］急惊风：水沟、印堂、合谷、太冲；慢惊风：百会、印堂、气海、足三里、太冲。

［配穴］壮热加大椎、十宣放血；痰多加丰隆；烦躁不安加神门；潮热加内劳宫、太溪；口噤不开加颊车、下关。

［操作］主穴毫针刺，急惊风用泻法，慢惊风用平补平泻法。

［方义］百会、水沟、印堂居督脉，有开窍醒神定惊之功；合谷、太冲相配谓开"四关"，善平肝息风治惊厥；气海益气培元，足三里健脾养胃。

**2. 推拿治疗**

［操作］

（1）急惊风　掐山根、人中、老龙、威灵、精宁、五指节，拿风池、合谷、肩井、委中、承山，退六腑，清肝经，捣小天心，推脊。

（2）慢惊风　补脾经，补肾经，清肝经，捣小天心，推三关，摩囟门，揉二人上马、内劳宫、百会、中脘、足三里、脾胃俞，捏脊。

痰多者，加掐揉四横纹、掌小横纹，揉丰隆，天突；热甚者，加清肺经、清大肠、清天河水。

**3. 其他治疗**

（1）三棱针　取耳尖、十宣或十二井穴点刺放血。

（2）耳针　取交感、神门、皮质下、心、肝。每次选 2～3 穴，毫针刺，中强度刺激，每次留针 30 分钟，每日 1 次。

**【注意事项与按语】**

（1）以"急着治其标，缓则治其本"为原则，急惊风发作时，患儿应侧卧，宽衣松领，将多层纱布包裹的舌压板放在上下齿之间，以防咬伤舌头，并利于呼吸和痰涎的引流。同时快速选择急救穴位处理，待惊厥停止后再辨证施治。

（2）平素注意环境安静，避免惊恐刺激，并加强身体锻炼，增强免疫力。

## 十、脑瘫

小儿脑性瘫痪，又称小儿大脑性瘫痪，简称"脑瘫"，是因各种原因引起的中枢神经发育异常和脑实质损害，出现非进行性、中枢性运动功能障碍和姿势异常，以小儿大脑发育不全，智力低下，四肢运动障碍为主要症状的一种疾病。本病属于中医学"五迟""五软""痿证"的范畴。主要由于先天禀赋不足，肝肾亏虚；或后天失养，气血虚弱所致。

**【诊断】**

有胚胎脑发育不全、早产、感染、窒息、外伤等病史。以出生后非进行性运动发育异常为特征，临床表现主要为运动发育落后和瘫痪肢体主动运动减少，肌张力异常，姿势异常，反射异常。患儿可能合并智力低下，听力和语言发育障碍或过度激惹、视力障碍、小头畸形等症状。有自主运动功能障碍、腱反射及肌张力异常等神经功能异常。可根据需要，进行脑电图、脑血流图、脑 CT 等相关检查。

**【治疗】**

［治则］补益肝肾、益气养血、健脑益智。

**1. 针灸治疗**

［主穴］大椎、身柱、百会、四神聪、风府、足三里、悬钟、阳陵泉。

［配穴］肝肾不足加肝俞、肾俞、太溪；气血亏虚加脾俞、三阴交。上肢瘫痪加肩髃、曲池、手三里、外关、合谷、后溪；下肢瘫痪加环跳、风市、委中、承山、太冲；头项倾斜配天柱；语言障碍加通里、廉泉；涎流不噤加承浆。

［操作］毫针刺，用补法。

［方义］大椎、身柱疏通督脉经气；百会为诸阳之会，能醒神开窍；四神聪、风府具健脑益智之功；阳明经为多气多血之经，取阳明经合穴足三里，培补后天之本，化生气血，滋养筋骨脑髓；悬钟为髓会，可养髓健脑充骨；筋会阳陵泉可舒筋通络、强筋壮骨。

**2. 推拿治疗**

［操作］

患儿仰卧位：补脾经，补肾经，清肝经，推三关，揉百会、中脘、气海、关元、足三里、昆仑、太溪，摩腹部，开天门，推坎宫，揉太阳，摇各个关节。患儿取俯卧位：揉脊柱及膀胱经，尤其是心俞、膈俞、肝俞、脾俞、胃俞、肾俞，擦肾俞、命门和八髎，以透热为度；捏脊 3～5 遍。

加减：肝肾不足者，加二人上马和太冲，并重点按揉肝俞和肾俞；脾胃虚弱者，延长摩腹时间，重点揉脾俞和胃俞；上肢瘫痪者，加按揉肩髃、臂臑、曲池、手三里、外关、合谷等穴，拿上肢，搓上肢；下肢瘫痪者，加按揉臀及下肢，按揉环跳、承扶、风市、委中、承山等穴，拿下肢，搓下肢。

**3. 其他治疗**

（1）头针　取顶颞前斜线、顶旁1线、顶旁2线、颞前线、枕下旁线。毫针刺，留针30~60分钟，每日1次。

（2）耳针　取交感、神门、脑干、皮质下、心、肝、肾、脾。上肢瘫痪加肩、肘、腕，下肢瘫痪加髋、膝、踝。每次选4~6穴，毫针中等强度刺激，留针20分钟，或用压丸法。

（3）穴位注射法　取大椎、肾俞、曲池、手三里、足三里、阳陵泉、承山。每次选2~3穴，用胎盘组织液或维生素B1、B12注射液等，每穴0.5~1ml，每日1次。

**【注意事项与按语】**

（1）本病宜早发现、早诊断、早治疗。

（2）加强智力训练，鼓励患儿树立战胜疾病的信心，积极进行主动运动，培养生活自理能力。

（3）针灸推拿治疗脑瘫有较好的疗效，但应立足于早期治疗和长期治疗。

# 十一、肌性斜颈

小儿肌性斜颈又称小儿先天性胸锁乳突肌挛缩性斜颈，俗称"歪脖"，是由于产伤、胎位不正或宫内异常压力及位置不良等原因造成的以一侧胸锁乳突肌发生纤维性挛缩，引起头倾向挛缩的一侧，下颏转向健侧肩部，颈部向患侧活动受限为主症的一种常见病症。

**【诊断】**

有先天性胎位不正或胸锁乳突肌后天损伤的病史。以一侧胸锁乳突肌纤维性挛缩，头倾向挛缩的一侧，下颏转向健侧肩部为主要症状。部分患儿可在胸锁乳突肌中下部触及质地较硬，结节状或条索状肿块。检查会发现头部畸形，颜面及双眼大小不对称，后期可出现脊柱（尤其是颈胸椎）畸形，颈项部以向健侧侧偏及向患侧旋转活动受限为主。B超检查可发现，患侧胸锁乳突肌增粗、增厚，或可探及肌性肿块，回声增高或减低，肌纹理增粗、紊乱。颈部X线检查排除骨骼异常导致的斜颈。

**【治疗】**

[治则] 舒筋活血、软坚散结。

**1. 针灸治疗**

[主穴] 阿是穴、大椎、大杼、阳陵泉、悬钟。

[配穴] 翳风、完骨、天牖、扶突、气舍、肩井、天宗。

[操作] 主穴毫针刺，平补平泻法，不留针。

[方义] 阿是穴疏通局部经络气血、化瘀散结；大椎为诸阳之会，通督脉经气，大

杼为骨会，阳陵泉为筋会，悬钟为髓会，诸穴合用通阳舒筋、壮骨益髓。

**2. 推拿治疗**

[部位及取穴] 胸锁乳突肌、天突、风池、肩井等。

[手法] 按揉法、拿揉法、摩法、拔伸法、摇法。

[操作] 以局部推拿及牵拉矫正为主。

医者用食指、中指和无名指并拢，自耳后高骨，沿患侧胸锁乳突肌至天突穴处，反复按揉数遍。用拇食二指在患侧胸锁乳突肌处做拿揉法，反复数遍。医者一手扶患儿患侧肩部，一手扶患儿头部，逐渐向健侧牵拉或旋转，手法由轻到重，幅度由小到大，逐渐拉长患侧胸锁乳突肌肌腱，反复操作数遍。用食指、中指和无名指并拢，在健侧项部斜方肌处做摩法操作，反复数遍。轻拿风池，项部及肩井数次。

**3. 其他治疗**

皮肤针 使患儿保持舒适体位，先沿胸锁乳突肌走行及项部肿块周围叩刺，再取患侧颈夹脊、巨骨、臑俞、阳陵泉等穴。宜轻度叩刺，至皮肤略有潮红为度。

**【注意事项与按语】**

（1）推拿治疗该病年龄越小，效果越明显，尤其是半岁以内，所以应做到早期诊断，早期治疗。

（2）嘱患儿家长在怀抱、喂奶及睡眠等日常生活中，尽量患侧卧位；在和患儿嬉戏时，尽量使光和声来自患侧。

# 十二、多动症

小儿多动症又称脑功能轻微失调或轻微脑功能障碍综合征，是由遗传、生物、心理社会等多因素综合作用而导致的，以小儿注意力不集中，活动过多，自我控制能力差，学习困难，但智力基本正常为主要症状的一种常见的儿童行为异常。早产儿多见，病程持续6个月以上。与先天禀赋不足、后天失养、外伤瘀滞等因素有关。

**【诊断】**

有产伤、脑外伤、中毒、后天失养、情志失调等病史。活动过度，说话过多，注意力涣散，情绪不稳定，易受外界影响而激动，自我控制能力差，智力基本正常。翻手试验、指鼻试验、指-指试验阳性。脑CT及磁共振检查一般无异常，少数患儿可见小脑及部分脑干轻度萎缩。

（1）阴虚阳亢证 兼性格暴躁，难以静坐，五心烦热，盗汗多梦，舌红苔薄，脉弦细。

（2）心脾两虚证 兼心神不宁，神疲乏力，眠差健忘，纳差便溏，面色无华，舌淡苔薄白。

**【治疗】**

[治则] 滋阴潜阳、补益心脾、安神定志。

**1. 针灸治疗**

[主穴] 神门、内关、三阴交、太溪、太冲、四神聪。

［配穴］阴虚阳亢加肾俞、关元、行间；心脾两虚加心俞、脾俞、足三里。

［操作］毫针刺，神门、三阴交、太溪用补法，内关、太冲、四神聪用平补平泻法。

［方义］神门为手少阴经原穴，内关为手厥阴心包经络穴，二穴合用能宁心安神；三阴交能补脾益智、滋养肝肾；太溪为足少阴肾经原穴，太冲为足厥阴肝经原穴，二穴可调养肝肾、滋阴潜阳；四神聪可安神定志、健脑益智。

**2. 推拿治疗**

［操作］开天门，推坎宫，揉太阳，清肝经，补脾经，补肾经，掐五指节，揉二马、神门、内关、脾俞、胃俞、肾俞、三阴交、太溪、太冲，拿五经。

加减 夜寐不安者，加掐揉小天心；多语者，加点揉廉泉、哑门穴；注意力不集中者，加按揉百会及四神聪。

**3. 其他治疗**

（1）耳针 取皮质下、心、肾、神门。毫针刺或用压丸法，隔日1次。

（2）头针 取顶颞前斜线、额中线、顶中线、顶旁1线、顶旁2线、颞前线。毫针刺后给予疏密波电刺激20分钟，隔日1次。

**【注意事项与按语】**

（1）注意孕期调护，避免早产、难产及窒息等诱因。

（2）培养患儿良好生活习惯，按时起居，精神调摄。

（3）针灸推拿治疗该病有较好的疗效，如果能配合心理疏导、行为治疗及饮食疗法，将取得更好的治疗效果。

# 十三、近视

小儿近视是因先天遗传或后天用眼不当而导致的，以视近物清楚、视远物模糊为主症的一种屈光不正性眼病。多见于青少年学生。本病属于中医学"能近怯远症"，因肝肾阴虚或心脾两虚造成目络瘀阻、目失所养而致。

**【诊断】**

有长期近距离视物史。视近清晰，视远模糊，视物昏渺，视力减退。目测视力，国际标准视力低于0.8，对数视力低于4.9。眼底镜、验光等屈光度，-3D以下为轻度近视，-3D～-6D之间为中度近视，-6D以上者为高度近视。

（1）肝肾不足证 兼失眠健忘、腰酸、目干涩、舌红、脉细。

（2）心脾两虚证 兼眼易疲劳、神疲乏力、纳呆便溏、头晕心悸、面色无华或白、舌淡，脉细。

**【治疗】**

［治则］通络活血、养肝明目。

**1. 针灸治疗**

［主穴］承泣、睛明、瞳子髎、风池、太冲、光明。

［配穴］肝肾不足加肝俞、肾俞，心脾两虚加心俞、脾俞、足三里。

［操作］毫针刺，承泣、睛明选用细针，将眼球固定，轻缓刺入，注意针刺深度，忌提插捻转，避免伤及眼球和血管，出针后需要长时间按压以防出血；风池穴针感须扩散至颞及前额或至眼区。

［方义］承泣、睛明、瞳子髎为治眼疾的常用穴，可疏通眼部经络、益气明目；风池与眼络相连，可疏导头面气血、疏调眼络；目为肝之窍，肝经上连目系，太冲为肝经原穴，光明为胆经络穴，二者属原络配穴，且均为治疗眼疾的要穴。

**2. 推拿治疗**

［操作］开天门，推坎宫，揉太阳，揉睛明、攒竹、太阳、四白、翳风，拿风池，推天柱骨，按揉心俞、脾俞、肾俞、命门、光明、三阴交。

［加减］肝肾不足者，加补肾经，清肝经，揉二马，擦命门、肾俞、八髎；心脾两虚者，加补脾经，推三关，揉脐和中脘。

**3. 其他治疗**

（1）耳针　选眼、肝、肾、目1、目2。毫针刺，每次取2~3穴，每次留针20~60分钟，间歇运针，或用埋针法或用压丸法，双耳交替选用，嘱患者每日自行按压数次。

（2）激光照射法　选睛明、承泣、光明。使用小功率氦－氖激光仪，每穴照射2分钟，隔日1次。

**【注意事项与按语】**

（1）纠正不良姿势，养成良好的用眼习惯。

（2）每天坚持做眼保健操。

（3）针灸推拿治疗该病有较好的疗效，病程越短，疗效越好，尤其是对假性近视。若确诊为真性近视者，应佩戴适宜的矫正眼镜。

# 第四节　骨伤科疾病

## 一、颈椎病

颈椎病又称颈椎综合征，是由于颈椎间盘退行性改变、颈椎骨质增生以及颈椎部损伤等原因引起脊柱内外平衡失调，刺激或压迫颈神经根、椎动脉、脊髓或交感神经而引起的一系列临床症状。本病是中老年人的常见病、多发病。颈椎椎间盘的退变是引起颈椎病的内因，颈椎的急性外伤或慢性劳损是引起颈椎病的外因，某些颈椎先天性畸形也可导致颈椎病。

**【诊断】**

**1. 临床表现**

（1）颈型颈椎病

①早期的颈椎病，增生一般发生在颈5以上，可见颈项、肩背的痉挛性疼痛，颈部活动受限，当转动颈部时，通常借助身体代偿转动。

②急性期过后时常感到颈肩和上背部疼痛，颈部有疲劳感，不能长时间伏案工作；可有头痛、后枕部疼痛及上肢无力；晨起颈项部僵硬发紧、活动受限，反复出现"落枕"现象。

（2）神经根型颈椎病

①颈枕部或肩背部呈阵发性或持续性的隐痛或剧痛。

②增生一般发生在颈5以下，受刺激或压迫的颈脊神经其走行方向有烧灼样或刀割样疼痛，伴针刺样或电击样麻感。受累脊神经在相应棘突旁有压痛，并可向上肢放射。

③当颈部活动、腹压增高时，上述症状会加重。

④颈部活动受限、僵硬，可呈强迫体位。或颈呈痛性斜颈畸形。

⑤患侧上肢发沉、无力，握力减弱或持物坠落。受累神经支配的肌力减弱，重者出现肌肉萎缩。

（3）脊髓型颈椎病

①颈部症状轻微或无症状。

②以慢性进行性四肢瘫痪为特征，早期双侧或单侧下肢麻木、疼痛、僵硬、无力，步态笨拙、走路不稳或有踏棉花感。

③后期出现一侧或双侧上肢麻木、酸胀、烧灼、疼痛、发抖或无力感，精细活动失调，握力减退。

④严重者可见四肢瘫痪，小便潴留或失禁。

（4）椎动脉型颈椎病

①大多数患者出现眩晕，可伴有复视、眼震、耳鸣、耳聋、恶心、呕吐、血压升高等症状，头部活动到某一位置时而诱发或加重。

②肢体突然失去支撑而猝倒，猝倒时尚能保持头脑清醒。

③头痛多位于枕部、枕顶部或颞部，多呈跳痛。

④可有肢体麻木，感觉异常，还可出现失音、声嘶、吞咽困难等症状。

⑤颈部肌肉发僵、活动受限及枕部、项韧带部位有压痛，触之常有局部增厚及摩擦感。

（5）交感神经型颈椎病

①头痛或偏头痛，头沉或头晕，枕部痛。

②心跳加快或缓慢，或有心前区疼痛。

③肢体发凉、局部皮温降低，肢体遇冷时有刺痒感，继而出现红肿、疼痛加重，或指端发红、发热、疼痛或痛觉过敏。

④伴有耳鸣、耳聋等。

（6）混合型颈椎病 是指同时出现两型或两型以上症状者。

**2. 检查**

（1）颈型颈椎病

①颈部肌肉痉挛，肌张力增高。

②颈项部有广泛压痛，斜方肌、冈上肌、菱形肌、大小圆肌等部位有压痛点，可

触及棘上韧带肿胀、压痛及棘突移位。

③椎间孔挤压试验阳性。

④X线检查可见颈椎生理曲度变直、反弓畸形，有轻度骨质增生。

（2）神经根型颈椎病

①在病变节段间隙、棘突旁及其神经分布区可出现压痛。

②生理前凸减少或消失，脊柱侧凸。

③颈部肌肉张力增高，棘突旁有条索状或结节状反应物。

④椎间孔挤压试验、压顶试验阳性。

⑤臂丛神经牵拉试验阳性。

⑥X线片示椎间隙变窄，椎间孔有骨刺突出并狭小等。

（3）脊髓型颈椎病

①肢体张力增高，肌力减弱。

②肱二、三头肌肌腱及膝、跟腱反射亢进，同时还可出现髌阵挛和踝阵挛。

③腹壁反射和提睾反射减弱。

④霍夫曼氏征和巴彬斯基征阳性。

⑤X线片示椎体后缘骨质增生。

⑥CT或MRI检查颈椎段硬脊膜受压变形。

（4）椎动脉型颈椎病

①有病变节段横突部压痛。

②颈椎旋转到一定的方位即出现眩晕，改变位置时，症状多可消失。

③X线片示钩椎关节侧方或后关节部骨质增生，椎间孔变小。

④椎动脉造影可见椎动脉扭曲、狭窄或中断状。

⑤TCD（经颅彩色多谱勒超声）检查显示椎—基底动脉供血不足。

（5）交感神经型颈椎病

①颈5椎旁压痛。

②X线片示椎体和钩椎关节骨质增生。

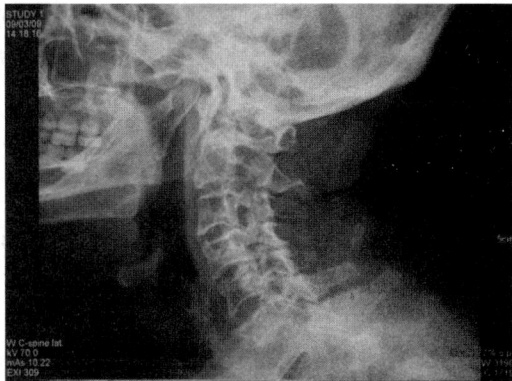

图7-1　X线片示颈椎病

**【鉴别诊断】**

**1. 颈型颈椎病**

（1）颈部风湿病 有颈肩上肢以外多发部位的疼痛史，无放射性疼痛，无反射改变，麻木区不按脊神经根节段分布，该病与天气变化有明显关系，服用抗风湿类药物症状可缓解。

（2）落枕 起病突然，颈项强痛，活动受限明显，无手指发麻症状，以往无颈肩症状。

**2. 神经根型颈椎病**

（1）颈部风湿病 同上。

（2）落枕 同上。

（3）前斜角肌综合征 颈项部疼痛，前斜角肌痉挛发硬，患肢有放射痛和麻木触电感；肩部下垂时症状加重，肩上举时症状可缓解，艾迪森氏试验阳性。

（4）肩周炎 无上肢的放射性疼痛，疼痛不按神经走向分布，患侧上肢可发生运动功能障碍，是主动运动与被动运动均受限，颈椎间孔挤压试验、臂丛神经牵拉试验均呈阴性。而神经根型颈椎病患者是患侧上肢主动运动受限，而被动运动不受限。

**3. 脊髓型颈椎病**

（1）颈脊髓肿瘤 颈、肩、枕、臂、手指疼痛或麻木，同侧上肢为下运动神经元损害，下肢为上运动神经元损害。症状逐渐发展到对侧下肢，最后到达对侧上肢。压迫平面以下显示椎间孔增大、椎体或椎弓破坏。造影片示梗阻部造影剂是"倒杯状"。

（2）脊髓粘连性蛛网膜炎 可有脊神经感觉根和运动根的神经症状，亦可有脊髓的传导束症状。腰椎穿刺，脑脊液呈不全或完全梗阻现象。脊髓造影，造影剂通过蛛网膜下腔困难，并分散为点滴延续的条索状。

（3）脊髓空洞症 好发于20~30岁的年轻人，痛觉与其他深浅感觉分离，尤以温度觉的减退或消失较为突出。

**4. 椎动脉型颈椎病**

（1）梅尼埃病 平时可无症状，常因劳累、睡眠不足、情绪波动而发作，多为女性。其症状有发作性眩晕、头痛、恶心、呕吐、耳鸣、耳聋、眼球震颤等症。

（2）位置性低血压 患者突然改变体位时，尤其从卧位改为立位时，突然头晕，而颈部缓慢活动都无任何表现。

（3）内听动脉栓塞 突发耳鸣、耳聋及眩晕，症状严重且持续不减。

**5. 交感神经型颈椎病**

（1）心绞痛 有冠心病史，发作时心前区剧烈疼痛，伴胸闷、气短、出冷汗，心电图有异常表现。含服硝酸甘油片有效。

（2）神经官能症或自主神经紊乱症 X线片示颈椎无改变，神经根、脊髓无受累现象。使用调节植物神经类药物有效。对此患者需长期观察，以防误诊。

**【治疗】**

［治则］舒经通络、活血化瘀、解痉止痛、理筋整复。

**1. 针灸治疗**

[主穴]　风池、颈部夹脊穴、天柱、大椎、后溪。

[配穴]　颈型配风府、合谷、列缺；神经根型配肩井、曲池、外关、合谷；椎动脉型及交感神经型配百会、完骨、内关；脊髓型配悬钟等。

[操作]　采用泻法或平补平泻法。

[方义]　天柱穴可疏通太阳经气，风池、颈夹脊、大椎调畅局部经气，使气血通利，后溪穴疏导远部经气。

**2. 推拿治疗**

[部位及取穴]　颈肩背及患肢，太阳、百会、风府、风池、缺盆、肩井、天宗、极泉、曲池、手三里、小海、合谷等。

[手法]　滚法、拿法、捏法、点揉法、拔伸法、扳法、搓法、抖法、拍法、颈部的被动运动等。

[操作]　患者取坐位。医者用滚法放松患者颈、肩背部的肌肉 5 分钟左右。用拇指与食、中三指拿捏颈项两旁的软组织，由上而下操作 3 分钟左右。拿风池穴 1 分钟左右，以有酸胀感并向头顶放散为佳。点揉太阳、百会、风府、肩井、天宗、曲池、手三里、合谷穴，每穴约 1 分钟，以局部有酸胀感为度。弹拨缺盆、极泉、小海穴，每穴约 1 分钟，以患者手指有触电样感为宜。医者两前臂尺侧放于患者两肩部并向下用力，双手拇指顶按在风池穴上方，其余四指及手掌托住下颌部，医者双手向上用力，前臂与手同时向相反方向用力，把颈牵开，持续约半分钟；接上势，边牵引边使头颈部前屈、后伸及左右旋转，其活动度由小逐渐加大，当达到最大限度时结束，反复 5 次。有颈椎棘突偏歪者，可施以颈部斜扳法或颈椎旋转定位扳法。用拍法拍打肩背部和上肢，约 1 分钟。搓患肢，约 1 分钟。抖上肢，约半分钟。

**3. 其他治疗**

（1）刺络拔罐　在患侧颈背部选压痛点，皮肤针叩刺出血，加拔火罐。

（2）穴位注射法　选局部压痛点，注射当归注射液或 0.5% 普鲁卡因注射液，每次注射 1ml，隔日 1 次。

**【功能锻炼】**

（1）颈部后上伸展法　又称犀牛望月势。深吸气时头颅向左后上方尽量旋转，双目视左后上天空，呼气时头颅还原，然后深吸气再使头颅向右后上方尽量旋转，两目视向右后上天空，方法同前。反复 7 ~ 8 次。

（2）环绕颈项　又称金狮摇头势，头颈先向左环绕一周，再向右环绕一周，反复 7 ~ 8 次。

**【注意事项与按语】**

（1）在使用扳法时，动作应缓慢，切忌暴力、蛮力和动作过大，以免发生意外。脊髓型颈椎病或严重骨质疏松或颈枕滑脱者，禁用扳法。

（2）低头位工作不宜太久，需坚持做颈部功能锻炼。

（3）注意颈肩部保暖，预防感冒。

（4）睡眠时枕头高低和软硬要适宜。

（5）神经根型颈椎病炎性反应较重者，可配合静脉滴注消炎脱水药物治疗。

（6）颈椎病患者在发病后，如果能得到合理恰当的针灸推拿治疗，配合相应的功能锻炼，并注意自我保护，一般情况下预后良好。

（7）脊髓型颈椎病若出现痉挛性瘫痪和排便障碍时，以及骨质增生严重使椎间孔狭小、神经根受压不能缓解者，可考虑手术治疗。

（8）神经根型、椎动脉型和交感型颈椎病如未经正规治疗而发展，会严重影响患者的生活和工作。

## 二、落枕

落枕是指因劳累、扭挫、牵拉、睡卧姿势不适或受寒等原因而引起的颈部某些肌肉的痉挛、肌张力骤然增高所致的以颈部僵硬、活动受限为主要临床表现的病症，中医学也称为"失枕"。本病多发于青壮年，冬春季多发。成年人若反复发作者，常是颈椎病的前驱症状。本病多因卧姿不当或急性损伤或外感风寒所致。

【诊断】

**1. 临床表现**

（1）颈项强痛常发生在起床后。

（2）颈部活动困难，头部常呈强迫体位，当转动颈部时，通常借助身体代偿转动。

（3）被动活动颈部可诱发疼痛或使疼痛加剧。

**2. 检查**

（1）颈活动受限　颈部呈僵硬态或歪斜，活动受限往往限于某个方位上，强行被动活动，则加重疼痛。

（2）肌痉挛伴压痛　胸锁乳突肌、斜方肌及肩胛提肌发生痉挛。胸锁乳突肌痉挛者，在胸锁乳突肌处有压痛明显的结节或条索状物；斜方肌痉挛者，在锁骨外1/3处或肩井穴处或肩胛骨内侧缘有压痛明显的结节或条索状物；肩胛提肌痉挛者，在上四个颈椎横突上和肩胛骨内上角处有明显压痛的结节或条索状物。

（3）可触及棘突偏移，或有棘突间隙的改变。

（4）颈椎 X 线检查　多无特殊改变，偶见颈椎生理曲度减小、椎体增生等。

【鉴别诊断】

（1）寰枢关节半脱位　临床表现为颈项疼痛、僵直，颈椎旋转活动严重受限。往往有外伤史，可摄颈椎张口位片证实。

（2）颈椎病　反复落枕，起病缓慢，病程长。因颈椎退变和劳损受凉而引起，常伴有椎间隙狭窄，骨质增生。可摄颈椎 X 线片证实。

（3）颈椎结核　有结核病史和全身体征，如低热、消瘦、盗汗等，多发于儿童及青壮年，可摄颈椎 X 线片证实。

【治疗】

［治则］舒筋活血、疏经通络、解痉止痛、理筋整复。

**1. 针灸治疗**

［主穴］落枕穴、阿是穴、后溪、悬钟。

［配穴］恶寒头痛配风池、合谷、列缺；肩痛配肩髃、外关；背痛配肩外俞、天宗；脊髓型配悬钟等。

［操作］毫针刺用泻法。

［方义］落枕穴是治疗本病的经验穴；手太阳、足少阳经循行于颈项侧部，取两经腧穴后溪、悬钟，与局部阿是穴合用，远近配穴可疏调颈项部经络气血，舒筋通络止痛。

**2. 推拿治疗**

［部位及取穴］颈项部，风池、风府、肩井、天宗、肩外俞、阿是穴等。

［手法］㨰法、揉法、点揉法、拿法、推法、拔伸法、扳法、擦法、按揉法等。

［操作］患者坐位。医者用轻柔的㨰法、揉法在患侧颈项及肩部施术约3~5分钟。用三指拿或五指拿颈椎棘突旁的软组织，以患侧为重点部位，往返操作3分钟左右。点揉风池、风府、肩井、天宗、肩外俞穴，每穴1分钟左右，以酸胀为度。用按揉法按揉紧张的肌肉约3分钟。用掌根推患侧斜方肌，反复5遍。用拇指推患侧桥弓穴，反复20遍。嘱患者自然放松颈项部肌肉，医者一手持续托起其下颌，另一手扶持后枕部，使颈略前屈，下颌内收，双手同时用力向上提拉，维持牵引力量半分钟左右，并缓慢左右旋转患者头部3~5次。作颈部斜扳法，左右各扳动1次。以小鱼际擦患部，以透热为度。

**3. 其他治疗**

（1）拔罐　在患侧颈背部行闪罐法，沿肌肉走行拔罐。

（2）耳针　选取颈椎、肩、枕、神门。每次取2~3穴，毫针刺，中等强度刺激，持续运针，嘱患者慢慢活动颈部。

**【功能锻炼】**

待患者颈部疼痛减轻后，适当进行颈部的功能锻炼。具体参照颈椎病中的功能锻炼法。活动速度不宜过快，活动幅度由小到大逐渐进行。早晚各一次，每次约10分钟。

**【注意事项与按语】**

（1）合理用颈，注意颈项保护，可减少复发机会。

（2）经常发生落枕的患者，睡卧时垫枕高低要适当，并注意颈项部的保暖。

（3）坚持做颈部的功能锻炼。

（4）落枕是临床常见症状，常因睡眠时头部姿势不良，加之感受寒凉而发病。针灸推拿治疗本病，大多疗效显著，一般1~2次即可痊愈。

（5）针灸治疗本病时宜配合颈项部的活动，则效果更佳；推拿治疗本病过程中，手法宜轻柔，忌用强刺激手法，作颈部斜扳法时注意力度和幅度，不可强求关节弹响，以免发生意外。

### 三、胸椎后关节紊乱

胸椎后关节紊乱又称"胸椎后关节错缝""胸椎小关节紊乱"，多因突然的外力、体位变换、扭转，使后关节不能承受所分担的拉应力和压应力时，引起胸椎关节突关节、肋椎关节和肋横突关节发生急性错缝病变。关节紊乱影响相应节段神经和交感神经所支配的组织器官功能，出现以背部牵掣作痛、胸闷、胸背部压迫堵塞感、脏器功能失调为主的一系列临床证候群。

【诊断】

**1. 临床表现**

（1）多有长期不良姿势、背部受到挤压或用力不当的扭挫伤史。

（2）胸背疼痛，痛连胸前，牵掣颈肩背作痛，胁肋部疼痛不适，胸闷、胸背部压迫堵塞感，入夜翻身困难，以及相应脊神经支配区域组织的感觉和运动功能障碍。早期背部板滞酸痛，有背负重物之感，后症状逐渐加重，坐卧不宁，常在行走、咳嗽、喷嚏时疼痛剧烈，活动受限。慢性者与天气变化、过度疲劳有关。如伏案工作稍久，背部掣痛压迫难忍，患者自做挺胸后伸活动感到轻松。

**2. 检查**

（1）患椎及其临近胸椎棘突表面或棘间韧带处可触及压痛或深压痛，患椎处有筋结或条索状物等，部分患椎棘突隆起或偏歪或痛处有明显叩击痛。

（2）辅助检查 X线检查可见患椎棘突偏歪改变并可排除胸椎的其他疾病。

【治疗】

［治则］疏经通络、行气活血、理筋整复。

**1. 针灸治疗**

［主穴］肺俞、心俞、膈俞、肝俞等。

［配穴］气滞血瘀者，加气海；肝肾亏虚者，加涌泉。

［操作］毫针刺，每日1次，每次留针约30分钟。

［方义］肺俞宣肺行气，膈俞、肝俞疏肝理气、活血通络，心俞活血以养心。

**2. 推拿治疗**

［部位及取穴］胸椎及其两侧骶棘肌部。

［手法］推法、按揉法、㨰法、拨法、按法、压法、拍法、叩法、擦法。

［操作］患者俯卧位。医者在胸椎两侧骶棘肌处施以轻柔的推法、掌根按揉法、㨰法，使痉挛的肌肉得以松弛，时间约5分钟。沿胸椎棘突两旁，以错位节段为中心，用拨法对椎旁上下软组织松解5分钟左右。有选择地使用以下整复手法之一。

①俯卧推按法：患者俯卧位，自然放松。医者站立于患者患侧，右手掌根按压患椎棘突，左手掌置于右手掌背上，嘱患者深呼吸，医者两手掌根随呼气渐用力下按至最低点，于呼气末，右手掌根向下方再给予一小幅度冲压，能感到胸椎移动并常可闻及弹响。此法适用于中上段胸椎的调整。

②旋转按压法：患者俯卧位，自然放松。医者站立于患者患侧，一手掌根按压患

椎健侧关节突关节，另一手掌根按压患侧上一或下一节段的关节突关节，然后按分、旋、压三要点完成。分，医者两手掌根与脊柱成垂直方向相对用力；旋，医者两手掌根以按患侧上一节段手势的，给与轻巧的逆时针方向旋转用力，下一节段手势操作医者需调换左右手，给与轻巧的顺时针方向旋转用力；压，医者两手掌根向患者脊柱的左前下和右前下方向相对按压用力，三步动作一气呵成。可随患者深呼吸动作，医者两手掌根随呼气渐用力，于呼气末时完成，此时可闻及关节整复的响声。此法适用于全段胸椎的调整。

然后医者在胸椎两侧骶棘肌处施以轻柔的推法、按揉法、擦法等，时间 3~5 分钟。最后拍法、叩法、擦法等结束。

**3. 其他治疗**

（1）刮痧 选背部脊柱两侧部位。患者俯坐位或俯卧位，痛点周围涂抹刮痧油，在患椎上下 3~5 个椎体延伸，沿中线两侧自上而下均匀下刮 30~50 余次，以出痧为度。

（2）拔罐 选背部第三胸椎至第十胸椎两侧部位。用火罐的闪火法施于上述部位。

**【注意事项与按语】**

（1）避免过度的活动，适当休息，避免长时间伏案工作，注意端正坐姿。

（2）避免寒湿之邪，注意患部保暖。

（3）手法操作时用力要适当，尤其是调整手法应该以患者耐受为度。

（4）推拿运用力学矫正椎体位置异常及力学平衡失调来治疗本病，疗效显著。本病多属急性发病，一般 1~3 次治疗即愈，预后良好。

## 四、腰椎间盘突出症

腰椎间盘突出症是指因腰椎间盘退行性改变，并在多种外因的作用下，导致纤维环破裂、髓核突出，刺激或压迫神经根、马尾神经所表现出来的一系列临床症状和体征，俗称"腰突症"，是临床的常见病和引起腰腿痛最主要的原因。本病好发于 20~40 岁青壮年，男性多于女性。多因外伤、劳损、外感风寒湿等诱发，少数可无明显外伤史。

**【诊断】**

**1. 临床表现**

（1）多有久坐、长期弯腰、长期受风寒湿的刺激或用力不当的扭挫伤史。

（2）腰痛向一侧或两侧臀部及下肢放射，咳嗽、喷嚏、用力排便、步行、弯腰、伸膝起坐等动作可使疼痛加剧，腰痛常发生于腿痛之前，也可二者同时发生。

（3）中央型突出造成马尾神经压迫症状为马鞍区麻木、刺痛、二便功能障碍，阳痿或双下肢不全瘫痪。

（4）腰前屈、后仰活动受限，屈髋屈膝、卧床休息可使疼痛减轻。重者卧床不起，活动时疼痛加剧，多数患者采用侧卧位，并屈曲患肢，个别严重病例在各种体位均疼痛。

（5）病程长者其下肢放射痛部位可出现麻木、冰冷感、无力。

**2. 检查**

（1）腰肌紧张、痉挛，腰部压痛和叩痛，突出的椎间隙棘突旁有压痛和叩击痛，并沿患侧腰部、臀部、大腿后侧向下放射至小腿外侧、足跟部或足背外侧，部分沿坐骨神经走行有压痛。

（2）X 线检查 部分患椎棘突偏歪改变并可排除胸椎的其他疾病，CT 或腰椎磁共振可确诊。

**【治疗】**

［治则］舒筋活血、通络止痛、理筋整复。

**1. 针灸治疗**

［主穴］肾俞、关元俞、气海俞、三焦俞、环跳、委中、阳陵泉、承山、悬钟等。

［配穴］气滞血瘀者，加气海；肾气不足者，加命门、太溪、三阴交；寒湿阻络者，加腰阳关；湿热阻络者，加膀胱俞、阴陵泉。

［操作］毫针刺，每日 1 次，每次留针约 30 分钟。

［方义］肾俞、关元俞、气海俞、三焦俞四穴相配，可大补气血，通畅三焦经络气血；环跳、阳陵泉、承山、悬钟相配，可通畅足太阳、少阳经气血，为对症治疗穴位。

**2. 推拿治疗**

［部位及取穴］腰臀部、下肢后侧，肾俞、大肠俞、秩边、环跳、委中、承山、阳陵泉、昆仑。

［手法］按揉法、㨰法、弹拨法、点法、按法、推法、抹法、扳法、被动运动。

［操作］患者俯卧位。医者用按揉法、㨰法在脊柱两侧膀胱经及臀部、下肢后外侧施术 3～5 分钟，以腰部为重点。用拇指点、按、弹拨腰臀部肌筋，缓解、调理腰臀部的肌肉痉挛，时间大致 6～8 分钟为宜。手法充分放松腰臀部以后根据具体情况选择合适的调整手法，如腰部斜扳法、腰椎旋转扳法，不需要每种手法都选。每周 2～3 次为宜，病情较重者减少矫正次数及幅度。用指推抹法自上而下理顺棘上韧带及两侧腰肌 1～2 分钟。做腰部后伸扳法。点按肾俞、大肠俞、秩边、环跳、委中、承山、阳陵泉、昆仑等，每穴约 1 分钟。循经向下推按，重点推按腰臀部、下肢后外侧，时间 2～3 分钟。

**3. 其他治疗**

（1）刮痧 选腰部脊柱两侧。患者俯坐位或俯卧位，痛点周围涂抹刮痧油，在患椎上下 3～5 个椎体延伸，沿中线两侧自上而下均匀下刮 30～50 余次，以出痧为度。

（2）拔罐 选腰部第 1 腰椎至第 1 骶椎两侧。用火罐的闪火法施于上述部位。

**【注意事项与按语】**

（1）急性期如患者神经根水肿，疼痛不能忍受者，可酌情应用脱水药和卧位腰椎牵引。

（2）手法治疗后可能出现短暂疼痛加重现象，可平卧硬板床休息 1～2 周。

（3）用宽腰围保护腰部，尽量避免弯腰动作，预防腰部扭伤，注意保暖。

（4）腰椎扳法的使用次数应当适度，扳法操作时动作必须果断而快速，用力要稳，两手动作配合要协调，扳动幅度一般不能超过各关节的生理活动范围。

## 五、急性腰肌损伤

急性腰肌损伤是指腰部筋膜、肌肉、韧带、椎间小关节、滑膜等软组织的急性损伤，多因遭受突然直接或者间接暴力所致，俗称闪腰。若延误治疗，也可使症状长期延续，演变成慢性。急性腰肌损伤是常见的损伤疾病，多发于青壮年和体力劳动者。

【诊断】

**1. 临床表现**

（1）腰部持续性剧烈疼痛，深呼吸、咳嗽、喷嚏等用力均可使疼痛加重，常以双手撑腰以减轻疼痛，休息后疼痛减轻但不消除，遇寒冷加重。

（2）严重者不能站立、行走或卧床难起，有时伴下肢牵涉痛，尤其是体位改变时疼痛明显。

**2. 检查**

（1）有明显压痛点　在棘突旁骶棘肌处、腰椎横突或髂嵴后部有压痛；棘上、棘间韧带损伤时，棘突或棘突间压痛；髂腰韧带损伤时，其压痛点在髂嵴部与第5腰椎间三角区；椎间小关节损伤时，腰部被动旋转活动受限并使疼痛加剧，脊柱可有侧弯，有的棘突可偏歪，棘突两侧较深处有压痛。

（2）腰椎活动度下降　脊柱多呈强直位，腰部僵硬，腰肌紧张，生理前凸改变，不能挺直，脊柱活动度明显下降，仰俯转侧均感困难。

（3）X线片检查　主要显示腰椎生理前凸消失和肌性侧弯，不伴有其他改变。

【鉴别诊断】

（1）腰椎间盘突出症　腰痛和一侧下肢放射痛。直腿抬高试验阳性，加强试验为阳性，CT显示：腰椎间盘突出向后压迫硬膜囊，侧隐窝狭窄。急性腰肌损伤一般无下肢痛，但有时可出现下肢反射性疼痛，多为屈髋时臀大肌痉挛，骨盆有后仰活动，牵动腰部的肌肉、韧带所致。所以，直腿抬高试验阳性，但加强试验为阴性，可与腰椎间盘突出神经根受压的下肢痛相鉴别。

（2）棘上韧带损伤　多有弯腰受伤病史，受伤局部棘突间隙疼痛明显，并有明确压痛点，肌肉无明显紧张痉挛；急性腰肌损伤的疼痛多发生在脊柱两侧的肌肉，可触及明显紧张痉挛的肌肉。

【治疗】

［治则］疏经通络、缓急止痛。

**1. 针灸治疗**

［治则］疏经通络、缓急止痛、理筋整复。

［主穴］肾俞、关元俞、大肠俞、委中、命门。

［配穴］气滞血瘀者，加气海；寒湿凝滞者，加丰隆、大椎。必要时加腰眼等局部

穴位，配合人中、八邪、孔最、中渚、腰痛穴等远端穴位。

[操作]　毫针刺，每日1次，每次留针约30分钟。灸法取穴以阿是穴为主，使用悬灸以温和灸、回旋灸为主，隔日1次，5次为1个疗程。

[方义]　肾俞滋阴补肾、缓急止痛；关元俞补益气血、疏通经络；大肠俞、命门疏通气血、滋阴补肾；委中缓急、通络止痛。

**2. 推拿治疗**

部位与取穴　腰部，阿是穴、肾俞、命门、腰阳关、大肠俞。

[手法]　㨮法、按揉法、点按、按法、扳法、擦法。

[操作]　患者俯卧位。医者在脊柱两侧的骶棘肌，自上而下用㨮法、按揉法操作6～8分钟，以松解肌肉的紧张、痉挛。点按阿是穴、命门、肾俞、腰阳关、大肠俞各约2分钟，手法治疗以痛点作为施术重点区，以轻柔为主。腰部肌肉紧张，疼痛明显者采用腰部斜扳法。用掌根在脊柱两侧的骶棘肌自上而下进行按揉，时间3～5分钟。用擦法擦腰部，以透热为度。

**3. 其他治疗**

刺络拔罐　患者取俯卧位，腰背部肌肉放松，皮肤针均匀叩刺腰部压痛点、相应夹脊穴、背俞穴周围，力量适中，以皮肤渗血为度，然后用闪火法拔罐5～10分钟，拔罐时动作要快，大口玻璃罐为佳，每次拔出的皮肤渗出液、血液以2～3ml为宜。隔日1次，5次为1个疗程。三棱针快速点刺委中、大肠俞穴约0.2cm深，刺后立即在该处拔罐，待瘀血尽出凝结后取罐，每穴出血约1～2ml。每周2次。

**【功能锻炼】**

损伤后期宜作腰部前屈后伸、左右侧屈、左右回旋等各种功法锻炼。以促进气血循行，防止粘连，增强肌力。宜选用八段锦、易筋经作为锻炼的优选功法，坚持每天练习，每次不少于10分钟，每日1～2次。

**【注意事项与按语】**

（1）损伤初期宜卧硬板床休息，注意腰部保暖，勿受风寒。

（2）急性腰肌损伤强调以预防为主，平时应适当做腰部的功能锻炼，劳动或运动前做好充分准备活动，量力而行，以避免腰部肌肉的损伤，弯腰搬物姿势要正确。

（3）疼痛较重时佩戴腰围固定，以减轻疼痛，缓解肌肉痉挛，防止进一步损伤。

（4）推拿治疗以舒适缓和为宜。本病治疗不当可迁延转换为慢性腰肌劳损。

## 六、慢性腰肌劳损

慢性腰肌劳损又称"腰背部肌筋膜炎""功能性腰痛"等。主要指腰背部肌肉、筋膜、韧带等软组织的慢性损伤，造成腰背部组织的无菌性炎症，刺激神经末梢，从而引起腰背部及腰骶部一侧或两侧的弥漫性疼痛。职业、工作环境、劳动方式等都与其发病密切关联。慢性腰肌劳损主要是由于腰肌过度疲劳引起。大多发生于姿势不良或长期从事弯腰和负重工作者。也可因先天畸形和肾虚而致。

**【诊断】**

**1. 临床表现**

（1）多有腰部受凉、过度劳累、长期坐姿不良及扭伤史。

（2）长期反复发作的腰背部疼痛，呈钝性胀痛或酸痛不适，时轻时重，迁延难愈，休息、热敷、适当运动或经常改变体位可使症状减轻，劳累、阴雨天气、受风寒湿影响则症状加重。不耐久坐久站，不能胜任弯腰工作。弯腰稍久，便直腰困难。常喜双手捶击，以减轻疼痛。

**2. 检查**

（1）腰部压痛广泛、常无具体压痛点，压痛点多分布在骶棘肌、骶髂关节背面、骶骨背面和腰椎横突等处。轻者压痛多不明显，重者伴随压痛可有一侧或双侧骶棘肌痉挛僵硬。腰部活动基本正常，一般无明显障碍，时有牵掣不适感。急性发作时，诸症加重，可有肌痉挛，甚至出现腰脊柱侧弯。

（2）辅助检查　除少数可发现腰骶椎先天性畸形和老年患者椎体骨质增生外，多无异常发现。

**【治疗】**

［治则］温经活血、舒筋通络、解痉止痛。

**1. 针灸治疗**

［主穴］肾俞、大肠俞、委中、阿是穴。

［配穴］寒湿明显者，加腰阳关；肾虚明显者，加关元。

［操作］毫针刺，每日1次，每次留针约30分钟，可针上加灸。

［方义］肾俞、大肠俞局部取穴可疏通局部经络气血；阿是穴止痛作用较好；委中穴为足太阳膀胱经之"合穴"及"下合穴"，四总穴歌："腰背委中求"，可调畅膀胱经之气血。

**2. 推拿治疗**

［部位及取穴］腰骶部，三焦俞、肾俞、气海俞、大肠俞、关元俞、志室、秩边。

［手法］按揉法、按法、压法、拨法、扳法、擦法、拍法。

［操作］患者俯卧位。医者用柔和的掌根按揉法沿腰部两侧足太阳膀胱经从上而下施术6～8分钟。用掌根在痛点周围按揉2～3分钟。以双手拇指或肘尖按、压两侧三焦俞、肾俞、气海俞、大肠俞、关元俞、志室、秩边穴，每穴1～2分钟，以酸胀为度。用拇指或者肘尖弹拨痉挛的条索状筋肉约2分钟。施腰椎斜扳法。患者俯卧位。用掌擦法直擦腰部两侧膀胱经，横擦腰骶部，均以透热为度。用拍法拍腰骶部，约1分钟。

**3. 其他治疗**

（1）物理治疗　选腰背部脊柱两侧。用低频脉冲电治疗或中频脉冲电治疗或微波治疗或电子生物反馈治疗。每天1次，10次为1疗程。

（2）走罐疗法　选腰背部第一腰椎至骶尾椎两侧。先用凡士林等润滑剂涂于腰背部脊柱两侧，将蘸有95%酒精的酒精棉棒点燃后，快速的放入罐底一闪，迅速撤出，随即将火罐扣在腰椎一侧，吸紧背部皮肤，医者用手握住火罐，沿两侧竖棘肌上下往返移动，至所拔部位潮红为宜。每周 1 次，1 月为 1 疗程。

**【注意事项与按语】**

（1）本病易复发，故在日常生活和工作中，注意保持正确的姿势，尽可能适时变换体位，切忌久坐久站，勿使长期处于过度疲劳状态。

（2）宜睡平板软硬适度的床，注意局部保暖，节制房事。

（3）针灸推拿治疗本病均有较好疗效，治疗的关键是要消除致病因素，即改变腰部肌群超负荷运转的现状，加强腰背肌的功能锻炼，可练习如下动作：飞燕点水式、五点支撑式、平板支撑以及中国传统功法如易筋经中的"九鬼拔马刀""饿虎扑食势"和八段锦中的"摇头摆尾去心火"等动作，每日练习 2 次，每次 10～15 分钟，即能达到满意的治疗效果。

# 七、腰椎后关节紊乱

腰椎后关节紊乱症是指腰椎关节突关节位置发生异常改变而引起腰痛、腰椎活动受限为主症的病症。又称"腰椎小关节错位""腰椎后关节半脱位""关节突综合征"。若改变体位、突然转体、过久从事弯腰劳作等，使关节突关节面受力不均匀，极易发生错位或半脱位。青壮年好发，男性发病率较高。

**【诊断】**

**1. 临床表现**

（1）多有长期不良姿势、背部受到挤压或用力不当的扭挫伤史。

（2）腰部剧痛，其次是刺痛或顽固性酸痛，疼痛局限于受累关节突以下，可向一侧臀部、骶尾部放射疼痛。少数病例可向下肢膝平面以上扩散，疼痛部位较深，且区域模糊。晨起时腰部剧痛、僵硬，轻微活动后疼痛减轻，过劳后又使疼痛增剧。休息加重，活动减轻是本病之特征。

（3）久病患者，长时期固定一个姿势工作，腰部出现僵硬，疼痛加重。

（4）症状之轻重与气候变化有关。

**2. 检查**

（1）慢性期腰椎活动度一般正常，少数患者在弯腰及坐后站起不便。

（2）腰骶部筋肉明显紧张，压痛点不明确，伴有肌肉扭伤时肌肉紧张，局部压痛明显。

（3）单侧腰肌呈索条状紧张，患椎棘突偏歪，偏歪棘突旁压痛，多不向下肢放射，棘上韧带钝厚、压痛，棘间隙无明显改变。

（4）辅助检查　X线片常可见到脊柱侧弯，两侧小关节间隙不对称。

**【治疗】**

［治则］理筋整复、舒筋活血、通络止痛。

**1. 针灸治疗**

［主穴］委中、肾俞、大肠俞。

［配穴］瘀血疼痛者，加膈俞；肾虚者加命门。

［操作］毫针刺，每日 1 次，每次留针约 30 分钟。

［方义］委中是腰背足太阳经两分支在腘窝的汇合点，"腰背委中求"可舒调腰背部经脉气血；肾俞可壮腰益肾；大肠俞可疏通局部筋脉、通经止痛。

**2. 推拿治疗**

［部位及取穴］腰部。

［手法］推法、擦法、扳法、摩法、按揉、擦法、揉法。

［操作］患者俯卧位。医者用全手掌或掌根沿脊柱两侧由上而下、由轻而重直推 1 ~ 2 分钟。用掌揉法轻揉腰部紧张痉挛的肌肉 3 ~ 5 分钟。用擦法施于腰部脊柱两侧 6 ~ 8 分钟。使用坐位腰部定点旋转复位扳法或侧卧位腰部斜扳法。在患者局部施用掌摩法、掌按揉法约 3 ~ 5 分钟。直擦腰部两侧膀胱经和督脉，以透热为度。

**3. 其他治疗**

（1）刮痧　选腰部脊柱两侧。患者俯坐位或俯卧位，痛点周围涂抹刮痧油，在患椎上下 3 ~ 5 个椎体延伸，沿中线两侧自上而下均匀下刮 30 ~ 50 余次，以出痧为度。

（2）穴位注射法　对于剧烈疼痛的急性期患者，可取地塞米松 5mg 和普鲁卡因 2ml 取阿是穴痛点注射，缓解急性疼痛。

**【注意事项与按语】**

（1）整复手法不宜太过频繁，整复后宜卧床休息，1 周内勿做腰部前屈及旋转活动。

（2）腰部保暖，工作及日常生活中变换体位不宜太快，搬抬重物前适当进行准备活动。

（3）疾病进入恢复期，要加强腰背伸肌功法锻炼，可以选用五点支撑式、飞燕点水式和易筋经中的"九鬼拔马刀"式进行锻炼，这样有助于巩固疗效和预防再发。

（4）本病诊断明确，手法得当，多数能起到立竿见影的效果，整复后 2 ~ 3 天内不宜做重体力劳动或脊柱旋转活动。本病的整复手法相对安全，施术时如果患者配合，大多无不良反应。

# 八、第三腰椎横突综合征

第三腰椎横突综合征，又名"腰三横突滑囊炎"或"腰三横突周围炎"，是指第三腰椎横突部位明显压痛，伴有腰臀部酸胀疼痛，翻身、行走困难及腰三横突周围肌肉、筋膜的痉挛、增生等的临床症候群。腰部的急性扭伤和慢性劳损是导致第三腰椎横突综合征的最重要因素，特别是在腰部的扭转过程中，第三腰椎横突承受的剪切力更大，容易使横突附着处的肌肉发生撕裂性损伤，肌纤维撕裂后可出现水肿、炎症，刺激相对应的神经，导致臀部及腿部疼痛。本病多由腰部感受风寒湿，邪气客于经络，壅滞气血，经络不通，不通则痛。或闪挫跌扑，损伤经脉，气血运行不畅，不荣则痛。多发于青壮年体力劳动者。

**【诊断】**

**1. 临床表现**

（1）多有腰部的突然扭伤史或慢性劳损史。

（2）腰部一侧或两侧酸胀疼痛及局部肌紧张或肌痉挛，腰部及臀部弥散性疼痛，有时可向大腿后侧乃至腘窝处扩散。腰部活动时或活动后疼痛加重，有时患者翻身及行走均感困难，晨起或弯腰时疼痛加重，

**2. 检查**

（1）单侧或双侧第三腰椎横突尖端处有明显压痛，压迫该处可引起同侧下肢反射痛，但反射痛的范围多不过膝。

（2）病程久者，可在横突处触及条索状或结节状物，拨之有弹响声。

（3）腰部功能多无明显受限。少数患者病程久则可出现肌肉萎缩，继发对侧肌紧张。

（4）X线片检查一般无异常，有时可见到一侧或双侧第三腰椎横突过长。

**【治疗】**

［治则］行气活血、舒筋止痛。

**1. 针灸治疗**

［主穴］L1～L4 夹脊穴、阿是穴（腰 3 横突尖端处）、阳陵泉。

［配穴］气滞血瘀者，加委中穴刺络放血；寒湿凝滞者，加命门穴。

［操作］毫针刺，每日 1 次，每次留针约 30 分钟。

［方义］夹脊穴、阿是穴直接作用于患处，起活血止痛的作用；阳陵泉是筋之会穴，为经筋之气会聚之处。《难经·四十五难》云："筋会阳陵泉"。故阳陵泉是治疗筋病的要穴，临床较为常用，具有舒筋和壮筋的作用。

**2. 推拿治疗**

［部位及取穴］腰部、臀部、大腿后侧，腰眼、肾俞、大肠俞、阿是穴。

［手法］按法、揉法、推法、㨰法、点法、压法、拨法、擦法、拍法。

［操作］患者俯卧位。医者在腰部脊柱两侧的骶棘肌、臀部及大腿后侧施以㨰、按、揉、推等手法，以理顺腰、臀、腿部肌肉，时间大约 6～8 分钟。用拇指分别按揉、点、按肾俞、腰眼、大肠俞、阿是穴，每穴约 1～2 分钟，体质较强壮者可以使用肘压法，使局部产生酸胀得气感为度。肘尖或双拇指重叠按压弹拨腰三横突尖端两侧，每一侧操作大约 2～3 分钟，力度以患者能忍受为度。在腰部脊柱两侧的骶棘肌、臀部及大腿后侧用推法、拍法 3～5 分钟。在腰部两侧使用掌擦法，以透热为度。

**3. 其他治疗**

刺络拔罐 选腰三横突尖（阿是穴）。穴位常规消毒后，用梅花针叩刺阿是穴处 30～50 次，以局部微微出血为宜，然后将准备好的火罐吸拔在出血部位。留罐 5 分钟后起罐，将拔出的瘀血擦拭干净，嘱咐患者当天避免受凉、洗澡。每周两次治疗，10 次为 1 疗程。

**【注意事项与按语】**

（1）经常进行腰背肌锻炼是预防腰三横突综合证的行之有效的方法，另外在生活中要注意腰部保暖，勿受风寒侵袭。

（2）尽量避免过度使用腰部，切勿进行突然剧烈的扭转动作以防韧带的拉伤撕裂，活动时可用腰围保护，以减轻疼痛、缓解肌肉痉挛。

（3）本病为劳损性疾病，应从病因上杜绝本病的发生，针灸推拿治疗疗效确切，适度的功法锻炼有利于增加脊柱的灵活性以达到强肾壮腰之功效，可习练八段锦中"两手攀足固肾腰""五劳七伤往后瞧"等功法，本病预后良好。

## 九、梨状肌综合征

梨状肌综合征是由于间接外力使梨状肌受到牵拉而造成撕裂，引起局部充血、水肿、痉挛，而刺激或压迫坐骨神经，产生局部疼痛并向下肢后外侧放射痛和功能障碍等一系列临床症状。又称梨状肌损伤，梨状肌孔狭窄综合征。本病多数患者为中老年人。多由间接外力所致。也可因梨状肌变异或感受风寒或妇女的盆腔炎导致。

**【诊断】**

**1. 临床表现**

（1）大部分患者有外伤史，如闪、扭、跨越、负重下蹲等，部分患者有受凉史或妇女有盆腔炎的病史。

（2）臀部深层疼痛，疼痛可呈烧灼样、刀割样或蹦跳样疼痛，且有紧缩感，疼痛逐渐沿坐骨神经分布区域出现下肢放射痛。偶有小腿外侧麻木，会阴部下坠不适。

（3）活动受限，患侧下肢不能伸直，自觉下肢短缩，步履跛行，或呈鸭步移行，髋关节内收、内旋活动受限。

**2. 检查**

（1）压痛　沿梨状肌体表投影区有明显压痛。

（2）肌痉挛　在梨状肌处可触及条索样改变或弥漫性肿胀的肌束隆起。日久可出现臀部肌肉萎缩、松软。

（3）患侧下肢直腿抬高试验，在不超过60°时疼痛明显，当超过60°时，疼痛反而减轻。

（4）梨状肌紧张试验阳性。

（5）X线片可排除髋关节的骨性疾病。

**【鉴别诊断】**

（1）腰椎间盘突出症　腰痛伴一侧下肢放射痛或麻胀，当腹压增高（如咳嗽）时会加重此症状。病椎旁深压痛，叩击放射痛，直腿抬高试验和加强试验阳性，挺腹试验阳性。CT扫描可见腰椎椎间盘膨出或突出影像。

（2）臀上皮神经损伤　以一侧臀部及大腿后侧为主，痛不过膝，在髂嵴高点下方2~3cm处有一压痛明显的条索状物，梨状肌紧张试验阴性。

**【治疗】**

[治则] 舒筋通络、活血散瘀、解痉止痛。

**1. 针灸治疗**

[主穴] 阿是穴、秩边、环跳、居髎、承扶、委中、承山。

[配穴] 感受风寒、气滞血瘀可配风市、肾俞、肝俞、血海。

[操作] 急性期，毫针刺用泻法。慢性期，宜平补平泻。

[方义] 足太阳、足少阳经循行于下肢后、侧部，取秩边、环跳、居髎、承扶、委中、阳陵泉、承山与局部阿是穴合用，远近配穴可疏调臀腿部经络气血，舒筋通络止痛。

**2. 推拿治疗**

[部位及取穴] 臀部、大腿后侧，环跳、秩边、承扶、阳陵泉、委中、承山。

[手法] 㨰法、按揉法、点法、按法、弹拨法、擦法、摇法、髋关节被动运动。

[操作]

（1）急性期 患者俯卧位，患侧髋前垫枕，使髋、膝关节屈曲内收。医者用柔和而深沉的㨰法、掌按揉法施于患侧臀部及大腿后侧6～8分钟。点按环跳、秩边、承扶、委中、阳陵泉、承山穴各约2分钟，以酸胀为度。用两拇指重叠弹拨痉挛的梨状肌肌腹1～2分钟。患者仰卧位。医者一手握于踝关节处，另一手握膝关节，使膝关节屈曲的同时做髋关节内收外旋运动，范围由小逐渐加大，当达到最大限度时使髋关节向相反方向做外展内旋运动，反复5次。

（2）慢性期（缓解期） 患者俯卧位。医者用较重的按揉等手法施于患侧臀部及下肢3～5分钟。点按环跳、秩边、阳陵泉、委中穴各约2分钟，以局部酸胀为度。用两拇指或肘尖用力弹拨条索样之梨状肌肌腹1～2分钟，以患者能忍受为度。做髋关节的后伸、外展及外旋等被动运动反复5次。用擦法擦患部，以透热为度。

**3. 其他治疗**

刺络拔罐 在患侧臀部选压痛点，皮肤针叩刺出血，加拔火罐。

**【功能锻炼】**

让患者做髋关节的内收、内旋的被动运动。患者仰卧床上，患肢屈膝屈髋，双手抱膝做患髋的内收内旋活动。早晚各做1次，每次做10～20次。

**【注意事项与按语】**

（1）梨状肌位置较深，治疗时不可因位置深而用暴力，避免造成新的损伤。

（2）急性损伤期，应卧床休息1～2周，以利损伤组织的修复。

（3）注意局部保暖，免受风寒刺激。

（4）针灸推拿治疗梨状肌综合征关键是缓解梨状肌痉挛，解除对神经、血管的压迫；同时通过局部手法以加速血液循环，促进新陈代谢，消除局部无菌性炎症，改善局部组织的营养供应，有利于损伤组织的修复。本病预后良好。针灸推拿治疗见效快，疗效满意。治愈后要注意患臀部不要受凉，一般不易复发。

## 十、肩关节周围炎

肩周炎的全称叫做肩关节周围炎，是肩关节周围肌肉、韧带、肌腱、滑囊等软组织损伤或退变而引起的关节囊和周围软组织的一种慢性无菌性炎症，以肩关节疼痛和运动功能障碍为主要症状。一般发于单侧，女性多于男性，发病年龄主要在 50 岁左右，故有"五十肩"之称。若本病的发生与感受风寒湿邪等因素有关者，称为漏肩风（"漏"即"露"之意）。若发病日久，肩如冻结之状，又可称为"冻结肩""肩凝症"。常由于肝肾亏虚、劳损、风寒湿邪等引起本病。

【诊断】

**1. 临床表现**

（1）急性期　也称为早期或炎症期，起病较急，疼痛剧烈，肌肉痉挛，关节活动受限，疼痛常在夜间加重，半夜痛醒。

（2）慢性黏连期　此时症状相对急性期减轻，但压痛范围仍广泛。由于急性期肩关节肌肉痉挛，造成肩关节活动严重受限。病程越长症状越显著。

（3）功能恢复期　也称末期、晚期或者解冻期。肩部疼痛逐渐缓解，肩关节活动度改善，但有一部分人未经过正规治疗导致肌肉萎缩或者肩关节功能受限者，需要很长时间使肩关节恢复正常。

**2. 检查**

（1）肩关节周围压痛　压痛点广泛，压痛点可分布在喙突部、肩锋下部位、肱骨小结节部、肱骨大结节部、结节间沟部。

（2）活动受限　轻者主要以外展、上举、后伸为主。严重者各个方向均受限，可出现"扛肩"现象。

（3）肌肉萎缩　可出现三角肌、冈上肌、冈下肌等肌肉萎缩。

（4）X 线片　早期阴性，一般无明显异常改变，日久可显示有骨质疏松，关节间隙改变，偶有肩袖钙化，有时可见冈上肌腱钙化或大结节处有密度增高的阴影。

（5）MRI　可见肩部周围的滑囊及盂肱关节腔积液。

【鉴别诊断】

（1）肱二头肌长头肌腱炎　压痛点主要在肱骨结节间沟处和其上下方的肱二头肌长头肌腱处。肱二头肌抗阻力试验阳性和肩关节内旋试验阳性。

（2）冈上肌肌腱炎　主要以外展受限为主，并出现疼痛弧试验阳性，当肩关节外展到 60°～120° 范围时出现疼痛受限，当外展角度超过 120° 疼痛反而减轻或者消失。

（3）肩峰下滑囊炎　以疼痛、活动受限（但以外展外旋为主）、局限性压痛（主要在肩峰下、大结节部）为主，而肩周炎各个方向均受限，压痛点广泛。

（4）喙突炎　主要以喙突部压痛明显，被动外旋受限。但外展和上举无明显受限。喙突部封闭效果明显，而肩周炎压痛广泛可与之鉴别。

【治疗】

［治则］早期以舒筋通络、活血止痛为主；中期以松解粘连、止痛为主；晚期以滑

利关节为主。

**1. 针灸治疗**

[主穴] 肩髃、肩前、肩贞、阿是穴、阳陵泉、中平穴。

[配穴] 太阴经证加尺泽、阳陵泉；阳明、少阳经证加手三里、外关；太阳经证加后溪、大杼、昆仑；痛在阳明、太阳经加条口透承山。

[操作] 针灸并用，泻法，可加灸。每日 1 次，每次 30 分钟。

[方义] 局部取"肩三针"肩髃、肩前、肩贞，配阿是穴可舒经通络、散寒祛风；阳陵泉舒筋通络、通经止痛，中平穴为治疗肩周炎经验效穴。

**2. 推拿治疗**

[部位及取穴] 肩部周围，阿是穴、肩井、大椎、中府、肩髃、肩贞、臂臑、天宗、曲池、阳陵泉、听宫、养老等。

[手法] 拿法、揉法、弹拨法、擦法、一指禅推法、按揉法、点法、搓法、抖法及托肘摇肩法、拔伸法等活动关节类手法。

[操作] 患者取端坐位。医者站于患者身后，嘱患者肩部主动运动，从而明确受限方向及损伤部位。肩周炎的治疗也根据具体三期分期而定。

（1）急性期　医者在患者肩部运用拿、揉手法、充分放松肩部紧张肌肉，操作时间约为 5～10 分钟。遵循轻重轻的原则并找出以喙突、肩峰下、大小结节及结节间沟等处的压痛点作为治疗的重点部位，施以弹拨法及一指禅推法，充分松解局部紧张肌肉，以活血止痛、促进局部炎症物质的吸收。急性期手法不宜过重。按揉肩部阿是穴、肩井、大椎、中府、肩髃、肩贞等穴位以起到舒筋通络的效果。

（2）黏连期　医者采用大面积的拿、揉手法充分松解肩关节周围紧张肌肉，并施以擦法或弹拨法，明确压痛点后，施以一指禅推法，以充分松解黏连以缓解疼痛，时间约为 15 分钟。待肩关节肌肉充分松解后施以运动关节类手法，医者一边按听宫穴或养老穴一边嘱患者主动摇肩，患者若不敢活动，医者也可采用托肘摇肩法、合掌按肩、旋肩摇臂法等手法以松解黏连、增加活动度。操作时切忌暴力，幅度由小到大、频率由慢到快，循序渐进，操作时间约 5 分钟。根据活动受限方向，分别采用外展、上举、内旋、外旋位进行拔伸、扳法等约 5 分钟。采用主动运动与被动运用相结合手法，疗效显著。最后以抖法放松肌肉结束整个操作。

（3）恢复期　医者采用肩部拿、揉法松解肩部肌肉，用一指禅推法点按肩部压痛点，点按肩井、大椎、中府、肩髃、肩贞、臂臑、天宗、曲池约 5 分钟。做托肘摇肩法活动肩关节。做肩关节各个方向活动，增加肩关节活动度。做牵抖法结束操作。如果后期有肌肉萎缩的患者需结合患者主动运动以恢复患者肌肉力量。

**3. 其他治疗**

（1）刺络拔罐　取肿胀局部及阿是穴、浅表瘀阻部位。皮肤针局部中强度叩刺，使局部皮肤微微渗血，加拔火罐；亦可用三棱针点刺致少量出血，加拔火罐，每周 2 次。

（2）耳针　取肩、肩关节、锁骨、神门。毫针刺，每日 1 次；或用压丸法，3 天更换 1 次。

**【功能锻炼】**

（1）后划臂运动 患者取站立位，双脚与肩部同宽，腰部向前微屈，双手臂自然下落，同时做向后划水动作，反复做 10 余次，一天做 10 组。

（2）"爬"墙运动法 患者站立，患侧面朝墙壁，患手臂逐渐向上爬行，直至因疼痛而不能再向上，刻画记号，维持 20 秒左右，并使身体尽量向前压手，以达到最大限度，如此反复。次日再向上爬，切忌被动强力牵伸。

（3）弯腰晃肩法 弯腰伸臂，做肩关节环转运动，动作由小到大、由慢到快，循序渐进，往返多次。

（4）体后拉手法 患者站立、双手放在后背，让健侧手拉住患侧腕部，渐渐向上拉，反复进行。以患者有牵拉感且能耐受为宜，每次 6 组，每天练习多次。

（5）内收托肩法 患者站立位，使肩关节处于屈曲内收位，手搭于健侧肩部、健侧手托于患肘部并向对侧肩部牵拉，以有牵拉感为度，维持一段时间，往返交替，如此反复多次。

**【注意事项与按语】**

（1）注意生活习惯和纠正不良姿势，避免肩部急慢性损伤。

（2）加强体育锻炼，增强身体素质，提高抗病能力最重要。

（3）注意肩部保暖，避免风寒湿邪侵袭，夏天少吹空调，避免淋雨。

（4）睡眠饮食规律，保持心情舒畅，从而达到气血经络的畅通。

（5）根据患者的情况积极配合功能锻炼，贵在坚持，便能取得良好的疗效。

（6）针灸推拿治疗是一种安全、舒适、绿色的疗法，在肩周炎的恢复中能起到很好的疗效，医者明确诊断肩周炎的分期、制定最合适的治疗方案是本病的关键。医者选择最合适的治疗方法并嘱患者积极的做肩关节的主动功能锻炼是最重要的，肩周炎的恢复是一个持久而又痛苦的过程，因此，肩周炎的恢复需要医患合作、动静结合才能取得最好的疗效。

## 十一、冈上肌肌腱炎

冈上肌肌腱炎又称"冈上肌腱综合征""外展综合征"，是指由外伤、劳损或风寒湿邪侵袭使冈上肌肌腱产生炎性肿胀，出现肩外侧疼痛及活动受限的一种病症。以 40 岁以上肩部过度活动者居多，多见于长期从事体力劳动者和运动健身者，是肩部常见疾病。本病是由于肝肾亏虚，气血不足，筋脉失去濡养，肩部组织受损而无法快速修复所致。

**【诊断】**

**1. 临床表现**

（1）肩部疼痛 肩峰、大结节及三角肌止点处多见疼痛，可沿肩上部向上放射到颈部，向下放射到肘部、前臂以及手指，肩部外展活动时疼痛剧烈，劳累及阴雨天症状加重。

（2）活动受限 肩部主动外展时在 60°~120° 时疼痛加重且受限，在此范围外正常，常称为"疼痛弧"。冈上肌肌腱钙化者，肩关节的外展活动严重受限。

（3）肌肉萎缩 病久者可见冈上肌、冈下肌、三角肌后部肌张力下降，出现废用性肌萎缩。

**2. 检查**

（1）大结节顶部与冈上肌肌腱抵止处有明确的压痛点。

（2）肩疼痛弧试验阳性。

（3）上肢外展外旋抗阻试验阳性。

（4）X 线片检查 无明显异常改变，冈上肌肌腱有钙化者，可见片状不均匀的高密度影。

**【治疗】**

［治则］疏筋通络、活血化瘀。

**1. 针灸治疗**

［主穴］巨骨、肩髃、曲垣、阿是穴。

［配穴］臂臑、天宗、曲池、外关、合谷、后溪。

［操作］毫针泻法。每日 1 次，每次留针约 30 分钟。灸法取阿是穴，用直接灸、回旋灸，每日 1 次，每次 30 分钟。

［方义］局部取阿是穴以舒筋止痛、通经活络；取手阳明多气多血之经和所过之处以调和经络气血；巨骨穴为冈上肌穿行部位，后溪为循经取穴，可松解肌腱痉挛、消肿止痛。

**2. 推拿治疗**

［取穴］肩井、秉风、肩髃、肩贞、肩髎、天宗、阿是穴。

［手法］一指禅推法、按揉法、拿法、㨰法、按法、弹拨法、摇法、搓法、抖法、擦法。

［操作］患者坐位。医者用一指禅推法、按揉法、拿法在肩胛骨内上角起沿冈上肌至肩峰往返操作 5 分钟。㨰法在肩外侧及肩胛冈周围操作 5 分钟。按曲垣、肩井、肩髎、肩贞、肩髃、天宗、阿是穴等穴，每穴 1 分钟。沿冈上肌肌腱往返弹拨数次。用托肘摇法摇肩关节 1 分钟。搓肩部、抖肩及上肢共 1 分钟。用小鱼际擦法擦冈上肌、大结节 2 分钟，透热为度。

**3. 其他治疗**

（1）穴位注射法 取阿是穴。用维生素 $B_1$ 注射液或当归注射液，每穴选注一种药液 1ml，每日注射 1 次。

（2）火针 取阿是穴。隔日 1 次，共 2~3 次。

（3）刺络拔罐 取阿是穴。用梅花针叩刺或三棱针点刺加拔罐，出血 5~20ml，1 周 1 次，共 2~3 次。

（4）耳针 取相应的肩区敏感点、神门、皮质下、肾上腺。用压丸法，2 天更换 1

次，每日按压 3~5 次，每次 5~10 分钟。

**【注意事项与按语】**

（1）注意局部保暖。疼痛剧烈阶段应减少运动，避免用力、活动及搬提重物等。

（2）疼痛缓解后为使组织修复和肌肉功能恢复，应适度作肩关节功能锻炼。可自行进行肩部上举、外展、后伸、内收等方向动作，每日 2 次，每次 15 分钟。

（3）推拿治疗手法要轻柔缓和，防止力量过重、时间过长而加重损伤。

（4）推拿局部操作时，操作体位为肩关节保持外展45°左右，使肌腱暴露在肩峰外才能使力量达到病变部位，产生疗效。

（5）本病的发生与身体体质下降有关，采用增强体质的中药和理疗方法可缩短疗程，增加疗效。

## 十二、肱骨外上髁炎

肱骨外上髁炎是指由于前臂和肘部用力不当或外力撞击而致肱骨外上髁处骨膜或周围软组织损伤，出现以肘关节外侧疼痛、旋前功能受限为主要临床表现的病症，因网球运动员好发，故又称"网球肘"。在反复作前臂扭转受力动作的成年人中发病率较高，且多发于主动用力较多的右肘部。

**【诊断】**

**1. 临床表现**

（1）多见于肘部反复用力人群，如运动员、家庭主妇等，或有肘部损伤病史者。

（2）肘外侧疼痛，疼痛呈持续渐进性发展。做拧衣服、扫地、端壶倒水等动作时疼痛加重，可沿伸腕肌向下放射，常因疼痛而致前臂无力，握力减弱，甚至持物落地，休息时疼痛明显减轻或消失。程度较轻者，局部症状时隐时现，有的经数月数日自然痊愈。程度较重者，疼痛为持续性，可由于夜间疼痛过于强烈而影响睡眠，前臂旋转及握物无力，局部可轻微肿胀。

**2. 检查**

（1）肱骨外上髁处及肱桡关节处明显压痛，严重者可沿伸腕肌行走方向有广泛压痛。

（2）前臂伸肌群紧张试验和伸肌群抗阻力试验阳性。

（3）X 线摄片　早期无异常，少数患者可见肘外侧骨质密度增高的钙化阴影或肱骨外上髁骨膜肥厚粗糙影。

**【治疗】**

［治则］舒筋活血、通络止痛。

**1. 针灸治疗**

［主穴］阿是穴、曲池、手三里。

［配穴］三间、阳陵泉。

［操作］毫针泻法。每日 1 次，每次留针约 30 分钟。也可先针刺对侧阳陵泉，配

合各方向活动患部关节 20 分钟后，再在局部向关节腔和腕伸肌腱方向透刺不留针。灸法可取阿是穴，用直接灸或隔姜灸，每日 1 次，每次 30 分钟。

［方义］局部取阿是穴以舒筋止痛、通经活络；取手阳明多气多血之经和所过之处以疏通经络气血；阳陵泉为筋会，取对侧之缪刺法可解痉止痛。

**2. 推拿治疗**

［部位及取穴］肘外侧部至前臂桡侧，曲池、尺泽、小海、少海、手三里。

［手法］一指禅推法、按揉法、拿法、弹拨法、擦法、拔伸法。

［操作］患者取坐位或仰卧位。医者用一指禅推法或拇指按揉法在肘外侧部至前臂桡侧区域操作，约 3 分钟。用拇指按揉曲池、手三里、尺泽、小海、少海穴 6～10 分钟，手法要轻柔和缓。沿伸腕肌用拿法往返操作约 3 分钟。将患者前臂屈肘置于旋前位，放置在治疗桌上，肘下垫枕。医者用单手拇指弹拨法在肘部桡侧腕长、短伸肌及附着点处操作约 5 分钟，以局部有中等强度的酸胀窜麻感为度。用擦法擦桡侧伸腕肌，以透热为度。对桡骨小头不稳或有局部软组织粘连的患者，需用理筋整复手法，即患者放松上肢，医者一手握肱骨下端，一手握腕部拔伸肘关节 1 分钟，然后握腕部的手同时作缓慢的前臂旋转、左右扳动活动 3～5 次，最后在拔伸的同时再作肘关节充分的屈伸活动 3～5 次。

**3. 其他治疗**

（1）穴位注射法　取阿是穴。用维生素 B₁ 注射液或当归注射液，每穴选注一种药液 1ml，每日注射 1 次。

（2）火针　取阿是穴。隔日 1 次。

**【注意事项与按语】**

（1）临床上常出现肱骨外上髁炎与神经根型颈椎病同时存在，所以应积极配合颈椎病的治疗，以免延误病情。

（2）肱骨外上髁肌腱纤维较表浅，推拿治疗时避免过强的刺激，以免造成损伤加重。

（3）肘部注意保暖，防止因寒冷刺激而加重病情。

（4）在发病阶段尽量避免肘部不必要的用力和功能锻炼，在症状基本消失后可适度活动。

（5）肱骨外上髁炎针灸推拿治疗疗效较好，适当休息患肢，限制用力握拳和伸腕动作是治疗和预防复发的基础。因疼痛剧烈而影响睡眠者可先在局部穴位封闭，疼痛开始减轻后再作针灸推拿可明显减少治疗次数。

## 十三、桡骨茎突部狭窄性腱鞘炎

桡骨茎突部狭窄性腱鞘炎又称 De Quevain 病，是指桡骨茎突部拇长展肌和拇短伸肌与腱鞘摩擦产生炎性肿胀、疼痛、运动障碍的病症。本病是临床常见病，多发于手工劳动者或抱小孩的妇女等，女性多于男性。

【诊断】

**1. 临床表现**

（1）疼痛　初起腕部桡骨茎突部疼痛较轻，逐渐加重，晨起较重，活动后可减轻，严重时局部有酸胀感或烧灼感，可放射至手或肩臂部，遇寒或拇指运动、受力时疼痛剧烈。

（2）运动受限　拇指无力，背伸拇指或外展拇指受限，常活动到某一位置时突然不能活动，日久可引起鱼际萎缩。

**2. 检查**

（1）桡骨茎突部压痛。

（2）局部有肿胀，可触及肿块或硬结，拇指运动时局部有摩擦感或摩擦音。

（3）芬克斯坦（Finkelstein）征又称握拳尺偏试验阳性。

（4）X线片检查　无明显异常改变。

【治疗】

［治则］舒筋活血、消肿止痛、松解粘连、理筋通络。

**1. 针灸治疗**

［主穴］阿是穴、列缺、阳溪。

［配穴］手三里、合谷、偏历。

［操作］毫针泻法。每日或隔日 1 次，每次留针约 30 分钟。以阿是穴为主，在中心向四周斜刺 2～4 针或用齐刺法，10 次为 1 疗程。灸法取阿是穴，用直接灸、回旋灸，每日 1 次，每次 30 分钟。

［方义］局部取阿是穴以舒筋活血、消肿止痛；取手阳明多气多血之经和所过之处以疏通经络气血、活血止痛。

**2. 推拿治疗**

［部位及取穴］阿是穴、列缺、手三里、阳溪、偏历。

［手法］按揉法、按法、弹拨法、拔伸法、擦法。

［操作］患者坐位。医者往返按揉前臂桡骨茎突部至第一掌骨背侧 5 分钟。用按法按桡骨茎突部阿是穴约 5 分钟，按列缺、手三里、阳溪、偏历各 1 分钟。弹拨桡骨茎突部肌腱数次。拔伸腕关节和拇指 1 分钟。用小鱼际擦法擦第 1 掌骨至前臂背侧，以透热为度。

**3. 其他治疗**

（1）穴位注射法　疼痛较重者，取阿是穴，用醋酸氢化可的松 12.5mg，消除炎性渗出，每周 1 次，痛止 1 次即可，如必要可 2～3 次。

（2）耳针　取相应的腕区敏感点、神门、皮质下。用压丸法，2 天更换 1 次，每日按压 3～5 次，每次 5～10 分钟。

【注意事项与按语】

（1）本病早期快速消除局部炎性肿胀是防止粘连和病情反复的关键，因疼痛剧烈而影响睡眠者可先在局部穴位封闭，疼痛开始减轻后再作针灸推拿可明显减少治疗次数。严重狭窄且粘连者可考虑采用小针刀或手术切开，剥离粘连。

（2）在疼痛剧烈阶段避免腕关节和手指的锻炼，以免加重病情；疼痛基本消失后可嘱患者自主进行功能锻炼，做拇指的外展、背伸运动，可促进组织修复和松解腱鞘粘连。

（3）避免局部受压、受凉和反复用力。

（4）疼痛明显者慎用热敷，手法亦应轻柔，以免加重炎性渗出而加剧症状。

# 十四、腕管综合征

腕管综合征是指由于正中神经在腕管内受到压迫而引起的手指麻木、疼痛等症状的疾病，是周围神经卡压综合征中最常见的一种。本病好发于 40～60 岁中年女性。因腕管相对狭窄和坚韧，缺乏延展性和对压力的缓冲作用。腕骨骨折、脱位、屈肌支持带增厚、滑膜腱鞘肿胀和肿瘤占位等原因都能引起腕管内容积增加、压力增高，压迫正中神经而出现神经压迫症状。

## 【诊断】

### 1. 临床表现

（1）腕部有外伤史或劳损史。

（2）早期主要为正中神经受压症状，患手拇、食、中指及无名指桡侧半手指麻木、疼痛，腕关节反复屈曲和伸展活动时症状加重，夜间加重可有麻醒史，醒后甩手或搓手后好转。腕部不适偶尔可向前臂、肘部，甚至肩部放射。患肢可伴握力减弱和活动受限。

（3）晚期患者出现大鱼际肌萎缩、麻痹及肌力减弱，拇指外展、对掌无力。拇指处于手掌的一侧，不能单侧外展（即拇指不能与掌面垂直）。肌萎缩程度常与病程长短有密切关系，一般病程在四个月以后可逐步出现。

### 2. 检查

（1）叩击试验阳性。在腕部近端轻叩正中神经时，可诱导出手指正中神经分布区疼痛和麻木症状。

（2）屈腕试验阳性。

（3）止血带试验阳性。上臂止血带充气后观察，压力超过收缩压时，60 秒内出现感觉异常，应考虑腕管综合征可能。

（4）肌电图检查。大鱼际肌可出现神经变性。

（5）X 线检查。可明确一些病因，如腕部骨折、脱位等骨性改变。

## 【治疗】

［治则］舒筋通络、活血化瘀。

### 1. 针灸治疗

［主穴］曲泽、内关、大陵、阳池。

［配穴］疼痛甚者，加血海、膈俞、阿是穴；肌肉无力者，加手足三里、中脘。

［操作］毫针刺，采用平补平泻法，可加灸。每日1次，每次留针约30分钟。

［方义］曲泽、内关疏通经络，大陵、阳池舒筋活血通络。

**2. 推拿治疗**

部位及穴位　腕部，曲泽、鱼际、阳池、阳溪、大陵、合谷、内关、劳宫、列缺、外关、阿是穴等。

［手法］一指禅推法、点法、按法、揉法、拔伸法、摇法、擦法等。

［操作］患者正坐位，掌心朝上置放桌上，腕背部垫枕。医者坐于同侧，以一指禅推法在前臂内侧至手腕正中线上往返治疗3~4遍，在腕管及大鱼际处应重点治疗，手法应先轻后重。在施术中配合拇指点按曲泽、内关、大陵、鱼际等穴约2分钟，以局部酸胀为度。患者正坐位，掌心朝下置放桌上。医者站于患者对面，以双手握患者掌部，一手在桡侧，另一手在尺侧，而拇指平放于腕关节的背侧，以拇指指端按入腕关节背侧间隙内，在拔伸情况下抖腕关节，然后，将手腕在拇指按压下背伸至最大限度，随即屈曲2~3次；摇腕关节及指关节，依次拔伸第1、2、3、4指，以发生弹响为佳。以大鱼际擦法擦腕掌部1分钟，以透热为度。

**3. 其他治疗**

（1）腕部制动　减少腕部活动，将腕部以石膏托固定于功能位。腕关节制动对缓解腕管内充血水肿有一定效果。

（2）局部封闭治疗　复方倍他米松注射液1ml、利多卡因2ml，痛点注射，24~48小时内症状可加重，而后减轻。

（3）小针刀　采取小针刀松解治疗。

**【注意事项与按语】**

（1）治疗期间，患侧腕关节应避免用力和受寒。

（2）因骨折、脱位引起本病者，应在骨折愈合、关节复位后，再考虑给予针灸推拿治疗。

（3）推拿手法治疗时，切忌强力、暴力，以免发生新的损伤。

（4）对症状反复发作，手法治疗无效，或因占位性病变及骨折脱位引起者，应考虑行手术治疗。

（5）对内分泌紊乱等原因引起本病者，应结合病因治疗。与妊娠相关者，结束妊娠多可自愈。

# 十五、退行性膝关节炎

退行性膝关节炎是由于膝关节的退行性改变和慢性积累性磨损，引起膝部关节软骨变性，关节软骨面反应性增生，骨刺形成，导致膝关节疼痛、活动受限并伴有关节活动弹响及摩擦音的一种病症。又称增生性膝关节炎、肥大性关节炎、老年性关节炎。本病是中老年人最常见的疾病之一，尤以肥胖女性多见。中医认为产生本病的原因，一是因慢性劳损、受寒或轻微外伤，二是由于年老体弱，肝肾亏损，气血不足致使筋骨失养，日久则使膝关节发生退变及骨质增生而发生本病。

## 【诊断】

### 1. 临床表现

（1）发病缓慢，多见于中老年肥胖女性，往往有劳损史。

（2）膝关节活动时疼痛。其特点足初起疼痛为发作性，后为持续性，劳累后加重，上下楼梯时疼痛明显。膝关节活动受限。跑跳跪蹲时尤为明显，甚则跛行，但无强直。

（3）关节活动时可有弹响摩擦音。

（4）部分患者可出现关节肿胀，股四头肌萎缩。

（5）个别患者可出现膝内翻或膝外翻；关节内有游离体时可在行走时突然出现交锁现象，稍活动后又可消失。

### 2. 检查

（1）膝关节周围有压痛，活动髌骨时关节有疼痛感。

（2）X线检查　正位片显示关节间隙变窄，关节边缘硬化，有不同程度的骨赘形成。侧位片可见股骨内侧髁和外侧髁粗糙，胫骨髁间棘变尖，呈象牙状，胫股关节面模糊，髌股关节面变窄，髌骨边缘骨质增生及髌韧带钙化。

（3）实验室检查　血、尿常规化验均正常，血沉正常，抗"O"及类风湿因子阴性，关节液为非炎性。

## 【治疗】

［治则］舒筋通络、活血止痛、滑利关节。

### 1. 针灸治疗

［主穴］膝眼、梁丘、血海、阳陵泉、阿是穴、大杼。

［配穴］寒湿证者，配腰阳关；瘀血者，配膈俞；肝肾亏虚者，配肝俞、肾俞、气海。

［操作］毫针常规针刺，可加电针，或者加灸，或温针灸。

［方义］膝眼、梁丘、血海、阿是穴属于膝关节局部的穴位，可疏通局部气血，通经活络止痛；阳陵泉乃筋之会穴，可舒筋通络止痛；骨会大杼，可壮骨止痛，以治其本。

### 2. 推拿治疗

［部位及取穴］患膝髌周部位，内外膝眼、梁丘、血海、阴陵泉、阳陵泉、犊鼻、足三里、委中、承山、太溪。

［手法］滚法、按揉法、弹拨法、摇法等。

［操作］患者仰卧位。医者先以点法点按以上穴位，后以滚法、按揉法、拿捏法作用于大腿股四头肌及膝髌周围，直至局部发热为度。医者站在患膝外侧，用双拇指将髌骨向内推挤，同时垂直按压髌骨边缘压痛点，力量由轻逐渐加重。后用单手掌根部按揉髌骨下缘，反复多次。作膝关节摇法，同时配合膝关节屈伸、内旋、外旋的被动活动。在膝关节周围行擦法。患者俯卧位。医者施滚法于大腿后侧、腘窝及小腿后侧约5分钟，重点应在腘窝部委中穴。

### 3. 其他治疗

（1）刺络拔罐　皮肤针重叩阿是穴，使出血少许，并辅以拔罐。

（2）穴位注射法　取膝眼、阳陵泉、梁丘、膝阳关。每次取 2～3 穴，用当归注射液、威灵仙注射液等，每穴注入药液 0.5～1ml。

**【注意事项与按语】**

（1）膝关节肿痛严重者应卧床休息，避免超负荷活动，以减轻膝关节的负担，必要时扶手杖走路。

（2）患者应主动进行膝关节功能锻炼，如膝关节伸屈活动，加强股四头肌力量。

（3）肥胖患者应注意节食，以便减轻膝关节受累。

（4）退行性膝关节炎发病率比其他负重关节为高。

## 十六、踝关节软组织损伤

踝关节软组织损伤是指踝关节软组织韧带发生损伤而引起的以踝关节疼痛、肿胀，甚至活动受限为主要表现的一种临床常见病症。损伤多由于弹跳、踩空、扭转、于不平整路面行走等踝关节用力过猛或用力不当引起。各年龄段均可发病，外踝损伤多见。病机为气滞血瘀，筋脉不通。

**【诊断】**

**1. 临床表现**

（1）多有较明显的踝关节外伤病史。

（2）踝关节局部疼痛、肿胀和功能障碍。外侧副韧带损伤时表现为外踝疼痛、肿胀，踝内翻活动时疼痛加重，活动受限；外侧副韧带损伤时表现为内踝疼痛、肿胀，踝外翻活动时疼痛加重，活动受限。

（3）可兼有走路跛行，皮下瘀血。

**2. 检查**　X 线检查，可以排除踝关节骨折、脱位等。

**【治疗】**

［治则］舒筋通络、活血止痛、理筋整复、滑利关节。

**1. 针灸治疗**

［主穴］阿是穴、申脉、丘墟、昆仑。

［配穴］疼痛、肿胀在外踝下方加养老；疼痛、肿胀在外踝前下方加悬钟；疼痛、肿胀在内踝下方加然谷；疼痛、肿胀在内踝前下方加商丘。

［操作］毫针刺，用泻法，可加灸。每日 1 次，每次留针约 20 分钟，急性期宜先选取远端穴位针刺，得气后配合踝关节主动活动。

［方义］阿是穴、申脉、丘墟、昆仑等局部取穴可以舒筋通络、活血止痛；养老、悬钟、然谷、商丘等穴为经络辨证取穴；针刺时辅以踝关节主动运动，加强行气止痛之效。

**2. 推拿治疗**

［部位及取穴］阿是穴、申脉、丘墟、昆仑、悬钟、解溪、阳陵泉。

［手法］一指禅推法、摩法、点法、按法、按揉法、弹拨法、拔伸法、扳法、摇

法、擦法。

［操作］患者仰卧位，患踝放松。医者以轻柔的摩法、一指禅推法、揉法于患处及上下周围往返施术约 5 分钟，以损伤局部为重点。以点法、按法、按揉法、弹拨法于以上穴位施术，每穴约 1 分钟，以得气为宜。施踝关节拔伸法、屈伸扳法、摇法，以理筋整复、滑利关节。于患处施以擦法，以透热为度。

**3. 其他治疗**

（1）耳针　选取踝、神门、皮质下。行毫针刺，每日 1 次；或用压丸法，3 日更换 1 次。

（2）冷敷　损伤急性期（48 小时内）可抬高患侧下肢，于患处冷敷。

（3）热敷　急性期后，可于患处以热毛巾热敷。

【注意事项与按语】

（1）针灸推拿治疗前应排除踝关节骨折、脱位及韧带完全断裂等。

（2）损伤急性期（48 小时内）局部不宜推拿治疗。

（3）治疗期间应减少踝关节活动，或辅以弹力绷带包扎固定。

（4）反复损伤者，可进行单脚踩实心球站立等锻炼活动。

# 第五节　五官科疾病

## 一、目赤肿痛

目赤肿痛是以眼睛红赤而痛、羞明多泪为主症的一种常见急性眼科病症，又称"天行赤眼""暴风客热""风热眼""红眼"等。本病与肝、胆两经关系密切。

【诊断】

目赤、肿痛、畏光、流泪、目涩、眵多等为主要症状。主症结合全身兼症进行辨证。

（1）外感风热证　起病较急，患眼灼热，痒痛皆作，羞明流泪，眼睑肿胀，白睛红赤，眵多黄黏，伴头痛，鼻塞，苔薄白或微黄，脉浮数。

（2）肝胆火盛证　起病较缓，病初眼有异物感，畏光涩痛，白睛混赤肿胀，伴口苦咽干，烦热，便秘，苔黄，脉弦数。

【治疗】

［治则］疏经通络、泻火消肿止痛。

**1. 针灸治疗**

［主穴］睛明、太阳、合谷、太冲、风池。

［配穴］外感风热加少商、外关；肝胆火盛加行间、侠溪。

［操作］毫针刺，泻法。太阳点刺放血。

［方义］眼周取穴睛明、太阳，睛明可宣散郁热、通络明目；太阳可泄热消肿止

痛。合谷调节阳明经气，尤善清头面热邪；目为肝窍，肝经之太冲可疏肝泄火；太冲、合谷相配名曰"开四关"，可疏散一身热邪。太冲、风池分属肝胆两经，上下相应，导肝胆之火下行。

**2. 推拿治疗**

［部位及取穴］攒竹、鱼腰、太阳、瞳子髎、四白、承泣、睛明、风池、肩井、合谷、膈俞、肝俞、胆俞、脾俞、胃俞、太冲、血海。

［手法］一指禅推法、抹法、按揉法、点法、拿法。

［操作］患者仰卧位。医者于睛明至太阳沿眼眶上下缘呈"∞"路线做一指禅推法5~8分钟；推抹两侧上下眼眶十余次；点按合谷、太冲、血海各1分钟；患者伏坐位。按揉双侧背腧穴，每穴1分钟；拿风池、拿肩井数次。

**3. 其他治疗**

（1）耳针　取穴眼、目1、目2、肝等。毫针刺，留针30分钟；亦可耳尖、耳后静脉点刺放血。

（2）挑刺　取肩胛间敏感点，或大椎及其旁开0.5寸处。用三棱针或注射针头挑刺。

（3）刺络拔罐　取太阳穴。点刺出血后拔罐，每日1次。

**【注意事项与按语】**

（1）针刺眼眶内穴位时，针具应严格消毒，以防感染；进出针应缓慢，出针时用棉球按压数秒，以防出血。

（2）平日注意用眼卫生，以防传染。

（3）患病期间应规律作息，保证充足睡眠，减少用眼时间，且应禁食辛辣食物。

（4）针刺治疗目赤肿痛效果较好，病程短，症状改善明显。

## 二、麦粒肿

麦粒肿是指胞睑边缘生小疖肿，形似麦粒，易于形成溃破的眼病，又称"睑腺炎""针眼""眼丹""土疳"等。本病常因脾胃蕴热，或心火上炎，又复外感风热，积热与外风相搏，气血瘀阻，火热结聚，以致眼睑红肿，甚则腐熟化为脓液，发为本病。

**【诊断】**

本病以眼睑边缘局限性红肿硬结、疼痛和触痛，继而红肿热痛加剧，数日后硬结顶端出现黄色脓点，溃破后脓自流出为主症。兼症有外感风热与脾胃蕴热。

（1）外感风热证　局部微肿痒痛，全身不适、汗出恶风、苔黄、脉浮数。

（2）脾胃积热证　局部红肿灼痛，伴心烦、口臭、口渴、便秘、脉数。

**【治疗】**

［治则］疏风散热、消肿止痛。

**1. 针灸治疗**

［主穴］太阳、鱼腰、风池、耳尖、攒竹、二间、内庭。

　　［配穴］外感风热者，配大椎、风池、丝竹空、合谷；脾胃蕴热者，配承泣、头维、三阴交、内庭。

　　［操作］毫针针刺得气后泻法，太阳穴点刺放血，耳尖放血。其它穴可加电针刺激。

　　［方义］点刺太阳、耳尖放血可泻热解毒、活血化瘀；鱼腰、攒竹属近部取穴，调理眼部的气血，舒经活络，为治疗眼部疾病常用的穴位；风池是足少阳经与阳维经脉的交会穴，可以疏风解表，以治疗目疾；二间、内庭可清泻阳明经邪热。

　　**2. 其他治疗**

　　（1）耳针　选择眼、肝、脾反射区痛点。毫针针刺或用压丸法。

　　（2）三棱针　在两肩胛骨之间，1～7胸椎两侧探寻红色疹点，用三棱针点刺出血，挤出少量血液。

　　（3）拔罐　选取大椎穴。用三棱针点刺放血，在加用大椎拔罐。

　　**【注意事项与按语】**

　　（1）针灸治疗本病可以有明显的治疗效果。

　　（2）本病初期到化脓阶段切忌用手挤压局部，以免发生感染，造成海绵窦血栓等严重的后果。

　　（3）上述方法仅适用于红肿硬结，针灸方法可促进其消退，如脓液已经形成则由眼科处理。

## 三、鼻炎

　　鼻炎是一种以打喷嚏、流清涕、鼻塞和鼻痒为主症的鼻黏膜慢性炎症。可伴有头痛、头昏及嗅觉减退等症状。本病属中医"鼻窒""壅塞"等范畴。

　　**【诊断】**

　　（1）间歇性、交替性鼻塞，遇轻微的鼻腔刺激或精神紧张时可加重。白天、活动、呼吸到新鲜空气后症状减轻，夜间、休息、寒冷时加重。伴有头痛、头昏、失眠、嗅觉减退、注意力不集中等症状。天气转暖时症状可减轻。

　　（2）鼻腔检查可见鼻黏膜肿胀、充血，但表面光滑有弹性。总鼻道或下鼻道有黏稠分泌物。

　　**【治疗】**

　　［治则］益气扶正、通利鼻窍。

　　**1. 针灸治疗**

　　［主穴］上迎香、印堂、足三里、风门、风池。

　　［配穴］肺气虚加肺俞；脾气虚加脾俞、胃俞；肾阳虚加肾俞、命门。

　　［操作］毫针刺，印堂由上向下沿皮直刺至鼻根部，上迎香由下向上沿鼻翼斜刺近鼻根部，肺俞、脾俞、肾俞可配合灸法。

　　［方义］上迎香可宣通鼻窍；印堂位于鼻根部，是治疗鼻炎之要穴；足三里可益气

扶正；风池、风门可宣肺理气。

**2. 推拿治疗**

[部位及取穴] 神庭、印堂、攒竹、睛明、太阳、迎香、口禾髎、风池、风府、大椎、肺俞、风门、鱼际、合谷等。

[手法] 一指禅推法、擦法、按揉法、拿法、抹法等。

[操作] 患者仰卧位。医者拇指推印堂至神庭，前额正中至左右太阳穴，往返操作6~8遍；拇指按揉百会、印堂、太阳、攒竹、迎香、口禾髎、曲池、合谷、列缺、鱼际，每穴1~2分钟。指抹攒竹至睛明，睛明至迎香，以微微透热为度。患者俯卧位。医者用一指禅偏峰推风府至大椎，风池至风门，往返操作6~8遍。拇指按揉肺俞、脾俞、风池、风府、风门，每穴1~2分钟。掌擦大椎至风门，风门至肺俞，以微微透热为度。拿揉颈项部。

**3. 其他治疗**

（1）耳针 取内分泌、内鼻、肺、脾、肾。每次选3~5穴，毫针刺法或埋针法或用压丸法，每日1次，3天更换1次。

（2）穴位注射法 取迎香、合谷、足三里等穴。选用丹参注射液或维生素 $B_1$，常规穴位注射。

**【注意事项与按语】**

（1）慎起居，节饮食，畅情志。

（2）居室内应保持空气新鲜，避免粉尘、化学毒性物品等刺激。

（3）避免长期使用血管收缩剂。

（4）推拿对本病有一定的疗效，可减轻或消除鼻塞及其黏性分泌物，缓解头痛、失眠等症状，但对鼻中隔畸形、鼻腔狭窄、鼻息肉者应考虑手术治疗。

（5）本病稳定期应注意加强耐寒锻炼，防止感冒，减少复发。

# 四、慢性扁桃体炎

慢性扁桃体炎为咽部常见疾病，多由急性扁桃体炎反复发作或因扁桃体隐窝引流不畅，其内细菌滋生繁殖而演变为慢性炎症。由于积存的细菌不断分泌毒素，并经过腺窝周围的血管网传播到全身。因而扁桃体成为不少全身性疾病如风湿热、肾炎等的病灶，这也正是其危害所在。中医学称本病为"慢乳蛾"或"虚火乳蛾"，多因肺肾阴虚，虚火上炎；或脾胃虚弱，喉核失养；或痰瘀互结，凝聚喉核而致。

**【诊断】**

（1）肺肾阴虚，虚火上炎证 咽部干燥，微痒微痛，哽哽不利，午后症状加重，午后颧红，手足心热，失眠多梦，或干咳少痰，耳鸣眼花，腰膝酸软，大便干，舌质红干，苔少，脉细数。

（2）脾胃虚弱，喉核失养证 咽干痒不适，异物梗阻感，咳嗽痰白，胸脘痞闷，易恶心呕吐，口淡不渴，大便不实，舌质淡，苔白腻，脉缓弱。

（3）痰瘀互结，凝聚喉核证 咽干涩不利，或刺痛胀痛，痰黏难咯，迁延不愈，全身症状不明显，舌质略有瘀点，苔白腻，脉细涩。

**【治疗】**

[治则] 清利咽喉、消肿止痛、扶正祛邪。

**1. 针灸治疗**

[主穴] 少商、商阳、天突、合谷。

[配穴] 肺肾阴虚者加太溪、照海；伴失音者加通里、廉泉；脾胃虚弱者，加脾俞、胃俞、中脘、足三里、内关；痰瘀互结者，加中脘、足三里、血海、膈俞。

[操作] 主穴用毫针泻法或平补平泻法。

[方义] 少商、商阳分别为手太阴、手阳明经井穴，刺血可清泻肺热；天突为任脉与阴维脉交会穴，可清利咽喉；合谷清咽止痛；太溪、照海滋阴降火，引虚火下行。

**2. 推拿治疗**

[部位及取穴] 颈部、腹部、人迎、风池、风府、天突、中脘、肩井、肺俞、膈俞、脾俞、胃俞、肾俞、曲池、太渊、鱼际、合谷、血海、足三里、太溪、涌泉。

[手法] 一指禅推法、按揉法、摩法、擦法、推法、点法、按法、揉法、拿法。

[操作] 患者坐位。医者站于患者背后，用虎口轻轻卡住颈部，用拇指、食指的指腹着力上下推擦颈部约5分钟。用拇指按揉风府、风池穴各1~2分钟。拿风池、肩井各1~2分钟。用勾揉法勾揉天突穴1~2分钟。用一手拇、食两指指腹轻揉喉结周围2~3分钟。用拇指轻揉双侧人迎1~2分钟。用一手拇指点按曲池、合谷、鱼际穴，每穴1~2分钟。肺肾阴虚者，加拇指按揉太渊、肺俞、肾俞、太溪、涌泉穴，每穴约1分钟。用擦法擦足底，以透热为度。脾胃虚弱者，加掌摩法顺时针方向摩腹，约5分钟。用拇指按揉法或一指禅推法施于中脘、足三里、脾俞、胃俞穴，每穴约1分钟。痰瘀互结者，加拇指按揉法或一指禅推法施于中脘、足三里、血海、膈俞穴，每穴约1分钟。用掌横擦膈俞，以透热为度。

**3. 耳针** 选咽喉、心、肺、神门。取0.5~1寸毫针消毒后刺入以上穴位，中强度刺激，留针30分钟。每日一次。或用压丸法。

**【注意事项与按语】**

（1）平时应加强身体锻炼。

（2）饮食有节，少食辛辣厚味；按时作息，以免虚火内生。

（3）注意口腔卫生，及时治疗邻近组织疾病。

（4）针灸推拿对慢性扁桃体炎有较好疗效。对于反复发作的慢性炎症，可先行保守治疗。如发作次数频繁，则应考虑手术摘除扁桃体。

## 五、耳鸣耳聋

耳鸣、耳聋是听觉异常的病症。耳鸣是指患者主观感觉耳内鸣响，如蝉如潮，妨碍听觉；耳聋是指听力不同程度减退或丧失，轻者称"重听"。二者可单独出现，亦可先后发生或同时并见。耳鸣、耳聋多与外感风邪、肝胆火旺、肾精亏虚等因素有关。

**【诊断】**

（1）实证 突发耳鸣、耳聋，耳中闷胀或鸣声不断，按之不减。兼头痛恶风，发热口干，舌红，苔薄，脉浮数为外感风邪；兼头胀面赤，口苦咽干，心烦易怒，大便秘结，脉弦数为肝胆火盛。

（2）虚证 耳鸣、耳聋已久，或耳鸣时作时止，声细调低，劳则加剧，按之鸣声减弱。兼头晕，腰膝酸软，虚烦失眠，遗精，脉细为肾精亏虚。

**【治疗】**

［治则］实证者，疏风泻火、通络开窍；实证者，补肾益精、通络开窍。

**1. 针灸治疗**

（1）实证

［主穴］翳风、听会、中渚、侠溪。

［配穴］外感风邪配风池、外关；肝胆火旺配行间、丘墟。

［操作］毫针刺，泻法。翳风、听会的针感以向耳内或耳周传导为佳。

［方义］手、足少阳经均绕行于耳并入耳中。翳风属手少阳经，听会属足少阳经，均位于耳前，可疏导少阳经气，主治耳疾。中渚、侠溪均为少阳经远端取穴，贯通上下，疏经活络，宣导耳窍。

（2）虚证

［治则］补肾益精、通络开窍。

［主穴］听宫、翳风、太溪、肾俞。

［操作］听宫、翳风的针感以向耳内或耳周传导为佳；太溪、肾俞用补法，可施以灸法或温针灸。

［方义］听宫为手太阳经与手、足少阳经之交会穴，为治疗耳疾要穴，配以翳风，可疏通经气、宣导耳窍。太溪、肾俞可补肾益精、荣养耳窍。

**2. 推拿治疗**

［治则］通经活络、聪耳开窍。

［取穴］耳门、听宫、听会、翳风、风池、颈夹脊。

［手法］一指禅推法、拿揉法、按揉法、震颤法、击法。

［操作］患者坐位。医者于两侧风池及颈夹脊穴施一指禅推法及拿揉法5~8分钟。按揉耳周穴位各1分钟。鸣天鼓24次。中指轻入耳内做快速震颤法1分钟。实证者，可加以按揉大椎、曲池、合谷、行间、太冲等穴；虚证者，可加以按揉肝俞、肾俞、擦命门、八髎及涌泉。

**3. 其他治疗**

（1）头针 取双侧颞后线。毫针刺，间歇运针，留针20~30分钟，每日或隔日1次。

（2）耳针 取皮质下、内分泌、内耳、外耳、肾、肝、胆。取一侧或双侧，毫针刺，亦可用埋针法、压丸法。

（3）穴位注射法 取穴听宫、翳风、完骨、肾俞等。用1%的盐酸普鲁卡因或维生

素 $B_{12}$ 注射液，每穴注射 0.5~1ml，每日或隔日 1 次。

【注意事项与按语】

（1）患者应劳逸适度，规律作息，节制房事，调节情志。

（2）注意用耳卫生，避免过多接触噪声，谨慎使用耳毒性药物。

（3）耳鸣与耳聋发生的原因很多，治疗中应明确诊断，积极治疗原发病。

# 六、牙痛

牙痛是以牙齿疼痛为主要临床表现的一种常见口腔疾患，又称"牙宣""骨槽风"等。多与外感风火邪毒、过食辛辣厚味或肾气亏虚有关。

【诊断】

（1）风火牙痛证  起病急，牙龈肿痛，形寒身热，苔薄黄，脉浮数。

（2）胃火牙痛证  牙痛剧烈，口臭，口渴，便秘，苔黄燥，脉洪。

（3）肾虚牙痛证  牙隐隐作痛，时作时止，或牙龈萎缩，齿浮动，舌红苔少，脉细。

【治疗】

［治则］祛风泻火、通络消肿止痛。

**1. 针灸治疗**

［主穴］颊车、下关、合谷。

［配穴］胃火牙痛配内庭、二间；风火牙痛配外关、风池；肾虚牙痛配太溪、行间。

［操作］毫针刺。除配穴太溪用补法外，余穴均用泻法。合谷可左右交叉刺，持续行针 1~3 分钟。

［方义］颊车、下关为近部取穴，可疏通足阳明经气而止痛；合谷为远端取穴，疏通手阳明经气，兼具祛风作用，是治疗牙痛的要穴。

**2. 推拿治疗**

［取穴］颊车、下关、合谷、内庭、太冲及阿是穴。

［手法］点法、按法、揉法。

［操作］患者取坐位或仰卧位。医者点或按揉合谷、内庭、太冲各 1 分钟。点或按颊车、下关及阿是穴各 1 分钟。大鱼际轻柔面部肿痛部位 3~5 分钟。风火牙痛者，加按揉大椎、曲池、风池；胃火牙痛者，加按揉迎香、天枢、足三里；肾虚牙痛者，加按肾俞、肺俞、太溪。

**3. 其他治疗**

（1）耳针  取神门、上屏尖、牙痛点。每次取 2~3 穴，毫针刺，强刺激。每日 1 次，每次留针 20~30 分钟。

（2）穴位注射法  取穴合谷、下关。用鱼腥草或柴胡注射液，每穴注射 0.5ml，每日或隔日注射 1 次。

**【注意事项与按语】**

（1）日常注意口腔卫生，坚持早晚刷牙，合理使用牙线。

（2）合理调摄饮食，避免生冷、辛辣食物过度刺激。

（3）针灸推拿针对一般性牙痛效果较好，对龋齿、牙髓炎等可暂时止痛，应同时针对病因积极治疗原发病。

# 第六节　皮肤、外科疾病

## 一、斑秃

斑秃，又称"鬼剃头"，也即斑状脱发，大小不等，呈圆形或者近似圆形，发生突然，多无自觉症状，或仅有微痒，属于一种皮肤病，部分患者进展迅速，可在数日至数月内全部头发迅速脱光，成为"全秃"，更甚者，少数患者可累及腋毛、阴毛、眉毛、胡须均脱落，称为"普秃"。主要由于血热生风、血瘀毛窍、气血两虚、肝肾不足所致。

**【诊断】**

斑秃的脱发区域局部皮肤光滑，毛囊口清晰，脱发区域的周围毛发清晰可见，而且并不容易脱落，脱发区域内的头发则很容易拔除，拔除的头发呈上粗下细的特点。脱发区域有新的头发生长时，头发非常纤细柔软，色灰白，像绒毛，以后渐渐的变粗变黑。

（1）血热生风证　脱发突然，发展迅速，多为年轻体壮者，伴有烦躁不安，头皮瘙痒，失眠多梦，唇红舌赤，脉弦数。

（2）血瘀毛窍证　头发秃落，日久不生，头皮刺痛，面色晦暗，舌有瘀斑，脉涩滞。

（3）气血两虚证　脱发范围往往由小而大，呈进行性加重，在脱发区尚存残留参差不齐的头发，轻触亦易脱落，头皮松软光亮，面色㿠白，神疲乏力，心悸气短，眩晕自汗，少气懒言，舌质淡，苔薄白，脉细弱。

（4）肝肾不足证　头皮焦黄，或兼有花白，毛发成片脱落，面色萎黄，头晕耳鸣，腰膝酸软，舌淡，脉细。

**【治疗】**

［治则］疏肝理气、祛风通络。

**1. 针灸治疗**

［取穴］风池、风府、百会、膈俞、血海、足三里、三阴交、脱发局部。

［配穴］肝肾不足加肝俞、肾俞、太溪、太冲；气滞血瘀加气海、内关、外关、太冲；头晕耳鸣加中脘、脾俞、四神聪；心悸失眠加神门；阳痿遗精加志室、关元、阴谷、阴陵泉；月经不调加曲泉、关元；头痛寐差加太阳、神门；胸闷胁胀加膻中、期

门。前额和两鬓脱发者可加头维穴，头皮痒者加大椎穴，油脂分泌旺盛者可加上星穴。

[操作] 每次取5~6穴，根据患者体质情况和虚实辨证行针刺补泻。脱发局部可在上下左右各平刺1针，针尖均刺向斑秃中心。每次或者隔日1次，10次为1个疗程，疗程间可休息3~5天，或者一周。至头发完全恢复为止。灸法可用艾条实施温和灸，灸至患部皮肤呈微红。也可以使用小艾炷直接灸法，如果秃发时间较长，面积直径有2~3cm的患者，可在脱发部正中和边缘之上3~4点施灸。直径5cm以上或者多个大的脱发融合成片者，则要总体治疗。

**2. 其他治疗**

皮肤针　局部消毒后用梅花针或者七星针在脱发区域边缘，螺旋状向脱发区域中心均匀叩刺。皮肤针的叩刺程度以微微渗血为度，如果脱发区域皮肤光滑，可加重叩刺力量，以局部出现均匀血珠为度。叩刺后可用鲜生姜擦局部。

**【注意事项与按语】**

（1）患病后尽量保持心情舒畅，遇事不急躁，工作、学习要劳逸结合。

（2）适当运动，保证睡眠。运动有利于舒缓压力，提高自身免疫力，尽量做到每天睡眠不少于6个小时，养成定时睡眠的习惯。

（3）注意饮食调摄，忌食辛辣酒酪，多食有补益肝肾作用的食物，如大枣、黑芝麻、黑豆、黄豆等。

（4）避免环境伤害。强光、污浊空气、化学毒素、染发等都会对头发造成很大的伤害，破坏毛囊的生长环境，要尽量避免接触这些环境。

（5）本病的治疗主要是改善脱发区域头皮下的气血供应，配合体针对身体状态进行调整。

（6）斑秃的治疗时间，根据不同体质、脱发轻重程度，少则1~2月，多则6~12月，个别甚者需要2年以上的治疗时间，要求患者坚持治疗，不能中途停止。

（7）针灸疗法对于严重脱发和脂溢性脱发效果不太明显，临床上可配合中药治疗。

## 二、痤疮

痤疮是一种皮肤毛囊皮脂腺的慢性炎症性皮肤病。中医称之为"面刺""酒刺""肺风粉刺"。临床以丘疹、脓疱、囊肿、结节等多种皮肤损害为特征。因其是青春期常见病、多发病，故又俗称"青春痘"。主要由于肺经风热、脾胃湿热、冲任不调、血瘀痰凝所致。

**【诊断】**

初起为粉刺，又有黑头粉刺和白头粉刺之分。常对称性分布，可少而稀疏或多而密集，发展过程中可演变为炎症丘疹、脓疱、结节等，常伴有瘙痒。

临床上痤疮多发生于面部，尤其是前额、双颊部、颈部，也可发生于胸部，以及肩背部。一般发生于15~30岁的青年男女，男性多于女性，往往有皮脂过多，毛孔粗大等表现。由于本病病程较慢，常常时轻时重，有时能持续到中年，病情才逐渐缓解而痊愈，然而，又常留下多种形态的损害，如凹坑状萎缩性瘢痕，或瘢痕疙瘩，严重者呈橘皮脸，因此给年轻人造成巨大的心理压力和精神痛苦。

（1）肺经风热证 颜面部以散在的红色丘疹为主，丘疹粉刺焮热痒痛，可有脓疱，舌质红，苔薄黄，脉数。

（2）脾胃湿热证 颜面皮肤油腻不适，皮损有丘疱疹、脓疱、结节，便秘，舌苔黄腻，脉濡或滑数。

（3）冲任不调证 月经前后加重，可伴有月经不调和痛经，舌暗红，苔薄黄，脉弦细数。

（4）血瘀痰凝证 颜面部以结节、囊肿为主，可伴有黑头粉刺、丘疹、脓疱、窦道、瘢痕等多形损害，舌暗红或紫暗，脉弦滑。

**【治疗】**

［治则］宣肺泻热解毒、化湿软坚散结。

**1. 针灸治疗**

［主穴］近取神庭、头临泣、头维、印堂、太阳、迎香、颧髎、下关。

远取风池、肺俞、曲池、列缺、足三里、太溪、太冲。

［配穴］肺经风热配尺泽、列缺；脾经湿热配阴陵泉、内庭；月经不调配三阴交、血海；保持大便通畅配支沟、天枢；血瘀痰凝配血海、丰隆、膈俞。

［操作］主穴用毫针平补平泻法。

［方义］近取神庭、头临泣、头维、印堂、太阳、迎香、颧髎、下关等，可起到疏风泄热，宣通面部气血的作用；远取风池、肺俞、曲池、列缺可以祛风泄热，太冲可以疏肝理气通络。

**2. 其他治疗**

（1）刺络放血 取大椎穴。常规消毒后，三棱针点刺放血，然后拔火罐10～15分钟，出血量约在1～2ml，每周2～3次。也可以取耳尖、商阳、少商交替放血。

（2）耳针 选肺、内分泌、皮质下、面颊（额）、肝、胃、大肠、神门等。随症酌情选配3～5个耳穴，探寻敏感点，采用压丸法，一般取单耳，交替进行，并嘱患者每天轻压1分钟左右，每周两次。

**【注意事项与按语】**

（1）患者少食用高脂肪、高糖、辛辣、水生贝壳类食物；少喝可乐、咖啡及酒精饮料。

（2）不要用手挤捏粉刺，可使用痤疮针压出，不宜随便使用外用药物，尤其不要用含有皮质类固醇激素的药物，不宜使用油性化妆品以及含有粉质的化妆品等，以免堵塞毛孔加重病情。

（3）注意工作劳逸结合，避免长期精神紧张，保持情绪稳定，保证睡眠。

（4）面部皮损比较局限，可局部常规消毒，采用美容针在局部行多针围刺，针距在5mm左右，针数以病灶包围为宜，不施手法。如粉刺发展为结节、囊肿，甚至有窦道、瘢痕等，可局部配合艾灸局部。痤疮的发病机制较为复杂，但针灸疗效确切，如能针药结合则疗效更佳。

### 三、黄褐斑

黄褐斑是以颜面部出现局限性的黄褐色或淡色皮肤色素改变为主症的一种皮肤病。中医学称为"黧黑斑",此外还有"肝斑""面尘""蝴蝶斑"等别名。本病一般多发于孕妇及经血不调的妇女,男子或未婚女性亦可患病,皮损日晒后多可加重,多由七情内伤、饮食不调、劳倦失宜、妇人月经不调等所导致。

【诊断】

本病的主要症状是颜面部出现对称分布的黄褐色或淡黑色斑片,或深或浅,大小不定,形状各异,如钱币或蝴蝶状,日晒后加重。

(1)肝郁气滞证 浅褐色至深褐色斑片,呈地图状或蝴蝶状,轮廓易辨,边缘不整,对称分布于颜面、目周,烦躁易怒,胁胀痞满,月经不调,经前斑色加深、两乳胀痛,舌苔薄白,脉弦。

(2)肝脾不和证 栗皮色,地图斑片状斑片,边缘不整,轮廓较清晰,对称分布于鼻周、口周、双颧、目、额,两胁作痛,胸脘痞闷,腹胀便溏,月经不调,舌苔白,脉弦滑。

(3)脾胃虚弱证 灰黑色斑片,状如蝴蝶,边缘模糊,自边缘向中央逐渐加深,对称分布于口周、鼻翼,气短乏力,腹胀纳差,舌淡苔腻,脉细弱。

(4)肾阴不足证 黑褐色斑片,形状不规则,大小不定,轮廓鲜明,多以鼻为中心,对称分布于颜面部,头眩耳鸣,腰腿酸软,骨蒸盗汗,五心烦热,舌红少苔,脉细数。

【治疗】

[治则]肝郁气滞者,治以疏肝理气;肝脾不和者,治以调和肝脾;脾胃虚弱者,治以健脾益气;肾阴不足者,治以滋补肾阴。

**1. 针灸治疗**

[主穴]太阳、阳白、攒竹、丝竹空、颊车、迎香、地仓、下关、血海、三阴交。

[配穴]肝郁气滞者,加肝俞、期门、太冲、阳陵泉;脾虚者,加中脘、足三里、脾俞、胃俞等穴;肾虚者,加关元、太溪、肾俞等穴。

[操作]毫针刺,太冲、支沟、阳陵泉用泻法,其他穴位用补法。每日1次,每次留针约30分钟。

[方义]太阳、阳白、攒竹、颊车、迎香、地仓、下关均为局部取穴,有活血通络、荣颜祛斑的作用;血海可活血化瘀;本病发生与肝、脾、肾三脏关系最为密切,以气血不能上荣于面为主要病机,故取三阴交以滋补肝肾、健运脾胃。

**2. 推拿治疗**

[部位及取穴]面部,太阳、攒竹、丝竹空、阳白、颊车、地仓、下关、迎香等。

[手法]抹法、揉法、擦法、点法、拍法等。

[操作]患者取仰卧位。主要沿额肌、眼轮匝肌、口轮匝肌及面部主要肌群走行方向施以抹、揉、点、拍、擦等手法5分钟。于太阳、攒竹、丝竹空、阳白、颊车、地

仓、下关、迎香等穴施以点揉法 5 分钟。肝郁气滞者，加按揉期门、三阴交、太冲、肝俞、阳陵泉 5 分钟；脾虚者，加按揉中脘、足三里、脾俞、胃俞 8 分钟；肾虚者，加按揉关元、太溪、肾俞 5 分钟。

**3. 其他治疗**

（1）刺络拔罐　选大椎、肺俞。大椎、肺俞用三棱针点刺，每穴点刺后形成15～30 个左右的出血点。点刺后用 2 号玻璃罐，以闪火法于点刺部位上拔罐，每周 1 次，10 次为 1 疗程。

（2）耳针　选内分泌、肾上腺、肺、肾、肝、脾。月经不调加内生殖器、卵巢，男性加前列腺。用压丸法。每次选取 5 个左右的耳穴，每次贴 1 耳，两耳轮换，3～5 天 1 次，10 次为 1 疗程。

**【注意事项与按语】**

（1）针灸推拿治疗本病有一定的疗效。

（2）临床治疗时间较长，一般需要 1～3 个月。

（3）患者应保持心情舒畅，忌忧思恼怒。避免日光曝晒，特别是夏季外出宜打伞戴帽。多食新鲜蔬菜、水果，忌食油腻、辛辣及酒类之品。

（4）病变局部不宜滥用激素等外用药。

## 四、扁平疣

扁平疣是以发生于皮肤浅表部位的小赘生物为主症，多发生于青年人颜面、手背部的一种常见皮肤病，尤以青春期前后女性居多，故又称为青年扁平疣。属于中医学"瘊子""疣目""扁瘊"的范畴。多由肌肤受风热之邪搏结而赘生，或因肝气郁结，气血郁滞，发于肌肤而成。

**【诊断】**

多以颜面、手背和前臂处散在或密集分布米粒至芝麻粒大的扁平丘疹为主症，色淡红或淡褐或暗褐或正常肤色，边界清楚，表面光滑发亮，呈圆形、椭圆形或多角形，可因搔抓等因素呈线状排列。患者一般无自觉症状，偶有痒感，病程缓慢，有时可自愈，愈后不留瘢痕。

（1）肝郁化火证　除上述主症外，多兼见烦躁易怒，口苦咽干，目眩，脉弦数。

（2）风热搏结证　发病初期多见，丘疹呈淡红色或红褐色伴有瘙痒者，兼见发热，咳嗽，脉浮数。

（3）瘀结毒聚证　发病日久多见，丘疹呈灰色或暗褐色，疣体较大，触之坚实。

**【治疗】**

［治则］肝郁化火者，治以疏肝泻火；风热搏结者，治以疏风清热；瘀结毒聚者，治以解毒散结。

**1. 针灸治疗**

［主穴］合谷、曲池、血海、膈俞。

[配穴] 肝郁化火者，加行间、侠溪；风热搏结者，加风池、大椎；疣数较多者，加曲池、合谷、风池；亦可取"母疣"（指最先长出或体积最大者）部阿是穴或疣体所在部位的经络邻近取腧穴 2～3 个。

[操作] 毫针刺，用泻法。可用 26～28 号 0.5～1 寸毫针，在母疣部位的中心快速进针至其底部，大幅度快速捻转提插 30 次左右，然后摇大针孔，迅速出针，并放出恶血数滴，再压迫止血；若疣体较大，可再于疣体上下左右四面与正常皮肤交界处各刺 1 针，以刺穿疣体对侧为度，施用同样手法，3～5 日针刺 1 次。余穴常规针刺，每日 1 次，每次留针约 30 分钟。用灸法时，点燃艾条，对准扁平疣进行熏灸，灸至局部皮肤微红有灼热感为度，每日 1 次，10 次为 1 疗程。

[方义] 本证为风热毒邪结聚于皮肤所致，故取曲池、合谷针而泻之，散风清热；再针泻血海、膈俞以活血化瘀、软坚散结，更有助于疣体之枯萎。

**2. 其他治疗**

（1）火针疗法　选疣体部。用适当型号的火针在酒精灯上烧红，快速灼灸疣体 1～3 次，一周后疣体自行脱落，未脱落者再行操作一次。

（2）耳针　选肺、肝、肾、面颊、交感、内分泌。根据辨证，每次选用 2～3 个穴位，毫针中等刺激，留针 30 分钟，每日 1 次。或者用压丸法。

**【注意事项与按语】**

（1）针灸治疗扁平疣有较好疗效，临床一般多采用局部选穴。若在治疗期间出现局部隆起明显，色泽发红，瘙痒加重，往往是经气通畅之象，为向愈之征兆，应继续坚持治疗。

（2）治疗期间应忌食辛辣、海鲜等发物；避免挤压摩擦疣体，防止感染。

# 五、神经性皮炎

神经性皮炎是以皮肤革化呈苔癣样改变及阵发性剧痒为主症，是因皮肤神经功能失调所致的一种增厚性皮肤病，又被称为慢性单纯性苔癣。常局限于某处，如颈项、腋窝、肘窝、腘窝、骶部、阴部等，偶可见散发全身，呈双侧对称分布。中医学多称之为"牛皮癣"等。

**【诊断】**

本病以局部皮损呈苔癣样改变，阵发性剧痒为主要症状。

（1）风热证　发病初期，多仅有瘙痒面无皮疹，或丘疹呈正常皮色或红色，常因食辛辣食物加重，伴小便短赤，苔薄黄，脉弦数。

（2）肝郁化火证　多因心烦易怒、情志不畅而诱发或加重。

（3）血虚风燥证　多因病久而丘疹融合成片，皮肤增厚，干燥如皮革样，或有少量灰白鳞屑，而成苔癣化，多于夜间瘙痒加剧。

**【治疗】**

[治则] 风热者，治以疏风止痒；肝郁化火者，治以疏肝泻火；血虚风燥者，治以

养血润燥。

**1. 针灸治疗**

［主穴］阿是穴、合谷、曲池、血海、膈俞。

［配穴］风热者，加大椎、风池；肝郁化火者，加肝俞、行间；血虚风燥者，加三阴交、足三里、脾俞。

［操作］毫针刺，阿是穴围刺，可加艾灸，其余主穴用泻法，配穴按照虚补实泻法来操作。每日 1 次，每次留针约 30 分钟。

［方义］局部取阿是穴可直达病所，既可疏散局部的风热郁火，又能疏通患部的经络气血，使患部肌肤得以濡养；合谷、曲池合用可以祛风止痒；血海、膈俞合用以活血养血，取"治风先治血，血行风自灭"之义。

**2. 推拿治疗**

［部位及取穴］背腰部、头面部，百会、风池、足三里、三阴交、血海、心俞、肝俞、脾俞、肾俞、膏肓。

［手法］揉法，拿揉法、分推法、点按法等。

［操作］患者取俯卧位。医者于腰部施以掌揉法 5 分钟。点按心俞、肝俞、脾俞、肾俞、膏肓 10 分钟。患者取仰卧位。用双手拿揉下肢前侧。点按足三里、三阴交、血海 5 分钟。用双拇指腹分推印堂至太阳穴，揉眉弓，点按百会、风池等穴 5 分钟。

**3. 其他治疗**

（1）皮肤针　选阿是穴。先轻叩皮损周围，再重叩患处的阿是穴以少量出血为度，同时配合艾条灸或拔罐。

（2）耳针　选肺、肝、神门、相应病变部位。毫针刺，中等强度刺激，或用小手术刀片轻割相应部位的耳穴，以轻度渗血为度，或者用压丸法。

**【注意事项与按语】**

（1）针灸推拿治疗本病有一定疗效，特别是以皮肤针叩刺局部阿是穴及相应夹脊穴较为多用。在此基础上辨证选穴，或在局部加用艾灸与拔罐，均能获得较好的临床疗效。

（2）本病应注意与原发性皮肤淀粉样变、慢性湿疹鉴别。原发性皮肤淀粉样变多发于小腿伸侧，常为绿豆大的半球形丘疹，密集成片，质坚硬；而慢性湿疹皮损局部多有糜烂、渗液等，苔癣样变不如神经性皮炎显著，但局部浸润、肥厚比较明显，边界也不如神经性皮炎清楚。

（3）本病较难痊愈，必须坚持治疗。治疗期间务必注意劳逸结合，避免精神过度紧张。避免搔抓皮损区，尤其要注意调理饮食，忌食鱼虾、辛辣之品及酒类，忌忧思恼怒。

# 六、荨麻疹

荨麻疹是一种以异常瘙痒，皮肤出现成块、成片状风团为主症的常见的过敏性皮肤病。因其时隐时起，遇风易发，又被称为"瘾疹""风疹块"。

**【诊断】**

本病发病时皮肤上会突然出现大小不等、形状不一的风团,成块或成片,高起皮肤,边界清楚,有如蚊虫叮咬之疙瘩,其色或红或白,瘙痒异常;本病发病迅速,消退亦快,此起彼伏,反复发作,消退后不留任何痕迹。

(1)风邪袭表证 发作与天气变化有密切的关系,其疹块以裸露部位如头面、手足为重,常兼有外感表证。

(2)胃肠积热证 发作与饮食因素有密切的关系,伴有脘腹胀痛,小便黄赤,大便秘结,或伴有恶心呕吐,肠鸣腹泻,舌红赤,苔黄腻,脉滑数。

(3)血虚风燥证 若病久不愈,热伤阴血,多于午后或夜间加剧,常伴心烦少寐、口干咽燥、手足心热,舌红,少苔,脉细数无力。

**【治疗】**

[治则]风邪袭表者,治以疏风解表;胃肠积热者,治以清热泻火;血虚风燥者,治以养血润燥。

**1. 针灸治疗**

[主穴]曲池、合谷、三阴交、血海、膈俞。

[配穴]外感风热者,加大椎、风池、肩髃;胃肠积热者,加中脘、天枢、内庭;血虚风燥者,加足三里。

[操作]毫针刺,用泻法。血虚风燥者配穴用补法,其余配穴用泻法。每日1次,每次留针约30分钟。

[方义]曲池、合谷皆为阳明经穴位,既可疏风解表,又能清泻阳明,故外邪侵袭、肠胃蕴热者皆可用之;血海、三阴交属足太阴经穴位,主血分病,可调营活血;膈俞为血之会穴,活血祛风,乃取"治风先治血,血行风自灭"之义。诸穴合用共奏疏风清热、活血调营之功。

**2. 推拿治疗**

[部位及取穴]合谷、曲池、血海、三阴交、足三里、委中、膈俞等。

[手法]按揉法、一指禅推法、点按法、按揉法、擦法等。

[操作]患者取仰卧位。医者于合谷、曲池、血海、足三里、三阴交等穴施以一指禅推法或点按手法5分钟。足太阴脾经下肢部施以擦法,以透热为度2分钟。患者取坐位或俯卧位。医者于委中、膈俞等穴施以一指禅推法或按揉手法3分钟。擦督脉及膀胱经2分钟,以透热为度。外感风热者,加一指禅推或点按大椎、外关,横擦大椎,拿风池及肩井,时间约5分钟;肠胃积热者,加一指禅推或点按中脘、内关、足三里、天枢、章门、胃俞、脾俞,时间约5分钟;血虚风燥者,加点揉脾俞、胃俞、足三里、气海,时间约5分钟。

**3. 其他治疗**

(1)拔罐 选神阙穴。拔火罐,留罐5分钟,或用闪罐法反复拔罐至局部充血,每日治疗1次,3次为1疗程。

(2)耳针 选神门、肾上腺、肺、枕、胃。每次取3~5穴,毫针刺,中等强度刺激,每日1次,每次留针30分钟。亦可用压丸法,双耳轮换,每3天贴压1次。

(3)皮肤针 选风池、血海、夹脊(胸2~5、骶1~4)。用皮肤针沿经使用轻叩,急性者每日1次,慢性者隔日1次,每次叩击20分钟,穴区重叩至点状出血。

**【注意事项与按语】**

(1)针灸推拿治疗风疹疗效较好,临床上对于急性患者多以手阳明、足太阴经穴为主,曲池、血海穴多选。对慢性患者则常用肺俞、膈俞、肝俞、脾俞等益气固表、活血化瘀。急性荨麻疹选用神阙拔罐见效快。

(2)应详细询问发病时所服用药物或接触的食物,有无感染或其他慢性疾病及家庭遗传因素。

(3)本病若多次反复发作,必须查明原因,作针对性治疗。凡属体质过敏者,应忌食鱼虾荤腥等食物;便秘者应注意保持大便通畅。

(4)急性荨麻疹的患者若出现喉头水肿或脓毒血症时,应及时诊断并积极抢救。

# 七、丹毒

丹毒是一种以皮肤突然发红,色如涂丹,游走极快为主症的急性感染性疾病,多伴有恶寒、高热等症。本病好发于春、秋两季,多发于颜面和小腿。多因血分有热,更兼火毒侵袭,或皮肤黏膜破损,邪毒乘隙而入,火热毒邪郁于肌肤,经络阻塞,气血壅遏而成。

**【诊断】**

本病起病急骤,皮肤红肿热痛,边界分明,状如云片。

(1)热毒夹风证 多发于头面,兼见发热恶寒,头痛,骨节酸楚,舌红苔薄白或薄黄,脉浮数。

(2)热毒夹湿证 多发于下肢或红斑表面出现黄色水疱,兼见发热口渴,心烦,胸闷,关节肿痛,小便黄赤,脉濡数。

(3)热毒内陷证 多出现胸闷呕吐、壮热烦躁、神昏谵语甚至痉厥等证候,属危急之候。

**【治疗】**

[治则]热毒夹风者,治以疏风泄热;热毒夹湿者,治以除湿解毒;热毒内陷者,治以凉血解毒。

**1. 针灸治疗**

[主穴]阿是穴、合谷、曲池、血海、委中、大椎。

[配穴]头痛者,加太阳、百会;呕恶者,加内关、足三里;便秘者,加支沟、内庭;心烦者,加大陵;谵语者,加十宣或十二井穴点刺出血。

[操作]毫针刺,用泻法。大椎、委中、十宣、十二井诸穴均可用三棱针点刺出血,皮损局部阿是穴用三棱针散刺出血。余穴常规针刺,每日1次,每次留针约30分钟。

[方义]合谷、曲池相配可疏散阳明经热邪;血海、委中则可泻血分之郁热;大椎

与阿是穴局部散刺出血更可泻局部和诸阳经之热邪；太阳、百会为近部取穴，内关、足三里和胃降逆以止呕，支沟、内庭清泻胃火以通便，大陵宁心安神，十宣或十二井穴可泻热开窍。

**2. 其他治疗**

（1）耳针 选耳尖、肺、大肠、肾上腺、神门、皮质下、相应部位耳穴。耳尖点刺放血，余穴用毫针刺，每次取2~3穴，中强刺激，留针30分钟。或用压丸法，每日按压3~5次，每次每穴按压20~30下，3天换药1次，两耳轮换。

（2）皮肤针 选病灶局部阿是穴。在红肿部位用皮肤针叩刺，然后加拔火罐，务必使污血邪毒尽出，每日1次，面部禁用。

**【注意事项与按语】**

（1）针灸治疗本病有效，但应配合内服或外用中药以提高疗效，并缩短病程。

（2）本病应与类丹毒相、接触性皮炎鉴别。类丹毒相一般多发于手部，有猪骨或鱼虾之刺划破皮肤史，症状轻，且红斑范围小，无明显症状。接触性皮炎一般有过敏物接触史，皮损以红肿水疱、丘疹为主，多伴瘙痒，多无疼痛，且无明显的全身症状。

（3）病情严重者，必须及时应用抗生素控制感染，并给予相应的支持疗法。

# 八、缠腰火丹

缠腰火丹是以皮肤突然出现单侧带状分布的集簇状水疱，并伴有烧灼样刺痛为主症的一种急性疱疹性皮肤病，又名"蜘蛛疮""蛇窠疮""蛇串疮""蛇丹"等。本病多发于春、秋季节，多因肝经郁火或脾经湿热内蕴，复又感受风热时邪，以致引动肝火，湿热蕴蒸，毒热交阻经络，侵淫肌肤而发。

**【诊断】**

发疹前患部皮肤灼热，呈束带状刺痛，伴有食欲不振、倦怠乏力等症状。继则皮肤潮红，并出现不规则红斑，随之在红斑上生有集簇样粟状丘疹，而后迅速变为绿豆至黄豆大小的簇集成群的水疱，中间夹以血疱或脓疱，疱疹中心凹陷，如脐窝状，聚集一处或数处，呈带状排列。一般2~3周后，疱疹逐渐干燥结痂，之后痂退而愈。愈后一般不留疤痕，少数患者遗留有不定时疼痛感，多属余邪留滞、血络不通。

（1）肝经郁火证 疱疹色鲜红，灼热刺痛，伴口苦咽干，心烦易怒，小便短赤，大便干结，舌质红，苔薄黄或黄厚，脉弦数。

（2）脾经湿热证 疱疹色淡红，疱疹渗水糜烂，伴口不渴或渴而不欲饮，胸闷纳呆，肢体困倦，舌质淡红，苔黄腻，脉滑数。

**【治疗】**

[治则]肝经郁火者，治以疏肝泻火、解毒止痛；脾经湿热者，治以清热燥湿、通经止痛。

**1. 针灸治疗**

[主穴]阿是穴、血海、委中、合谷、曲池、病变区相应节段的夹脊穴。

[配穴] 肝经郁火者，加行间、阳陵泉、支沟；脾经湿热者，加内庭、阴陵泉。

[操作] 毫针刺，用泻法，并用灸法即同时在疱疹及其周围皮肤处施以温和灸。阿是穴用局部围刺法，是指在疱疹连接成片的周围，进行皮肤消毒后，用 1 ~ 1.5 寸毫针沿皮横刺向成片疱疹的中心，深度 0.5 ~ 1 寸，每针相距 1 ~ 2 寸，针数多少随患处面积大小而定。每日 1 次，每次留针约 30 分钟。

[方义] 取合谷、曲池可宣散风热、清解热毒、和血止痛；泻血海、委中可清泄血分毒热，加局部阿是穴围刺疏通病灶经气，祛风和血止痛；取阳陵泉、支沟以清泻肝胆火热、行气通经止痛；行间、内庭乃肝经、胃经之荥穴，取之以清泻火热之邪，阴陵泉为脾经合"水"穴，有健脾利湿之功；病变区相应节段的华佗夹脊穴或背俞穴，直针毒邪所留之处，可通经镇痛。

**2. 推拿治疗**

[部位及取穴] 腰背部和胁肋部、皮损邻近部和（或）局部，大椎、肝俞、胆俞、期门、日月、章门、血海、曲泉、委中、阴陵泉、三阴交、太冲。

[手法] 一指禅推法、擦法、点压法、按揉法、摩法、拿法、搓法等。

[操作] 皮疹期：患者取坐位或俯卧位。于大椎、肝俞、胆俞、脾俞等穴以拇指或食、中叠指点压 6 分钟。在期门、日月、章门等穴施以一指禅推法或按揉法 3 分钟。在皮损四周 3cm 以外做擦法、抹法或摩法 3 分钟。患者取仰卧位或侧卧位。于曲泉、阴陵泉、三阴交和太冲等穴用拇指或屈食指关节点压 5 分钟。在足厥阴经、足太阴经和足少阴经膝下部位施以四指推法、拿法或搓法 4 分钟，手法宜较重。后遗疼痛期：于膈俞、肝俞、腋中、气海、血海和三阴交等穴点压或点揉 5 分钟。在局部和邻近部位施以揉法、摩法、扫散法或振荡法 8 分钟。疱疹出现在三叉神经第一支分布区域者，加拿风池，点压或揉拨迎香、合谷、中渚、内庭等穴 5 分钟；疱疹出现于颈神经分布区域者，加拿风池，点压或按揉率谷、翳风、阳溪、阳池、阳谷、昆仑，抹桥弓，5 分钟；疱疹出现于肋间神经分布区域或腰骶部者，加点压或按揉支沟、间使、阳陵泉、飞扬、悬钟、委中 5 分钟；伴有发热者，加点压或按揉曲池、合谷，拿肩井、拿头五经，5 分钟；伴食欲不振、苔腻者，加点压或按揉中脘、足三里、胃俞、意舍 5 分钟；伴有头痛者，加按揉百会、四神聪，拿风池，抹额部和太阳穴，5 分钟。

**3. 其他治疗**

（1）皮肤针 选皮损周围阿是穴及脊柱两旁约 1.5 寸与脊柱的平行线。中等强度叩刺。疱疹初起阶段每日 2 次。疱疹开始吸收，疼痛减轻后，改为每日 1 次。

（2）耳针 选胰、胆、肾上腺、神门、肝。毫针刺，强刺激，捻转 3 ~ 5 分钟，每次留针 30 分钟，每日 1 次。

（3）穴位注射法 选肝俞、足三里、相应节段夹脊穴。用维生素 $B_1$ 和维生素 $B_{12}$ 注射液，每次每穴注射 0.5 ~ 1ml，每日 1 次。

**【注意事项与按语】**

（1）针灸推拿治疗带状疱疹疗效非常好。早期应用针灸治疗能减少后遗神经痛，若遗留有神经痛针灸也有较好的止痛效果。

（2）本病应注意与单纯性疱疹相鉴别，单纯性疱疹好发于皮肤黏膜交界处，多出现于发热性疾病过程中，且有反复发作史。

（3）治疗时若配合中药内服外敷效果更好。治疗期间应忌食油腻、辛辣、鱼虾等物。

（4）疱疹期禁止在皮损部施用任何推拿手法。

## 九、疔疮

疔疮是以病初即有粟粒样小脓头，形小根深，底脚坚硬如钉为主症的常见的外科急症。本病好发于面部和指端，因发病部位和形状不同，又有"人中疔""红丝疔""蛇头疔""虎口疔"等不同名称。多与肌肤不洁，刺伤时火毒侵袭及饮食不节等有关，多由火毒为病。或因恣食辛辣油腻厚味和酗酒等，导致脏腑蕴热，火毒自内外发肌肤。若火毒炽盛以致流窜经络，可内攻脏腑而成危候。

【诊断】

本病初起如粟粒状小脓头，根深坚硬如钉，开始觉麻痒而疼痛轻微，继则红肿灼热，疼痛加剧，并伴有恶寒发热等全身症状。

（1）火毒流窜经络证　四肢部疔疮，患处有红丝上窜者，又名"红丝疔"。

（2）疔疮走黄证　若疔疮兼见壮热烦躁，或神昏谵语者，为疔疮内攻脏腑之危候。

【治疗】

［治则］泻火解毒。

**1. 针灸治疗**

［主穴］身柱、灵台、合谷、委中。

［配穴］高热者，加大椎、十二井、十宣；神昏者，加人中。还可以根据患部所属的经脉首尾取穴，如发于面部迎香穴处者，属手阳明大肠经，可刺商阳；发于食指端者可刺迎香；发于拇指端者，属手太阴肺经，可刺中府；如系红丝疔，可沿红丝从终点依刺点刺到起点，以泄其恶血。

［操作］毫针刺，用泻法，或三棱针点刺出血。每日1次，每次留针约30分钟。

［方义］督脉总督诸阳，灵台为治疗疔疮的经验用穴，配合身柱有疏泄阳热火毒之功；合谷为手阳明经原穴，阳明经多气多血，在三阳经中阳气最盛，故泻之亦可清阳热祛火毒，对面部疔疮更为适宜；疔疮为火毒蕴结血分之急证，委中又名血郄，刺之出血可清泄血分热毒。

**2. 其他治疗**

（1）三棱针　选反应点，即背部脊柱两旁有丘疹样突起处。用三棱针挑刺，每日1次。

（2）耳针　选神门、肾上腺、皮质下、耳尖、耳背静脉、相应部位。毫针刺，中度刺激，留针30分钟，每日1次。

【注意事项与按语】

（1）疔疮初起，切忌挤压、挑刺，不宜在患部针刺和拔罐；红肿发硬时忌手术切开，以免引起扩散感染；如已成脓，应及时转外科处理。

（2）疔疮走黄，症情凶险，须采取综合治疗措施并准备积极抢救。

（3）治疗期间应忌食鱼、虾及辛辣厚味。

## 十、痄腮

痄腮是指因感受风温邪毒而引起的，以发热、耳下腮部肿胀疼痛为主症的急性传染病。本病又称为"蛤蟆瘟""大头瘟"等，全年均可发生，而以冬春季较多见，5~9岁儿童发病率较高。多因外感风温邪毒，壅阻少阳、阳明经脉，郁而不散，结聚于腮部所致。

【诊断】

本病主症为耳下腮部肿胀疼痛，咀嚼困难，或伴有发热。

（1）温毒在表证　患者仅觉耳下腮部酸痛肿胀，而无其他见症，可在数日内逐渐肿消痛止，较重者，初起有恶寒、发热、全身轻度不适等症。

（2）热毒蕴结证　发热、耳下腮部红肿热痛，坚硬拒按，咀嚼困难。

（3）温毒内陷证　高热烦渴，或睾丸肿痛，甚则神昏抽搐。

【治疗】

[治则] 温毒在表者，治以疏风清热；热毒蕴结、温毒内陷者，治以清热解毒、消肿散结。

**1. 针灸治疗**

[主穴] 翳风、颊车、外关、关冲、合谷。

[配穴] 温毒在表者，加风池、少商；热毒蕴结者，加商阳、曲池；温毒内陷，神昏抽搐者，加人中、十宣或十二井；温毒内陷，睾丸肿痛者，加太冲、曲泉。

[操作] 毫针刺，用泻法。十宣、十二井穴、关冲及商阳用三棱针点刺出血。每日1次，每次留针约30分钟。灸法可用灯火灸，选角孙穴，单侧病者取患侧，双侧病者取双侧。先剪短穴区头发，穴位常规消毒后，取灯心草蘸植物油点燃，迅速触点穴位，并立即提起，可闻及"叭"的一声。一般灸治1次即可，若肿势不退，次日可再灸1次。

[方义] 从患病部位看，本病以少阳经为主，涉及阳明经，故取手足少阳之会翳风、足阳明经穴颊车，二者均属局部取穴，以宣散患部温毒的蕴结；远取手少阳络穴外关、井穴关冲及手阳明经原穴合谷，以清泻少阳、阳明两经之郁热温毒，且外关通阳维脉，"阳维为病苦寒热"，与擅治头面之疾的合谷合用，更可奏疏风解表、清热消肿之功。

**2. 推拿治疗**

[部位及取穴] 头面部、上肢、腹部、背腰部，翳风、颊车、合谷、曲池、天河水、六腑、风池、肩井、大椎、肺俞、天柱骨、脊柱等。

[手法] 一指禅推法、直推法、指揉法、拿法、掐法、点按法等。

[操作] 患儿取仰卧位。医者立或坐于其右侧，以右手拇指于患侧翳风、颊车穴施以一指禅推法，再以中指揉法揉此二穴共3分钟。拿揉双侧合谷、曲池2分钟。清天河水300次，推六腑300次，共5分钟。患儿取俯卧位。以食、中二指指腹按揉双侧肺

俞 1 分钟。揉大椎，推天柱骨 2 分钟。患儿取坐位。先按揉双侧风池，再拿风池，提拿肩井，共 4 分钟，此手法宜稍重以清泻少阳之火。出现惊厥者，加掐水沟、十宣、老龙、小天心，掐揉涌泉，5 分钟；热重者，加推脊，推六腑、天河水，5 分钟；睾丸肿痛者，加按揉关元、气海、中极、腰阳关、命门、肝俞、太冲、三阴交 5 分钟。

**3. 其他治疗**

耳针　选面颊、肾上腺、耳尖、对屏尖。毫针刺，中度刺激，耳尖用三棱针点刺出血，余穴均用毫针强刺激，每次留针 30 分钟，每日或隔日 1 次。

**【注意事项与按语】**

（1）针灸推拿治疗本病的疗效较好，常用方法是灯火灸和刺络放血。

（2）若有严重合并症，应采取综合治疗。

（3）流行季节针灸合谷、翳风、足三里等穴，可以起到一定的预防作用。

（4）本病有传染性，自患者起病至腮腺肿胀完全消退期间，必须注意隔离。

# 十一、肠痈

肠痈是以持续伴有阵发性加剧的右下腹痛、肌紧张、反跳痛为特征的外科常见的一种急腹症。多因饮食不节，暴饮暴食，或过食油腻、生冷不洁之物，或因饮食后急剧奔走，或因寒温不适、跌仆损伤、精神因素等，导致气滞、湿阻、热壅、瘀阻、积热不散，血腐肉败而成痈肿。

**【诊断】**

本病以持续伴有阵发性加剧的右下腹疼痛、肌紧张、反跳痛为主症。

（1）轻症　初起上腹部或脐周作痛，阵发性钝痛，数小时后疼痛转移至右下腹部，逐渐加重，伴有恶寒发热，恶心呕吐，腹胀，溲赤，便秘，苔黄腻，脉洪数。

（2）重症　痛处固定不移，痛势加剧，腹肌紧张拘急，拒按，局部可触及肿物，高热不退。

**【治疗】**

［治则］清热导滞、行气活血。

**1. 针灸治疗**

［主穴］阿是穴、阑尾、天枢、上巨虚。

［配穴］发热者，加曲池、大椎；呕吐者，加上脘、内关；便秘者，加腹结、天枢；腹胀者，加大肠俞、次髎。

［操作］毫针刺，用泻法，并可长时间留针。每日 1 次，每次留针约 30～60 分钟。

［方义］本病病位在大肠，故取大肠募穴天枢、下合穴上巨虚，二穴合用以通调肠腑，清泻肠腑积热；阑尾穴是治疗肠痈的经验效穴；针刺阿是穴可直达病所，畅通患部气血，消痈止痛。

**2. 其他治疗**

（1）电针　选右天枢、右阑尾穴。电针刺激，强度以患者能耐受为度，每次 30 分钟，每日 2 次。

（2）耳针　选阑尾、神门、新阑尾点（位于对耳轮耳腔缘，在臀与腰椎之间）。毫针刺，中强度刺激，每次留针 30 分钟，每日 1～2 次。

**【注意事项与按语】**

（1）针灸对肠痈初期或一部分酿脓期患者效果较好，有即刻止痛的作用，但对于重症疗效较差，应采取综合疗法。

（2）本病初期疼痛多不明显，或无腹痛，或见左侧腹痛等，但不久即固定为右下腹痛。腹痛的性质和程度与本病的发病类型有一定的关系，单纯性阑尾炎多呈持续性钝痛或胀痛，化脓性或坏疽性阑尾炎则呈阵发性剧痛或跳痛，阑尾梗阻则表现为阵发性绞痛。

（3）对症状严重的急性阑尾炎，已化脓有穿孔或坏死倾向者，宜及时转外科处理，采取综合疗法进行治疗。

# 十二、痔疮

痔疮是指直肠下端黏膜下和肛管皮下的静脉扩大曲张形成的静脉团块为主症的一种慢性疾病。男女均可发病，以青壮年、经产妇多见。多因久坐、久站、负重远行、妊娠所致；或因饮食不节，嗜食辛辣厚味；或因久泻、久痢、便秘，脉络郁阻，壅结肛肠而致。

**【诊断】**

本病以肛门部出现小肉状突出物，无症状或仅有异物感为主症，也可伴有肛门处疼痛、肿胀和大便时出血。

（1）内痔　初起痔核很小，质柔软，不痛，早期常因排大便时摩擦出血，或点滴不已，或出血如射，血色鲜红或暗红，如此反复发作，痔核增大，脱垂于肛门外，不能及时复位，或因感染引起局部剧痛、肿胀，嵌顿时可致糜烂、坏死。

（2）外痔　于肛门外赘生皮瓣，逐渐增大，按之质较硬，一般不出血，也无痛，仅觉肛门部有异物感，如有感染时则疼痛、肿胀。

（3）混合痔　直肠上、下静脉丛同时扩大，曲张延长，兼有外痔、内痔的共同症状，痔核常突出于肛外，粘膜经常受到刺激，粘液分泌大量增加，使肛周潮湿不洁、瘙痒，常形成肛周湿疹。

**【治疗】**

［治则］清热利湿、化瘀止血。

**1. 针灸治疗**

［主穴］次髎、承山、会阳、长强、二白。

［配穴］便秘者，加支沟、天枢；气虚下陷者，加灸神阙、百会；肛周肿痛者，加秩边、飞扬。

［操作］毫针刺，用泻法，气虚下陷者宜用补法，可加灸。每日 1 次，每次留针约30 分钟。

[方义] 承山、会阳、次髎均为膀胱经穴，足太阳经别又自腨至腘，别入肛中，故取三穴用泻法，清泻肛肠湿热，疏导膀胱经气而消瘀滞；近取长强以加强其作用；二白为经验取穴，善治内痔出血。

**2. 其他治疗**

（1）耳针 选肛门、直肠、大肠、神门、脾、肾上腺。毫针刺，每次选 2~3 穴，中度刺激，每次留针 30 分钟，每日 1 次。

（2）挑治 选反应点，即在大肠俞或第 7 胸椎两侧至骶尾间寻找痔点（紫红色或粉红色丘疹），以腰骶部接近督脉的痔点疗效较好。用粗针将挑刺部位的表皮纵行挑破 0.2~0.3cm，然后再向深部挑，将皮下白色纤维样物尽数挑断，7 天左右 1 次，连续 3~4 次。

**【注意事项与按语】**

（1）针刺能迅速缓解痔疮肿痛发作程度，并可通过通大便而减轻痔疮的痛苦。

（2）注意内痔和外痔的不同临床表现：内痔主要表现有出血、痔疮粘液渗出、肛门脱出、肛周瘙痒等；外痔则是肛门外赘生皮瓣，逐渐增大，一般不出血，也无痛，或仅觉肛门部有异物感。

（3）平素少食辛辣刺激性的食物，注意保持大便通畅。

# 第七节 急 症

## 一、厥证

晕厥即厥证，是指骤起而短暂的意识和行动丧失。中医学称之为"暴厥""卒厥""尸厥"，其特征是以突然昏倒、行动无力、不省人事、四肢厥冷为主要表现的一种病症。一般病情轻者昏厥时间较短，自会逐渐苏醒，清醒后无偏瘫、失语、口眼㖞斜等后遗症；病情严重者昏厥时间较长，甚至一厥不醒而亡。其发病常常与体质因素、情志刺激恼怒、操劳过度、暴感外邪、饮食不节、外伤剧烈疼痛、久病劳倦元气虚弱等有关。

**【诊断】**

轻者昏厥时间较短，数秒至数分钟后恢复清醒；重者昏厥时间较长，但苏醒后无明显后遗症。

**1. 气厥**

（1）实证 多因暴怒、精神刺激、外伤引起。突然昏仆，不省人事，素体健壮，头晕头痛，面赤唇紫，声高气促，牙关紧闭，肢痉握拳，四肢厥冷，或夹痰涎壅盛，或身热谵妄，舌红，苔黄腻，脉洪大有力或沉弦。

（2）虚证 病发前有情绪不安、紧张恐惧因素。素体虚弱，疲劳惊恐，面色苍白，头晕目眩，昏仆不省人事，声息低微，口张手撒，肢冷汗出，舌淡，苔薄白，脉沉细或细缓无力。

**2. 血厥**

（1）实证 多因急躁暴怒引起。突然昏倒，不省人事，头晕胀痛，牙关紧闭，口噤握拳，四肢厥冷，或鼻衄，舌质暗红，苔黄或腻，脉弦有力。

（2）虚证 多因失血过多元气亏损而致。突然晕厥，面色及口唇苍白无华，呼吸微弱，目陷口张，汗出肢冷，舌淡，苔薄白，脉细数无力。

**【治疗】**

〔治则〕实证者以苏厥醒神、通脉开窍、豁痰行气为主。虚证者以补益元气、回阳救逆、开窍醒神为主。

**1. 针灸治疗**

〔主穴〕水沟、百会、内关、中冲、足三里。

〔配穴〕实证者配合谷、太冲；虚证者配气海、关元。

〔操作〕毫针刺。实证用泻法，百会可点刺出血；虚证用补法，可灸百会。留针20~30分钟，每日1次。

〔方义〕水沟、百会属于督脉，督脉上巅顶入于脑，取之续接阴阳经气以醒脑开窍。中冲为手厥阴经井穴，为治疗昏厥之要穴。内关清心宁神。足三里益气健脾，促气血上奉于头以苏厥醒神。

**2. 推拿治疗**

〔部位及取穴〕两胁部，人中、内关、委中。

〔手法〕按揉法、点压法、擦法。

〔操作〕患者仰卧位。医者以强刺激的按揉法按揉患者人中、内关、委中穴，以患者有痛楚感或眼泪流出为度，待患者苏醒过来之后，再用擦法施术于患者两侧胁肋部，以冬青膏等作为介质，擦到两侧胁肋发热为度。

**3. 其他治疗**

（1）耳针 选神门、肾上腺、心、脑、皮质下。每次选取2~4穴，毫针强刺激，留针20~30分钟，每日1次。或用王不留行籽耳穴埋压，两耳交替，每日更换1次。

（2）电针 选水沟、百会、内关、中冲、足三里。在针刺得气后，每次选取2对穴，接通G6805-Ⅱ型电针仪，连续波强刺激，直至患者苏醒，每日1次。

（3）刺络 选十二井（或十宣）、大椎、太阳、百会、委中。毫针强刺激，不留针，实证者于起针后使其出血数滴。

**【注意事项与按语】**

（1）发病时松开患者衣领，去枕平卧，头偏向一侧，清除口腔分泌物，保持呼吸道通畅，防止窒息。必要时用筷子包布垫于上下牙齿之间。

（2）保持心情愉快，怡情养性，避免各种刺激。

（3）平素加强锻炼，增强体质，多食优质蛋白质和新鲜果蔬，忌抽烟、喝酒及辛辣香燥之品。

（4）针灸推拿治疗对情志、外伤引发厥证效果较好，高热引发者可配合物理降温，头部、腋下、腹股沟等大血管处酒精擦浴或冰敷。

（5）厥证为危急之候，应及时查明原因，采用联合救治措施，苏醒神志。

## 二、高热

高热是指体温超过39℃的急症症状，可见于临床多种疾病。中医学称之为"状热""实热""身大热"等。常与外感风热、暑热或温邪疫毒内侵等因素有关。

【诊断】

（1）风热表证 高热，口温超过39℃（或腋温39.5℃、肛温38.5℃），发病急，病程短，恶寒轻，头身疼痛，汗出不解，咽喉肿痛，舌红，苔黄，脉浮数。

（2）肺热证 高热病急，口温超过39℃（或腋温39.5℃、肛温38.5℃），咳嗽，痰黄黏稠，咽干，舌红，苔黄，脉数。

（3）热在气分证 高热，发病急，口温超过39℃（或腋温39.5℃、肛温38.5℃），汗出，面赤，烦渴引饮，口苦恶心，纳呆，舌红，苔黄，脉洪数。

（4）热入营血证 身大热，大烦，大渴，发病急，口温超过39℃（或腋温39.5℃、肛温38.5℃），或见神昏谵语、抽搐，入夜尤甚，斑疹隐隐，或便血吐血，舌绛，苔少，脉数有力。

【治疗】

［治则］清热解毒、透邪泄热。

**1. 针灸治疗**

［主穴］大椎、十二井穴、曲池、合谷、外关。

［配穴］风热表证者，配鱼际；肺热证者，配少商、尺泽；热在气分者，配内庭、厉兑；热入营血者，配曲泽、中冲、内关、委中、十宣；神志昏迷者，配水沟、内关、三阴交；肢体抽搐者，配阳陵泉、太冲；皮肤斑疹者，配委中、曲泽。

［操作］毫针刺。用泻法。留针20~30分钟，每日1次。大椎、十二井穴、十宣、尺泽、委中可点刺放血。

［方义］大椎属督脉，是诸阳之会，总督一身之阳，能宣散阳热之气，为退热要穴。十二井在四末，为阴阳经交接之处，点刺出血能泻热安神。曲池为手阳明经合穴，配合合谷能宣肺肃降、清热解表、泄阳明实热。外关为手少阳之络，通于阳维脉，宣达三焦之气，疏散风热。

**2. 推拿治疗**

（1）成人高热

［部位及取穴］人中、十宣、内关、大椎、曲池、风池、合谷、肩井。

［手法］掐法、揉法、按揉法、拿法、掐法、擦法。

［操作］患者取坐位。医者以掐揉法掐揉人中、十宣各半分钟，然后以拇指按揉大椎、内关半分钟，再以拿法施于曲池、合谷、风池、肩井各半分钟。患者取俯卧位。医者施擦法于背部督脉、两侧膀胱经，透热为度。

（2）小儿高热

［部位及取穴］天门、坎宫、太阳、肺经、天河水。

［操作］患儿取俯卧位。医者开天门50次，推坎宫50次，揉太阳50次，清肺经

100 次，清天河水 300 次。

**3. 其他治疗**

（1）耳针　选耳尖、耳背静脉、肾上腺、神门。耳尖、耳背静脉，三棱针点刺放血；肾上腺、神门毫针强刺激，酌情留针 15～20 分钟。或用压丸法，两耳交替，每日更换 1 次。

（2）刮痧　选督脉、膀胱经、肘窝、腋窝等部位。用特制刮痧板或瓷汤匙蘸食油或清水，自上而下，先轻后重，刮至皮肤呈红紫色为度。

（3）穴位注射法　选曲池、足三里。用柴胡注射液或银黄注射液，每穴 0.5～1ml，每 4～6 小时注射 1 次。

**【注意事项与按语】**

（1）患者宜卧床休息，补充营养和水分，多食易消化、高蛋白、多维生素流质或半流质。

（2）保持居室安静，空气流通，温、湿度适宜，患者穿着宽松，衣服汗湿后及时更换，年老体弱者要定时翻身。

（3）可配合物理降温措施，如冰敷、冰枕、温水擦浴等。

（4）疏导患者烦躁、焦虑情绪，提高自身对疾病等认识，积极配合治疗。

（5）针灸推拿治疗高热有很好效果，尤其是外感高热，在治疗同时，需及时查明原因，明确诊断。针灸高热只针不灸，用泻法或点刺出血。

## 三、抽搐

抽搐是指筋脉拘急致四肢不随意的肌肉抽动，或兼有项背强急、角弓反张、口噤不开等，俗称"抽风"。中医称之为"瘛疭""痉"。临床根据有无发热分为发热性抽搐和无发热性抽搐。常因外感六淫疫毒、暴怒、头部外伤、药物中毒、高热伤津等引起，以致热极生风，或虚风内动，发生筋脉拘急。

**【诊断】**

（1）热极生风证　起病急骤，四肢抽搐，颈项强直，高热，神昏头痛，呕吐，有汗或无汗，身体潮热，或可见口吐白沫，二便失禁，短时意识丧失，两目上翻或斜视，舌红，苔黄，脉洪数。

（2）痰热化风证　四肢抽搐，颈项强直，壮热烦躁，昏迷惊厥，喉间痰鸣，牙关紧闭，舌红，苔厚腻，脉滑数。

（3）血虚生风证　四肢抽搐，颈项强直，低热或无发热，手足搐搦，心神不宁，精神倦怠，动则汗出，纳呆，唇甲淡白，舌淡，苔薄白，脉细无力。

**【治疗】**

［治则］息风止痉、清热开窍、舒筋通络。

**1. 针灸治疗**

［主穴］水沟、大椎、风池、合谷、太冲、阳陵泉。

〔配穴〕热极生风者，配曲池、十宣；痰热化风者，配丰隆；血虚生风者，配血海、足三里；神昏者，配十宣、涌泉。

〔操作〕毫针刺。用泻法。血海、足三里用平补平泻或补法；大椎刺络拔罐；十宣点刺放血。留针 20 ~ 30 分钟，每日 1 次。

〔方义〕督脉入脑，为病脊强反折，大椎为手足三阳与督脉之交会穴，取之以宣通气血、开窍醒神、息风止痉、祛邪解肌；水沟为止抽搐要穴，可醒脑开窍、调神导气。风池穴为手足少阳、阳维之会穴，取之以祛风活络、缓急解痉；合谷配太冲"开四关"，为息风定惊首选穴。阳陵泉为足少阳合穴，又为"筋会"，可镇肝息风、舒筋通络、缓解痉挛。

**2. 推拿治疗**

〔部位及取穴〕人中、内关、神门、太冲、合谷。

〔手法〕掐法、揉法、拿法、点法、按揉法。

〔操作〕患者取仰卧位。医者以强刺激的掐揉法掐揉患者人中，患者有痛楚感觉或有眼泪流出为度。拇指点按神门、内关、太冲、合谷直至患者苏醒或症状稳定为度。患者苏醒后取仰卧位。医者在两侧上肢、下肢分别自上而下施拿法，5 ~ 10 次。患者再取俯卧位。医者以拇指按揉患者背部夹脊穴、背俞穴自上而下 8 ~ 10 遍。

**3. 其他治疗**

（1）耳针　选皮质下、神门、肝、脾、缘中、耳中、心。每次选取 3 ~ 4 穴，毫针刺，中等强度。留针 20 ~ 30 分钟，隔日 1 次。或用压丸法，3 日更换 1 次。

（2）头针　选顶颞前斜线、顶颞后斜线、顶旁 1 线。平刺，每穴捻转 1 ~ 3 分钟。留针 20 ~ 30 分钟，隔日 1 次。

（3）电针　选内关、四神聪、合谷、太冲、神门。在针刺得气后，每次选取 2 对穴，接通 G6805 - Ⅱ型电针仪，连续波刺激，强度以患者耐受为度，直至患者抽搐停止，每日 1 次。

（4）穴位注射法　选大椎、合谷、内关、曲池。每次选取 1 ~ 2 穴，用当归注射液，每穴 0.5 ~ 1ml，每日 1 次。

**【注意事项与按语】**

（1）本病发作时应专人看护，必要时患床加防护栏杆。

（2）保持呼吸道通畅，防止异物卡住或舌咬伤。

（3）避免精神及其他任何刺激，让患者保持安静，室内光线调暗。

（4）密切观察抽搐部位、发作时间、持续时间、间隔时间等，同时注意患者神志及瞳孔变化，必要时急诊处置。

（5）临床主要根据抽搐症状和病因进行治疗，根据"急则治其标"先行镇惊止痉以救急，然后及时查明原因，针对病因治疗。

## 四、内脏绞痛

内脏绞痛泛指内脏不同部位出现的剧烈疼痛。临床常见的内脏急性痛症主要有如下几种。

（一）心绞痛

心绞痛是以突然发作的胸骨后部或左侧胸部心前区阵发压榨性或窒息性疼痛，伴心悸、胸闷、气短、咽喉部紧缩感为特征的疾病。具体位于胸骨体上段或中段后方或左侧胸前区压榨性、窒息性、闷胀性疼痛，并可放射至左肩、左上肢前内侧及无名指和小指。疼痛一般历时 1~5 分钟，很少超过 15 分钟。多在身体劳累、饮食不当（饱餐）、情绪激动（发怒、焦躁、兴奋过度）、突然受寒（寒邪内侵）、严重贫血、年老体虚、休克等情况下诱发。中医学称之"厥心痛""真心痛""胸痹""心痛""卒心痛"。各种外邪、七情内伤、肥甘厚味或年老脏腑功能渐衰，均可导致气血瘀阻、心脉不通而引发心绞痛。

【诊断】

（1）气滞血瘀证　突然胸痛如刺或绞痛，痛处固定不移，心痛彻背，入夜尤甚，兼胸闷气短，心慌不得卧，唇甲青紫，舌质紫暗或有瘀斑，苔薄白，脉细涩或结代

（2）寒邪凝滞证　突受寒邪，胸闷痛剧，面色苍白，表情焦虑，四肢不温，舌质紫黯，苔白或白腻，脉弦紧或沉迟。

（3）痰浊阻络证　突然发生胸闷痞满，如窒而痛，喘不得卧，或痛引肩背，肢体重着，身形肥胖，喉中痰鸣，舌质紫黯，苔腻，脉沉滑。

（4）阳气虚衰证　突然胸闷气短，或隐痛时作时止，形寒肢厥，倦怠懒言，或伴有胆怯紧张，面色苍白少华，大汗淋漓，舌质淡红，苔白，脉沉细或细弱无力。

【治疗】

［治则］通阳行气、活血止痛。

**1. 针灸治疗**

［主穴］内关、阴郄、膻中、郄门。

［配穴］气滞血瘀者，配血海、膈俞、太冲；寒邪凝滞者，配神阙、至阳；痰浊阻络者，配丰隆、中脘；阳气虚衰者，配心俞、至阳。

［操作］毫针刺。实证用泻法；虚证用补法，可灸。留针约 20~30 分钟，每日1 次。

［方义］内关为手厥阴心包经络穴及八脉交会穴之一，与阴维脉相通，能宽胸理气、活血通络，为治疗心绞痛特效穴；阴郄为手少阴心经之郄穴，能缓急止痛；郄门为手厥阴心包经郄穴，能活血祛瘀、行气止痛；膻中为心包经之募穴，为气会，能疏调气机，治心胸疾患。

**2. 推拿治疗**

［取穴］心俞、厥阴俞、内关、神门、膻中、曲池、中冲、少冲、大陵等。

［部位及手法］㨰法、揉法、按揉法、一指禅偏峰推法、摩法、搓法。

［操作］患者取坐位。医者以㨰法在背部以心俞、厥阴俞为中心治疗 3~5 分钟。指揉法刺激心俞、厥阴俞各 3~5 分钟。患者取仰卧位。医者以一指禅偏峰推膻中 1~3

分钟，以掌摩法在心前区治疗 5 ~ 10 分钟。以指揉法分别揉内关、神门、大陵穴各 1 ~ 2 分钟，揉曲池、中冲、少冲穴各 1 分钟。患者取仰卧位。医者以擦法、按揉法沿手厥阴心包经、手少阴心经来回各操作 3 ~ 5 遍。搓双上肢各 3 ~ 5 遍。

**3. 其他治疗**

（1）耳针 选心、小肠、交感、神门、内分泌、胸部相应敏感点。每次选取 3 ~ 5 穴，毫针刺，中等强度，留针 20 ~ 30 分钟，隔日 1 次。或用压丸法，3 日更换 1 次。

（2）穴位注射法 选内关、心俞、厥阴俞。每次选取 1 ~ 2 穴，用复方丹参注射液注射，每穴 0.5 ~ 1ml，隔日 1 次。

**【注意事项与按语】**

（1）劳逸结合，合理安排工作和生活，发病期间立刻停止活动，卧床休息。

（2）环境保持安静舒适，间隔一段时间开窗通风，注意避免受凉。

（3）保持心情愉悦，避免不良精神刺激，必要时予心理疏导。

（4）避免进食过饱，宜适量饮水，多食高蛋白、低脂肪、低热量、多纤维水果和蔬菜，减少动物脂肪、高胆固醇食物及辛香刺激之品，戒除烟酒。

（5）保持排便通畅，切忌大便时用力过猛。

（6）缓解期适当参加体育锻炼，促进机体血液循环，强心健体。

（7）本病在临床上多表现出本虚标实的病证，治疗上需按"实则泻之，虚则补之"原则，发作时以邪实为主，先治标；疼痛缓解后以本虚为主，治其本；虚实夹杂时，根据虚实主次，适当兼顾。

**（二）胆绞痛**

胆绞痛是一种常见的急腹症，以突发性右上腹胁肋区绞痛，呈阵发性加剧或痛无休止为主要特征。常与情志不遂、饮食不节、蛔虫阻滞等因素有关。中医称之为"胁痛"。多由于气滞、血瘀、湿热蕴结，致肝胆疏泄不利，气机壅阻，不通则痛；或肝阴不足，络脉失养，不荣则痛，诱发胆绞痛。

**【诊断】**

（1）肝气郁结证 胁肋胀痛，可放射至右肩及胸背，疼痛游走不定，时轻时重，与情绪变化有关，胸闷不舒，喜叹息，脘腹胀满，嗳气得舒，纳食减少，口干口苦，舌淡，苔薄白，脉弦。

（2）气滞血瘀证 突发胁肋刺痛，呈持续性或阵发性加剧，痛有定处，拒按，入夜尤甚，难以忍受，或胁下有包块，心烦急躁，面色晦暗。舌质紫黯，苔薄白或腻，脉沉弦，或弦紧。

（3）湿热蕴结证 胁肋胀痛，局部触痛明显而拒按，或连及肩背，伴有脘闷纳呆，恶心呕吐，厌食油腻，烦热口干，腹胀便秘，尿黄尿少，或目睛发黄，舌红，苔黄腻，脉弦滑。

（4）肝阴不足证 胁肋部隐隐疼痛，连绵不休，痛处喜按，起病缓慢，常遇劳累加重，心烦口渴，眼睛干涩，视物模糊，头晕目眩，舌红，少苔，脉弦细数。

## 【治疗】

[治则] 实证者以疏肝理气、通络止痛、清热祛湿为主，虚证者以滋阴养血、柔肝利胆为主。

### 1. 针灸治疗

[主穴] 胆囊穴、阳陵泉、胆俞、日月。

[配穴] 肝气郁结者，配太冲、丘墟；气滞血瘀者，配肝俞、委中；湿热蕴结者，配阴陵泉、行间、足三里；肝阴不足者，配肝俞、肾俞

[操作] 毫针刺。实证用泻法；虚证用平补平泻法。留针 20～30 分钟，每日 1 次。

[方义] 胆囊穴为治疗胆腑疾病的经验要穴；阳陵泉为足少阳胆经之下合穴，"合治内腑"，胆腑疾病当为首选；胆俞为胆之背俞穴，日月为胆之募穴，俞募相配，疏肝理气，共奏利胆通络之功。

### 2. 推拿治疗

[部位及取穴] 期门、章门、足三里、足临泣、胆囊穴等。

[手法] 揉法、扳法、推法、擦法等。

[操作] 患者取俯卧。医者于背部压痛点以重手法按揉 2～3 分钟（以右侧 6～12 胸椎旁开 5 分～1 寸为重点）。以擦法从上至下施 2～3 遍。用力点按双侧胆囊穴（位于阳陵泉穴下 1 寸，压痛点处），以疼痛缓解为度。斜扳法在疼痛缓解后进行，医者首先确定背部压痛点（痛点多在第 9 胸椎旁）。使斜扳力作用于患处。点按双侧胆囊穴 1 分钟。患者取仰卧位。医者以拇指由剑突下沿肋弓向两侧分推多次。点按期门、章门、足三里和足临泣穴，每穴点按 1 分钟，以有酸胀感为度。用擦法擦其两胁肋，以透热为度。

### 3. 其他治疗

（1）耳针　选肝、胆、胰、交感、神门、直肠下段、皮质下、耳迷根。先刺右侧，痛未止再刺左侧，毫针强刺激，留针 30～60 分钟，隔日 1 次。或用压丸法，3 日更换 1 次。

（2）电针　选胆囊穴、阳陵泉、胆俞、日月。在针刺得气后，每次选取 2 对穴，接通 G6805－Ⅱ型电针仪，连续波强刺激，留针 20～30 分钟，每日 1 次。

## 【注意事项与按语】

（1）叮嘱患者保持舒适体位，进行有节律的深呼吸，心情保持放松，帮助其减轻焦虑和恐惧。

（2）发病期间予高蛋白、低脂肪、高维生素、普通饮食或半流质，严重时禁食。

（3）要养成良好饮食和卫生习惯，少食多餐，忌食生冷肥甘香燥之品，忌烟忌酒，饭前便后要洗手。

（4）本病针灸推拿治疗疗效较好，但有反复发作特点，临床上宜根据"痛则不通""通则不痛"原则，只要调治得当，一般预后良好。若失治、误治，或久治迁延不愈，转为积聚、鼓胀，则治疗较为困难。

### （三）肾绞痛

肾绞痛是由泌尿系结石引发的剧痛症，突发阵发性剧烈腰部或侧腹部绞痛，并沿输尿管向上或下放射，或从后腰区向腹前部同侧阴囊、大腿内侧放射，伴不同程度的尿液突然中断、尿道剧烈刺痛、涩痛、尿血、肾区叩击痛为主要特征。常因湿热蕴藉下焦、气血瘀滞、肾气不足、肾阴亏虚，煎熬尿液成石，阻于水道，通降失利导致肾绞痛。

### 【诊断】

（1）湿热蕴结证　腰腹绞痛，或尿流突然中断，尿频，尿急，尿痛，小便混赤，或为血尿，口干欲饮，恶心呕吐，大便干结，舌红，苔黄腻，脉弦或弦数。

（2）气血瘀滞证　发病急骤，腰腹胀痛或刺痛，疼痛向外阴部放射，尿频，尿急，尿赤或尿黄，面色苍白，冷汗，恶心呕吐，舌暗红或有瘀斑，苔黄或腻，脉沉或弦紧。

（3）肾气不足证　腰部隐痛，排尿无力，少腹坠胀，神倦乏力，心悸气短，甚则颜面虚浮，畏寒肢冷，舌淡胖，苔薄白，脉沉细弱。

（4）肾阴亏虚证　腰部隐痛，排尿无力，头晕目眩，耳鸣，五心烦热，失眠盗汗，腰膝酸软，舌红，苔少，脉细数。

### 【治疗】

［治则］解痉止痛。实证者宜清热利湿、行气化瘀为主，虚证者宜益肾健脾、滋阴补肾为主。

**1. 针灸治疗**

［主穴］肾俞、膀胱俞、中极、三阴交、阴陵泉。

［配穴］湿热蕴结者，配三焦俞、委阳；气血瘀滞者，配足三里、血海；肾气不足者，配气海、命门；肾阴亏虚者，配太溪、然谷。

［操作］毫针刺。实证用泻法；虚证者用平补平泻法。留针 20～30 分钟，每日1 次。

［方义］本病的病位在肾与膀胱，两者互为表里，肾俞、膀胱俞又为两者背俞穴。中极为膀胱募穴，俞募相配，可助膀胱气化、清利下焦湿热、行气止痛。三阴交为肝、脾、肾三阴经之交会穴，能补肾通淋、利尿止痛，为治疗泌尿生殖器疾病之要穴。阴陵泉能清利湿热、通淋止痛。诸穴合用，可益肾培元、通利水道、缓急止痛。

**2. 推拿治疗**

［部位及取穴］阿是穴、肾俞、大肠俞、膀胱俞、京门、水道、关元、中极、秩边、三阴交、阴陵泉、太溪。

［手法］小鱼际擦法、点揉法等。

［操作］患者俯卧位。医者用食指或拇指的第一指间关节突起部在患者背部肾俞、大肠俞、膀胱俞、三焦俞以及背部膀胱经第一侧线上的阿是穴进行点揉，每穴1～2分钟，然后用小鱼际擦法横擦腰部，以透热为度。

**3. 其他治疗**

（1）耳针　取神门、膀胱、输尿管、皮质下、交感、三焦、肾。每次选取 3～5

穴，毫针强刺激，留针 20～30 分钟，隔日 1 次。或用压丸法，3 日更换 1 次。

（2）电针　选肾俞、膀胱俞、中极、三阴交、阴陵泉。在针刺得气后，每次选取 2 对穴，接通 G6805－Ⅱ型电针仪，连续波强刺激，留针 20～30 分钟，每日 1 次。

（3）穴位注射法　选肾俞、膀胱俞、三焦俞。每次选取 1～2 穴，用注射用水或丹参注射液，每穴 0.5～1ml，每日 1 次。

【注意事项与按语】

（1）发病时嘱患者卧床休息，避免剧烈活动，观察血压、脉搏、情绪变化，同时做好疼痛发生部位、时间、频率、有无发热、血尿量记录，以防虚脱发生。

（2）向患者解释血尿发生原因，告知其特征，以缓解紧张焦虑情绪。

（3）嘱患者多食清淡、高纤维食物，忌油腻辛辣食物，忌饮浓茶，限制草酸类、钙类、高嘌呤食物，避免高糖份、高胆固醇、高脂肪食品。

（4）注意外阴清洁，不憋尿，多饮水，鼓励适当活动，有利于结石多排出。

（5）本病初发多实，久则转虚，或虚实夹杂。针灸推拿治疗本病疗效肯定，初起治疗得当，多易缓解。若反复发作，久病不愈，则可发生热毒入血，出现高热神昏等重笃证候，甚则转为癃闭、关格等证。依据"实则清利，虚则补益，虚实夹杂，通补兼施"原则，辨明证候虚实，掌握标本缓急，兼顾治疗。

附 篇

# 第八章　推拿介质与热敷

## 第一节　推拿介质

推拿手法操作时，为了减少对皮肤的摩擦损伤，或者为了借助某些药物的辅助作用，可在手法治疗部位的皮肤上涂些液体、膏剂或洒些粉末，这种液体、膏剂或粉末统称为介质，也称递质。推拿手法操作时应用介质，在我国古代医疗临床实践中有悠久的历史。

### 一、介质种类

目前，推拿手法临床中运用的介质种类颇多，剂型也很丰富，下面分述之。

**1. 滑石粉**　即医用滑石粉。有润滑皮肤的作用，一般在夏季常用，是手法临床上最常用的一种介质。

**2. 爽身粉**　有润滑皮肤、吸汗、吸水的作用，质量较好的爽身粉可代替滑石粉应用。

**3. 葱姜汁**　由葱白和生姜捣碎取汁使用，亦可将葱白和生姜切片，浸泡于75%乙醇中使用，能加强温热散寒作用，常用于冬春季及虚寒证。

**4. 白酒**　既食用白酒，具有活血驱风、散寒除湿、通经活络的功效，对发热亦有降温作用。

**5. 冬青膏**　由冬青油、薄荷脑、凡士林和少许麝香配置而成，具有温经散寒和润滑作用。

**6. 薄荷水**　取5%薄荷脑5g，浸入75%乙醇100ml内配制而成。具有温经散寒、清凉解表，清利头目和润滑作用。

**7. 木香水**　取少许木香，用开水浸泡后放凉去渣后使用，有行气、活血、止痛作用，常用于急性扭挫伤及肝气郁结所致的两胁疼痛等症。

**8. 红花油**　由冬青油、红花、薄荷脑配制而成，有消肿止痛等作用。

**9. 传导油**　由玉树油、甘油、松节油、酒精、蒸馏水等量配制而成。用时摇匀，有消肿止痛，驱风散寒作用。

**10. 麻油**　即食用麻油。运用擦法时涂上少许麻油，可加强手法透热的作用，提高疗效，常用于刮痧疗法中。

**11. 外用药酒**　取各种具有行气活血、化瘀通络、消肿止痛、驱风散寒等功效的中药，组方或单方浸泡于高浓度白酒中，2周后使用，用于各种慢性软组织损伤，骨和软骨退行性病症。

## 二、介质的选择

**1. 辨证选择**　根据中医学理论进行辨证分型，依据证型的不同选择不同的介质。但总的来说可分为两大类，即辨寒热和辨虚实。寒证，用有温热散寒作用的介质，如葱姜水、冬青膏等；热证，用具有清凉退热作用的介质，如凉水、医用乙醇等；虚证，用具有滋补作用的介质，如药酒、冬青膏等；实证，用具有清、泻作用的介质，如蛋清、红花油、传导油等。其他证型可用一些中性介质，如滑石粉、爽身粉等，取其润滑皮肤作用。

**2. 辨病选择**　根据病情的不同，选择不同的介质。软组织损伤，如关节扭伤、腱鞘炎等选用活血化瘀、消肿止痛、透热性强的介质，如红花油、传导油、冬青膏等；小儿肌性斜颈选用润滑性能较强的滑石粉、爽身粉等；小儿发热选用清热性能较强的凉水、酒精等。

**3. 根据年龄选择**　成年人，一般而言，不论水剂、油剂、粉剂均可应用。老年人常用的介质有油剂和酒剂；小儿常用的介质主要选择滑石粉、爽身粉、凉水、酒精、薄荷水、葱姜汁、蛋清等。

# 第二节　热　敷

热敷疗法起源很早，历史悠久，《五十二病方》和《内经》记载的"熨"法就是热敷法。热敷疗法具有热性和药性的双重效应，疗效显著，快捷安全，操作简单，取材方便，易于普及，故在中医临床及民间广泛应用。

热敷疗法属于中医常用的外治法之一，是以中医基础理论为指导，用不同的中药按照不同的用药方法熏洗熨擦患者的机体病变部位，以达到治疗目的的一种外治方法。

热敷疗法可广泛应用于临床各科疾病，尤其对软组织损伤性疾病疗效较好，如在推拿后使用，可增强疗效，也可以减少手法刺激过重、过强而对机体局部所引起的不良反应。热敷往往与推拿配合应用，如内功推拿流派就将热敷法作为常用的辅助治疗方法。

## 一、作用原理

热敷疗法具有温经散寒、活血止痛、疏通经络、调整脏腑、运行气血等作用。热敷疗法在中医理论的指导下，通过辨证选用中草药，并借用温热之力，热敷、烫熨患部，可使药性直达病所，从而更加充分地发挥中药所具有的补气血、祛风寒、活血通络、化瘀止痛等各种作用。热敷疗法还具有经络调整作用，在体表给药，通过经络系统的信息传递及不同药物之性味，由经络入脏腑，输布全身，直达病所，达到补虚泻实，调整阴阳，治疗疾病的目的。

## 二、热敷用具

根据不同的热敷方法，可选用毛巾、暖水袋及大小适宜的布袋等作为热敷用具。

## 三、热敷方药

临床根据不同疾病的病因病机，在中医理论的指导下，按照辨证论治的原则选用不同的中草药。多以祛风散寒除湿及活血化瘀药物为主，适当配以行气、益气、养血、补肝肾药物。临床中可根据病情选用下述药物：①活血化瘀类：当归、乳香、没药、川芎、鸡血藤、桃仁、红花、牛膝、降香、赤芍、苏木、血竭等；②祛风除湿类：独活、威灵仙、防己、秦艽、木瓜、徐长卿、海桐皮、透骨草、海风藤、千年健、松节、伸筋草、忍冬藤等；③散寒止痛类：桂枝、麻黄、生姜、防风、羌活、附子、干姜、肉桂、吴茱萸、花椒、丁香等；④行气通经类：木香、香附、沉香、檀香、橘皮、桑枝、路路通、麝香、冰片、地龙、丝瓜络等；⑤强筋壮骨类：补骨脂、自然铜、续断、天麻、鳖甲、杜仲等。热敷方组成时，可在以上各类药物中，每类选取2～4味，一首方剂大约由 12～14 味药物组成，每味药用量可 10～30g。因热敷用药量较大且部分中药价格较贵，临床选用药物时除考虑病情因素外，还需要考虑中药资源的有限性及患者经济承受能力。

附三个常用的推拿热敷方，以供临床参考使用。

**1. 传统推拿热敷方**　红花 10g，桂枝 15g，乳香 10g，没药 10g，苏木 50g，香樟木 50g，宣木瓜 10g，老紫草 15g，伸筋草 15g，钻地风 10g，路路通 15g，千年健 15g。主治扭伤、挫伤、风湿疼痛、局部怕冷、关节酸痛等。

**2. 简化推拿热敷方**　香樟木 50g，豨莶草 30g，桑枝 50g，虎杖根 50g。主治因扭挫伤而引起的疼痛肿胀，并治肢体酸楚等。

**3. 海桐皮汤**　海桐皮 15g，透骨草 15g，乳香 15g，没药 10g，当归（酒洗）10g，川椒 15g，川芎 10g，红花 10g，威灵仙 10g，白芷 10g，甘草 5g，防风 10g 组成。主治因跌打损伤而引起的疼痛不适。

## 四、热敷部位

热敷部位多为病变局部，或根据中医理论选择穴位进行热敷，如阳痿可选肾俞、命门等。

## 五、热敷方法

热敷应放在推拿治疗之后进行。热敷方法有干热敷和湿热敷两种，两者各有优缺点。湿热敷的温度一般为 50℃～60℃，穿透性强，因此治疗作用也较强；干热敷的温度一般为 60℃～70℃，虽然温度较湿热敷高，但其穿透力不如湿热敷，其操作比湿热敷更加方便。

干热敷法：是将所有药物研成碎末或切成小块，放入锅中炒热（或加白酒、陈醋等作料拌匀）或隔水蒸热后，放入一布袋中（如系直接蒸热，宜先装袋后再蒸），取药袋趁热熨摩特定部位或患处。将 60℃～70℃的热水灌满热水袋后装入布套或用布包好敷于患部的方法也是一种干热敷方法。

湿热敷法通常有两种方法：

一是将中草药，置于布袋内，将袋口扎紧，放入锅中，加适量清水，煮沸数分钟，趁热将毛巾浸透后拧干，折成方形或长方形（根据治疗部位需要而定），敷于患处，待毛巾不太热时，即换另外一条毛巾敷之。一般换 3 块左右即可。

另一种方法是药包熨法：将处方中药混合打碎成米粒大小，与米酒一同放入密封好的药缸内浸泡 6 个月后备用。使用时将药渣装入大小适宜的小布袋内，以不滴药液为宜，扎紧袋口，放入家用微波炉中专用容器内，高火加热 8～10 分钟后取出，即可熨烫。熨烫开始时因温度较高，熨烫手法宜轻快地上下拍打，过一段时间后估计患者能耐受时即采用左右晃揉的方法熨烫，最后将药熨包按压在患部（俗称"压包"），直至患者觉得药熨包不热且无舒适感时，再更换另一个已经加热备用的药熨包。

这里还推荐一种简易的家庭湿热敷法，即用绞干的湿毛巾放入家用微波炉中加热约 2 分钟，使用时先在湿毛巾外面包裹一层干毛巾，以免烫伤受术者皮肤，待温度降低一点后，再撤掉干毛巾直接湿热敷。

## 六、适应证

软组织损伤所引起的颈肩腰腿痛，各种闭合性损伤及关节炎所引起的疼痛，某些慢性胃肠道疾病，阳痿，急性乳腺炎早期，痛经，早期尚未排脓的疖肿、淋巴结炎，麦粒肿，牙痛，尿潴留，术后腹胀等病症。

## 七、禁忌证

1. 关节扭伤初期（36 小时以内）禁用热敷，因热敷可能加重出血和肿胀。

2. 怀疑内脏有出血倾向时禁用热敷。

3. 当急腹症未确诊时，如急性阑尾炎禁用热敷。面部、口腔的感染化脓，以及合并伤口、皮肤湿疹者禁用热敷。

4. 孕妇腹部、腰骶部，局部无知觉处或反应迟钝处忌用；麻醉未清醒者禁用。

5. 昏迷患者及瘫痪、糖尿病、肾炎等血液循环较差或感觉迟钝的患者，以及不能明白指示者（如严重的老年痴呆症），都不宜使用。即使要使用热敷，也应随时检查局部皮肤的变化，如发红起泡应立即停止。年老体弱及有严重心脏病的患者慎用。

6. 皮肤炎、血栓性静脉炎、外周血管病变、刚愈合的皮肤、过度肿胀或疼痛。

## 八、可能出现的意外及处理

1. 皮肤烫伤多因操作不当，或因贪图疗效（因温度高患者觉得疗效更好），或因病人皮肤感觉迟钝所引起。出现皮肤烫伤后应停止热敷治疗，并涂上烫伤膏，防止感染。

2. 晕厥多因过饱或过饥以及体质虚弱引起。因此，在进行烫熨治疗的过程中，应密切观察患者反应，若患者感到头晕不适，应停止操作。万一发生晕厥，先让其平卧，注意保暖，掐水沟、合谷及内关等穴，并给予温开水或者糖水，必要时按常规抢救措施处理。

## 九、注意事项

1. 热敷时必须暴露患处，保持操作间内无风，冬天应保持室内温暖。治疗后注意避风保暖，年老体弱者在热敷后应休息一段时间后方可离开操作间。

2. 热敷期间，若病情加剧或有不适，应立即停止治疗，并密切观察病情。

3. 患者热敷后 2 小时内不要洗澡。

4. 治疗期间注意观察局部皮肤有无皮疹、瘙痒、水疱等。如有，提示病人皮肤对该疗法或药物过敏，此时应停止使用该治疗方法。

5. 临证选方用药，应视具体情况而定，如头面、腰骶部及某些敏感部位，不宜选用刺激性太强的药物，否则会引起发泡，损伤皮肤。小儿皮肤薄弱，尤宜少用或不用。对孕妇等特殊人群，则药物的选择与运用更应谨慎。

6. 热敷使用的毛巾最好纯棉质地，柔软厚实，使用时必须折叠平整，使热量均匀透入，且不易烫伤皮肤。热敷时应控制毛巾的干湿、温度。以毛巾拧的越干越好，这样不易烫伤皮肤使之起泡。如果药汁温度不够高，可使毛巾略带点湿。

7. 热敷时可隔着毛巾使用轻拍法，但切勿按揉。被热敷的部位，一般热敷后不可再使用其他手法，否则容易破皮，所以热敷均应在手法操作之后使用。

8. 热敷的温度应以患者可以忍受为度，要防治烫伤和晕厥。对于皮肤感觉迟钝的患者尤须注意。

9. 热敷每天 1～2 次，每次 15～30 分钟，心脏病、高血压热敷左肩及颈部要注意观察。

# 第九章　保健推拿

保健推拿具有强身健体、调整脏腑功能、预防疾病的作用，是中医学"上工治未病"的重要学术思想。自我保健推拿是指操作者用手法自己施术，以消除疲劳、防病治病、保健养生。下面为几种常用的自我保健推拿方法。

## 第一节　头面部

头面部自我保健推拿具有延缓衰老、聪明耳目的作用，长期应用可以使人保持旺盛的记忆力，清晰的思维，敏捷的反应，并预防老年性痴呆。

**1. 开天门**　两手中指指腹稍用力交替推抹受术者印堂至神庭穴，反复操作 20～30 遍。

**2. 推坎宫**　两手大鱼际由眉头分别推抹向眉尾，反复操作 20～30 遍。

**3. 按揉前额法**　用大鱼际肌紧贴前额，带动皮下做顺时针方向的按揉，按揉要带动整个前额，重点在前额正中部。每次按揉 0.5～1 分钟，每日 1～2 次。

**4. 按揉太阳法**　用两手拇指的指腹按于太阳穴上，其余四指在头前固定，对太阳穴进行按揉。每次按揉 0.5～1 分钟，每日 1～2 次。

**5. 按揉百会法**　用中指指腹按于百会穴上，带动皮下组织进行按揉。每次按揉百会 0.5～1 分钟，每日 1～2 次。

**6. 按揉风池法**　用两手拇指指腹按于风池穴做向内上方向的按揉。每次按揉 0.5～1 分钟，每日 1～2 次。

**7. 按揉面部穴位**　中指按揉印堂、阳白、承泣、睛明、迎香、下关、颊车、翳风等穴，每穴 3～5 秒，以得气为度。

**8. 挤捏上眼眶及面颊**　用拇指和食指指腹或食指和中指指侧相对用力，挤捏上眼眶及面颊部皮肤，反复操作 3～5 遍。

**9. 擦法擦颜面部**　用掌横擦额头、下颌，直擦面颊，用双手食指轻夹鼻翼，上下反复快速推擦十数遍。

**10. 面部干浴法**　先将两手掌搓热，然后用手掌面连同十指指面在额面部摩擦称为干浴法。摩擦顺序为：前额——眼眶周围——面颊部——鼻翼旁——下颏部。每次摩擦 0.5～1 分钟，早晚各 1 次。

**11. 捻搓耳郭**　用拇指和食指捻搓两侧耳郭，单向操作 3～5 遍，以其耳郭发热为度。

**12. 振耳**　用双手将两耳向前对折并轻轻按住，快速振颤（鸣天鼓）10～15 秒。

**13. 梳理头皮法**　五指分开略微屈，中指定位于前发际正中线上；食指和无名指定位于两侧的膀胱经头部循行线上；拇指和小指分别定位于胆经头部循行线上，自前发际至后项部进行单方向的梳理。每次梳理30次，每日1~2次。

**14. 指尖击头法**　两手十指略屈，用指尖叩击头部皮肤，用力宜轻柔，叩遍整个头部。每次叩击0.5~1分钟，每日1~2次。

# 第二节　颈项部

有规律地进行颈项部自我保健推拿，能防止颈椎病的发生或复发，可以减轻疼痛，缓解症状，缩短病程。自我保健推拿的方法如下。

**1. 拿揉颈项部**　一手拇指与其余四指相对，反手拿揉其颈项部肌肉，上下往返操作3~5遍。

**2. 拿揉肩部**　双手拇指和其余四指相对用力，分别拿揉对侧肩部肌肉3~5遍。

**3. 按揉风池穴**　用两手拇指指腹按揉两侧风池穴0.5~1分钟。

**4. 按揉肩外俞穴**　用中指指端按于肩外俞进行按揉，每次按揉左右各0.5~1分钟。

**5. 按揉椎旁**　一手从颈后绕过按于对侧的椎旁线，用食指、中指、无名指、小指的指面沿该线做上下按揉，边按揉边移动。用左手按右侧，右手按左侧，交替进行。每次按揉左右线各5遍。

**6. 拇指拨项部夹脊及正中**　一手拇指位于颈部脊柱旁一侧，其余四指位于另一侧，用拇指拨揉其颈项部脊柱两侧及正中，上下往返操作2~3遍。

**7. 摩擦项后部**　用一手的手掌置于颈后部，手指面和手掌面均应接触颈后部皮肤，做左右往返的横向摩擦，每次摩擦1~2分钟。

**8. 理法**　先将两手掌搓热，再用双掌掌面由上往下理肩项部3~5次。

**9. 扳颈后伸法**　用一手的四指（拇指除外）置于项后棘突上，做头向后仰，手向前扳拉的运动。每次扳拉30次。

**10. 虚掌掌拍法**　双手交替用虚掌拍打项部、对侧肩胛上区。

# 第三节　胸　部

胸部自我保健推拿可振奋心胸阳气、宽胸理气、调和阴阳、温经散寒、缓解疲劳、松弛肌肉，并有解除胸部肌肉痉挛、增强心肺功能等功效。

**1. 摩胸**　以右掌全掌摩揉左侧胸部，再以左掌全掌摩揉右侧胸部。每侧10~20次，使肌肤有微热感。

**2. 按揉胸部穴位**　可按揉胸骨上窝的天突、两乳连线中点的膻中。每次按揉0.5~1分钟。

**3. 叩击胸部**　左右手握空拳，以拳心叩击对侧胸部，左右手交替进行，共叩击20次。力量不宜过大。

**4. 指抹肋间隙**　五指分开，各手指分别置于相邻的肋间隙，手指沿肋间隙自上面下，自下而上做来回推抹 5 遍，左右交替进行。

**5. 分推胸部**　用左手掌根和掌面自胸正中部着力，横向推右侧胸部直至腋下，做 20 次；换右手自胸正中部横向推左侧胸部 20 次。从上胸部逐渐移至下胸部到肋弓。

**6. 直推胸腹**　沿前正中胸骨，用全掌从上向下推动。

**7. 搓摩胁肋**　左掌贴于左胁肋部，右掌贴于右胁肋部，环形摩动，使局部有温热感。

# 第四节　腹　部

腹部自我保健推拿可以健肾固精、调和阴阳、温经散寒、促进消化、松弛肌肉，并有减肥等功效。腹部自我按摩以仰卧位为佳，仰卧位腹肌放松易于按揉深层胃肠组织。中医学认为："六腑者，传化物而不藏，故实而不能满也。"故腹部保健推拿遵循"腑以通为用"的原则。

**1. 摩腹**　以双掌重叠，环形摩腹。摩腹起于脐部神阙，沿胃肠蠕动方向，右下腹－右上腹－上腹－左上腹－左下腹。摩动速度宜慢，力量宜轻。

**2. 揉腹**　双掌重叠置于腹部，依次以掌根、大鱼际、掌指关节面、小鱼际发力施以揉法。

**3. 腹部推荡**　两手手指并拢，自然伸直，一手掌放在另一手掌背上，右手在下，左手在上。右手手掌和手指平贴腹部，以掌根用力向左侧推按，然后在上的左手掌根用力向右推压，一左一右，由上而下慢慢移动，好像水中的浪花，约 5 分钟。

**4. 点揉腹部穴位**　以一手的食指、中指、无名指点揉穴位，另一手压在下手背上以助力。点揉脐下气海、关元，点揉脐上中脘，点揉脐左右两旁天枢。

**5. 摩腹、推腹**　双手重叠摩腹，使腹部有温热感。并从剑突及左右两侧向下掌推至小腹部 3～5 次。也可斜推少腹，左右掌同时从同侧的肋弓部推向腹股沟部。

**6. 擦少腹部**　用两手的小鱼际肌部分别按于两侧少腹部，沿两侧腹股沟腹壁侧同时做上下摩擦 20～50 次。

# 第五节　背腰部

背部自我保健推拿具有疏通经络、通畅气血、祛寒止痛之功效，可以改善局部血液循环、缓解局部软组织紧张、消除背肌疲劳，用于防治背肌劳损等疾病。腰部自我保健推拿具有固肾温阳、健腰明耳目之功效，可防治腰膝酸软、耳鸣、耳聋、眼花、遗精、早泄、阳痿、尿频、妇科病等。

**1. 拿捏斜方肌、肩井**　以一手的掌根和四指指腹相对，拿捏对侧的斜方肌、肩井附近。拿揉 20 次，再换另一侧。

**2. 指揉背部膀胱经**　以一手的食指、中指、无名指，按揉对侧脊柱与肩胛骨之间的膀胱经。膀胱经在背部有两条线，可先揉按近脊柱棘突的第一条线，再按揉近肩胛骨的第二条线。有酸胀的部位可重点按揉。

**3. 点揉肩井**　以一手的食指、中指、无名指点揉肩井，并可前后弹拨，以酸胀为度。

**4. 掌摩腰部**　双手叉腰，虎口朝下，以双掌掌面环形摩动约 30 次。以腰部有微热感为佳。

**5. 掌推腰部**　双手掌分别放在腰部两侧，适当用力从腰部往骶部作推擦动作 30～50 次，由上到下，由中间到两边，力度由轻到重，以腰部有微热感为度。

**6. 拳背揉腰部**　双手握拳，将拳头的背侧掌指关节分别放在腰椎两侧，适当用力从腰部往骶部揉按 5～10 分钟，方向由上到下，由中间到两边，力度由轻到重。

**7. 按揉点穴**　双手叉腰，虎口向上，将拇指分别放在腰椎两侧，其余四指附着于腰部外侧。缓慢地用拇指指腹在腰部由上向下，由中间到两边按揉，力度由轻到重。重点按揉腰部的肾俞、大肠俞 10～20 次。还可上下移动寻找最酸胀的部位进行点揉。

**8. 叩腰法**　全身放松，双手握拳，以拳背叩击腰骶部，由上到下，由中间到两边，力度由轻到重，左右手交替。每次叩击 0.5～1 分钟，每日叩腰 1～2 次。

# 第六节　上肢部

上肢自我保健推拿具有通经活络、解经止痛、行气活血、滑利关节之功效，可以防治上肢麻木、酸痛、活动不利等病症，如颈椎病、肩周炎、肱骨外上髁炎、肱骨内上髁炎等疾患。

**1. 拿捏肩部**　以一手拇指与其余四指相对，呈钳形捏拿对侧肩关节前、后、外侧的肌肉，以三角肌为主，约 2 分钟。

**2. 拨揉肩前、肩后**　一手拇指与其余四指相对，四指轻扶对侧肩侧后方，拇指指腹及大鱼际拨揉肩前肌肉，力度由轻到重。接着，拇指及大鱼际轻扶于肩前，其余四指指腹部拨揉肩后肌肉，力度由轻到重，由外到内，逐渐使肩部肌肉充分放松，约 10 分钟。

**3. 点揉肩部穴位**　重点点揉肩前、肩髃、肩髎、臑俞等穴 10～20 次。

**4. 摇肩**　双肘屈曲，双手搭于同侧肩前，环转摇动肩关节。

**5. 拿捏上臂**　用拇指与其余四指的掌面成钳形，轻轻捏拿对侧上肢的肱二头肌、肱三头肌，每侧约 3 分钟。

**6. 揉拨极泉**　以一手拇指指腹揉拨对侧腋窝的极泉穴 3～5 次。

**7. 拿捏前臂**　用拇指与其余四指的掌面成钳形，轻轻捏拿对侧上肢的前臂肌肉，先近端后远端，先内侧后外侧，约 3 分钟。

**8. 按揉曲池、合谷**　用一手拇指指腹按揉对侧曲池、合谷 10～20 次，以局部有酸胀感为度。

**9. 按揉肘关节周围**　以手掌心放在对侧肘关节，适当用力按揉周围肌肉，双肘交替进行。每次按揉 0.5～1 分钟。

**10. 搓捻手指关节**　用一手的拇指与食指夹住对侧手指的指背与指面或手指的两侧，进行旋转搓动或揉捻。

**11. 擦手背**　用一手手掌反复摩擦对侧手背，以发热为佳，双手交替进行。

# 第七节　下肢部

下肢自我保健推拿具有疏通经络、调和阴阳、温经散寒、消肿止痛、缓解痉挛、松弛肌筋之功效，有防治下肢关节炎、风湿痹痛、关节僵硬等病症的作用。下肢自我保健推拿在弯腰位或坐位进行，时间不宜过长。

**1. 推擦下肢前侧**　以双掌分别置于左右大腿前，拇指在大腿内侧，其余四指在大腿外侧。由大腿向小腿方向推擦，先近后远，应以局部发热为度，约 10 ~ 20 次。

**2. 捏拿股前及髌骨两侧**　以双掌分别置于左右大腿前，拇指在大腿内侧，其余四指在大腿外侧。内侧的大拇指与其余四指成钳形，捏拿下肢前方的股四头肌，以有酸胀感为度。自上而下捏拿，最后捏拿髌骨两旁，共约 5 分钟，以达到放松肌肉的目的。

**3. 拿转髌骨**　两膝关节伸直。左右手掌分别置于左右髌骨上，用大鱼际和小鱼际、掌指关节掌面从髌骨四周扣住髌骨，上下左右推动髌骨，力量由轻到重，约 2 ~ 3 分钟，感觉膝关节内部发热为度。

**4. 按揉膝关节周围痛点**　用拇指由轻到重对膝关节周围痛点进行按揉，以有酸胀感为度，每个痛点约 1 分钟。痛点大多在髌骨、大腿股骨、小腿胫骨的接触面附近。摸到结节、条索或酸胀处可重点弹拨，每处 3 ~ 5 次。

**5. 按揉膝关节周围穴位**　穴位大多也分布在髌骨周围，如髌骨内上方、大腿内侧的血海，髌骨外上方、大腿外侧的梁丘，髌骨正上方的鹤顶，髌骨下方、髌韧带两旁的内、外膝眼。用拇指由轻到重进行按揉，以酸胀为度，每穴约 1 分钟。

**6. 拿揉大腿后方及小腿后方**　以双掌分别置于左右大腿后方，虎口朝下，拇指在大腿外侧，其余四指在大腿内侧。外侧的大拇指与其余四指成钳形，捏拿下肢后方的肌肉，如股二头肌、半腱肌、半膜肌、腓肠肌。自上而下，以有酸胀感为度。共约 5 分钟。

**7. 弹拨委中穴**　将双下肢微屈，用双手食指或中指弹拨膝后方腘窝中间的凹陷处。弹拨时应以局部有酸胀及麻电感为度，左右各约 20 次。

**8. 擦膝关节内外**　用左右手掌掌根分别贴着于膝关节内、外侧，由上往下快速擦动 1 分钟，以透热为度。

**9. 叩击下肢**　双手握空拳，以拳心叩击下肢并上下移动，每次叩击 1 ~ 2 分钟。

**10. 擦涌泉**　屈膝盘腿。用一手小鱼际反复摩擦对侧一足的涌泉穴。每次擦 0.5 ~ 1 分钟，或至足心发热为止。

# 第十章　古代针灸推拿歌赋辑要

## 一、古代针灸歌赋辑要

### 1. 行针指要歌

或针风，先向风府百会中；或针水，水分夹脐上边取；

或针结，针着大肠泄水穴；或针劳，须向膏肓与百劳；

或针虚，气海丹田委中奇；或针气，膻中一穴分明纪；

或针嗽，肺俞风门须用灸；或针痰，先针中脘三里间；

或针吐，中脘气海膻中补；反胃吐食一般医，针中有妙少人知。

——摘录自《针灸大成》

### 2. 马丹阳天星十二穴治杂病歌

三里内庭穴，曲池合谷接，委中配承山，太冲昆仑穴，环跳与阳陵，通里并列缺。合担用法担，合截用法截，三百六十穴，不出十二诀。治病如神灵，浑如汤泼雪，北斗降真机，金锁教开彻，至人可传授，匪人莫浪说。

其一，三里膝眼下，三寸两筋间。能通心腹胀，善治胃中寒；肠鸣并泄泻，腿肿膝月行酸；伤寒羸瘦损，气蛊及诸般。年过三旬后，针灸眼便宽。取穴当审的，八分三壮安。

其二，内庭次趾外，本属足阳明。能治四肢厥，喜静恶闻声；隐疹咽喉痛，数欠及牙疼；疟疾不能食，针着便惺惺。

其三，曲池拱手取，屈肘骨边来。善治肘中痛，偏风手不收；挽弓开不得，筋缓莫梳头；喉痹促欲死，发热更无休；遍身风癣癞，针着即时廖。

其四，合谷在虎口，两指歧骨间。头疼并面肿，疟疾热还寒，齿龋鼻衄血，口噤不开言。针人五分深，令人即便安。

其五，委中曲䐐里，横纹脉中央。腰疼不能举，沉沉引脊梁，酸痛筋莫展，风痹复无常。膝头难伸屈，针人即安康。

其六，承山名鱼腹，肠分肉间。善治腰疼痛，痔疾大便难，脚气并膝肿，辗转战疼酸，霍乱及转筋，穴中刺便安。

其七，太冲足大趾，节后二寸中。动脉知生死，能医惊痫风。咽喉并心胀，两足不能行。七疝偏坠肿，眼目似云朦，亦能疗腰痛，针下有神功。

其八，昆仑足外踝，跟骨上边寻。转筋腰尻痛，暴喘满冲心。举步行不得，一动即呻吟。若欲求安乐，须于此穴针。

其九，环跳在髀枢，侧卧屈足取。折腰莫能顾，冷风并湿痹。腿胯连腨痛，转侧重唏嘘。若人针灸后，顷刻病消除。

其十，阳陵居膝下，外廉一寸中。膝肿并麻木，冷痹及偏风。举足不能起，坐卧

411

似衰翁。针入六分止，神功妙不同。

其十一，通里腕侧后，去腕一寸中。欲言声不出，懊憹及怔忡。实则四肢重，头腮面颊红，虚则不能食，暴暗面无容。豪针微微刺，方信有神功。

其十二，列缺腕侧上，次指手交叉。善疗偏头患，遍身风痹麻。痰涎频壅上，口噤不开牙。若能明补泻，应手即如拿。

——摘录自《针灸大全》

### 3. 标幽赋

拯救之法，妙用者针。察岁时于天道，定形气于予心，春夏瘦而刺浅，秋冬肥而刺深，不穷经络阴阳，多逢刺禁，既论脏腑虚实，须向经寻。原夫起自中焦，水初下漏，太阴为始，至厥阴而方终，穴出云门，抵期门而最后，正经十二，别络走三百余支，正侧仰伏，气血有六百余候。手足三阳，手走头而头走足；手足三阴，足走腹而胸走手。要识迎随，须明逆顺，况乎阴阳气血多少为最，厥阴太阳，少气多血，太阴少阴，少血多气，而又气多血少者，少阳之分，气盛血多者，阳明之位。先详多少之宜，次察应至之气，轻滑慢而未来，沉涩紧而已至，既至也，量寒热而留疾。未至也，据虚实而候气。气之至也，如鱼吞钩饵之浮沉，气未至也，如闲处幽堂之深邃，气速至而速效，气迟至而不治。观夫九针之法，毫针最微，七星上应，众穴主持，本形金也，有蠲邪扶正之道。短长水也，有决凝开滞之机，定刺象木，或斜或正，口藏比火，进阳补羸。循机扪塞以象土，实应五行而可知。然是三寸六分，包含妙理，虽细桢于毫发，同贯多歧，可平五脏之寒热，能调六腑之虚实，拘挛闭塞，遣八邪而去矣，寒热痛痹，开四关而已之。凡刺者，使本神朝而后入，既刺也，使本神定而气随；神不朝而勿刺，神已定而可施。定脚处，取气血为主意，下手处，认水木是根基，天地人三才也；涌泉同璇玑百会。上中下三部也：大包与天枢地机。阳跷阳维并督带，主肩背腰腿在表之病，阴跷阴维任冲脉，去心腹胁肋在里之凝。二陵二跷二交，似续而交五大。两间两商两井，相依而别两支。大抵取穴之法，必有分寸，先审自意，次观肉分，或伸屈而得之，或平直而安定。在阳部筋骨之侧，陷下为真，在阴分郄腘之间，动脉相应，取五穴，用一穴而必端，取三经，用一经而可正。头部与肩部详分，督脉与任脉易定，明标与本，论刺深刺浅之经，住痛移疼，取相交相贯之径，岂不闻脏腑病而求门海俞募之微，经络滞而求原别交会之道，更穷四根三结，依标本而刺无不痊，但用八法五门，分主客而针无不效，八脉始终连八会，本是纪纲，十二经络十二原，是为枢要。一日取六十六穴之法，方见幽微，一时取一十二经之原，始知要妙。原夫补泻之法，非呼吸而在手指，速效之功，要交正而识本经。交经缪刺，左有病而右畔取，泻络远针，头有疾而脚上针。巨刺与缪刺各异，微针与妙刺相通，观部分，而知经络之虚实，视浮沉，而辨脏腑之寒温。且夫先令针耀而虑针损，次藏口内而欲针温，目无外视，手如握虎，心无内幕，如待贵人。左手重而多按，欲令气散，右手轻而徐入，不痛之因。空心恐怯，直立侧而多晕，背目沉掐，坐卧平而没昏。推于十干十变，知孔穴之开阖，论其五行五脏，察时日之旺衰，伏如横弩，应若发机。阴交阳别而定血晕，阴跷阳维而下胎衣，痹厥偏枯，迎随俾经络接续，漏崩带下，温补使气血依归，静以久留，停针待之。必准者，取照海治喉中之闭塞，端的处，用大钟治心内之呆痴，大抵疼痛实泻，麻痒虚补，体重节痛而俞居，心下痞满而井主，心胀咽痛，针太冲而必除，脾冷胃疼，泻公孙而立愈。胸满腹痛刺内关，胁疼肋痛针飞虎，筋挛骨痛而补魂门，体热劳嗽而泻魄户，头风头痛，刺申脉与金门，眼痒眼疼，泻光明与地五。泻阴郄止盗汗，治小儿骨蒸，刺偏历利小便，医大人水蛊，中风环跳而宜刺，虚损天枢而可取。由是午前卯后，太阴生而疾温，离左酉南，月朔死而速冷，循扪弹弩，留吸母而坚长，爪下伸提，疾呼子而嘘短。动退空歇，迎夺右而泻凉，推内进搓，随济左而补暖。慎之！大患危疾，色脉不顺而莫针，寒热风阴，饥饱醉劳而切忌。望不补而晦不泻，弦不夺而朔不济，精其心而穷其法，无灸艾而坏其皮，正其理而求其原，免投针而失其位。避灸处而加四肢，四十有九，禁刺处而除六腧，二十有二。抑又闻高皇抱疾未瘥，李氏刺巨阙而后苏，太子暴死为厥，越人针维会而复醒，肩井曲池，甄权刺臂痛而复射，悬钟环跳，华佗刺躄足而立行。秋夫针腰俞而鬼免沉疴，王纂针交俞而妖精立出。取肝俞与命门，使瞽士视秋毫之末，刺少阳与交别，俾聋夫听夏蚋之声。嗟夫！去圣逾远，此道渐坠，或不得意而散其学，或愆其能而犯禁忌，愚庸智浅，难契于玄言，至道渊深，得之者有几？偶述斯言，不敢示诸明达者焉，庶几乎童蒙之心启。

——摘录自《针经指南》

**4. 百症赋**

百症俞穴，再三用心。顖会连于玉枕，头风疗以金针。悬颅颔厌之中，偏头痛止；强间、丰隆之际，头痛难禁。原夫面肿虚浮，须仗水沟、前顶；耳聋气闭，全凭听会、翳风。面上虫行有验，迎香可取；耳中蝉噪有声，听会堪攻。目眩兮支正、飞扬，目黄兮阳纲、胆俞。攀睛攻少泽、肝俞之所，泪出刺临泣、头维之处。目中漠漠，即寻攒竹、三间；目觉䀮䀮，急取养老、天柱。观其雀目肝气，睛明、行间而细推；审他项强伤寒，温溜、期门而主之。廉泉、中冲，舌下肿疼堪取；天府、合谷，鼻中衄血宜追。耳门、丝竹空，住牙痛于顷刻；颊车、地仓穴，正口㖞于片时。喉痛兮液门、鱼际去疗，转筋兮金门、丘墟来医。阳谷、侠溪，颔肿口噤并治，少商、曲泽，血虚口渴同施。通天去鼻内无闻之苦，复溜祛舌干口燥之悲。哑门、关冲，舌缓不语而要紧；天鼎、间使，失音嗫嚅而休迟。太冲泻唇㖞以速愈，承浆泻牙疼而即移。项强多恶风，束骨相连于天柱；热病汗不出，大都更接于经渠。且如两臂顽麻，少海就傍于三里；半身不遂，阳陵远达于曲池。建里、内关，扫尽胸中之苦闷；听宫、脾俞，祛残心下之悲凄。久知胁肋疼痛，气户、华盖有灵；腹中肠鸣，下脘、陷谷能平。胸胁支满何疗，章门不用细寻；膈疼饮蓄难禁，膻中、巨阙便针。胸闷更加噎塞，中府、意舍所行；胸膈停留瘀血，肾俞、巨髎宜征。胸满项强，神藏、璇玑宜试；背连腰痛，白环、委中曾经。脊强兮水道、筋缩，目眩兮颧髎、大迎。痉病非颅息而不愈，脐风须然谷而易醒。委阳、天池，腋肿针而速散；后溪、环跳，腿疼刺而即轻。梦魇不宁，厉兑相谐于隐白；发狂奔走，上脘同起于神门。惊悸怔忡，取阳交、解溪勿误；反张悲哭，仗天冲、大横须精。癫疾必身柱、本神之令，发热仗少冲、曲池之津。岁热时行，陶道复求肺俞理；风痫常发，神道还须心俞宁。湿寒湿热下髎定，厥寒厥热涌泉清。寒栗恶寒，二间疏通阴郄暗；烦心呕吐，幽门开彻玉堂明。行间、涌泉，主消渴之肾竭；阴陵、水分，去水肿之脐盈。瘰癧传尸，趋魄户、膏肓之路；中邪霍乱，寻阴谷、三里之程。治疸消黄，谐后溪、劳宫而看；倦言嗜卧，往通里、大钟而明。咳嗽连声，肺俞须迎天突穴；小便赤涩，兑端独泻太阳经。刺长强与承山，善主肠风新下血；针三阴与气海，专司白浊久遗精。且如肓俞、横骨，泻五淋之久积；阴郄、后溪，治盗汗之多出。脾虚谷以不消，脾俞、膀胱俞觅；胃冷食而难化，魂门、胃俞堪责。鼻痔必取龈交，瘿气须求浮白。大敦、照海，患寒疝而善蠲；五里、臂臑，生疬疮而能沿。至阴、屋翳，疗痒疾之疼多；肩髃、阳溪，消瘾中之热极。抑又论妇人经事改常，自有地机、血海；女子少气漏血，不无交信、合阳；带下产崩，冲门、气冲宜审；月潮违限，天枢、水泉细详。肩井乳痈而极效，商丘痔瘤而最良。脱肛趋百会、尾骶之所，无子搜阴交、石关之乡。中脘主乎积痢，外丘收乎大肠。寒疟兮商阳、太溪验，痃癖兮冲门、血海强。夫医乃人之司命，非志士而莫为；针乃理之渊微，须至人之指教。先究其病源，后攻其穴道。随手见功，应针取效。此篇不尽，略举其要。

——摘录自《针灸聚英》

### 5. 通玄指要赋

必欲治病，莫如用针。巧运神机之妙，工开圣理之深。外取砭针，能蠲邪而扶正；中含水火，善回阳而倒阴。原夫络别支殊，经交错综，或沟池溪谷以岐异，或山海丘陵而隙共。斯流派以难揆，在条纲而有统。理繁而昧，纵补泻以何功？法捷而明，自迎随而得用。且如行步难移，太冲最奇。人中除脊膂之强痛，神门去心性之呆痴。风伤项急，始求于风府；头晕目眩，要觅于风池。耳闭须听会而治也，眼痛则合谷以推之。胸结身黄，取涌泉而即可，脑昏目赤，泻攒竹以便宜。但见两肘之拘挛，仗曲池而平扫；四肢之懒惰，凭照海以消除。牙齿痛，吕细堪治，头项强，承浆可保。太白宣通于气冲，阴陵开通于水道。腹膨而胀，夺内庭以休迟；筋转而疼，泻承山而在早。大抵脚腕痛，昆仑解愈，股膝疼，阴市能医。痫发癫狂兮，凭后溪而疗理；疟生寒热兮，仗间使以扶持。期门罢胸满，血膨而可已，劳宫退胃翻心痛亦何疑！稽夫大敦去七疝之偏坠，王公谓此；三里却五劳之羸瘦，华佗言斯。固知腕骨祛黄，然骨泻肾，行间治膝肿目疾，尺泽去肘疼筋紧。目昏不见，二间宜取；鼻窒无闻，迎香可引。肩井除两臂难任，丝竹疗头疼不忍。咳嗽寒痰，列缺堪治；眵臒冷泪，临泣尤准（头临泣穴）。髋骨将腿痛以祛残，肾俞把腰疼而泻尽。以见越人治尸厥于维会，随手而苏，文伯泻死胎于阴交，应针而陨。圣人于是察麻与痛，分实与虚。实则自外而入也，虚则自内而出欤。故济母而裨其不足，夺子而平其有余。观二十七之经络，一一明辨，据四百四之疾症，件件皆除。故得天枢都无，跻斯民于寿域；几微已判，彰往古之玄书。抑又闻心胸病，求掌后之大陵；肩背患，责肘前之三里。冷痹肾败，取足阳明之土；连脐腹痛，泻足少阴之水。脊间心后者，针中渚而立痊；胁下肋边者，刺阳陵而即止。头项痛，拟后溪以安然；腰脚疼，在委中而已矣。夫用针之士，于此理苟能明焉，收祛邪之功，而在乎捻指。

——摘录自《针经指南》

### 6. 金针赋

观夫针道,捷法最奇,须要明于补泻,方可起于倾危。先分病之上下,次定穴之高低。头有病而足取之,左有病而右取之。男子之气,早在上而晚在下,取之必明其理;女子之气,早在下而晚在上,用之必识其时。午前为早属阳,午后为晚属阴,男女上下,凭腰分之。手足三阳,手走头而头走足;手足三阴,足定腹而胸走手。阴升阳降,出入之机。逆之者为泻、为迎,顺之者为补、为随。春夏刺浅者以瘦,秋冬刺深者以肥。更观元气厚薄,浅深之刺犹宜。

原夫补泻之法,妙在呼吸手指。男子者,大指进前左转,呼之为补,退后右转,吸之为泻,提针为热,插针为寒;女子者,大指退后右转,吸之为补,进前,呼之为泻,插针为热,提针为寒。左与右各异,胸与背不同,午前者如此,午后者反之。是故爪而切之,下针之法,摇而退之,出针之法;动而进之,催针之法;循而摄之,行气之法。搓而去病,弹则补虚,肚腹盘旋,扪为穴闭。重沉豆许曰按,轻浮豆许曰提。一十四法,针要所备。补者一退三飞,真气自归;泻者一飞三退,邪气自避。补则补其不足,泻则泻其有余。有余者为肿为痛曰实,不足者为痒为麻曰虚。气速效速,气迟效迟。……。

且夫下针之先,须爪按重而切之,次令咳嗽一声,随咳下针。凡补者呼气,初针刺至皮内,乃曰天才;少停进针,刺至肉内,是曰人才;又停进针,刺至筋骨之间,名曰地才。此为极处,就当补之,再停良久,却须退针至人之分,待气沉紧,倒针朝病,进退往来,飞经走气,尽在其中矣。凡泻者吸气,初针至天,少停进针,直至于地,得气泻之,再停良久,即须退针,复至于人,待气沉紧,倒针朝病,法同前矣。其或晕针者,神气虚也,以针补之,口鼻气回,热汤与之,略停少顷,依前再施。

及夫调气之法,下针至地之后,复人之分,欲气上行,将针右捻,欲气下行,将针左捻,欲补先呼后吸,欲泻先吸后呼。气不至者,以手循摄,以爪切掐,以针摇动,进捻搓弹,直待气至。以龙虎升腾之法,按之在前,使气在后,按之在后,使气在前。运气走至疼痛之所,以纳气之法,扶针直插,复向下纳,使气不回。若关节阻涩,气不过者,以龙虎龟凤通经接气,大段之法,驱而运之,仍以循摄爪切,无不应矣。此通仙之妙。

况夫出针之法,病势既退,针气微松,病未退者,针气始根,推之不动,转之不移,此为邪气吸拔其针,乃至真气至,不可出之,出之者其病即复,再须补泻,停以待之,真候微松,方可出针豆许,摇而停之。补者吸之去疾,其穴急扪;泻者呼之去徐,其穴不闭。欲令凑密,然后吸气,故曰:下针贵迟,太急伤血;出针贵缓,太急伤气。已上总要,于斯尽矣。

考夫治病,其法有八:一曰烧山火,治顽麻冷痹,先浅后深,用九阳而三进三退,慢提紧按,热至,紧闭插针,除寒之有准。二曰透天凉,治肌热骨蒸,先深后浅,用六阴而三出三入,紧提慢按,寒至,徐徐举针,退热之可凭。皆细细搓之,去病准绳。三曰阳中隐阴,先寒后热,浅而深,以九六之法,则先补后泻也。四曰阴中隐阳,先热后寒,深而浅,以六九之方,则先泻后补也。补者直须热至,泻者务待寒侵,犹如搓线，慢慢转针，法浅则用浅，法深则用深，两者不可兼而紊之也。五曰子午捣臼，水蛊膈气，落穴之后，调气均匀，针行上下，九入六出，左右转之，十遭自平。六曰进气之诀，腰背肘膝痛，浑身走注疼，刺九分，行九补，卧针五七吸，待气上下，亦可龙虎交战，左捻九而右捻六，是亦住痛之针。七曰留气之诀，痃癖癥瘕，刺七分，用纯阳，然后乃直插针，气来深刺，提针再停。八曰抽添之诀，瘫痪疮癞，取其要穴，使九阳得气，提按搜寻，大要运气周遍，扶针直插，复向下纳，回阳倒阴，指下玄微，胸中活法，一有未应，反复再施。

若夫过关过节催运气，以飞经走气，其法有四：一曰青龙摆尾，如扶船舵，不进不退，一左一右，慢慢拨动。二曰白虎摇头，似手摇铃，退方进圆，兼之左右，摇而振之。三曰苍龟探穴，如入土之象，一退三进，钻剔四方。四曰赤凤迎源，展翅之仪，入针至地，提针至天，候针自摇，复进其原，上下左右，四围飞旋，病在上吸而退之，病在下呼而进之。

至夫久患偏枯，通经接气之法，已有定息寸数。手足三阳，上九而下十四，过经四寸，手足三阴，上七而下十二，过经五寸，在乎摇动出纳，呼吸同法，驱运气血，顷刻周流，上下通接，可使寒者暖而热者凉，痛者止而胀者消。若开渠之决水，立时见功，何倾危之不起哉？虽然，病有三因，皆从气血，针分八法，不离阴阳。盖经脉昼夜之循环，呼吸往来之不息，和则身体康健，否则疾病竞生。譬如天下国家地方，山海田园，江河溪谷，值岁时风雨均调，则水道疏利，民安物阜，其或一方一所，风雨不均，遭以旱涝，使水道涌竭不通，灾忧遂至。人之气血，受病三因，亦犹方所之于旱涝也。盖针砭所以通经脉，均气血，蠲邪扶正，故曰捷法最奇者哉。

嗟夫！轩岐古远，卢扁久亡，此道幽深，非一言而可尽，斯文细密，在久习而能通。岂世上之常辞，庸流之泛术，得之者若科之及第，而悦于心；用之者如射之发中，而应于目。述自先圣，传之后学，用针之士，有志于斯，果能洞造玄微，而尽其精妙，则世之伏枕之疴，有缘者遇针，其病皆随手而愈矣。

——摘录自《针灸大全》

## 二、古代推拿歌赋辑要

### 1. 推拿代药赋

前人忽略推拿，卓溪今来一赋。寒热温平，药之四性，推拿揉掐，性与药同，用推即是用药，不明何可乱推。推上三关，代却麻黄肉桂。退下六腑，替来滑石羚羊。水底捞月，便是黄连犀角。天河引水，还同芩柏连翘。大指脾面旋推，味似人参白术，泻之则为灶土石膏。大肠侧推虎口，何殊诃子炮姜，反之则为大黄枳实。涌泉右转不揉，朴硝何异，一推一揉右转，参术无差。食指泻肝，功并桑皮桔梗，旋推止嗽，效争五味冬花。精威拿紧，岂羡牛黄贝母。肺俞重揉，漫夸半夏南星。黄蜂入洞，超出防风羌活。捧耳摇头，远过生地木香。五指节上轮揉，乃祛风之苍术。足拿大敦鞋带，实定掣之钩藤。后溪推上，不减猪苓泽泻。小指补肾，焉差杜仲地黄。涌泉左揉，类夫砂仁藿叶。重揉手背，同乎白芍川芎。脐风灯火十三，恩符再造。定惊元宵十五，不啻仙丹。病知表里虚实，推合重症能生；不谙推拿揉掐，乱用便添一死。代药五十八言，自古无人道及，虽无格致之功，却亦透宗之赋。

————摘录自《幼科铁镜》

**2. 保婴赋**

人禀天地，全而最灵。原无夭札，善养则存。

始生为幼，三四为小。七齠八龀，九童十稚。

惊痫疳癖，伤食中寒。汤剂为难，推拿较易。

以其手足，联络脏腑。内应外通，察识详备。

男左女右，为主看之。先辨形色，次观虚实。

认定标本，手法祛之。寒热温凉，取效指掌。

四十余穴，有阴有阳。十三手法，至微至妙。

审症欲明，认穴欲确。百治百灵，万不失一。

**3. 保生歌**

要得小儿安，常带饥与寒。肉多必滞气，生冷定成疳。

胎前防辛热，乳后忌风参。保养常如法，灾病自无干。

**4. 各穴用法总歌**

心经一掐外牢宫，三关之上慢从容，汗若不来揉二扇，黄蜂入洞有奇功。

肝经有病人多痹，推补脾土病即除，八卦大肠应有用，飞金走气亦相随。

咳嗽痰涎呕吐时，一经清肺次掐离，离宫推至乾宫至，两头重实中轻虚。

饮食不进补脾土，人事瘦弱可为之，屈为补兮清直泄，妙中之妙有玄机。

小水赤黄亦可清，但推肾水掐横纹，短少之时宜用补，赤热清之得安宁。

大肠有病泄泻多，侧推大肠久按摩，分理阴阳皆顺息，补脾方得远沉疴。

小肠有病气来攻，横纹板门推可通，用心记取精灵穴，管教却病快如风。

命门有病元气亏，脾土大肠八卦为，侧推三关真火足，天门斜肘免灾危。

三焦有病生寒热，天河六腑神仙诀，能知取水解炎蒸，分别阴阳掐指节。

膀胱有病作淋疴，补水八卦运天河，胆经有病口作苦，重推脾土莫蹉跎。

肾经有病小便涩，推动肾水即清澈，肾脉经传小指尖，依方推掐无差忒。

胃经有病食不消，脾土大肠八卦调，胃口凉时心作哕，板门温热始为高。

心经有热发迷痴，天河水过作洪池，心若有病补上膈，三关离火莫推迟。

肝经有病人闭目，推动脾土效即速，脾若热时食不进，再加六腑病除速。

**5. 手法治病歌**

水底明月最为凉，清心止热此为强，飞金走气能行气，赤凤摇头助气良。

黄蜂入洞最为热，阴症白痢并水泻，发汗不出后用之，顿教孔窍皆通泄。

大肠侧推到虎口，止吐止泻断根源，疟痢羸瘦并水泻，心胸痞满也能瘥。

掐肺经络节与离，推离往乾中要轻，冒风咳嗽并吐逆，此筋推掐抵千金。

肾水一纹是后溪，推下为补上为清，小便闭塞清之妙，肾经虚损补为能。

六腑专治脏腑热，遍身潮热大便结，人事昏沉总可推，去火浑如汤泼雪。

总筋天水皆除热，口中热气并刮舌，心惊积热火眼攻，推之即好真妙诀。
五经运通脏腑塞，八卦开通化痰逆，胸膈痞满最为先，不是知音莫与泄。
四横纹和上下气，吼气肚痛掐可止，二人上马清补肾，小肠诸病俱能理。
阴阳能除寒与热，二便不通并水泻，诸病医家先下手，带远天心坎水诀。
人事昏迷痢疾攻，疾忙急救要口诀，天门双掐到虎口，肘肘重揉又生血。
一掐五指节与离，有风被喝要须知，小天心能生肾水，肾水虚少推莫迟。
板门专治气促攻，扇门发热汗宜通，一窝风能治肚痛，阳池穴上治头疼。
外牢治泻亦可用，拿此又可止头疼，精灵穴能医吼气，威灵促死能回生。

### 6. 推拿小儿总诀歌

推拿小儿如何说，只在三关用手诀。掐在心经与劳宫，热汗立至何愁雪。
不然重掐二扇门，大汗如雨便休歇。若治痢疾并水泻，重推大肠经一节。
侧推虎口见工夫，再推阴阳分寒热。若问男女咳嗽诀，多推肺经是法则。
八卦离起到乾宫，中间宜手轻些些。凡运八卦开胸膈，四横纹掐和气血。
五脏六腑气候闭，运动五经开其塞。饮食不进儿着吓，推动脾土就吃得。
饮食若进人事瘦，曲指补脾何须歇。直指推之便为清，曲指推之为补诀。
小儿若作风火吓，多推五指指之节。大便闭塞久不通，盖因六腑有积热。
小横肚角要施工，更掐肾水下一节。口出臭气心经热，只要天河水清彻。
上入洪池下入掌，万病之中都去得。若是遍身不退热，外牢宫上多揉些。
不问大热与小炎，更有水底捞明月。天门虎口肘肘诀，重揉顺气又生血。
黄蜂入洞医阴病，冷气冷痰俱治得。阳池穴掐心头痛，一窝风掐肚痛绝。
威灵总心救暴亡，精宁穴治打逆嗳。男女眼若往上翻，重掐小天心一穴。
二人上马补肾经，治得下来就醒些。男左女右三关推，上热退下冷如铁。
寒者温之热者清，虚者补之实者泄。仙人留下救儿诀，后学殷勤谨慎些。

### 7. 手法同异多寡宜忌辨明秘旨歌

小儿周身穴道，推拿左右相同。三关六腑要通融，上下男女变通。
脾土男左为补，女补右转为功。阴阳各别见天工，除此俱该同用。
急惊推拿宜泄，痰火一时相攻。自内而外莫从容，攻去痰火有用。
慢惊推拿须补，自外而内相从。一切补泄法皆同，男女关腑异弄。
法虽一定不易，变通总在人心。本缓标急重与轻，虚实参乎病症。
初生轻指点穴，二三用力方凭。五七十岁推渐深，医家次第神明。
一岁定须三百，二周六百何疑。月家赤子轻为之，寒火多寡再议。
年逾二八长大，推拿费力支持。七日十日病方离，虚诳医家谁治。
禁用三关手法，足热二便难通。渴甚腮赤眼珠红，脉数气喘舌弄。
忌用六腑手法，泄青面㿠白容。脉微吐呕腹膨空，足冷眼青休用。
小儿可下病症，实热面赤眼红。腹膨胁满积难通，浮肿疟腮疼痛。
小便赤黄壮热，气喘食积宜攻。遍身疮疖血淋漓，腹硬肚痛合用。
不可下有数症，囟陷肢冷无神。不时自汗泄频频，气虚干呕难忍。

面白食不消化，虚疾潮热肠鸣。毛焦神困脉微沉，烦燥鼻塞咳甚。

**8. 用汤时宜秘旨歌**

春夏汤宜薄荷，秋冬又用木香。咳嗽痰吼加葱姜，麝儿通窍为良。
加油少许皮润，四六分做留余。试病加减不难知，如此见功尤易。
四季俱用葱姜煎汤，加以油麝少许推之。

——摘录自《幼科推拿秘书》

**9. 小儿无患歌**

孩童常体貌，情态自殊然。鼻内干无涕，喉中绝没涎。
头如青黛染，唇似点朱鲜，脸方花映竹，颊绽水浮莲。
喜引方才笑，非时手不掀，纵哭无多哭，虽眠未久眠。
意同波浪静，性若镜中天，此候俱安吉，何愁疾病缠。

**10. 掌面推法歌**

一掐心经二劳宫，推上三关汗即通，如若不来加二扇，黄蜂入洞助其功。
侧掐大肠推虎口，螺蛳穴用助生功，内伤泄痢兼寒疟，肚胀痰吼气可攻。
一掐脾经屈指补，艮震重揉肚胀宜，肌瘦面若带黄色，饮食随时而进之。
肾经一掐二横纹，推上为清下补盈，上马穴清同此看，双龙摆尾助其功。
肺经一掐二为离，离乾二穴重按之，中风咳嗽兼痰积，起死回生便响时。
一掐肾水下一节，便须二掐小横纹，退之六腑凉将至，肚膨闭塞一时宁。
总筋一掐天河水，潮热周身退似水，再加水底捞明月，终夜孩啼即住声。
运行八卦开胸膈，气喘痰多即便轻，板门重揉君记取，即时饮食进安宁。
眼翻即掐小天心，望上须当掐下平，望下即宜将上掐，左边掐右右当明。
运土入水身羸瘦，土衰水盛肚青筋，运水入土膨胀止，水衰土盛眼将睁。
阴阳二穴分轻重，寒热相攻疟痢生，痰热气喘阴重解，无吼无热用阳轻。
运动五经驱脏腑，随时急用四横纹。

**11. 掌背穴治病歌**

掌背三节驱风水，靠山剿疟少商同。内外间使兼三穴，一窝风止头疼功。
头疼肚痛外劳宫，潮热孩啼不出声，单掐阳池头痛止，威灵穴掐死还生。
一掐精灵穴便甦，口歪气喘疾皆除，内间外使平吐泻，外揉八卦遍身疏。

——摘录自《小儿推拿方脉活婴秘旨全书》

**12. 面上诸穴歌**

心属火兮居额上，肝主左颊肺右向，肾水在下颏所思，脾唇上下准头相。
肝青心赤肺病白，肾黑脾黄不须惑，参之元气实与虚，补泻分明称神术。
额上青纹因受惊，忽然灰白命远巡，何如早早求灵药，莫使根源渐渐深。
印堂青色受人惊，红白皆由水火侵，若要安然无疾病，镇惊清热即安宁。
年寿微黄为正色，若平更陷夭难禁，忽然痢疾黑危候，霍乱吐泻黄色深。
鼻头无病要微黄，黄甚长忧入死乡，黑色必当烦躁死，灵丹何必救其殃。
两眉青者斯为吉，霍乱绝生黄有余，烦躁夜啼红色见，紫由风热赤还殂。

两眼根源本属肝，黑瞳黄色是伤寒，珠黄痰积红为热，黑白分明仔细看。
太阳青色始方惊，赤主伤寒红主淋，要识小儿疾病笃，青筋直向耳中生。
风气二池黄吐逆，若还青色定为风，惊啼烦躁红为验，两手如莲客热攻。
两颊赤色心肝热，多哭多啼无休歇，明医见此不须忧，一服清凉便怡悦。
两颊微红虚热生，红赤热甚痰积停，色青脾受风邪症，青黑脾风药不灵。
两腮青色作虫医，黄色须知是滞颐，金匮之纹青若见，遭京多次不须疑。
承浆黄色食时惊，赤主惊风所感形，吐逆色黄红则痢，要须仔细与推寻。

——摘录自《小儿推拿广意》

### 13. 推拿三字经

徐谦光，奉萱堂，药无缘，推拿恙，自推手，辨诸恙，定真穴，画图章，
上疗亲，下救郎，推求速，惟重良。独穴治，有良方，大三万，小三千，
婴三百，加减良，分岁数，轻重当，从吾学，验良方，宜熟读，勿心慌。
治急病，一穴良，大数万，立愈恙，幼婴者，加减良，治缓症，各穴良，
虚冷补，热清当，大察脉，理宜详。浮沉者，表里恙，迟数者，冷热伤，
辨内外，推无恙，虚与实，仔细详，字廿七，脉诀讲，明四字，治诸恙。
小婴儿，看印堂，五色纹，细心详。色红者，心肺恙，俱热症，清则良，
清何处，心肺当，退六腑，即去恙。色青者，肝风张，清补宜，自无恙，
平肝木，补肾脏；色黑者，风肾寒，揉二马，清补良，列缺穴，亦相当；
色白者，肺有痰，揉二马，合阴阳，天河水，立愈恙；色黄者，脾胃伤
若泻肚，推大肠，一穴愈，来往忙。言五色，兼脾良，曲大指，补脾方，
内推补，外泻详，大便闭，外泻良。泻大肠，立去恙，兼补肾，愈无恙，
若腹痛，窝风良，数在万，立无恙。流清涕，风寒伤，蜂入洞，鼻孔强。
若洗皂，鼻两旁，向下推，和五脏，女不用，八卦良。若泻痢，推大肠，
食指侧，上节上，来回推，数万良。牙痛者，骨髓伤，揉二马，补肾水，
推二穴，数万良。治伤寒，拿列缺，出大汗，立无恙，受惊吓，拿此良，
不醒事，亦此方，或感冒，急慢恙，非此穴，不能良，凡出汗，忌风扬。
霍乱病，暑秋伤，若上吐，清胃良，大指根，震艮连，黄白皮，真穴详，
凡吐者，俱此方，向外推，立愈恙。倘泻肚，仍大肠，吐并泻，板门良，
揉数万，立愈恙，进饮食，亦称良。瘟疫者，肿脖项，上午重，六腑当，
下午重，二马良，兼六腑，立消亡。分男女，左右手，男六腑，女三关，
此二穴，俱属凉，男女逆，左右详。脱肛者，肺虚恙，补脾土，二马良，
补肾水，推大肠，来回推，久去恙。或疹痘，肿脖项，仍照上，午别恙，
诸疮肿，照此详，虚喘嗽，二马良。兼清肺，兼脾良，小便闭，清膀胱，
补肾水，清小肠，食指侧，推大肠，尤来回，轻重当。倘生疮，辨阴阳，
阴者补，阳清当，紫陷阴，红高阳，虚歉者，先补强，诸疮症，兼清良。
疮初起，揉患上，左右旋，立消亡。胸膈闷，八卦详，男女逆，左右手，
运八卦，离宫轻。痰壅喘，横纹上，左右揉，久去恙。治歉症，并痨伤，

歉弱者，气血伤，辨此症，在衣裳，人着裕，伊着棉。亦咳嗽，名七伤，
补要多，清少良。人穿裕，他穿单，名五痨，肾水伤，分何脏，清补良，
在学者，细心详。眼翻者，上卜僵，揉二马，捣天心，翻上者，捣下良，
翻下者，捣上强，左捣右，右捣左。阳池穴，头痛良，风头痛，蜂入洞，
左右旋，立无恙。天河水，口生疮，遍身热，多推良。中气风，男女逆，
右六腑，男用良，左三关，女用强。独穴疗，数三万，多穴推，约三万，
遵此法，无不良。遍身潮，分阴阳，拿列缺，汗出良。五经穴，肚胀良。
水入土，不化谷，土入水，肝木旺。小腹寒，外劳宫，左右旋，久揉良。
嘴唇裂，脾火伤，眼胞肿，脾胃恙，清补脾，俱去恙，向内补，向外清，
来回推，清补双。天门口，顺气血，五指节，惊吓伤，不计次，揉必良。
腹痞积，时摄良，一百日，即无恙。上有火，下有寒，外劳宫，下寒良，
六腑穴，去火良，左三关，去寒恙，右六腑，亦去恙。虚补母，实泻子
曰五行，生克当，生我母，我生子，穴不误，治无恙。古推书，身首足，
执治婴，无老方，皆气血，何两样，数多寡，轻重当。吾载穴，不相商，
少老女，无不当，遵古推，男女分，俱左手，男女同，余尝试，并去恙。
凡学者，意会方，加减推，身歉壮，病新久，细思详，推应症，无若恙，
传后世，救人良。

——摘录自《推拿三字经》

**14. 手法歌**

心经有热作痰迷，天河水过作洪池，肝经有病儿多闷，推动脾土病即除。
脾经有病食不进，推动脾土效必应，肺经受风咳嗽多，即在肺经久按摩。
肾经有病小便涩，推动肾水即救得，小肠有病气来功，板门横门推可通，
用心记此精宁穴，看来危症快如风。胆经有病口作苦，好将妙法推脾土，
大肠有病泄泻多，脾土大肠久搓摩。膀胱有病作淋疴，肾水八卦运天河，
胃经有病呕逆多，脾土肺经推即和，三焦有病寒热魔，天河水过莫蹉跎。
命门有病元气亏，脾上大肠八卦推，仙师授我真口诀，愿把婴儿寿命培。
五脏六腑受病源，须凭手法推即痊，俱有下数不可乱，肺经病掐肺经边。
心经病掐天河水，泻掐大肠脾土全，呕掐肺经推三关，目昏须掐肾水添。
再有横纹数十次，天河兼之功必完，头痛推取三关穴，再掐横纹天河连。
又将天心揉数次，其功效在片时间，齿痛须揉肾水穴，颊车推之自然安。
鼻塞伤风天心穴，总筋脾土推七百，耳聋多因肾水亏，掐取肾水天河穴。
阳池兼行九百功，后掐耳珠旁下侧。咳嗽频频受风寒，先要汗出沾手边，
次掐肺经横纹内，乾位须要运周环。心经有热运天河，六腑有热推本科，
饮食不进推脾土，小水短少掐肾多。大肠作泻运多移，大肠脾土病即除，
次取天门入虎口，揉脐龟尾七百奇。肚痛多因寒气攻，多推三关运横纹，
脐中可揉数十下，天门虎口法皆同。一去火眼推三关，一百二十数相连，
六府退之四百下，再推肾水四百完，兼取天河五百遍，终补脾土一百全。

口传笔记推摩诀，付与人间用意参。

## 15. 要诀

三关出汗行经络，发汗行气此为先，倒推大肠到虎口，止泻止痢断根源。
脾土曲补直为推，饮食不进此为魁，疟痢疲羸并水泻，心胸痞痛也能祛。
掐肺一节与离经，推离往乾中间轻，冒风咳嗽并吐逆，此经神效抵千金。
肾水一纹是后溪，推下为补上清之，小便秘涩清之妙，肾虚便补为经奇。
六筋专治脾肺热，遍身湿热大便结，人事昏沉总可推，去病浑如汤泼雪。
总筋天河水除热，口中热气并拉舌，心经积热火眼攻，推之方知真妙诀，
四横纹和上下气，吼气腹疼皆可止。五经纹动脏腑气，八卦开胸化痰最，
阴阳能除寒与热，二便不通并水泻。人事昏沉痢疾攻，救人要诀须当竭，
天门虎口揉斗肘，生血顺气皆妙手。一掐五指爪节时，有风被吓宜须究，
小天心能生肾水，肾水虚少须用意。板门专治气促攻，扇门发热汗宣通，
一窝风能除肚痛，阳池专一治头疼，精宁穴能治气吼，小肠诸病快如风。

——摘录自《针灸大成》

# 参考文献

［1］吕明．推拿学［M］．北京：中国医药科技出版社，2012．

［2］吕明．中医整脊学［M］．北京：中国中医药出版社，2009．

［3］吕明．小儿推拿学［M］．上海：上海科学技术出版社，2013．

［4］吕明．推拿功法学［M］．北京：人民卫生出版社，2012．

［5］吕明．推拿学［M］．北京：中国中医药出版社，2006．

［6］吕明．推拿学研究进展［M］．北京：中国医药科技出版社，2018．

［7］吕明．推拿手法学［M］．北京：中国医药科技出版社，2014．

［8］吕明．推拿治疗学［M］．北京：中国医药科技出版社，2013．

［9］王之虹．推拿手法学［M］．北京：人民卫生出版社，2001．

［10］王之虹．推拿手法学［M］．北京：人民卫生出版社，2012．

［11］王之虹，严隽陶，韩永和．中国推拿［M］．长春：长春出版社，2000．

［12］严隽陶．推拿学［M］．北京：中国中医药出版社，2003．

［13］赵毅．推拿手法学［M］．上海：上海科学技术出版社，2009．

［14］邱茂良．针灸学［M］．上海：上海科学技术出版社，1985．

［15］孙国杰．针灸学［M］．上海：上海科学技术出版社，1997．

［16］梁繁荣，王华．针灸学［M］．北京：中国中医药出版社，2016．

［17］石学敏．针灸学［M］．北京：中国中医药出版社，2002．

［18］梁繁荣，赵吉平．针灸学［M］．北京：人民卫生出版社，2012．

［19］梁繁荣．针灸学［M］．上海：上海科学技术出版社，2006．

［20］梁繁荣．针灸推拿学［M］．北京：中国中医药出版社，2009．

［21］中医科学院．针灸学简编［M］．北京：人民卫生出版社，1980．

［22］《职业技能鉴定教材》、《职业技能鉴定指导》编审委员会．按摩师［M］．北京：
中国劳动出版社，1995．

［23］马继兴，周世荣．考古发掘中所见砭石的初步探讨［J］．文物，1978（11）：
80－82．

［24］王雪苔．中医针灸源流考［J］．中医杂志，1979（8）：59－64．

［25］李华东．古代推拿文献研究［D］．山东：山东中医药大学，2006．

［26］张应武，杨翠兰，姚洁美．中医针灸的发展与传承［J］．亚太传统医药，2014，
10（20）：7－8．

［27］江静波．中医推拿学简史［J］．辽宁中医杂志，1978，03（63）：61－65．

［28］张吉，张若若．针灸发展的断代分析［J］．中国针灸，1996，08（28）：46－48．

［29］李阳，张立德．浅析历代针灸医籍［J］．内蒙古中医药，2014，33（11）：

117－118.

[30] 莫逸. 论孙思邈对针灸学的贡献 [J]. 中国针灸, 1996 (9): 52－53.

[31] 赵惠玲. 刘完素及其针灸学术思想探析 [J]. 中国针灸, 1999 (6): 373－375.

[32] 赵毅. 按摩科"隆庆之变"的历史教训及反思 [J]. 上海中医药大学学报, 2007, 21 (5): 26－27.

[33] 王富春. 针灸推拿学科成为一级学科的可行性分析 [J]. 中国针灸, 2012, 32 (10): 865－870.

[34] 任玉兰, 郭太品, 陈骥, 等. 基于能力培养的"十二五"规划教材《针灸学》编写探索 [J]. 成都中医药大学学报 (教育科学版), 2013 (2): 14－16.

[35] 田鸿芳, 河恩惠, 陈胤希, 等. 浅析《黄帝内经》体质思想对针灸治疗的指导作用 [J]. 西部中医药, 2016, 29 (1): 67－70.

[36] 张国山, 刘密, 章海凤, 等.《黄帝内经》与针灸理论 [J]. 实用中医内科杂志, 2014, 29 (4): 10－12.

[37] 田鸿芳, 赵吉平. 从"机"谈《黄帝内经》针灸治疗思想 [J]. 中华中医药杂志, 2014, 29 (10): 3047－3050.

[38] 荆秦, 张立德. 针灸治疗不寐古代文献研究 [J]. 光明中医, 2013, 28 (7): 1398－1400.

[39] 林志刚, 蒋诗超, 程艳彬, 等. 探讨《黄帝内经》"筋骨"理论对中医推拿的指导意义 [J]. 中华中医药杂志, 2016, 31 (7): 2491－2493.

[40] 黄龙祥. 探讨《黄帝内经》针灸治疗原则的形成及内涵的演变 [J]. 针灸临床杂志, 1994, 10 (1): 1－4.

[41] 王科闯, 陈辉, 石含秀, 等. 王鸿度谈《黄帝内经》针灸治疗六原则 [J]. 中国中医基础医学杂志, 2016, 22 (7): 947－949.

[42] 张新渝, 樊玲. 论《内经》针灸治疗的基本原则 [J]. 针灸临床杂志, 2007, 23 (5): 5－7.

[43] 高树中, 衣华强. 针灸临床诊治特点分析 [J]. 北京中医药大学学报, 2012, 19 (5): 16－18.

[44] 张永臣, 张帅.《内经》"天人相应"观下的针灸学术思想简析 [J]. 针灸临床杂志, 2012, 28 (11): 6－8.

[45] 章海凤, 刘金芝, 常小荣, 等.《黄帝内经·灵枢终始第九》针灸学术思想探源 [J]. 中医药学报, 2014, 42 (1): 126－127.

[46] 刘冠军. 略谈《内经》的针灸选穴配方原则 [J]. 江西中医药, 1982, 4 (4): 54－55.

[47] 石瑜, 吴志明, 廖映烨, 等. 论《针灸甲乙经》配穴方法对后世的影响 [J]. 中国中医药现代远程教育, 2016, 14 (4): 43－45.

［48］刘斌．针灸处方配穴十法［J］．江苏中医，2000，21（9）：30－31.

［49］余乃．推拿治疗老年性痴呆［J］．福建中医药，1996，27（2）：32－33.

［50］易艳兰，李艳，伍婧．推拿改善早期老年痴呆认知功能障碍浅析［J］．中国民族
民间医药，2017，26（23）：18－20.

［51］刘潇，李崖雪，邵音，等．小儿推拿配合药物对特发性癫痫患儿脑电图的影响
［J］．针灸临床杂志，2015，31（2）：11－12.

［52］肖红，邢家铭．小儿推拿治疗癫痫的临证探微［J］．中国民间疗法，2018，26
（1）：93－94.

［53］丁季峰．推拿大成［M］．郑州：河南科学技术出版社，1991.

［54］柴玉华．指切加艾灸至阴穴转胎40例［J］．上海针灸杂志．1996，15（5）：22.

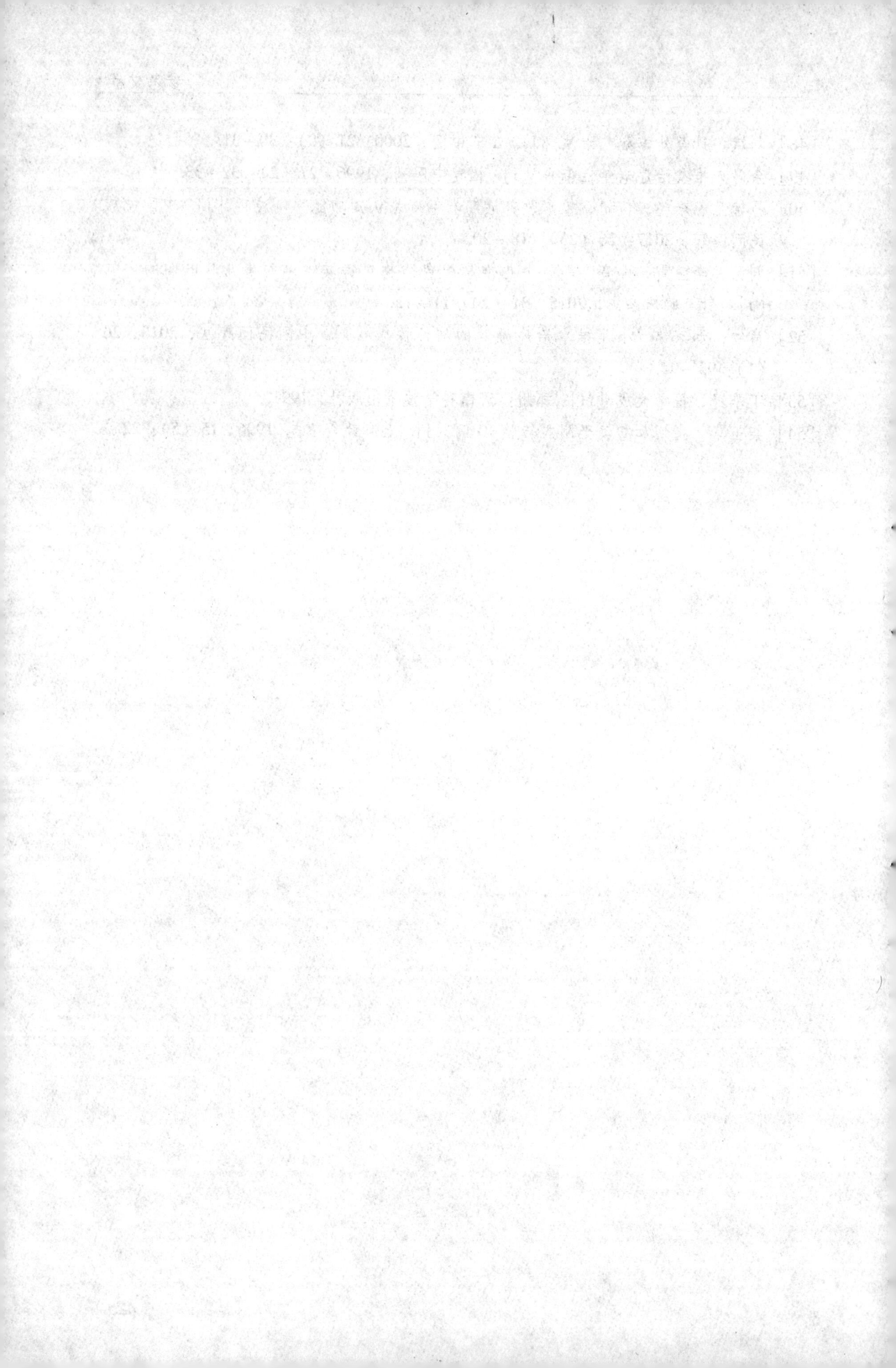